Inducción miofascial *para* el equilibrio estructural

James Earls y Thomas Myers

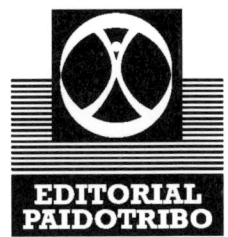

EDITORIAL PAIDOTRIBO

España	Argentina	México
Editorial Paidotribo		*Editorial Paidotribo México*
Les Guixeres	*Editorial Paidotribo Argentina*	Lago Viedma, 81
C/. de la Energía, 19-21	Adolfo Alsina, 1537	Col. Argentina
08915 Badalona	C1088 AAM Buenos Aires	11270 Delegación Miguel Hidalgo
Tel.: 00 34 93 323 33 11	Tel.: 00 54 11 4383 64 54	México D.F.
Fax: 00 34 93 453 50 33	Fax: 00 54 11 4383 64 54	Tel.: 00 52 55 55 23 96 70
www.paidotribo.com	www.paidotribo.com.ar	Fax: 00 52 55 55 23 96 70
paidotribo@paidotribo.com	paidotribo.argentina@paidotribo.com	www.paidotribo.com.mx
		paidotribo.mexico@paidotribo.com

Título original: *Fascial Release for Structural Balance*

Publicado según acuerdo con North Atlantic Books

Traducción: Valle-Nara García Fernández

Diseño de cubierta: Rafael Soria

© 2013, James Earls
    Thomas Myers

Editorial Paidotribo

Les Guixeres

C/ de la Energía, 19-21

08915 Badalona (España)

Tel.: 93 323 33 11 - Fax: 93 453 50 33

http://www.paidotribo.com

http://www.paidotribo-ebooks.com

E-mail: paidotribo@paidotribo.com

Primera edición

ISBN: 978-84-9910-240-5

BIC: WFMS; MMS

Fotocomposición: Bartolomé Sánchez de Haro
       bgrafic@bgrafic.es

Impreso en España por Sagrafic, S.L.

Índice

Introducción/Cómo usar este libro

El patrón estructural de cada persona es único: una expresión de las muchas variables que se combinan para crear la forma de cada uno de nosotros. Por tanto, cualquier análisis de estructura se ve forzosamente limitado. Ya sea consciente o inconscientemente, por herencia genética o hábito adquirido, por traumatismo físico o trauma psicológico, construimos nuestro cuerpo y por consiguiente los tejidos que lo componen formando una de las seiscientas mil millones de posibilidades entre las que estáis tú y tu cliente. Cubrir todas y cada de las caprichosas formas posibles requeriría un libro muchísimo más extenso que éste.

En este libro te orientaremos sobre muchas tendencias habituales, con ejemplos visuales siempre que sea posible. Cada capítulo tiene una introducción a la anatomía estructural de una parte del cuerpo, consejos e ideas sobre qué buscar cuando se analiza a un paciente y una conclusión con estrategias y herramientas para tratar las capas miofasciales y los cables tensores que contienen.

Debido a la naturaleza holística de los patrones humanos, es difícil ofrecer un análisis lineal y metódico de todas y cada una de las posibilidades, y sería aburrido para el lector. En los casos en los que la lógica de la técnica no queda claramente cubierta en la parte anatómica o de Lectura Corporal, se aportan ejemplos estructurales junto a la técnica.

En algunos casos sólo se ofrece un ejemplo, ya que de nuevo aburriría al lector estar constantemente recordando que "si se presenta el patrón contrario, la relación del tejido se invertiría". Se presume una sencilla interpretación de la relación antagónica de los músculos. Aunque este libro es una obra completa, muchas de las técnicas que aparecen en él se inspiran en la teoría de las Vías Anatómicas expuesta en *Vías anatómicas. Meridianos miofasciales para terapeutas manuales y del movimiento* (Myers, 2009) y no hemos repetido todos los detalles de cada Vía Anatómica. Esa información ya aparece en otras fuentes que puedes consultar, aunque se incluye un resumen de cada una de ellas en el apéndice para que resulte más fácil encontrarlas. Sin embargo, los lectores que no estén familiarizados con las "Vías Anatómicas" también encontrarán en este manual muchas de las herramientas precisas y gran parte de la información necesaria para comenzar a hacer cambios en las estructuras de sus clientes.

Las técnicas se presentan en una secuencia básicamente anatómica en lugar de seguir la teoría de las Vías Anatómicas, aunque, cuando la zona a tratar no se corresponde con el área de una Vía, se aportan referencias para tu comodidad. Esto permite al profesional aprovecharse de las continuidades de la fascia aumentando la liberación de una zona con el trabajo de elementos adyacentes de la misma línea. Por tanto, por ejemplo, si parece que los músculos isquiotibiales no quieren liberarse o alargarse, entonces siguiendo la Línea Posterior Superficial de la que son un elemento significativo podemos conseguir una mayor liberación al trabajar con los ligamentos gastrocnemio o sacrotuberoso. Al final de esta introducción se presenta una clave de las abreviaturas de las líneas.

La Lectura Corporal requiere práctica y tenemos otras fuentes para ayudarte con ello y que quizá quieras consultar; para más detalles, ver el apartado de Fuentes. Del mismo modo, celebramos muchos talleres en todo el mundo en los que se combinan la teoría de las Vías Anatómicas, la Lectura Corporal y la Técnica de la Inducción miofascial (FRT, Fascial Release Technique).

Las técnicas relacionadas no son completas. Algunas áreas han sido omitidas porque su naturaleza íntima y delicada no permite que se enseñen sin la orientación práctica que ofrece un taller o la relación con un mentor. Estas técnicas pueden adaptarse con creatividad a los patrones individuales en cuestiones de dirección, profundidad y opción de la postura corporal y la herramienta aplicada –dedos, palma de la mano, nudillos o codo. Lo importante es entender lo que se intenta conseguir y la naturaleza del tejido sobre el que se trabaja. Gran parte de esto dependerá de la retroalimentación de palpación, algo que puede aprenderse sólo mediante la práctica y con algo de orientación. Sin embargo, el profesional reflexivo estará bien preparado para tratar a una gran variedad de pacientes con seguridad tras trabajar con muchos de los aspectos de este libro. Esperamos animar al lector a ver las técnicas como plantillas e ideas maleables que se ajustan a las necesidades de cada paciente y sus propios tejidos. Trabajar con la idea de que cada intervención es una "comunicación entre dos sistemas inteligentes" y conseguir y mantener el bloqueo del tejido son dos de los elementos más importantes de este enfoque. Por tanto, recomendamos incluso al profesional más experimentado que dedique tiempo a las partes introductorias de este libro.

En gran medida, la anatomía que se enseña actualmente emplea elementos tradicionales del cuerpo, ignorando generalmente las cualidades importantes de la red miofascial y en particular la que se trata en este libro. El uso individual de los nombres de los músculos puede dar la impresión de que son entidades diferenciadas y separadas por sí solas, pero diversas investigaciones actuales dan muestras de las limitaciones de este modo de pensar (Myers, 2009; Huijing, 2008; Stecco, 2009; Van der Val, 2009). Con el fin de definir los mecanismos de cada técnica de este libro, hemos empleado la terminología muscular habitual. Sin embargo, cada vez que nombramos un músculo, lo hacemos con la esperanza de recordar el concepto de continuidad que implica y refuerza los tejidos elásticos en los que están contenidos estos elementos contráctiles a los que llamamos músculos. Cuando se haga referencia a cualquier músculo en este texto, por favor, ten en cuenta que se considera una conexión más amplia en el cuerpo más allá de su origen y su inserción tradicionales.

Nuestro principal objetivo es animarte a pensar y analizar de forma diferente: en lugar de dejarte arrastrar por la historia de dolor del cliente, toma otro camino y crea una historia de su estructura, trabaja con él para explorarla, desarrolla una estrategia alternativa y experimenta con un enfoque estructural mediante la inducción miofascial. Este libro ofrece una introducción a este excitante y gratificante enfoque del trabajo corporal. Te animamos a que vayas más lejos y pruebes cualquiera de los cada vez más numerosos talleres disponibles en todo el mundo. Esperamos conocerte en persona algún día no muy lejano.

Te deseamos todo el éxito.

Thomas Myers y James Earls

Clave de las abreviaturas de las cadenas anatómicas

LAS: línea anterior superficial

LPS: línea posterior superficial

Llat: línea lateral

Lesp: línea espiral

LAP: línea anterior profunda

LASB: línea anterior superficial de los brazos

LAPB: línea anterior profunda de los brazos

LPSB: línea posterior superficial de los brazos

LPPB: línea posterior profunda de los brazos

LFA: línea funcional anterior

LFP: línea funcional posterior

Introducción a la técnica de la inducción miofascial

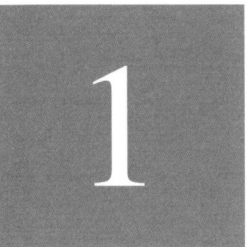

El patrón humano

Todos los terapeutas de cualquier método, pero en especial los que aplican técnicas manuales, buscan un mejor orden de los patrones del movimiento humano traspasando la porosa frontera que separa estructura y función. Cualquier cambio de comportamiento es un cambio de movimiento. Sin embargo, para obtener un cambio sostenido en la base postural del movimiento, es esencial prestar atención a los tejidos de la fascia y sus propiedades.

Cada estructura tangible del mundo real conlleva un equilibro entre la necesidad de estabilidad –necesaria para mantener una estructura coherente con el fin de que los procesos repetitivos se den fácilmente y con confianza– y la movilidad, lo cual permite que la estructura se desenvuelva en todo tipo de ambientes nuevos de forma responsable y sin que "se rompan" partes esenciales.

Mientras que los terrenos y las montañas se encuentran en el extremo de la estabilidad del espectro, las criaturas vivas tienden a situarse en el extremo de la movilidad. Las plantas, generalmente ancladas, optan por la fibra derivada de celulosa de los hidratos de carbono como su principal elemento estructural. Los animales grandes, incluidos los seres humanos, suelen emplear la proteína flexible de la fibra de colágeno para crear estructuras lo suficientemente estables para estar fisiológicamente preparados y, al mismo tiempo, ser perfectamente capaces de moverse por el medio y manipularlo para sus propios fines.

Por consiguiente, es vital estar perfectamente familiarizado con las propiedades y la ubicación de los tejidos de colágeno –los cuales forman la mayoría de los tendones, ligamentos, aponeurosis, envolturas musculares, revestimientos y accesorios de los órganos, y capas de las estruc-

9

turas biológicas– para tener éxito en las terapias manuales y el entrenamiento físico. Entender cómo funcionan los músculos y los nervios, aunque esencial, no es suficiente. El tratamiento de la fascia requiere un punto de vista diferente, un contacto distinto y unas técnicas específicas para los tejidos.

Esta relación estabilidad/movilidad puede provocar situaciones "comprometidas" en ambos extremos del espectro. En el extremo de la estabilidad, las partes que deberían ser móviles en relación con otras partes pueden quedarse miofascial o neurológicamente pegadas y perder su capacidad para moverse de forma individual. Esto desemboca en una congestión y una tensión mecánica local o en sobrecargas vinculadas –aunque a veces a cierta distancia– con "otros lugares" (figura 1.1).

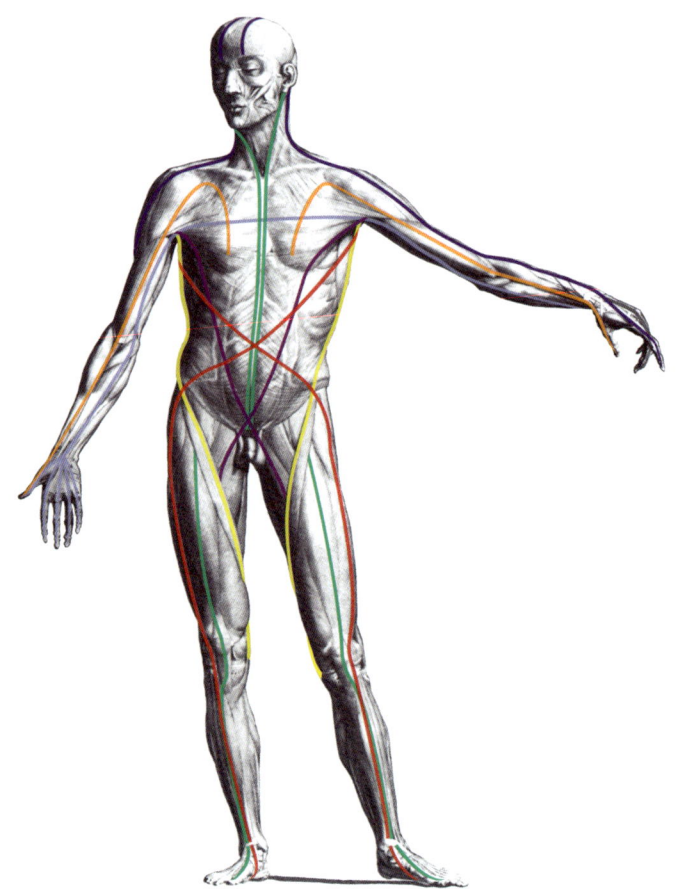

Figura 1.1. Los meridianos miofasciales de las vías anatómicas forman un mapa de cómo la compensación puede cambiar de una parte del cuerpo a otra bastante distante.

Por otro lado, algunas veces las partes que deberían mantener un vínculo cercano llegan a ser demasiado movibles en relación con las demás y esta hipermovilidad puede provocar fricción (y por tanto, inflamación y sus secuelas). Este exceso de movimiento también requiere una compensación muscular o miofascial (por ejemplo, una contracción) en algún otro sitio destinada a crear la suficiente estabilidad para que continúe su función (como caminar, mantenerse en pie, sentarse, trabajar o hacer deporte) sin romperse.

Los "nudos" musculares, los espasmos, la tensión a largo plazo en los puntos desencadenantes, los patrones de movimiento poco eficientes, la fascia gruesa o pegada, las zonas "muertas" de amnesia motriz sensorial y por supuesto el dolor en los tejidos son consecuencias a la larga de que el cuerpo haya estado intentando lidiar con problemas de estabilidad/movilidad por todos los medios en la medida de lo posible.

Por tanto, mientras los terapeutas lo que quieren es restaurar la integridad estructural y el equilibrio de nuestros pacientes, nosotros tratamos cada día esta compleja colección de adaptaciones de la red "neuromiofascial". Bienvenido a una guía práctica con la cual negociar estos patrones a través de intervenciones de manipulación de los músculos y los tejidos conjuntivos excesivamente dañados.

En este libro nos concentramos especialmente en la parte tisular fascial/conjuntiva de esta tríada de patrones. Todo el mundo conoce sus músculos y sus huesos, y se han realizado muchos estudios sobre ellos. Los tejidos conjuntivos que median entre ambos han recibido menos atención y por eso se conocen menos. Es a las propiedades y la disposición de estos tejidos adaptables a las que ahora dirigimos nuestra atención.

Una advertencia: cualquier presentación lineal, como la de este libro, debe necesariamente presentar el enfoque conforme a las "partes" nombradas de forma individual, pero el reto al que se enfrenta todo terapeuta es recoger estas "técnicas" poco sistemáticas y crear un enfoque ingenioso y holísticamente exhaustivo para los patrones generales únicos del cliente. Los problemas crónicos implican especialmente diversos tejidos de zonas amplias del cuerpo y no pueden tratarse con efectividad únicamente mediante el tratamiento local de la zona del dolor o la disfunción.

El desarrollo de las habilidades de valoración visual y de palpación para crear sesiones para todo el cuerpo o estrategias en serie con técnicas como éstas es el objetivo de nuestros cursillos y cursos más largos de preparación (ver Fuentes).

Introducción a la red miofascial

La fascia es la incógnita en la ecuación movimiento/estabilidad. La comprensión de la plasticidad miofascial y la receptividad es una clave importante para que el cambio terapéutico sea duradero y sustantivo.

Aunque los libros de anatomía y los documentos técnicos (incluido éste) identifican y clasifican rápidamente partes muy diferenciadas, es importante recordar que los seres humanos no están formados por piezas como un automóvil o un ordenador. Ninguna "parte" de una criatura biológica podría existir sin la constante e ininterrumpida conexión en el todo.

Todo es una red

Tu red miofascial comienza a funcionar como un todo unificado alrededor de la segunda semana de tu desarrollo y seguirá siendo una única red conectada de los pies a la cabeza y del nacimiento a la muerte. Desde su inicio se ha ido plegando y replegando hasta formar el complejo *origami* del desarrollo embriológico que hace que un ser humano pueda estar de pie, comer y leer por sí mismo. Cuando identifiquemos las diferentes partes de esta red –la duramadre, la aponeurosis lumbar, el mesenterio, la cintilla iliotibial o la fascia plantar–, debemos recordar que éstos son nombres dados por el hombre a los subconjuntos de ese todo indivisible.

Si bien en anatomía se relacionan unos seiscientos músculos diferentes, es más preciso decir que hay un solo músculo repartido en seiscientas bolsas de la red miofascial. La "ilusión" de que los músculos están separados la crea el bisturí del anatomista, que divide los tejidos a lo largo de los planos de la fascia –y con este proceso, confunde el elemento de unidad de la red

miofascial (figura 1.2). Evidentemente estas distinciones son útiles, pero su proceso de reducción no debe cegarnos ante la realidad de el todo unificado.

Tras el nacimiento, este "órgano" único está sujeto a la evidente fuerza de la gravedad –quizá la mayor fuerza que le da forma, para lo bueno y para lo malo–, que interactúa con las posibilidades que le ofrecen nuestros genes y las oportunidades (o la falta de ellas) que ofrece el medio que lo rodea. Puede verse afectado por una lesión o por el corte del cirujano, y hará todo lo posible por repararse él mismo. Adopta su forma según nuestros patrones de movimiento al respirar o caminar, o según nuestros empleos y actividades. Es moldeado por nuestras actitudes psicológicas, por los movimientos que éstas nos permiten y no nos permiten. Finalmente, está sujeto a las ineludibles depredaciones de la edad –la degeneración, el desgaste y el envejecimiento– hasta el momento en que tengamos que marcharnos.

Figura 1.2. La línea posterior superficial diseccionada. Al emplear el bisturí en su costado se observan las conexiones fasciales que unen los músculos de la serie longitudinal –parte de la red única de la fascia que va desde los dedos de los pies (abajo) hasta la nariz (arriba).

A través de todo esto seguirá siendo una red única, unificada y comunicada que mantiene nuestra forma característicamente reconocible y fisiológicamente viable, convierte la contracción de los tejidos musculares en el movimiento acertado y lo transmite a los huesos, y, junto con los nervios y los músculos, suele controlar la fuerzas mecánicas en constante cambio que nos afectan por el hecho de estar en contacto con el resto del mundo.

No se puede eliminar un centímetro cúbico de la carne del cuerpo sin llevarse parte de la red miofascial. Este sistema miofascial que combina fibras duras con un gel amorfo de proteoglicanos (sustancia base) pegajosos en un medio acuoso aporta un entorno a cada célula, preserva todos los tejidos, rodea a cada órgano y mantiene el sistema completo unido. Gracias a su estrecha conexión con cada estructura tisular, también desempeña un gran papel en la inmunidad y el mantenimiento fisiológicos; pero dejaremos que sean otros los que expliquen y den más detalles de sus funciones mecánicas.

Elementos de la fascia

Para tratar esta amplia variedad de fuerzas, las células de nuestros tejidos conjuntivos crean una igualmente amplia matriz de materiales de construcción al modificar ciertos elementos sorprendentemente simples. Los huesos, los cartílagos, los tendones, los ligamentos, las válvulas del corazón, las vainas de dura fábrica que rodean los músculos, la delicada red pegajosa que sostiene el cerebro, la córnea transparente del ojo y la dentina de los dientes –todas éstas y otras muchas estructuras están formadas por células de tejido conjuntivo (figura 1.3).

Tipo de tejido	Célula	Tipos de fibras (proteínas de fibra insoluble)	Elementos interfibrilares, sustancia base, proteínas que retienen agua)
Hueso	Osteocito, osteoblasto, osteoclasto	Colágeno	Sustituidos por sales minerales, carbonato de calcio, fosfato de calcio
Cartílago	Condrocito	Colágeno y elastina	Sulfato de condroitina
Ligamento	Fibroblasto	Colágeno (y elastina)	Un mínimo de proteoglicanos entre las fibras
Tendón	Fibroblasto	Colágeno	Un mínimo de proteoglicanos entre las fibras
Aponeurosis	Fibroblasto	Capas de colágeno	Algunos proteoglicanos
Grasa	Adipocito	Colágeno	Más proteoglicanos
Tejido areolar laxo	Fibrolastos, glóbulos blancos, adipocitos, mastocitos	Colágeno y elastina	Una cantidad significativa de proteoglicanos
Sangre	Glóbulos rojos y blancos	Fibrinógeno	Plasma

Las células de los tejidos conjuntivos crean una variedad impresionante de materiales de construcción mediante la alteración de una variedad limitada de fibras y elementos interfibrilares. La tabla muestra sólo los principales tipos de tejidos conjuntivos estructurales, desde los más sólidos hasta los más fluidos.

Figura 1.3. Las células como los fibroblastos y los mastocitos forman tejidos conjuntivos mediante la alteración de los elementos del espacio intersticial, la alteración de las proporciones de los elementos constituyentes: fibras, proteoglicanos pegajosos y agua.

Gracias a las proteínas que aportan los alimentos a través del torrente sanguíneo, las células de los tejidos conjuntivos producen los elementos intercelulares omnipresentes que mantienen unidos nuestros billones de células. El elemento principal de nuestra estructura es la resistente fibra de colágeno, la cual está entretejida con otras fibras –elastina y reticulina– formando una cama de mucopolisacáridos pegajosos, también creados por estas células. Estos grandes polímeros de azúcares y proteínas recogen suficientes cantidades de agua para crear numerosas configuraciones con diversas propiedades con las que satisfacer nuestras diferentes necesidades de estabilidad y movilidad.

En los huesos, la densa red de colágeno parecida al cuero se inserta en un apatito de calcio y sales minerales que sustituye a la sustancia base produciendo el tejido más rígido, y aun así elástico, de nuestro cuerpo –el *memento mori* que sobrevive cuando nuestros tejidos han desaparecido. El cartílago tiene la misma base correosa (aunque el cartílago puede variar en su cantidad de colágeno o elastina), pero el resto del espacio intersticial está lleno de una condroitina parecida a la silicona.

En los tendones y ligamentos predomina la fibra, con sólo una pequeña cantidad de glucoproteínas en la red de fibras que forman hileras cristalinas irregulares. En la aponeurosis, la proporción de fibras y glucoproteínas es similar, pero las fibras se extienden por todas partes, a su gusto.

En los tejidos laxos, como el areolar o la grasa, las fibras se intercalan con grandes cantidades de glucosaminoglicanos acuosos. La menor viscosidad de estos tejidos permite la fácil dispersión de diversos metabolitos y la lucha contra las infecciones de los glóbulos blancos.

Sin límites, el sistema del tejido conjuntivo es capaz de modificar estos elementos para desenvolverse en las cambiantes condiciones mecánicas, creando ligamentos más fuertes y huesos más densos como respuesta a las demandas de (por así decirlo) un campamento de baile de verano y, por supuesto, para curar heridas, arreglar huesos rotos o reparar tejidos dañados. Desafortunadamente, también puede modificarse de forma negativa como respuesta a la vida sedentaria o a un patrón crónico de mantenimiento debido a la psicología o el tipo de profesión.

Hace poco hemos sabido que las propias células, al menos el tipo especial de fibrocitos llamados *miofibroblastos*, pueden modificarse para ligarse a la red miofascial que ellas han creado a través de las integrinas que veremos en la página 16 y ejercer fuerza para contraerla (figura 1.4). Hasta que se descubrió esto, se asumía que ese músculo era contráctil, pero la fascia era pasivamente plástica. Ahora sabemos que, en ciertas condiciones, la fascia puede contraerse gracias a estas células, convirtiéndose ellas mismas en células de músculo liso y ejercer una fuerza contráctil contra la red miofascial que las rodea.

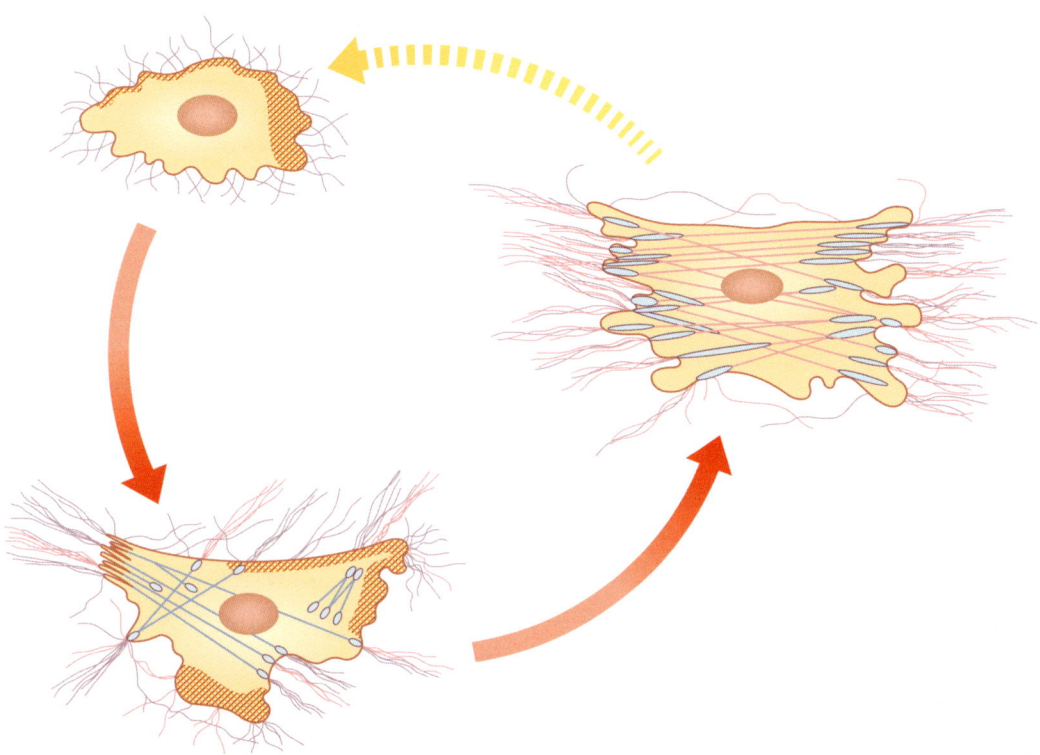

Figura 1.4. Los miofibroblastos añaden la contracción celular a nuestra imagen de la red miofascial. En ciertas condiciones, algunos fibroblastos anclan su estructura celular a la matriz de tejido conjuntivo y luego ejercen una contracción lenta y suave parecida a la de los músculos contra la red fibrosa.

Estas condiciones son muy interesantes porque, al contrario que el resto de las células musculares –músculo liso, esquelético o cardíaco–, estas células híbridas de tejido conjuntivo no son inervadas. En lugar de ser estimuladas por nervios, lo son por sustancias químicas como las antihistaminas o la oxitocina, o por la tensión mecánica mantenida a través de la fascia a la que están conectadas.

Los miofibroblastos tardan un tiempo en crear una contracción –veinte minutos como mínimo– y varias horas en abandonarla completamente, así que no es una contracción compensatoria inmediata como la que se observa en otros tejidos musculares. Sin embargo, la contracción combinada de muchos miofibroblastos sí que ejerce una tensión significativa en grandes capas como la fascia crural que rodea la pantorrilla, la fascia toracolumbar de la parte inferior de la espalda o las fascias palmar o plantar, donde el exceso de actividad de estas células puede contribuir a causar fibromatosis o la contractura de Dupuytren.

Aunque actualmente se sabe poco sobre las implicaciones clínicas de la presencia o la contracción de miofibroblastos y lo que ello puede indicar al fisioterapeuta, representa un importante punto de partida desde las ideas establecidas y nos demuestra que lo que "sabemos" de la fascia —es decir, que no se contrae activamente— está sujeto a cambio.

Señalización de la fascia

La señalización bioquímica que regula estos cambios tisulares a nivel celular sigue siendo un secreto para los investigadores, pero las implicaciones de esta nueva mecanobiología son muy diversas en todos los manuales y para todos los terapeutas del movimiento. Todas las células, y especialmente los fibrocitos, no sólo "prueban" su entorno químico (del trabajo de Candace Pert *et al.* [1997] con neuropéptidos), sino que también "escuchan" y responden al ambiente mecánico de tensiones y compresiones.

El mecanismo a través del cual ocurre esto funciona gracias a unas moléculas especiales que se insertan en la superficie de la mayoría de las células del cuerpo, pero especialmente de los fibroblastos y sus primos, llamados *integrinas* (figura 1.4). Las células se fijan dentro de la red del tejido conjuntivo a través de las integrinas. Las células se mueven por el cuerpo principalmente extendiéndose para crear nuevas conexiones con las integrinas por su "cabeza" y soltando esas conexiones por su "cola". Las integrinas están conectadas a través del citoesqueleto a la célula, por lo que las tensiones de los tejidos conjuntivos pueden afectar el comportamiento de la célula y hasta la forma de expresarse de los propios genes.

Las implicaciones de estos descubrimientos son profundas. Ello sugiere que podríamos definir la salud estructural como un estado en el que cada célula del cuerpo vive en su ambiente mecánico ideal. Lo que constituye "ideal" varía de un tipo de célula a otro y puede incluso variar dentro de los tipos de células de las diferentes partes del cuerpo.

Las células musculares prefieren algo de tensión en su ambiente; la mayoría de los nervios funcionan mejor en situación de poca tensión. Las células epiteliales expresarán sus genes de forma diferente en un ambiente más tenso que en uno más comprimido.

En los extremos, las células que sufren demasiada tensión tienden a abandonar su "trabajo" para poder reproducirse y resolver esa alta tensión. Las células demasiado comprimidas prefieren suicidarse (apoptosis) antes que formar un tumor, que es lo que ocurre cuando las células se amontonan.

Los antiguos investigaron la proporción ideal del cuerpo humano observando el punto medio y las proporciones relativas de diferentes partes del cuerpo. Ahora podemos definir un nuevo ideal de proporción basado en el ambiente biomecánico óptimo para cada célula. Aunque estamos muy lejos de medir esto de un modo terapéuticamente específico, este concepto apunta hacia un nuevo y excitante matrimonio entre la biología celular y la terapia manual.

Otra forma de señalización miofascial proviene de la idea de que la red de colágeno húmedo forma un cristal líquido, una red semiconductora. La presión o la tensión crean un flujo iónico dentro de esta red llamado *piezoelectricidad*, y su flujo eléctrico estimula o deprime los fibroblastos para que formen (o no formen) nuevas fibras (figura 1.5).

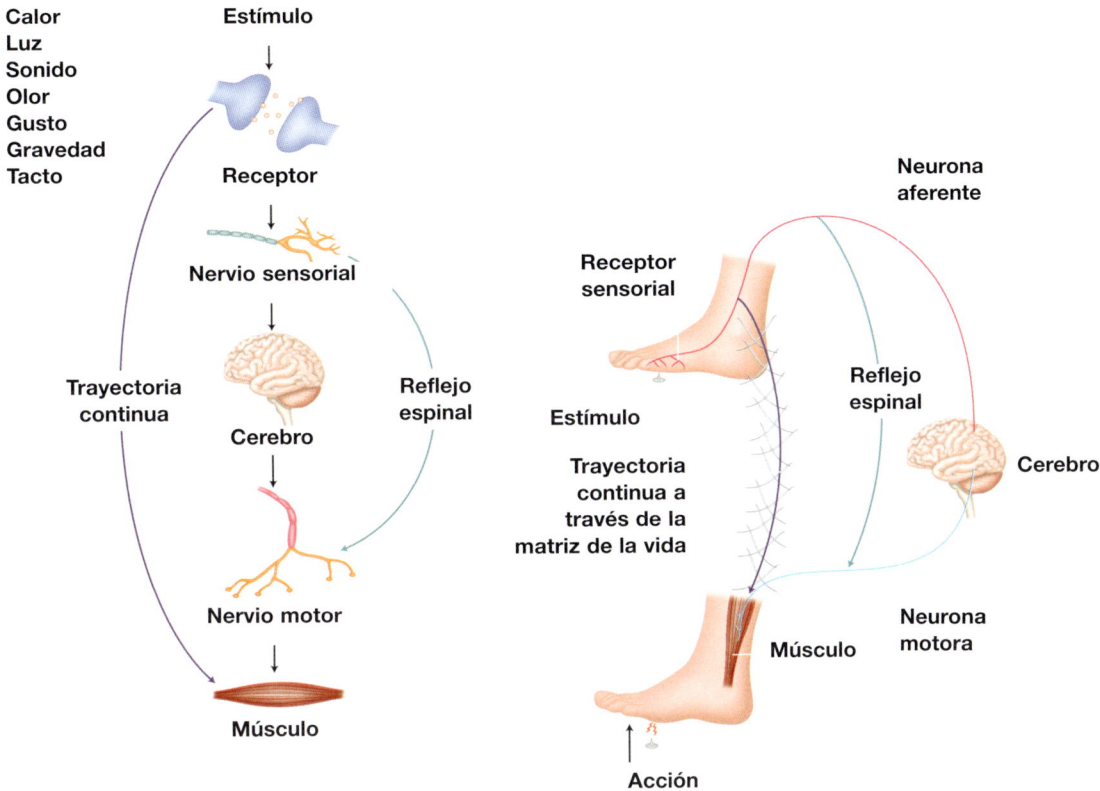

Figura 1.5. *Hace tiempo que sabemos que la red nerviosa es una red de señalización, pero la red de tejido conjuntivo es potencialmente una red de señalización secundaria, quizá más primitiva, pero cinco veces más rápida.*

De este modo, la tensión de nuestros movimientos, especialmente los que repetimos a menudo, permiten la "remodelación" de nuestros tejidos conjuntivos, incluidos los huesos y ligamentos, cuando nos sometemos al campamento de baile de verano del ejemplo anterior o a cambios más sutiles de postura por haber cambiado de trabajo o de actitud psicológica o al ir envejeciendo.

Por tanto, cuando tratamos la red neuromiofascial del cliente, lo que queremos es aumentar o dirigir los procesos naturales para favorecer la curación o un funcionamiento más eficiente, desde los niveles celular y molecular hasta el todo biomecánico del rendimiento –de forma cotidiana, deportiva o artística.

En el ámbito de la neurología, aunque el efecto de la manipulación profunda de los muchos receptores nerviosos de la fascia (la mayoría de los cuales son modificaciones de los receptores de estiramiento) no se ha terminado de establecer, el efecto general parece ser el restablecimiento del nivel de proteínas STAT[1] de los nervios, la restauración de la sensación de los nervios insensibles y la disminución del umbral de estimulación de los nervios motores que se atascan en la posición de "encendido" ("*on*") (figura 1.6).

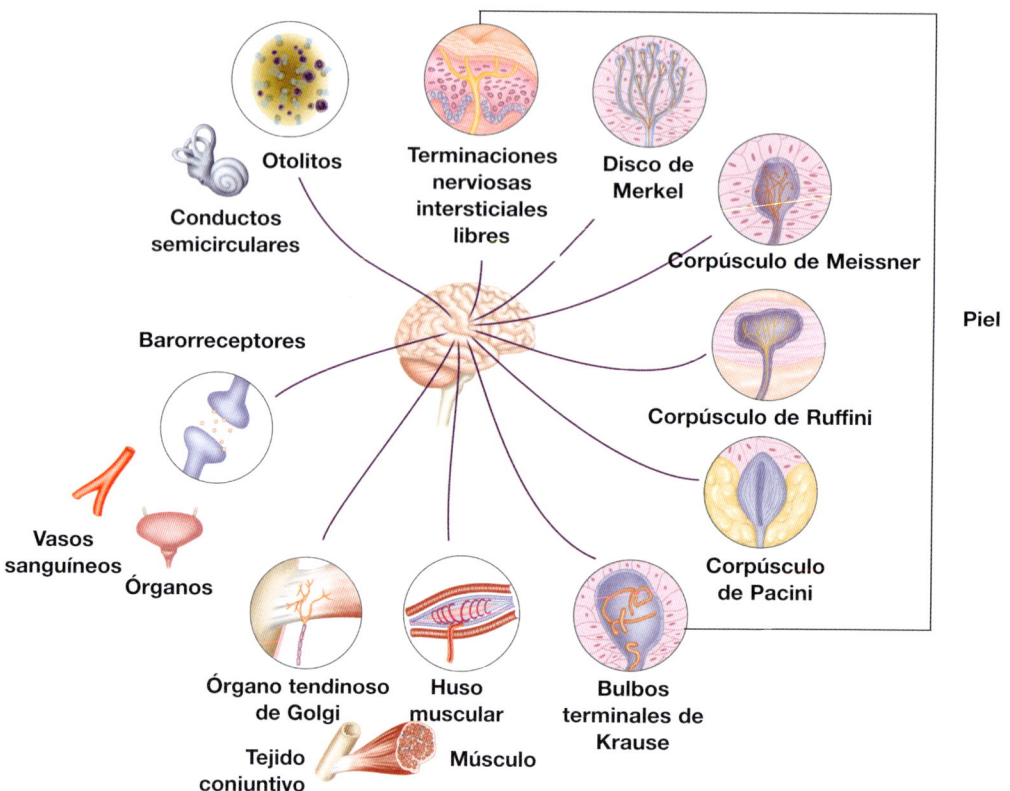

Figura 1.6. Tu fascia es tu órgano sensorial más rico, cargado de nervios que incluyen terminaciones nerviosas libres, órganos tendinosos de Golgi, corpúsculos de Pacini, bulbos terminales de Krause y corpúsculos de Ruffini –ofreciendo todos al cerebro una imagen clara de la presión, las vibraciones, la rotura–, de hecho, cualquier deformación de la fascia.

En la fascia, el efecto de la manipulación profunda parece fundir las glucoproteínas que se han hecho más viscosas, y gracias a que son tixotrópicas, pueden volver a ser más maleables, como el gel, y menos viscosas y pegajosas. El tejido conjuntivo es un coloide complicado que podría compararse con un postre de gelatina: si se pone en el frigorífico, se endurece; si se mete en el horno, se licúa (se hace tixotropo). Con la manipulación, el proceso es similar (y probablemente también lo sea en el ejercicio dinámico y en estiramientos como los del yoga).

Cuando la manipulación profunda se aplica con un vector direccional específico, el hecho de que se fundan las glucoproteínas que hay entre las fibras permite que las fibras de colágeno resba-

---

1. Proteínas STAT: transductores de señal y activadores de transcripción (por sus siglas en inglés, *Signal Transducer and Activator of Transcription*). (N. de la T.).

len entre sí, lo cual crea una deformación plástica que resulta en un alargamiento sostenido del tejido. Éste es muy diferente –en propósito, sensación y resultado– al tejido muscular elástico que se estira. Es la plasticidad de la fascia la que explica la permanencia y la naturaleza progresiva de la manipulación miofascial bien organizada. Al contrario que los músculos, la fascia –cuando se elonga satisfactoriamente– no "vuelve bruscamente" a su sitio.

Es necesaria una manipulación sostenida para conseguir que la fascia se ablande y se mueva. También son vitales la profundidad específica y la dirección del estiramiento del tejido. La manipulación profunda también afecta las muchas terminaciones nerviosas de la fascia, y el efecto de elongación puede provocar efectos neurológicos, efectos tixotropos o la combinación de ambos. Este libro está diseñado para guiarte a través de tus sensaciones de los cambios y direcciones de los tejidos, lo cual te aportará el máximo resultado con el mínimo esfuerzo.

En resumen, los nervios, los músculos y la fascia se combinan para hacer de los tejidos miofasciales un lugar dinámico para actuar. La manipulación profunda puede afectar estos tres tejidos, pero el efecto sobre la fascia, cuando ésta se ablanda y se elonga, es sostenida, lo cual da tiempo a los otros dos tejidos para readaptarse al nuevo entorno mecánico. El tejido miofascial en conjunto –células, fibras y "pegamento"– puede deformarse a causa de una lesión, el abuso o el desuso, pero lo bueno es que es "plástico": puede ser reformardo como respuesta a un buen trabajo corporal, el estiramiento y la conciencia.

En esta sección nos hemos ocupado de explicar los efectos locales de la tensión mecánica y la liberación terapéutica sobre los tejidos conjuntivos, en los que cada célula, como hemos dicho, es sabido que "escucha" y se ajusta a los mensajes mecánicos que recibe del exterior. Pero por otra parte, como terapeutas, estamos acostumbrados a ver que el trabajo en una parte del cuerpo puede provocar cambios en otras zonas bastante lejanas al lugar en que se ha aplicado la manipulación. Por ejemplo, el trabajo en los tobillos puede aliviar la parte inferior de la espalda, o la apertura en el cuello, determinar un patrón de respiración más expandido.

Para saber cómo los cambios locales pueden producir resultados globales, tenemos que volver a la idea de que la fascia es una única red y ver todo el diseño a la luz de una especie inusual de ingeniería de nuestro cuerpo llamada "tensegridad".

Tensegridad

El cuerpo está diseñado para distribuir la tensión de forma global, no para concentrarla de forma local. Las fuerzas inmediatas del esfuerzo en gravedad, así como las fuerzas de movimiento más lentas para compensar lesiones o patrones de uso, se entienden mejor a través de un tipo particular de geometría conocido como "tensegridad".

Tratar con la tensión, la compresión, la flexibilidad y la fuerza de cizallamiento es el pan de cada día de los ingenieros. Desde Descartes, nuestro cuerpo siempre se ha descrito como una "máquina blanda" en la que los huesos son como vigas, los músculos son como cables y toda la estructura es algo parecido a una grúa –una serie de poleas y palancas perceptibles según las leyes del movimiento de Newton y (más en profundidad) la termodinámica. Aunque este enfoque mecánico a la cinesiología ha aumentado nuestra comprensión de la biomecánica del movimiento, su análisis no ha sido capaz de aclarar del todo ni siquiera las acciones más sencillas como correr. Lo cierto es que no arroja luz sobre las clases de compensación global para una lesión que exponemos aquí.

La introducción de las matemáticas del caos, las ecuaciones fractales y una mayor comprensión de cómo los sistemas vivos se mantienen sobre el filo de la complejidad ha derivado en un nuevo entendimiento de la dinámica humana en su estabilidad/movilidad. En lugar de ver el cuerpo como vemos nuestras casas y nuestros puentes, lo vemos como un ejemplo de tipo único de estructura conocido como "*tensegridad*" (un neologismo que proviene de "tensión" e "integridad"), según la cual la integridad de la estructura se apoya en el equilibrio de las fuerzas de tensión en lugar de en la continuidad de las fuerzas de compresión.

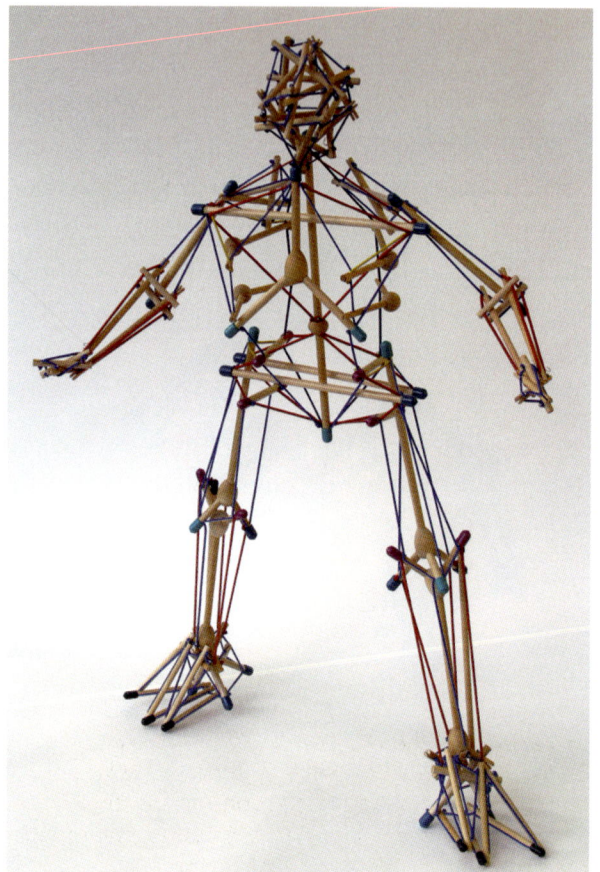

Introducida por el artista Kenneth Snelson y desarrollada por el diseñador Buckminster Fuller, la teoría de las estructuras de la tensegridad ofrece un modo contrastante de vernos a nosotros mismos. En lugar de ver el esqueleto como un armazón sólido (lo que claramente no es –hasta el esqueleto de una clase tiene que atarse y colgarse para mantenerlo en pie) del que cuelgan los músculos, podemos ver el cuerpo como una única estructura tensional en la que los puntales óseos "flotan" (figura 1.7).

Figura 1.7. Un nuevo modelo de estructura humana: un modelo de tensegridad en el que los huesos "flotan" en un mar de tensión de tejido laxo (modelo y fotografía por cortesía de Tom Flemons, www.intensiondesigns.com). Esta estructura se comporta, como los seres humanos, de ciertas maneras muy interesantes.

Pronto se empezó a hablar de las características de la tensegridad. Las imágenes ayudan, pero jugar, manipular o crear una estructura de tensegridad es el mejor modo de llegar a sentir cómo funcionan dichas estructuras (figura 1.8).

Estas estructuras son más elásticas que las grúas o las máquinas con las que las solemos comparar y gozan de muchas propiedades únicas que las hacen adecuadas como modelos para el funcionamiento humano:

1. Integridad interna

Tu casa o una grúa no podrían funcionar tan bien si se colocaran bocabajo, pero el cuerpo de un animal, incluido el de un ser humano, mantiene su integridad estructural cuando está colgado de un árbol, haciendo el pino o dando un giro en el aire como los bailarines. Las estructuras de tensegridad, debido al equilibrio interno de la tensión y la compresión, mantienen del mismo modo su forma sin importar su orientación.

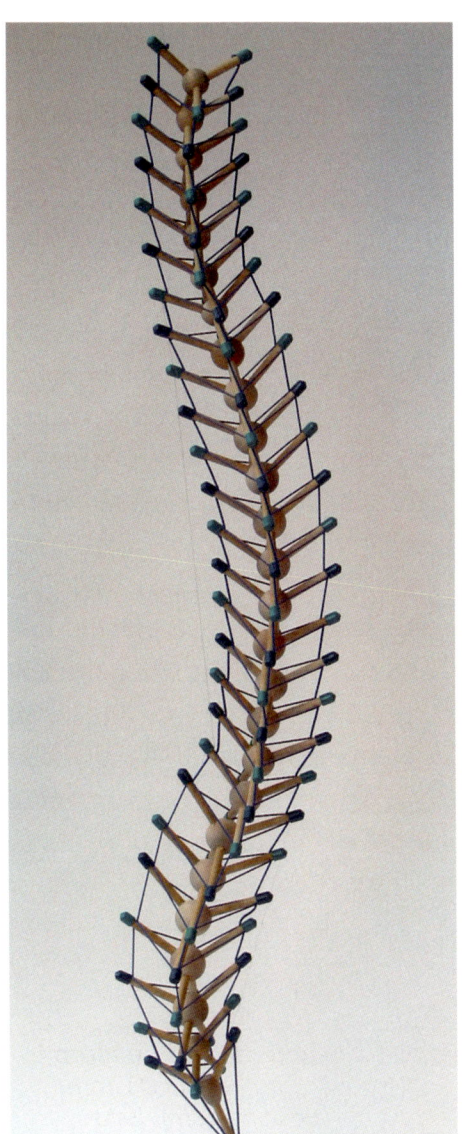

2. Distribución de la tensión

Puesto que las bandas elásticas de una estructura de tensegridad son continuas y los miembros de la compresión (los huesos) flotan aislados, cualquier deformación (causada por la presión sobre un hueso o el cambio de tensión en una cadena única) creará una tensión que se distribuye finalmente por toda la estructura. Esto causa pequeñas deformaciones en toda la estructura en lugar de grandes deformaciones locales.

Figura 1.8. La columna modelada como estructura de tensegridad. Obviamente, estos modelos sencillos están lejos de reflejar la complejidad de la columna, pero en acción imitan ciertos aspectos de nuestro propio movimiento y su comportamiento en función y en disfunción.

Este fenómeno ha sido demostrado biológicamente (Huijing, 2009) y, según la opinión de este escritor, no recibe la valoración adecuada en los textos actuales sobre tratamiento. En resumen, cualquier lesión se convierte rápidamente en un fenómeno de distribución que crea patrones en todo el cuerpo y requiere que se examine y se trate todo el cuerpo. Un latigazo cervical es un problema del cuello de unos días, un problema de columna lo es de unas semanas, y a partir de entonces un problema de todo el cuerpo. Continuar tratando sólo el cuello transcurrido este período es una equivocación demasiado frecuente.

3. Expansión o contracción en todos los ejes
Aprieta un globo por el centro y se alargará. Tira de una cuerda y su circunferencia disminuirá a medida que aumente la tensión. Gracias a su cualidad de distribución, las estructuras de tensegridad actúan de formas diferentes (y con frecuencia, también los cuerpos). Si expandes una estructura de tensegridad en una dimensión, algunas veces se expandirá en todas direcciones (en función de su estructura interna). Si la comprimes, no sólo se comprimirá en la línea de fuerza, sino en todas sus dimensiones, lo que la irá haciendo más densa y más elástica.

Los cuerpos también muestran este fenómeno. Un cuerpo con una lesión grave puede contraerse y replegarse a lo largo de todos sus ejes, no sólo en el primero que se vea afectado. Por otro lado, cuando abrimos el cuerpo en una dimensión, éste parece expandirse en todas las dimensiones –más altura, más anchura, más profundidad.

Aunque el veredicto final no se base exactamente en cómo funciona la mecánica del cuerpo, observarlo según su tensegridad conduce a coherentes estrategias globales que mejorarán enormemente la eficacia y la longevidad del tratamiento local.

La fascia es muy importante en todos los aspectos que hemos mencionado –su plasticidad, su elasticidad, su comunicación y su naturaleza holística–, pero evidentemente ahí no acaba la película. Podemos seguir completando el "cuerpo fibroso" añadiendo los otros dos sistemas que ocupan todo el cuerpo: el sistema circulatorio y el sistema nervioso. Estos dos sistemas se entienden mejor que el sistema miofascial, y nuestros músculos están claramente unidos a las señales nerviosas y al torrente sanguíneo nutricional para funcionar. Por tanto, la mayoría de las terapias locomotrices se han centrado en el libre flujo de líquidos hacia y desde las células o en la coordinación del movimiento a través de los nervios libres de obstáculos (figura 1.9).

Está claro que estos efectos bien documentados sobre lo que es en realidad una red neuromiofascial de una pieza son muy importantes y en la práctica es imposible separarlos por completo. Sin embargo, nuestra tesis se basa en las propiedades de la parte miofascial de esta red que media entre estabilidad y movilidad.

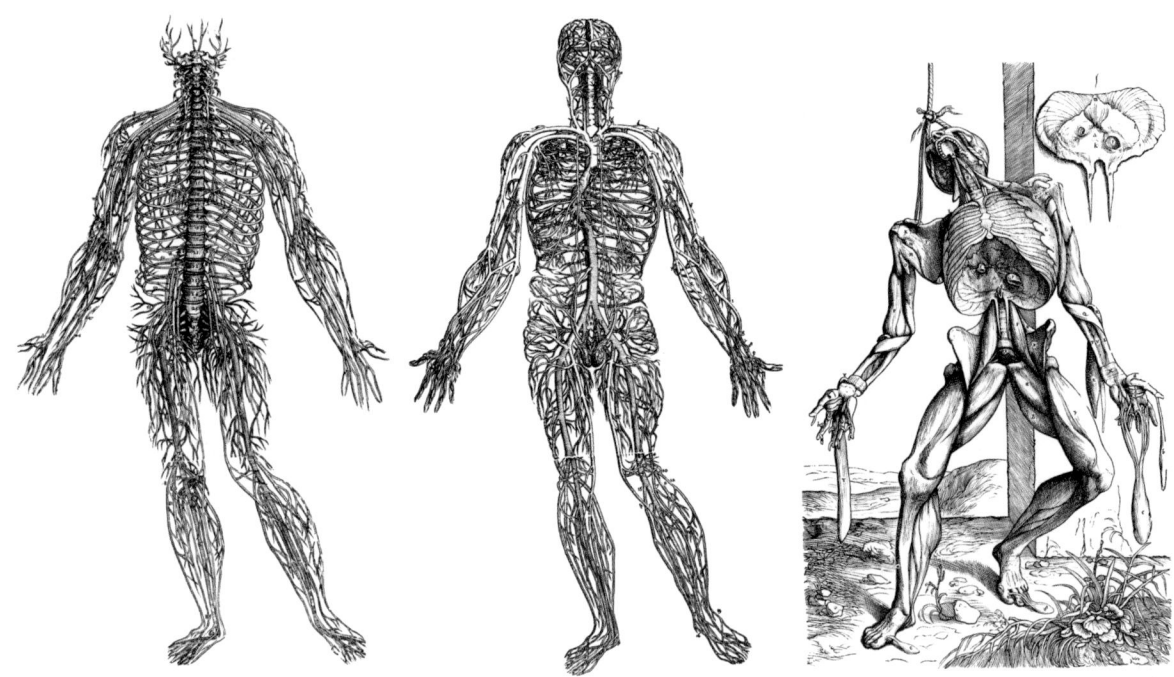

Figura 1.9. Las tres redes que ocupan el cuerpo fueran perfiladas por Vesalius, quien las publicó ligeramente antes que este libro, en 1548. En sus maravillosos grabados, observamos que cualquiera de estas redes nos mostraría la forma del cuerpo entero. La red miofascial es la menos desarrollada de estas tres imágenes y sigue así 450 años después.

En comparación con estas otras redes, la red miofascial es más rápida a la hora de comunicarse –322 m/seg en información mecánica frente a 67 m/seg en el sistema nervioso–, pero es más lenta al responder que la neural o la vascular. La respuesta de remodelación de la fascia se mide en días y semanas, no en segundos o minutos. Es lenta para aceptar cambios iniciados desde el exterior y conserva los cambios que sufre. Esto convierte al sistema miofascial en un depósito de muchos de los patrones para problemas crónicos, como opuestos a los agudos. Evidentemente, los tejidos conjuntivos pueden sufrir traumatismos agudos, como ocurre en una fractura ósea, en la rotura de un tendón o en la distensión de un ligamento, pero el efecto de este traumatismo se distribuye por la red tisular y tiende a persistir mucho después de la curación inicial de los otros tejidos.

La respuesta inflamatoria que hincha y aporta proteínas curativas a los tejidos lesionados también provoca al final un aumento de la fibrosis, la pérdida del movimiento entre las capas y una "pegajosidad" en los elementos intersticiales que obstruye el flujo vascular y linfático. La tensión crónica causada por la inapropiada longitud o relajación de la fascia puede provocar puntos gatillo neuromusculares. Y ocurre lo mismo a la inversa: la tensión crónica causada por la ansiedad o el mal uso o el desuso, el abuso o el sobreuso ocupacionales puede conducir al espesamiento de la fascia.

Como conclusión, aunque existen muchos enfoques válidos para tratar la red neuromiofascial, hay razones para considerar el componente miofascial de la terapia a corto y largo plazo para el equilibrio estructural (figura 1.10).

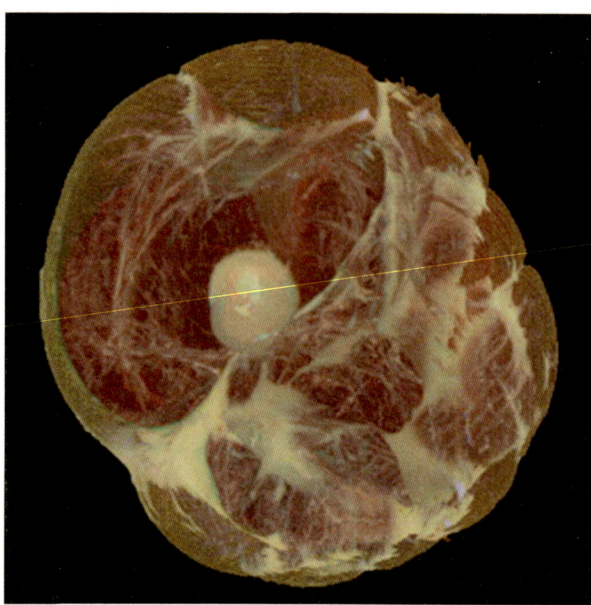

Figura 1.10. Una interpretación moderna de la red miofascial realizada por ordenador por Jeff Linn utilizando el Visible Human Data Project. Aquí se observa el muslo, una pequeña sección de lo que podría ser representado en su totalidad: la red miofascial del cuerpo, que lo incluiría desde las meninges hasta las bolsas de los órganos y sus soportes, el epimisio, el endomisio y el perimisio musculares, y los tabiques intermusculares, rodeados por una profunda fascia de revestimiento y las capas superficial areolar y dérmica.

Inducción miofascial y desarrollo del tacto

El tacto es esencial, un "alimento" vital para el cuerpo y la mente. Es necesario para refrescarnos, estabilizarnos, reconfortarnos y nutrirnos. Necesitamos el tacto para gran parte de nuestro trabajo y nos sirve para comunicarnos en este mundo en el que vivimos. Se ha escrito mucho sobre los tipos de tactos y se han investigado mucho sus efectos, pero poco se ha escrito sobre cómo desarrollar una manipulación terapéutica segura, efectiva y profunda de los tejidos miofasciales.

Este libro pretende ser algo más que una lista de técnicas; esperamos que sea un catálogo de "intenciones", de ideas sobre cómo crear diferentes efectos en el tejido usando estilos de manipulación alternativos. Lo analizaremos con más detalle en la siguiente sección, pero primero debemos ver cómo tocamos y comenzar a elaborar un vocabulario que describa lo que hacemos. Existen muchas formas de tocar: para dirigir, para informar, para transmitir amor, para educar, para abusar, para curar, para tranquilizar, para tratar con condescendencia o para seducir. Seremos mejores terapeutas si desarrollamos nuestras capacidades para elegir entre un amplio abanico de capacidades de manipulación.

Montagu (1986), en su texto clásico, escribió sobre los efectos nutrientes del contacto, bien documentados en la literatura de investigación, así como bien resumidas por él, pero muy poco se ha escrito sobre los mecanismos de nuestro principal método de aportación terapéutica. Diferentes autores y maestros han resaltado los diversos aspectos de la manipulación en función de su propia experiencia. Chaitow (2006) habla sobre la fusión de los tejidos; Hungerford (1999) nos advierte de que "no dejemos caer el tejido conjuntivo"; Myers (1999) discurre sobre las tres *ies*: invitación, intención e información. Sin embargo, faltan un modelo adaptativo y un vocabulario para todos los elementos de una manipulación o una intervención completas.

Esperamos que, con un modelo dividido en fases, podamos comenzar a crear una lengua que facilite el debate. Con términos compartidos que expresen y expliquen los diferentes métodos empleados, podemos, como practicantes individuales o como profesionales, saber más sobre los tejidos y sus maravillosas variaciones, pero también ser más conscientes de las diferentes fases que atravesamos y los diferentes tipos de información que damos o recibimos en cada manipulación.

En las manos de un profesional cualificado, la técnica de la inducción miofascial (FRT) es una experiencia increíblemente relajante y placentera, aunque a veces es ardua para el cliente. Como muchas herramienta, cuando la utiliza un novato puede ser un poco incómoda. Con el fin de evitar someter a tus clientes a molestias innecesarias, te recomendamos que dediques algo de tiempo a trabajar y jugar con las cinco fases que aparecen a continuación. Muchos cometen el error de pensar que lo único que importa es "hacer el trabajo", pero si lo que queremos es centrarnos en el cliente durante la terapia, nuestra responsabilidad es ser conscientes de que estamos trabajando en una persona, no en un conjunto de tejidos disfuncionales que nos suplican que los salvemos y los curemos, y que a veces nos piden ansiosamente que los toquemos.

El modelo de las cinco fases es:

DVEIF: Desarrollo, Valoración, Estrategia, Intervención, Final

Quizá parezca que el modelo de las cinco fases está dirigido al profesional novato. Esto es intencionado para que puedas ver dónde puede diferir tu estilo o qué se te está escapando y qué aspectos debes resaltar en tu manipulación en detrimento de otros. Creemos que hasta los profesionales más experimentados se beneficiarán del análisis que ofrece este modelo.

Este modelo de cinco fases se creó en un principio como modelo orientativo (Nelson-Jones, 1995); nosotros lo hemos adaptado para el trabajo corporal.

Fase 1. Desarrollo

Muchos enfoques del trabajo corporal hablan de "ablandamiento" en el interior del tejido y de "profundizar a través las capas"; el FRT no es diferente. Fíjate en las capas a medida que las vayas alcanzando y permite que el tejido te abra paso en lugar de penetrar como un tanque. Moldea tus manos, dedos, nudillos o cualquier herramienta que estés utilizando según la forma de la parte del cuerpo en la que trabajes. Emplea sólo la tensión y la presión suficientes para alcanzar la primera capa de resistencia con la lentitud adecuada para ser bienvenido.

En esta fase desarrollas tu "relación" con el tejido. Es el compromiso inicial, el viaje desde el campo energético del cliente a través de cada capa sucesiva de tejido hasta la estructura de destino. Pero es más que eso; el proceso es minucioso, delicado en su transferencia de energía (o en cualquiera y todas las formas a las que seas sensible) y debes sentir esa relación y esperar esa invitación (Myers, 2009) o la absorción de la esponja (una imagen empleada por Maupin [2005]).

Muchas escuelas enseñan que se puede pedir al cliente que espire al presionar; a nosotros nos suele parecer un añadido útil en las zonas difíciles o peliagudas. Si se emplea demasiado, sin embargo, la insistencia en este elemento será más una distracción que una ayuda. Experimenta con tu propia espiración al profundizar con el peso de tu cuerpo en el tejido. Si mantienes tu centro de gravedad alto y la parte posterior de los talones elevada, podrás colocarte con precisión sobre la zona deseada. Si espiras (¡con suavidad!) y dejas caer el centro de gravedad (o profundizas en tu *hara*), será mucho más fácil para el cliente recibir que si *haces fuerza* contra él con brazos y manos. La tensión necesaria para presionar provocará la resistencia del tejido del cliente y desembocará en una guerra, aunque discreta, en la que sólo uno podrá ganar.

Si se mantiene un punto de contacto relajado, se evitará la tensión en las áreas trabajadas, ya que éstas intentarán oponer resistencia, pero tú también estarás más sensible a las variaciones de la fascia. Cuanto menos tono tengas en tus extremidades de trabajo, mejor sentirás los cambios en tus clientes.

Consíguelo sacando la fuerza de tus músculos lo más lejos posible del punto de contacto. Por ejemplo, si utilizas la yema de los dedos, éstos sólo han de contener la tensión necesaria para llegar a las capas. La fuerza inicial proviene del peso del cuerpo que emplees sobre esa zona. A medida que vayas necesitando profundizar, aumenta el peso del cuerpo alterando el ángulo de tu pie retrasado. Empuja con el antepié retrasado (recuerda mantener tu centro), estabiliza la cintura escapular y el brazo, y, suavemente, bloquea el codo y la muñeca. Sólo como última opción debes hacer presión con los dedos, ya que es más probable que te sientas "inútil" e incómodo.

Fase 2. Valoración

Ahora que ya has llegado a "un sitio", tienes que comprobar dos cosas: primera, ¿es ahí adónde querías llegar? Si, por alguna razón, intentabas encontrar los músculos peroneos, ¿cómo sabes que los has encontrado de verdad? Segunda, si los has encontrado, ¿qué sientes? ¿Qué clase de trabajo necesitan y qué clase de herramienta debes usar? ¿Es mejor usar los dedos, los nudillos o el codo?

Ésta es la fase en la que se hacen preguntas y se obtiene información. Con movimientos tanto activos como pasivos, puedes obtener gran parte de la información que necesitas. Pedir a tu cliente que mueva el pie hacia dentro o hacia fuera mientras buscas los músculos peroneos puede ayudarte a diferenciarlos de los sóleos. Al sentir la calidad del movimiento, podrás valorar qué partes del músculo se abren demasiado o nada en absoluto. Puedes empezar a encontrar las zonas en las que necesitas centrarte, pero ¿cómo vas a hacerlo?

Pick (1999, citado en Chaitow y Fritz, 2006) diferencia tres niveles de tejidos: el nivel superficial, el nivel de trabajo y el nivel de rechazo; sigue cada uno de ellos subsiguientemente más profundo que el vecino. No son capas específicas del cuerpo, sino que dependen del nivel de disfunción o sensibilidad de una zona concreta. El nivel superficial suele encontrarse en la piel; en el nivel de trabajo se producen la mayoría de las intervenciones de trabajo corporal, y en el nivel de rechazo es en el que el profesional anula o ignora cualquier resistencia experimentada y se sufre dolor. El profesional debe decidir en cuál de estos niveles quiere o necesita trabajar. Si es en el nivel de rechazo, debería negociar con el cliente, preferiblemente habiendo tratado primero los tejidos más superficiales para ir preparando la zona. La ubicación de estos niveles puede variar de una zona a otra (en función de las condiciones del tejido), de un día a otro (en función de la dieta y el estrés) y de una persona a otra (el nivel superficial de una persona es el nivel de rechazo de otra). Sé delicado a la hora de hacer tus valoraciones para identificar y saber dónde te encuentras en relación con estos niveles.

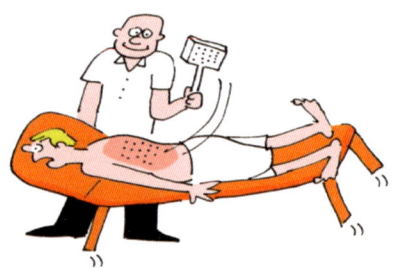

Figura 2.1. A veces es necesario llegar a la capa de "rechazo", pero los clientes no suelen estar dispuestos a aceptarlo, especialmente si los pilla por sorpresa.

Fase 3. Estrategia

Estás donde quieres estar con algo que necesita tratamiento, pero ahora tienes que decidir cómo lo vas a hacer. ¿Qué dirección aportará el mejor efecto terapéutico? ¿Qué movimiento le pedirás al cliente que haga para favorecer tu manipulación? ¿Qué herramienta (dedos, nudillos, antebrazo, etc.) funcionará mejor en esa zona? Ésta es la fase en la que se procesa la información obtenida para crear una estrategia coherente.

Los profesionales suelen saltarse las dos fases de Valoración y Estrategia; no son puntos concretos, sino simplemente parte de un proceso mental, una toma de decisiones consciente que asegura que el trabajo se ajusta a las necesidades del cliente y que no es un simple tratamiento rutinario. Evidentemente, los profesionales novatos necesitan una "receta". Las personas que tenemos una base en el tema de los masajes recibimos una secuencia básica en los primeros días de práctica, pero a medida que nos sentimos más cómodos con las técnicas y somos más conscientes de sus efectos sobre las variaciones de los clientes como individuos y sus tejidos, aprendemos a adaptar esa plantilla a las necesidades que se nos presentan. Con la FRT esto puede y debe respetarse en todas y cada una de las manipulaciones.

Éstas también son fases que se enriquecen con la experiencia. Es de esperar que con cada cliente y cada incursión en el tejido vayas creando tu vocabulario de la manipulación. Cada vez que conformes una estrategia, manipules y evalúes de nuevo, experimentarás con tus manos el éxito o el fracaso. Estarás estableciendo la base del entendimiento de los estilos, las fuerzas u otras variaciones de manipulación que funcionarán (o fracasarán) en cada situación. Si ignoras la fase de la estrategia, puedes caer fácilmente en modos habituales de trabajar que al final reducirán tu vocabulario y limitarán tus capacidades de manipulación. Una pausa para crear una estrategia ayuda a crear un archivo documental más profundo (y no verbal), pero la velocidad a la que crees esta herramienta documental dependerá de cómo pases a la siguiente fase, la intervención.

Fase 4. Intervención

Finalmente, llegas a la fase en la que se realiza el trabajo. Ya has llegado, has comprobado la zona sobre la que tienes que trabajar, has decidido cómo la vas a tratar y ahora puedes actuar. Como parte de tu estrategia, ya habrás escogido qué herramienta utilizar. Ya has localizado el nivel y la zona en los que quieres estar y ahora puedes tocar con cuidado y/o pedir a tu cliente que mueva esa zona. Sin embargo, en esta fase no es tan importante que tú realices la manipulación como el efecto que obtengas. El profesional tiene que controlar constantemente lo que ocurre por debajo y alrededor del punto de contacto. ¿Se relaja el tejido? ¿Experimenta algún cambio con el movimiento la zona adecuada? ¿Se levanta o se mueve el tejido? ¿Es capaz el cliente de recibir y procesar la información que le ofreces?

A lo largo de toda la intervención, o la manipulación, se establece una retroalimentación con la que es posible valorar su efectividad. ¿Qué cambios puedes realizar para lograr los objetivos fijados? Con cada cambio tienes que volver a evaluar.

.

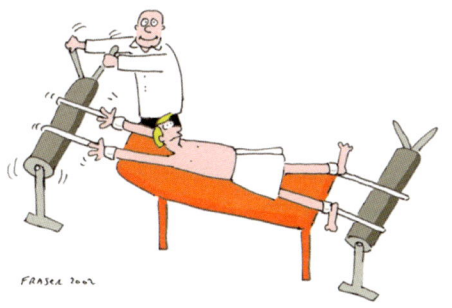

Figura 2.2. Con cada aumento de la intensidad, el practicante debería sentir un poco de retroalimentación.

Ahora estás escuchando de verdad al cliente y sus tejidos, estableciendo lo que a veces llamamos una "comunicación entre dos sistemas inteligentes". Con tu estrategia *in mente*, ofreces información al cliente y les preguntas a sus tejidos si pueden cambiar y si el trabajo que realizas tiene sentido para ellos. Al escuchar los sistemas que quedan bajo tu mano y permanecer abierto a sus mensajes, podrás ajustar las capacidades del tejido del cliente a tu trabajo, siempre que consigas adaptar tu oído a la lengua que sus tejidos emplean para informarte en respuesta a tu contacto.

Schwind (2006) nos anima a emplear tantas superficies con las que no se trabaja que no sean las manos como podamos para facilitar esta comunicación. El empleo de la mano de apoyo como *mano madre*, para un contacto nutriente, o como *mano auditiva*, es común entre muchas tradiciones de trabajo corporal, pero sólo se obtiene el máximo beneficio si se introduce como parte de esta conversación. No debe estar ahí sólo para ofrecer comodidad y relajación, sino para aportar una tercera dimensión a lo que de otro modo sería una manipulación bidimensional. Dos manos que trabajan coordinadas con el movimiento de un cliente multiplican muchas veces el poder terapéutico de simplemente "manipular" con una mano.

Así es como crece el vocabulario de tu manipulación, experimentando con todas las muchas variables y escuchando los cambios que se producen. Schleip (2003) nos ha mostrado los muchos tipos de mecanoceptores del tejido miofascial y que cada uno responde a diferentes formas de tensión en las fibras que lo rodean. Por tanto, debemos aprender cómo hablar con cada uno de ellos, ya que tienen diferentes lenguas.

Hay variaciones entre los clientes, e incluso entre las diferentes zonas de un mismo cliente. Habrá variaciones en el tipo de disfunción, así como en las capas miofasciales o estructuras, sean regulares o irregulares, densas o flexibles, rígidas o hipermóviles. Cada una tiene un lenguaje diferente (o un dialecto al menos), así que cuanto más amplio sea tu vocabulario de la manipulación, más clara será vuestra conversación.

Fase 5. Final

Una vez que empieces, tendrás que acabar. Si te tomas todo ese tiempo para cuidar a tu cliente, profundizando, sintiendo las condiciones de sus tejidos y escuchando los cambios que atraviesa mientras trabajas, cumple con el cliente y el trabajo terminando lentamente. A veces parece que los terapeutas se olvidan de que están trabajando con otra persona; a veces parece que se sienten tan aliviados al llegar al final de su manipulación que paran de golpe. No decimos que esté mal, sólo que quizá sea un poco repentino y descortés hacia el cliente. Cambia el peso de tu cuerpo hacia tu pierna adelantada; no te apoyes en el cliente para levantarte. Cuando hayas recuperado tu peso sobre las piernas, levántate y suelta la manipulación, permitiendo que el tejido se asiente en lugar de volver a su posición anterior.

A veces es más placentero para el paciente que el contacto se frene en espiral (Aston, 2006), de forma que se deje de tocar la piel lentamente. Esto es especialmente cierto cuando se trabaja en zonas en las que la piel puede ser más sensible, como alrededor de la axila o en los aductores del muslo.

Éste es sólo un estilo; recuerda que la salida es parte del propósito. Hasta los impactos contra el tejido podrían aportar la respuesta deseada al permitir un efecto de retirada o quizás aumentando el tono y la conciencia en la zona. Lo importante es que sea una decisión consciente y coherente con tu propósito de crear cambios en el cliente.

Son estos pequeños detalles los que se le pueden escapar al cliente, pero suponen una enorme diferencia en su experiencia con el tratamiento. La inducción miofascial puede ser un tratamiento problemático, y cuanto más cómodo lo hagamos hacer para el cliente, mejor lo aceptará y comprenderá sus beneficios.

Somos totalmente conscientes de que el modelo puede pecar de formulario para muchos profesionales que se dejan llevar por la intuición; esto es deliberado. Tenemos que empezar siendo explícitos sobre lo que nos conduce misteriosamente a la capa "adecuada" y nos informa sobre qué dirección escoger para trabajar y con qué herramienta. Con la práctica consciente podemos crear la "intuición" que proviene de la competencia inconsciente, esa sensibilidad aumentada que responde a las necesidades del tejido gracias a una simpatía innata. Nuestras mentes sintonizan gradualmente con el lenguaje del tejido, y rápidamente pasan por estas fases con poca conciencia por nuestra parte.

El modelo DVEIF no es una técnica, ni siquiera un estilo de manipulación, sino una manera de describir un proceso con el que interactuamos con el tejido de nuestros clientes. De este modo esperamos ofrecer más profundidad a la tridimensionalidad de nuestro trabajo. Nuestra intención es escuchar al tejido en cada fase y adoptar, al principio, una dirección consciente hacia nuestro trabajo. A medida que crece nuestra experiencia, permitimos que éste se convierta en un proceso preconsciente, pero nunca en un tratamiento inconsciente y rutinario. Siempre hemos de tener conciencia de la persona entera y de sus muchos niveles al tratarla, y ser responsables de las necesidades de cada nivel, reaccionando de forma que podamos desarrollar una comunicación tridimensional a través de la manipulación.

Técnica de la inducción miofascial

Sabiendo ya cómo entrar y salir, debemos ahora centrarnos en la mecánica de la FRT, porque su estilo y su propósito difieren de los de muchas otras formas de trabajo corporal. En general, cuando se realizan técnicas de masajes, el fisioterapeuta masajea por encima de la fascia, aplicando compresión al tejido con el fin de estimular el flujo de los fluidos y provocar algún cambio en la tensión neuromuscular (figura 2.3).

Con el fin de estirar manualmente el tejido conjuntivo, el terapeuta tendrá que usar un estilo diferente de contacto. Esto se realiza aplicando primero una presión hacia abajo, profundizando hasta el primer nivel que ofrezca resistencia, y luego bajando el ángulo de contacto con el fin de crear una onda por delante del punto de contacto (figura 2.4). Esta onda se mantiene por delante mientras se realiza la manipulación. Ésta debe aplicarse lentamente y a una velocidad determinada por la interacción de la herramienta que se está empleando (pulgar, antebrazo, codo, etc.), la cantidad de lubricante de la superficie y el ritmo al que el tejido del cliente puede fundirse y abrirse mientras trabajas con él.

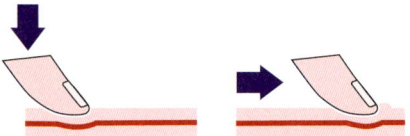

Figura 2.3. Masaje aplicando compresión.

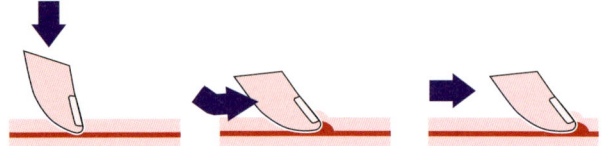

Figura 2.4. Manipulación para la inducción miofascial.

A veces nos lo imaginamos como un ascensor que baja hasta el piso (nivel tisular) en el que queremos estar. Al salir por la puerta, bajas el ángulo de contacto, te paras en la capa miofascial y luego continúas la conversación que ya estabas manteniendo con el tejido de tu cliente a través de la manipulación.

Nosotros recomendamos experimentar con diferentes tipos de lubricantes, comenzando con sólo los hidratantes para nuestras manos. Aún con poco lubricante, tus manos se deslizarán por los tejidos y no podrás realizar la manipulación con suavidad. Si ocurre esto, humedécete las manos con un poco de agua. Sólo si esto fracasa, puedes intentar ponerte un poco de crema hidratante o lubricante a base de cera (ver Fuentes). Las lociones con demasiado lubricante, las lociones a base de aceite o los aceites en particular reducen la capacidad de agarrar los tejidos, lo cual dificulta la tarea de la FRT y la convierten en algo doloroso e ineficaz. Recuerda empezar siempre con poco, ya que es más fácil añadir un poco que quitar cuando se ha cogido demasiado.

Capas de la fascia

El cliente puede experimentar una sensación de tirantez y quemazón –esto es en parte lo que intentas conseguir cuando "fundes" la sustancia base de la fascia para que pase a un estado más líquido y estire la bolsa de los tejidos conjuntivos alrededor y dentro de las zonas tratadas.

Si no estás familiarizado con la palpación de las capas miofasciales que recubren los músculos, intenta explorar las capas de tu antebrazo. Con los dedos de tu mano dominante, empieza primero prestando atención a la superficie de la piel. Siente la resistencia a tu presión, la tirantez de la piel que ofrece una sensación positiva como respuesta al ligero peso de las yemas de tus dedos. Intenta mover la piel por encima del tejido adiposo que tiene debajo. ¿Está separada de la capa inferior? ¿Se mueve la piel más fácilmente en una dirección que en otra?

Ahora profundiza hasta la capa adiposa. Presta atención a la diferente calidad de las sensaciones de las yemas de tus dedos. ¿En qué se diferencia esta capa de la que está "en la piel"? Presiona con un poco más de firmeza y sentirás otra capa tensa por debajo de ésta, más tirante y firme que la piel. ¿Puedes mover la capa adiposa sobre esta segunda piel? Siente cómo la piel y la capa adiposa se mueven juntas fácilmente, deslizándose sobre esta primera capa de la fascia; la capa profunda. Manteniendo la presión con los dedos sobre el tejido adiposo, inclina la presión hacia tu codo, elevando cualquier flacidez y luego flexionando lentamente la muñeca. ¿Sientes el estiramiento de la piel? Con un agarre más firme y más movimiento, podrás sentir cómo este tipo de contacto empieza a ser incómodo. Es parecido a cuando te retuercen el brazo los niños malos del colegio y los hermanos mayores de todo el mundo.

Cuando te recuperes del pequeño abuso al que acabas de someterte (y que esperamos que no te suponga muchos recuerdos traumáticos), deja que tus dedos desciendan a través de las capas de nuevo, esta vez superando la resistencia ofrecida por la capa profunda de la fascia. Sentirás que ahora empujas el vientre, empleando el tono de los músculos cómo guía para valorar en qué nivel estás; el centro es la "piel" del primer músculo con el que te encuentres. Puedes investigar para ver si estás en la capa adecuada flexionando la muñeca de nuevo. ¿Sientes que los músculos se estiran por debajo de tu punto de contacto igual que en el primer intento o sientes que el tejido que rodea las yemas de tus dedos tira de ellas hacia la muñeca?

Si estás en la capa adecuada, ya puedes empezar a aplicar la FRT en los extensores de la muñeca "enganchando" el tejido, empujando hacia el codo mientras lentamente flexionas la muñeca de nuevo. Presta atención a las diferentes sensaciones de los tejidos que hay entre los dos niveles distintos de conexión. Si lo haces bien, ahora sentirás una especie de quemazón profunda, pero más agradable. A veces los clientes la describen como un "dolor bueno", como si el tejido casi pidiera a gritos la liberación, la estimulación y el estiramiento que le estás ofreciendo.

En el contexto del modelo DVEIF (página 26), has profundizado en los tejidos (Desarrollo), has sentido la capa adecuada (Valoración), has decidido qué dirección seguir y qué movimiento hacer (Estrategia), has realizado el trabajo (Intervención) y finalmente te has fundido con el tejido para acabar (Final).

En cada una de las técnicas de este manual deberías seguir el mismo proceso; todas son conscientes, nutritivas y auditivas. Con cada intervención, debes trabajar en el nivel apropiado y tener la misma conversación, escuchar la retroalimentación y ajustarte en función de todo eso. Experimenta contigo mismo para sentir esa agradable provocación en tu nivel superficial (demasiado superficial para ser efectivo), tu nivel de rechazo (¡fuera!) y tu nivel de trabajo (justo ahí). Por favor, aunque no lo repitamos en cada descripción, nunca olvides que estás en constante relación, no sólo con el cliente, sino más directamente con su tejido, y que ambos merecen que los escuches. Cada movimiento debe realizarse con el mismo cuidado y atención que pone un escultor con su cincel sobre un mármol irreparable.

Ahora puedes explorar todos los músculos del antebrazo. Siente las diferencias del tono, no sólo en el músculo, sino también en la piel de la fascia, el epimisio. Compara el compartimento flexor con el extensor. Realiza movimientos para encontrar el perimisio entre los músculos. Realiza movimientos para identificar exactamente dónde estás jugando con la flexión y la extensión en combinación con la desviación radial y ulnar. ¿Qué diferencia hay en la tensión producida bajo tu mano de trabajo? ¿Sientes que ciertas direcciones del movimiento suponen un mayor desafío para el tejido? A medida que vayas adquiriendo experiencia con esta técnica con la práctica regular, todo esto te informará sobre la zona en la que estés trabajando, sus condiciones y dónde tendrás que centrar tu atención. Serás capaz de alterar sutilmente los ángulos de movimiento para que tu trabajo sea más efectivo.

Mecánica corporal

Como hemos visto antes, existen muchos tipos diferentes de fascia: el tejido conjuntivo denso, regular e irregular, el adiposo y el areolar. Trabajaremos con ellos en sus diferentes manifestaciones dentro del cuerpo. Como cada uno tiene diferentes cualidades y capacidades de cambio, responderán al estrés de formas únicas, creando diversos síntomas en los tejidos y en el resto del cuerpo. Debería ser obvio, por tanto, que no todas las fascias se han de tratar del mismo modo. Tenemos que cambiar el tipo y el estilo de contacto para ajustarnos a la naturaleza del tejido en el que trabajemos y para conseguir resultados diferentes.

Por ejemplo, podemos subir o bajar planos de la fascia (densa irregular) como si estuviéramos recubriendo el tejido miofascial por encima del esqueleto; podemos separar el septo que se ha pegado (por el tejido areolar intermedio), y podemos liberar los nudos y nódulos (tejido denso regular adherido en la miofascia) –todos los signos ubicuos de las pruebas y las tribulaciones de la vida. Cada uno de ellos requerirá una variación de la técnica básica, cambiando el ángulo o la cantidad de contacto de superficie o la naturaleza de la presión empleada.

Existen tantas permutaciones y combinaciones que pueden variar las circunstancias que es imposible tratarlas todas aquí, y por ese motivo recomendamos asistir a un curso completo para dominar mejor la técnica. También hay que tener en cuenta que nosotros en este libro presentamos las ideas. La intención es que sirva como recordatorio para quienes hayan asistido a un taller o quizá como apoyo al buscar una dirección ligeramente diferente para quienes ya son expertos en este enfoque. El profesional novato, sin embargo, suele necesitar la guía directa y manual en este estilo para sentirse cómodo con las capacidades básicas sobre las que se crean estas técnicas.

Con este texto nuestra intención es que entiendas no sólo los mecanismos de una técnica, sino también las razones clínicas y estructurales de su aplicación –la capacidad para cumplir con la fase de valoración para formar una estrategia, así como las herramientas para realizar la intervención. Sin embargo, el lector debe entender las limitaciones obvias de un libro de este tamaño; no puede cubrir todos los casos. Las ideas sirven aquí como plantillas que ofrecen un esquema para conseguir el objetivo deseado. Muchas de las direcciones ilustradas de las manipulaciones son las que más se suelen emplear, pero pueden invertirse con bastante facilidad o modificarse para que se adapten a patrones menos frecuentes. En otras palabras, son directrices, no mandamientos escritos sobre piedra.

Cuanto mejor entiendas la naturaleza de las variaciones de la fascia, mejor podrás adaptar tu contacto a tu objetivo. La aponeurosis, la capa profunda, las grandes cubiertas de tejidos del epimisio pueden moverse en diagonal, lateralmente, hacia arriba o hacia abajo, y pueden separarse de los tejidos inferiores, pero seguramente precisarán un contacto adecuado y de gran superficie, como el de la base de la mano o la longitud del cúbito. La elongación de la fascia limitada o adherida requiere un punto de contacto más preciso. Los dedos o los nudillos son ideales a la hora de aplicar una liberación centrada o seguir una delgada línea del tejido, y normalmente se emplea un enfoque más firme. La necesidad del tejido areolar de abrirse y dividirse en un septo intermuscular puede requerir una manipulación persuasiva, burlona e insinuante, y el uso de una herramienta lo suficientemente fina como para abrirse paso entre las estructuras adheridas.

Para que te hagas una idea, imagina que pones un mantel torcido. Para ajustar su posición a la mesa, utilizarías las dos manos para extenderlo y ofrecer un contacto amplio. Pero, si no se ha lavado desde la última vez que hiciste una fiesta para los niños, puede que tenga arrugas y dobleces que se han quedado marcadas debido a las extrañas sustancias que se habían derramado sobre él. En este caso, utilizarías un contacto más preciso para despegar las superficies adheridas. Emplea tu peso con el cliente en lugar de tu fuerza. En cierto modo, la FRT es una forma "perezosa" de trabajo manual porque tanto tu sensibilidad como las sensaciones del cliente dependen del uso del mínimo esfuerzo en tu manipulación. La suavidad de tu manipulación es uno de los elementos esenciales que hacen que este trabajo sea agradable de recibir, que prolongan tu capacidad para realizarlo y que de este modo amplían tu vida laboral. Cuanto más permitas a la gravedad hacer el trabajo, menos tensión tendrás que ejercer en el punto de contacto. Esto también aumentará tu sensibilidad a los cambios del tejido de tu cliente y le ofrecerá a él un contacto más suave.

Un aspecto importante de esto es el uso de la pierna retrasada. Debe estar más o menos estirada y el talón ha de levantarse un poco. Parece que muchas escuelas enseñan que hay que mantener el pie plano en el suelo, ya que así se gana estabilidad a la hora de empujar. Sin embargo, nuestra experiencia demuestra que, si se eleva la pelvis –y, por tanto, tu centro de gravedad–, hay que "empujar" menos y se puede conseguir movimiento simplemente relajando la pierna adelantada para dejar que el peso del cuerpo y la gravedad hagan el trabajo por ti. Entonces puedes ajustar tu altura levantando o bajando el talón retrasado, aumentando o disminuyendo el ángulo de contacto, y obtendrás además el beneficio añadido de mantener la columna recta y no tener que torcerla durante una manipulación prolongada.

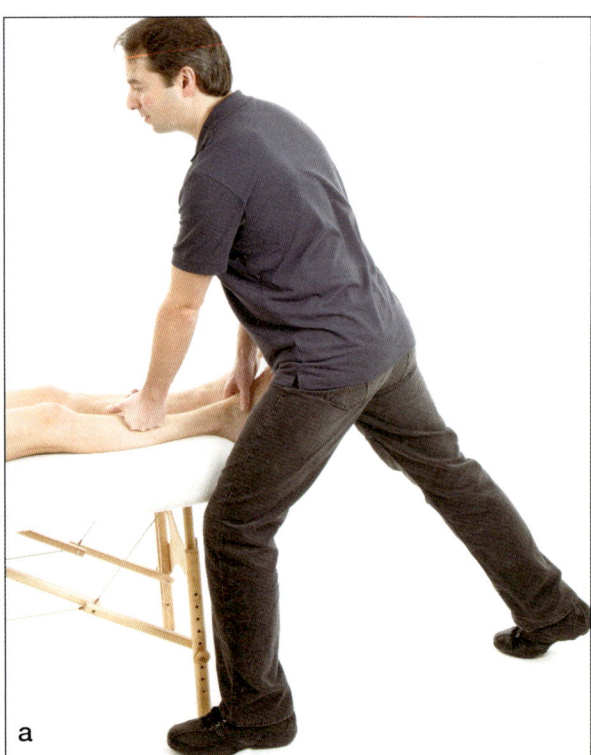 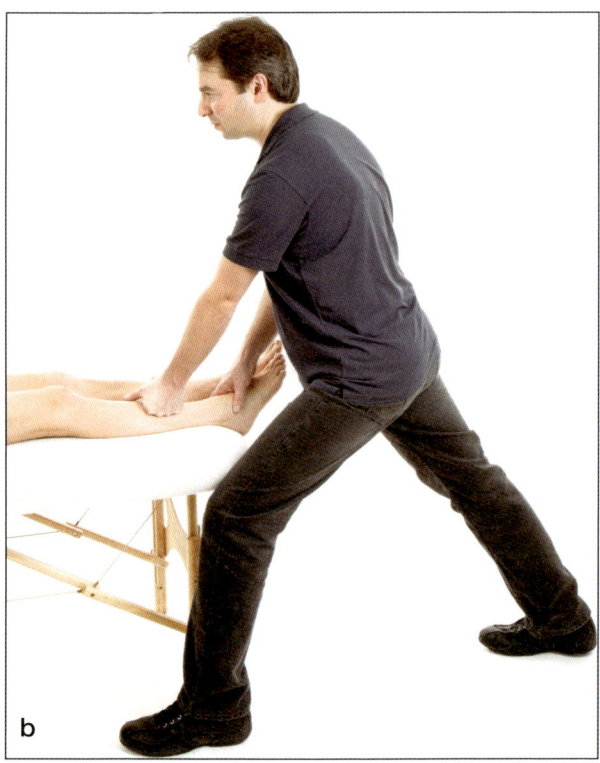

Figuras 2.5a y b. a) Fíjate en cómo el pie retrasado se levanta para que el cuerpo se eleve por encima del punto de contacto, lo cual permite al cuerpo más profundidad; b) el talón se baja para crear un ángulo hacia delante en la manipulación, ejerciendo contacto en la capa adecuada.

Como ya hemos expuesto, es necesario anclarse en un punto de contacto para llegar al tejido. Puedes conseguirlo fácilmente si mantienes el talón levantado mientras profundizas en el tejido y luego lo bajas ligeramente para disminuir el ángulo y conseguir la onda delante de tu mano, tu codo o tu antebrazo.

Cuando tengas anclado el tejido, toda la parte superior de tu cuerpo se estabilizará suavemente para mantener la forma correcta, pero debe hacerlo de un modo que parece contrario a tu instinto natural. Muchos terapeutas novatos quieren hacer presión en el tejido lo más firmemente posible, por lo que bloquean las manos y proporcionan una sensación dura al cliente. Pero si relajas las manos todo lo posible y trabajas desde el principio desde la cintura y el centro de gravedad de tu pelvis, o tu *hara*, podrás mantener un contacto suave y la fuerza provendrá del lugar más alejado del cliente que sea posible. Tus muslos, especialmente el adelantado, controlarán gran parte del peso.

Esto no sólo es mucho más cómodo para el cliente, sino que también te ofrece la posibilidad de ser más sensible al tejido del cliente y a cualquier respuesta que dé como resultado de tu trabajo. Como la tensión existente en tus husos musculares afecta su capacidad de respuesta a los cambios de tensión, cuanta menos tensión tengas en tu punto de contacto, más receptivo estarás, y por lo tanto responderás mejor a cambios sutiles.

Uso de la mano

La mano completa o la base de la mano pueden ser una herramienta muy útil para trabajar con grandes extensiones de capas fasciales. El contacto amplio permite un vasto agarre.

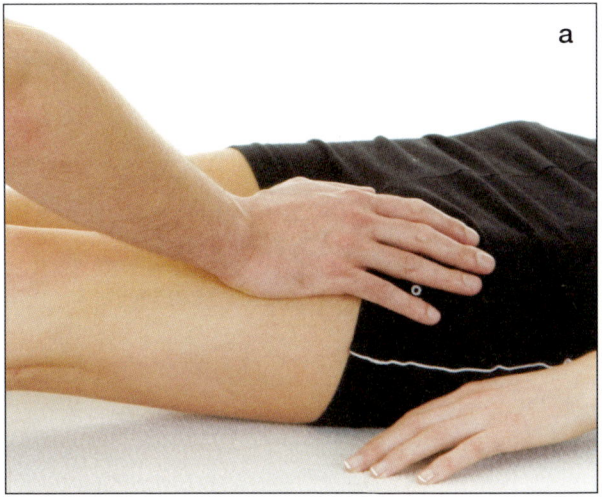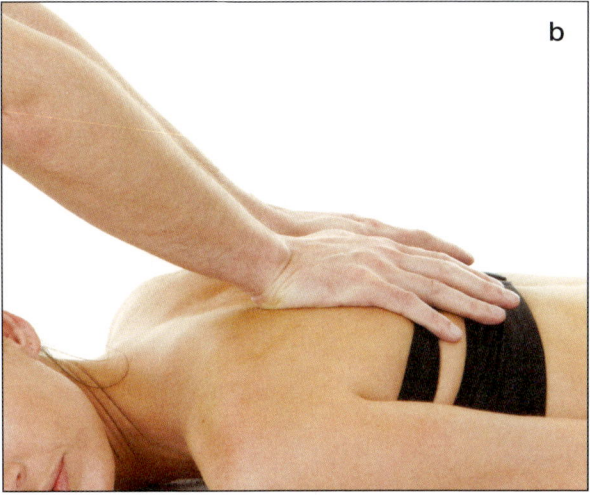

Figuras 2.6a y b. a) Las manos y las bases de las manos en particular son útiles para mover las capas superficiales de la fascia y para calentar y preparar el tejido antes de realizar un trabajo más específico y profundo; b) el ángulo de las muñecas ha de ser bastante bajo para minimizar la tensión en la articulación y los tejidos que la rodean, lo cual permite que la fuerza se transfiera a través de los huesos carpianos desde el antebrazo.

Uso de los dedos

Los dedos son neurológicamente la herramienta más sensible que tienes, pero de la que con más facilidad abusamos mecánicamente. Es muy importante mantener en los dedos una flexión neutra o ligera. Nunca los mantengas extendidos, ya que forzarás la integridad de sus ligamentos y al final de sus articulaciones (esta hiperextensión puede ser inevitable al principio, pero, por favor, esfuérzate por mantener una ligera flexión lo antes posible). En las figuras 2.7a y b puedes observar que la muñeca también se mantiene neutra. Toda la fuerza del movimiento se transfiere en línea recta desde los codos, a través de los huesos carpianos y metacarpianos, hasta las falanges. Los ajustes del ángulo vienen desde los hombros al levantar o bajar el pie retrasado.

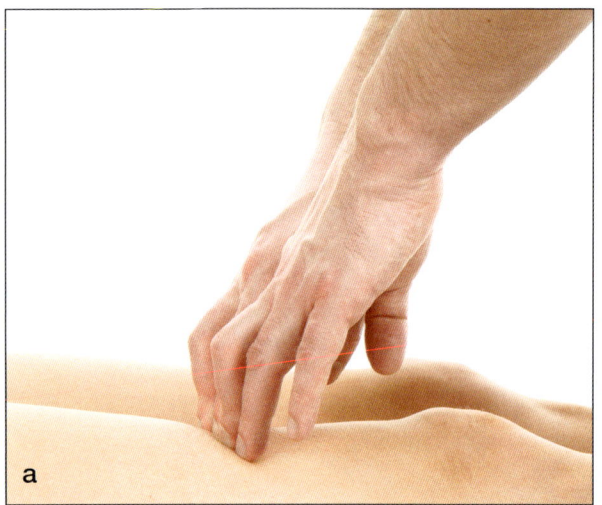 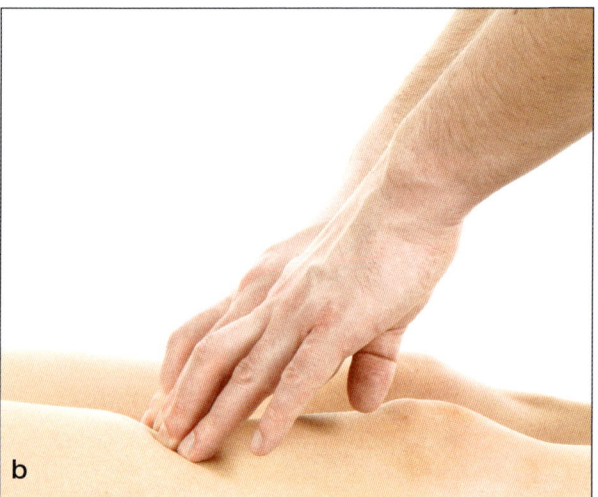

Figuras 2.7a y b. Fíjate no sólo en el cambio de ángulo a la hora de tratar el tejido de (a) a (b), sino también en que las manos y los dedos están ligeramente flexionados o extendidos. Nunca mantengas una hiperextensión en articulación alguna.

Las primeras veces que realices este tipo de manipulación sentirás que la piel empieza a tirarte por debajo de las uñas. Esto se suaviza con la práctica y quizá sea un signo de que trabajas demasiado o de que necesitas agua o cera para facilitar la manipulación, ya que la piel puede estar algo seca y ofrecer demasiada resistencia. Con la práctica, aprenderás muchas de las alteraciones sutiles que se pueden hacer para minimizar esto.

Uso del puño

Normalmente, el puño se ignora o se infravalora como herramienta, y cuando se emplea, suele hacerse con mucha tensión, perdiéndose toda su sensibilidad potencial.

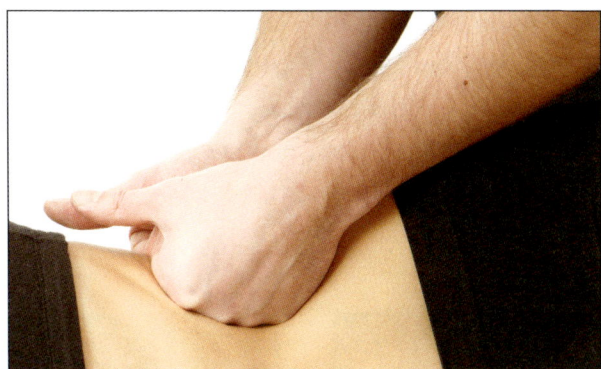

Figura 2.8. Incluso sobre el tejido relativamente fino de la parte lateral del tórax y trabajando sobre las sensibles costillas, un puño relajado puede ser una herramienta útil. La mano debe acercarse al cuerpo con poca o ninguna tensión y los dedos abiertos, no con el puño cerrado. El cuerpo del cliente se ajusta entonces al contacto del terapeuta en lugar de al revés.

Una vez más, la articulación de la muñeca se mantiene neutra, pero esta vez se pueden conseguir cambios del ángulo realizando un movimiento de pala desde el hombro y flexionando el codo, así como modificando la altura de los hombros.

Los dedos que forman el puño se mantienen suavemente fuera de la palma, sin flexionarlos hacia dentro como harías si quisieras dar un puñetazo. Esto confiere al puño delicadeza para amoldarse a la forma del cliente, lo que permite a su tejido empujar contra tus dedos para que no tengas que mantenerlos flexionados ni emplees más tensión muscular de la necesaria en el antebrazo y la mano.

Cuando se utiliza el puño es importante mantener el pulgar mirando hacia delante. El error más común consiste en usar el puño con los nudillos hacia delante, pero así se ejerce mucha tensión en los extensores de la muñeca. La presión, el peso o la fuerza se centran en la cara proximal de la falange proximal, cerca de la articulación metacarpofalángia de los dedos índice y medio. De vez en cuando, con las manipulaciones de barrido, cuando el cuerpo del terapeuta pasa por encima del punto de contacto (como con los toques dorsales, página 210), la palma de la mano mira hacia delante.

Uso del codo y el antebrazo

El antebrazo es una gran herramienta para zonas amplias como la espalda y los muslos, en las que se puede mover y relajar el tejido conjuntivo y los grandes grupos musculares.

Puedes ajustar el centro del punto de contacto en zonas redondeadas como el muslo flexionando o extendiendo el codo para balancearlo por la zona –parecido a cuando se cambia el arco de un violín (figuras 2.9a y b). Para zonas de restricción más específicas, puede conseguirse una mayor precisión y una mejor sensación de poder usando cualquier superficie que rodee el punto del codo y haga un contacto cómodo y adecuado con el tejido que quieras alcanzar (figura 2.9a).

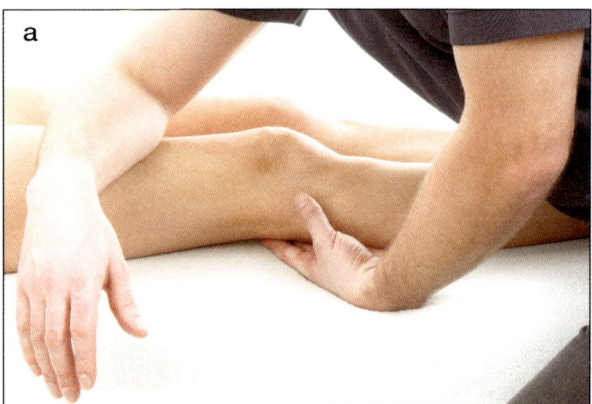 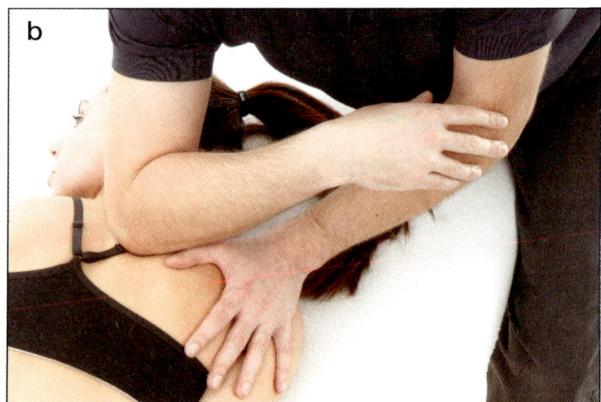

Figuras 2.9a y b. Uso del antebrazo y el codo. En (a) fíjate en cómo la cara del cuádriceps que se está tratando podría modificarse simplemente subiendo o bajando la muñeca derecha para cambiar el ángulo del antebrazo.

Por el contrario, la figura 2.9b muestra el uso del punto del codo. Ambas fotografías ilustran la diferencia de emplear la mano que no trabaja para guiar el movimiento del cliente (figura 2.9a) y/o guiar el punto del codo para asegurar su precisión y su estabilidad (figura 2.9b). En ambos casos, el contacto de la mano que no trabaja puede contribuir a la comodidad del cliente, pero también recibe información relativa a la experiencia del cliente escuchando cualquier estremecimiento como protector o afinando en la comodidad de los tejidos circundantes.

En esta técnica es importante mantener los hombros por detrás de la manipulación, profundizando en ella en lugar de agarrar los tejidos con los músculos de los hombros.

Uso de los nudillos

Aunque el codo puede ser la herramienta más fuerte de la que dispones, a veces es relativamente imprecisa en comparación con los nudillos de los dedos índice y medio. Para mantener su fuerza y estabilidad, es mejor utilizar los nudillos con una rotación interna del húmero y la pronación de la articulación radiocubital para colocar el dedo meñique en la posición de guía (en lugar del pulgar, como cuando empleábamos el puño). Eso te ofrecerá apoyo para estos dos dedos, lo que permitirá a los huesos de las falanges proximales de los dedos índice y medio, a la muñeca, al radio y al cúbito (y, en la mayoría de los casos, también al húmero) estar alineados. Esto aporta el máximo apoyo óseo, eliminando la tensión de los tejidos laxos y permitiendo a los músculos que se relajen para tener la máxima sensibilidad. En las manipulaciones cortas o los puntos duros, los nudillos son herramientas de gran versatilidad que pueden emplearse en posiciones muy diversas.

Como con el uso del puño, las falanges distales que no se emplean retroceden con los tejidos del cliente, no los mantiene el terapeuta flexionados hacia atrás.

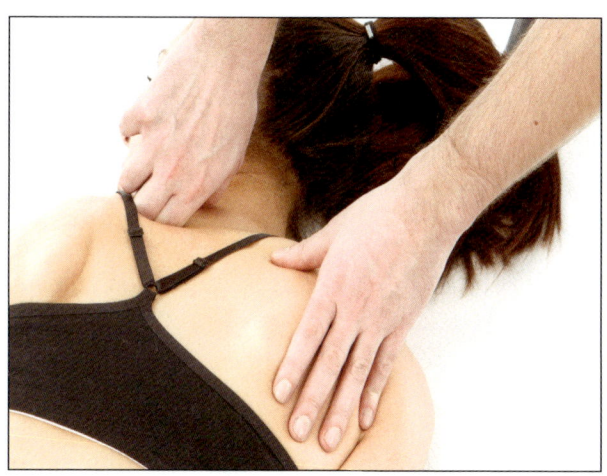

Figura 2.10. Fíjate en cómo se alinean las articulaciones desde el codo hasta la parte media de los nudillos (articulaciones interfalángicas proximales). El final de la manipulación se alcanza en el punto en que cualquiera de estas articulaciones tiene que flexionarse para alcanzar el tejido diana. Recolócate para mantener la mecánica corporal correcta y no sacrificar tu cuerpo.

Cuestiones de dirección

Existen muchos puntos de vista sobre lo que se puede realizar con la FRT. A veces nos referiremos a elevar o descender el tejido y moverlo medial o lateralmente. Liberaremos el tejido, lo estiraremos de varias formas y lo expandiremos de otras.

En muchas situaciones queremos cambiar la relación que se establece en la capa profunda, la malla corporal que hay justo debajo de la piel y la capa adiposa. Estos planos de tejido requieren un estilo muy diferente de manipulación en comparación con cuando deseamos liberar tejidos más específicos de la unidad miofascial (una descripción más precisa, aunque engorrosa, que el término común "músculo").

Para mover las grandes capas de la fascia, tenemos que emplear un contacto mayor y a menudo más suave e imaginar que cogemos la piel que hay bajo la piel real. Profundizamos hasta su nivel y levantamos o movemos toda la zona. Esto puede realizarse en la capa profunda y a veces en el epimisio de los músculos, pero rara vez en los propios músculos. Lo que pretendes transmitir con las manos es esa intención de esculpido, de remodelado. Procura que el tejido cambie –a veces se nutre y a veces se estimula–, casi como si estuvieras remodelando tu cuerpo con arcilla.

Estos tipos de manipulación no se incluyen en el cuerpo principal del texto porque son muy específicos de la forma del cliente, y esto es parte del arte del trabajo. Antes hemos ofrecido un resumen del uso de las manos. Te animamos a explorar con este tipo de contacto en diferentes zonas del cuerpo, ya que es un complemento útil y sirve como preparación para las técnicas más específicas expuestos en el resto del libro.

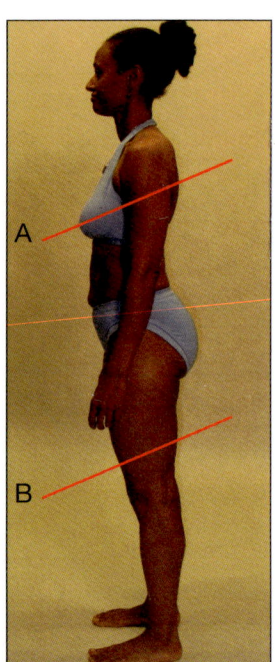

En la figura 2.11, una comparación de los planos de la fascia muestra que los niveles son más bajos por delante que por detrás tanto en los muslos como en el esternón. Si fueras a hacer un corte transversal en estas zonas y colocarlas al mismo nivel anatómico (líneas A y B), deberías torcer la sección hacia abajo para unirla con la inclinación anterior del fémur. Esto es muy diferente al trabajo que tendríamos que realizar con los flexores de la cadera para corregir la inclinación anterior de la pelvis. Éstos requerirían una elongación y trabajaríamos para liberarlos manipulando el tejido en ambas direcciones.

Figura 2.11. Vista lateral de una clienta que muestra diferencias en la relación de la capa profunda entre las partes delantera y trasera del cuerpo.

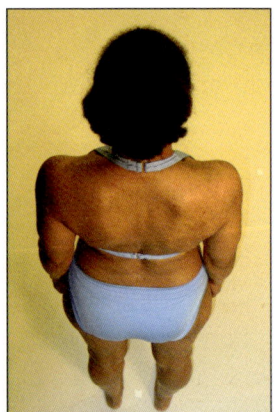

Nuestra estrategia consiste en facilitar la relajación de los tejidos externos de nuestra modelo en la figura 2.12 levantando los tejidos profundos hacia arriba y hacia fuera, como si estuviéramos volviendo a colocar los hombros en su sitio. Esto revelará entonces los tejidos más profundos localizados en los pectorales mayor y menor.

Figura 2.12. Esta vista superior de la misma modelo muestra, entre otras cosas, la rotación medial y la inclinación anterior de la cintura escapular.

Podemos empezar con el movimiento plano utilizando el contacto de un dedo ancho o una mano para que la remodelación del tejido sea más superficial (figuras 2.13a y b); pero, si tenemos que tratar la fascia más profunda del pectoral mayor, preferiremos utilizar una herramienta ligeramente más afilada o más específica (figuras 2.13c y d). Los dedos se siguen empleando en este ejemplo, pero se observa el cambio del ángulo al profundizar más en el tejido pectoral.

En la figura 2.13c puedes ver que el tejido se estira lateralmente mientras se abduce el brazo. Es lo que llamamos *asistencia* al estiramiento. El movimiento del tejido y la fuerza de la estimulación van en la misma dirección. Esto aislará el estiramiento del tejido entre tu contacto y la inserción proximal. Si hacemos esto en la manipulación y nos deslizamos lateralmente, se puede perder parte de la efectividad porque una cantidad cada vez mayor de tejido elástico absorbe la fuerza del estiramiento de la fascia cuando te alejas lateralmente desde la inserción.

Si invertimos la estimulación, centrando la atención medialmente (figura 2.13d) y resistiendo el estiramiento activo del cliente, nos centraremos en la liberación del tejido entre nuestro contacto y las inserciones laterales del húmero.

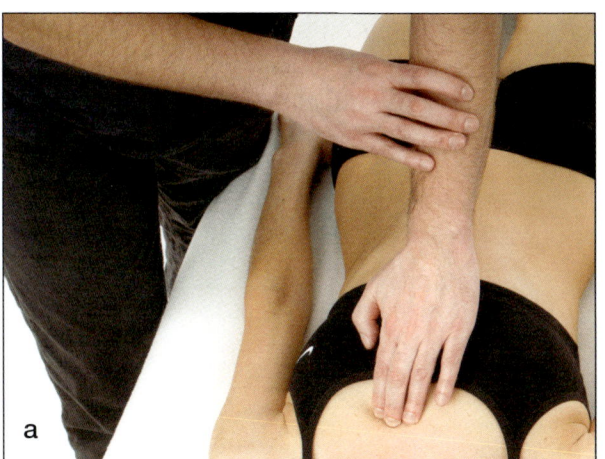
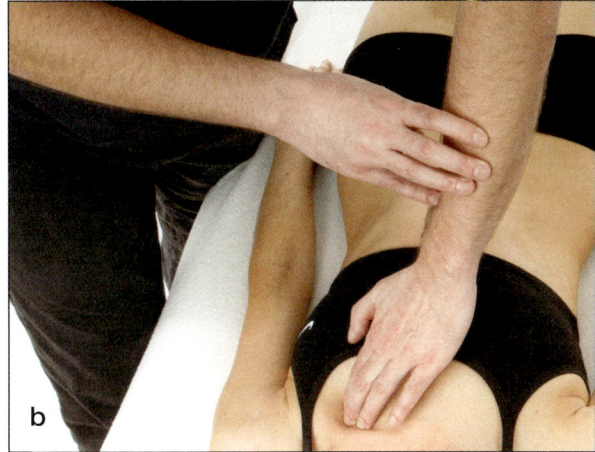
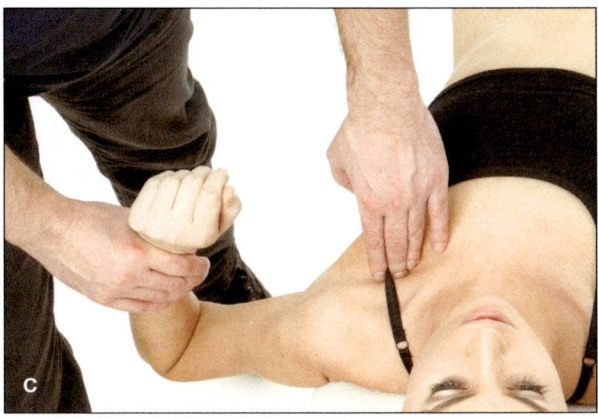
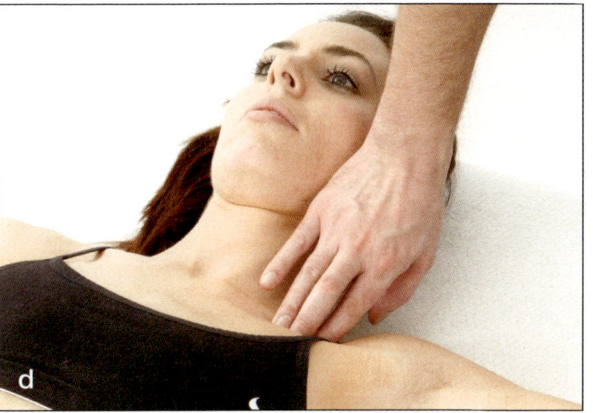

Figuras 2.13a, b, c y d. Varios métodos para trabajar la fascia pectoral en un abanico de direcciones con diferentes herramientas.

Con bastante frecuencia tendremos que diferenciar tejidos. Cada capa del cuerpo debe deslizarse sobre otra de forma independiente, pero esta capacidad puede perderse por muchas razones. Los traumatismos, el uso incorrecto o el sobreuso, por ejemplo, pueden provocar la formación de adherencias y limitar la naturaleza adaptativa del tejido areolar colindante. Cuando esto ocurre, el cuerpo puede sentir que la zona está "bloqueada", y ésta es una de las razones para emplear en el cliente todo el movimiento posible en tu trabajo. En algunas zonas podemos expandir el tejido para reabrir los septos (ver expansión de los aductores, página 152), profundizar en el espacio existente entre las estructuras para estimular la relajación de las restricciones (ver separación de los músculos isquiotibiales, página 110) o centrarnos en una zona y mover el tejido subyacente del cliente para crear un efecto de "hilo dental" para aumentar la relación del tejido conjuntivo y recuperar una relación diferenciada y suave (ver limpieza del retináculo del tobillo, página 76).

Como ya hemos comentado, nuestra manipulación cambiará en función de nuestra intención y la naturaleza del tejido con el que trabajemos. Nuestra forma de trabajar con el tejido regular denso del tendón de Aquiles será muy diferente a nuestra forma de profundizar en la naturaleza más dura y complicada del septo, y también será diferente entre los distintos septos de varias densidades.

El terapeuta competente será capaz de interpretar no sólo la naturaleza del tejido, sino también el carácter del cliente y qué manipulación producirá la respuesta deseada. La atención constante y los ajustes instantáneos de la manipulación son elementos esenciales de una buena técnica de la inducción miofascial –firme cuando sea necesario, nutriente cuando sea posible.

Diseño de una sesión

Una sesión debe tener un comienzo, una parte central y un fin. Una progresión natural del tratamiento ayuda a relajar al cliente y, como veremos, permite la preparación y la posterior integración del trabajo principal que contiene.

Anteriormente en este capítulo hemos visto el modelo DVEIF con respecto a la práctica de una simple manipulación, pero también se puede emplear como plantilla para una sesión. El terapeuta en principio **Desarrolla** una relación y una comunicación (o vuelve a conectar con un cliente ya conocido), luego realiza cierta forma de **Valoración** haciendo una historia del caso, descubriendo lo que ha pasado desde la última sesión o, en el caso del trabajo de liberación fascial, realizando una valoración postural visual a través de la lectura corporal. Esta información se emplea entonces para desarrollar la **Estrategia** o el plan de tratamiento, cuyo objetivo es cumplir lo que desea el terapeuta para esa sesión. En la fase de **Intervención** experimentamos para ver si todo concuerda y si podemos conseguir algunos de los objetivos deseados antes de que la sesión llegue a su **Final** con algún tratamiento de asentamiento, como el trabajo en el cuello, la espalda o el sacro.

Puede haber muchas razones para que un cliente venga a vernos, y las técnicas que aparecen en este libro no son siempre útiles para trabajar con tejidos gravemente lesionados. La razón que se oculta tras nuestro paradigma al trabajar hacia el equilibrio estructural es que cuando facilitamos una mejor alineación en todo el cuerpo, el tejido tiene menos probabilidades de lesionarse. El trabajo es ideal para quienes sufren dolores musculoesqueléticos crónicos. Algunos clientes comprenden fácilmente la lógica de este trabajo, especialmente si utilizas un espejo durante la lectura corporal como se explica más adelante, pero otros quizá necesiten más persuasión para comprender por qué se trabajan zonas completamente diferentes a las que experimentan el dolor.

Al comienzo, la aclaración de los objetivos del cliente puede ser una ayuda, ya que puedes negociar lo que cabe conseguir y lo que se espera de los tratamientos. Preguntar al cliente cuáles son sus problemas estructurales y cómo se experimentan, y buscar un objetivo perceptible y alcanzable para que ambos podáis trabajar, pueden ayudarte a centrarte en la sesión. Recuerda que puedes pedir al cliente que suba o baje de la camilla en cualquier momento (y es de esperar que más de una vez) de la sesión para que pueda experimentar el trabajo y sentir las diferencias, y para que tú puedas valorar de nuevo el progreso conseguido.

El arco de una sesión

La sesión suele describir una progresión en arco: desde un comienzo sensitivo, va aumentando en intensidad, la manipulación va valorando capas más profundas o zonas menos receptivas antes de relajarlas o suavizarlas, y se integra el trabajo al final. El primer contacto con los músculos psoas o pectíneo puede ser horrible para el cliente. Comienza por zonas o estructuras más superficiales y menos íntimas. Prepara las zonas que necesitan ayuda. Prepara al cliente psicológicamente empezando por las zonas más accesibles y abiertas al tacto –para la mayoría de la gente son las extremidades o la espalda. Sabrás ya que tienes que trabajar con el pectoral menor o los rotadores laterales profundos y seguramente los conoces bien, pero es probable que el cliente no esté preparado para que trates esas zonas. Respeta el arco, incluso con los clientes conocidos; empieza suave y superficialmente, y ve avanzando hacia la parte central y más intensa de la sesión.

Final del juego

Intenta siempre asegurarte de que te sobra tiempo en la sesión tras la parte más intensa para que tu cliente pueda asentar el cuerpo e integrar algunos de los cambios que han tenido lugar. Como hemos comentado, este "final del juego" normalmente consta de un trabajo en el cuello y/o la espalda, la elevación de la pelvis, unos toques en la espalda y la liberación occipital en particular. La elevación pélvica y la liberación occipital son relajantes y de asentamiento (y en general parasimpáticamente estimulantes) y pueden, por supuesto, ser usadas en conjunción con los objetivos estructurales de la sesión; son algo más que una manipulación agradable. El trabajo que se realiza con el cliente sentado y con la espalda apoyada es algo más estimulante simpáticamente, ya que aquél tiene que apoyarse e involucrarse de manera más activa. La elección de qué manipulación emplear y en qué orden la determina el efecto que desees o necesites obtener para tu cliente. Si su sistema está excitado y precisa calma, concentra el trabajo en cuello y pelvis; si parece algo adormilado y ha de conducir después de la sesión, haz que se recupere realizando el trabajo con el cliente sentado con la espalda apoyada, por ejemplo.

Es importante que el cliente se sienta completo al final de la sesión, y puedes contribuir a ello con tu modo de proceder en la sesión, así como escogiendo la manipulación final. Cada sesión debe diseñarse con dos o tres objetivos: no trates un problema estructural en una sesión; no saltes por el cuerpo de una extremidad a otra, de la parte superior del cuerpo a la inferior, y vuelta a empezar. Tu trabajo debe seguir una línea coherente. Trabaja con una capa o una zona y luego pide al cliente que se levante y sienta el trabajo. Luego podrás profundizar o equilibrar tu trabajo con la otra extremidad y repetir el proceso. No tengas miedo de hablar con el cliente y pedirle que se mueva y se levante de la camilla. Nuestro objetivo consiste en ayudarle a volver a conectar con su cuerpo, no a que se desvincule de él.

Tras la sesión, haz que el cliente camine o realice movimientos familiares. Anímalo a sintonizar con su cuerpo y escuchar su retroalimentación. Reexamina tus objetivos: ¿los has alcanzado o no? Y si no, ¿por qué no? ¿Cómo ha resistido el cliente el trabajo mientras tanto? ¿Existen hábitos que podrían verse alterado, como las posiciones al sentarse en el trabajo o en casa? ¿Qué movimientos o estiramientos o ejercicios de toma de conciencia podría hacer entre este momento y la siguiente sesión? Crea una red de preparadores de movimiento y ejercicio, otros trabajadores corporales a los que puedas derivar a tu cliente. Al derivarlo, presta mucha atención a las necesidades e intereses del cliente. No todo el mundo quiere ir a clases de Pilates o de yoga. Asegúrate al valorar el "trabajo en casa" que el camino que sugieres a tu cliente es el que realmente le conviene y el que seguirá.

Número de tratamientos

Todos hemos visto películas del estilo de Frankenstein en las que alguien se hace adicto a la cirugía plástica. Aunque esperamos que nuestro trabajo no produzca resultados parecidos, considéralo un aviso para quienes se sientan tentados a "tomar sólo una más". Muchos clientes (y terapeutas) quieren llegar más allá y conseguir la perfección en esto y aquello. Es tentador hacer caso al cliente cuando apela a tu amor propio, cuando ves que tu cuenta bancaria va bajando y hay muchos huecos en tu agenda. Nosotros creemos firmemente que debe haber un comienzo, una parte central y un final –un arco– en una serie de sesiones de trabajo estructural y en todo el trabajo que se realiza con un cliente. Tiene que terminar en algún punto, así que es mejor enfocar este proceso conscientemente. Dentro de una integración estructural, por tradición, hay diez o doce sesiones, pero pueden ser sólo tres y a veces incluso una.

Las herramientas de este libro no están diseñadas para ser utilizadas constantemente con los mismos clientes. Muchos de los cambios que pueden conseguirse con ellos requerirían cierto tiempo para madurar. Confía en que lo harán y anima a tu cliente a que él también lo haga. Las señales de aviso de que estás trabajando demasiado un aspecto con un cliente en concreto son: (1) que todas las sesiones con él empiezan a parecerse mucho –las mismas áreas, el mismo tipo de manipulación, los mismos problemas–, o (2) que los resultados de las sesiones son cada vez menores –no son tan espectaculares como al principio. Cualquiera de estas cosas debe empujarte a finalizar estas series con el cliente, y a dejarlo que absorba tu trabajo entre seis meses y un año antes de comenzar de nuevo.

Si quisieras una presentación para una serie sencilla de tres sesiones, tendrías que trabajar: (1) el equilibrio de la pelvis y las extremidades inferiores, luego (2) el equilibrio de la caja torácica y las extremidades superiores, y finalmente (3) el equilibrio de la columna.

Las sesiones sencillas y únicas pueden ser muy útiles como apoyo de otro trabajo para problemas agudos. Al aportar más simetría a la zona, puedes ayudar a eliminar parte de la tensión accesoria. Procura, sin embargo, no eliminar lo patrones de compensación que puedan servir al cliente. Éstos pueden ser demasiado complejos y variados para explicarlos aquí, pero al trabajar con otros profesionales involucrados en el cuidado del cliente podrás esclarecer tus objetivos.

Para observar las complejidades de una serie completa de integración estructural, te recomendamos que asistas a un curso completo (como el de la IASI, ver Fuentes), ya que hay muchos aspectos de la interacción cliente/terapeuta que no pueden explicarse en un único libro.

Lectura corporal

3

Antes de someter a un tratamiento a un cliente tiene que haber algún tipo de valoración. En esta fase habrás hecho una historia del caso, habrás recibido mucha información del cliente respecto a sus historias médicas y estructurales, y habrás comprobado que esta forma de tratamiento es segura y apropiada para él (ver Apéndice 2 para las contraindicaciones). Tradicionalmente, el trabajo de inducción miofascial se vale de la valoración visual de pie y de un simple análisis de la marcha. La valoración de la marcha se explica mejor en una clase o con el vídeo de nuestro curso (ver Fuentes). En este capítulo presentaremos la valoración de la postura erguida y observaremos al cliente desde cuatro ángulos (y alguna vez hacia abajo desde arriba) para obtener una imagen de sus relaciones esqueléticas.

Se puede argumentar que la posición erguida sin moverse aporta sólo una imagen limitada, y es cierto. En la práctica, el cliente puede, y debe, ser observado en movimiento, especialmente cualquier forma de movimiento que parezca ofrecer una causa de preocupación o ser importante en su estilo de vida. Los movimientos clásicos se observan al caminar, al doblarse en cada plano de movimiento, al estirarse y evidentemente al respirar. Con las limitaciones del espacio y las imágenes en dos dimensiones que permite este libro, las miles de variaciones en amplitud y calidad del movimiento son imposibles de retratar, así que es necesario, más que deseado por nosotros, limitarnos a las imágenes de pie y el análisis postural.

Nuestro objetivo con el enfoque estructural es que la inducción miofascial facilite la alineación esquelética del cliente gracias al ajuste de la longitud y la libertad del tejido laxo, siguiendo el punto de vista de la tensegridad del cuerpo señalada en el capítulo 1. Por tanto, esperamos inducir al cliente a la "relajación en longitud" y a hallar una suave expansión por todo su sistema estructural. Esto permitirá a los huesos "flotar" más cómodamente en los tejidos, facilitando la alineación y la función de las articulaciones. También conlleva otros beneficios, como permitir una función celular más eficiente (Ingber, 1998), e incluso ayudar a proporcionar el sustrato estructural para el equilibrio emocional y psicológico (Maupin, 2005).

La lectura corporal es tanto un arte como una ciencia, y requiere tiempo y práctica para madurar. Las muestras que aquí se ofrecen son por necesidad relativamente sencillas y claras. Recomendamos que practiques tanto las capacidades de observación como el vocabulario señalado anteriormente con la frecuencia necesaria para que se conviertan en algo natural. A medida que vayas progresando, los movimientos que de otro modo serían aburridos en los lugares públicos, como las colas o los aeropuertos, se convertirán en laboratorios para el desarrollo de tus habilidades de observación.

Las cinco fases de la lectura corporal

Nuestro protocolo de valoración para la postura de pie tiene cinco fases:

1. **Descripción** de las *relaciones esqueléticas.*

2. **Valoración** del patrón del *tejido laxo* que crea o fija patrones.

3. **Estrategia:** desarrollo de una *historia* sobre cómo y por qué se interrelacionan estos elementos y elaboración de una estrategia para ordenar estos elementos de modo que funcionen.

4. **Intervención:** realización del trabajo (en la práctica pueden ser un par de manipulaciones, una sesión o una serie de sesiones).

5. **Evaluación:** cuando cualquier intervención se completa, *se reexamina y se reevalúa.* Esto puede realizarse palpando, colocando al cliente de pie o pidiéndole que realice un movimiento en particular. ¿Ha surtido el trabajo el efecto deseado? En caso afirmativo, ¿qué viene después? ¿Tienes que cambiar tu enfoque en esa zona o liberar primero otra zona?

Vocabulario de la posición

Para explicar estos patrones, necesitamos un vocabulario. Aunque se emplean muchos términos como éstos en diferentes profesiones relacionadas con la terapia, cuatro palabras bastan: *inclinar, flexionar, rotar* y *desplazar.* Aunque al principio puede parecer restrictivo y confuso, cuando se practica un poco este vocabulario, se puede emplear para crear un rápido esquema de la estructura del cliente, pero también cargará con el peso del análisis intersegmentario más detallado –combinado con los descriptores estándar izquierda/derecha, anterior/posterior, medial/lateral, inferior/superior, etc.

Al utilizar los términos inclinar, flexionar, rotar y desplazar, evitamos emplear largas palabras latinas que pueden sonar desalentadoras para los clientes cuando no entienden la jerga médica. Puede ser desconcertante para el cliente que le digan que le duele la espalda a causa de una "rotoescoliosis" en lugar de por una "serie de rotaciones y flexiones de la columna". Así que, al emplear una terminología común que se entiende de forma intuitiva, evitamos crear diferencias de poder entre nosotros mismos y nuestros clientes –aunque podamos fácilmente transmitir los patrones del cliente entre profesionales de muy diversos currículos.

Los términos empleados comúnmente por los profesionales, tales como *pronación* del pie o *protracción* del hombro, pueden ser de naturaleza tan general que ofrezcan poca información sobre las relaciones óseas precisas, las cuales son muy complejas en muchas articulaciones. Con inclinar, flexionar, rotar y desplazar, podemos describir con precisión la posición de cada hueso en relación con su vecino. Esto nos aporta mucha más información sobre lo que ocurre en los tejidos laxos que mantienen ese patrón. La "protracción" puede provocar un protocolo generalizado que podría funcionar; "una inclinación anterior del omóplato combinada con una rotación lateral del húmero" produce liberaciones precisas del tejido laxo.

1. Descripción

Inclinación

La inclinación se define como una desviación de la alineación vertical. Recibe su nombre por la parte superior de la estructura y la dirección hacia la que se mueve: izquierda, derecha, anterior o posterior. Los ejemplos podrían ser una inclinación a la derecha de la cabeza, una inclinación a la izquierda del tórax, una inclinación anterior de la pelvis, etc. Como se observa en la figura 3.1, una "inclinación a la derecha de la cintura escapular" implica que el hombro izquierdo del cliente esté más alto y el derecho más bajo, por lo que la parte superior de la cintura escapular se inclina hacia la derecha.

Si, como vemos con frecuencia, la pelvis se inclina hacia un lado, digamos hacia la izquierda (cadera izquierda más baja, figura 3.2), la zona lumbar de la columna se flexionará normalmente hacia la derecha para mantener el resto del cuerpo erguido, como un árbol que crece en una colina. Esto sería una "flexión a la derecha de la columna lumbar", ya que la vértebra superior (L1) sigue inclinada hacia la derecha en relación con la inferior (L5).

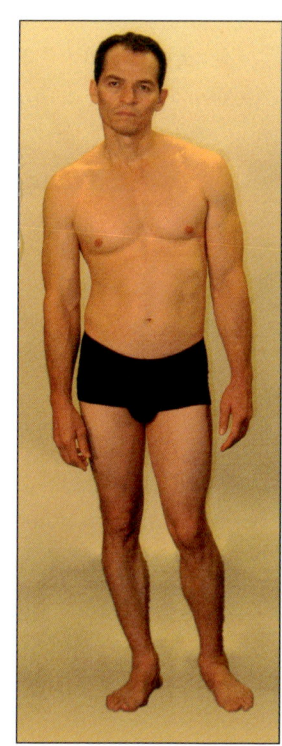

Figura 3.1. En esta postura deliberadamente exagerada se observa claramente que la caja torácica se inclina hacia la derecha y la cabeza se inclina hacia la izquierda.

Flexión

La curva se produce en la columna y el término *flexión* se emplea como abreviatura para describir una serie de inclinaciones de las vértebras. Nombramos la dirección de la flexión en función de la dirección hacia la que apunta la parte superior de la flexión. Si observamos la figura 3.2, veremos que una flexión a la derecha de la zona lumbar de la columna es en realidad una serie progresiva de inclinaciones de una vértebra sobre otra.

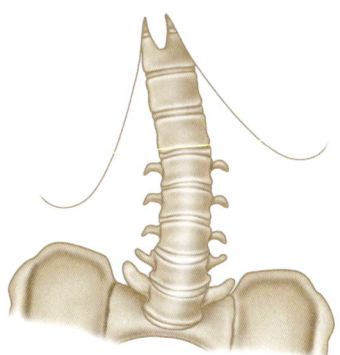

Figura 3.2. Flexión hacia la derecha de la zona lumbar de la columna que muestra la relación de una vértebra con la siguiente.

Rotación

Todas las rotaciones se dan en un eje vertical (cuando el cuerpo se considera desde una posición anatómica), y nosotros nombramos la rotación según la dirección hacia la cual se mueve el frente de la estructura nombrada en relación con alguna otra parte. En palabras más sencillas, si miras a la izquierda, tu cabeza rota a la izquierda en relación con tus pies. Mantén la nariz y los pies apuntando en la misma dirección, pero gira la pelvis hacia la derecha. Ahora la pelvis está rotada hacia la derecha en relación con tus pies, pero tu caja torácica está rotada a la izquierda en relación con tu pelvis. Dedica un poco de tiempo a esto si te resulta confuso; la recompensa es una estrategia precisa para el tratamiento que te ofrecerá resultados duraderos.

En las estructuras pares, como el húmero o el fémur, podemos hablar de rotaciones mediales (internas) o laterales (externas). La mayoría de las bailarinas de ballet, por ejemplo, trabajan la rotación lateral de la cadera. Muchos culturistas muestran rotaciones mediales en el omóplato.

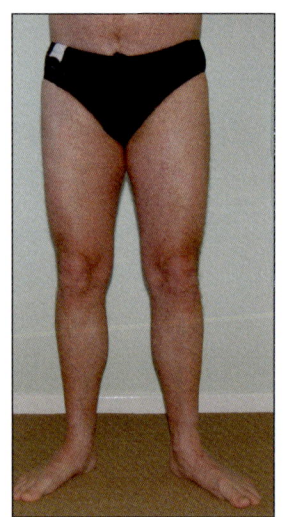

Figura 3.3. Un cliente que muestra una rotación lateral de las articulaciones inferiores.

Se suele utilizar plomadas y cuadrículas para medir las desviaciones del centro de gravedad. Aunque obviamente es útil identificar la pierna que soporta el peso, este tipo de análisis no es muy riguroso para establecer relaciones intersegmentarias precisas, y no puede extrapolarse a estrategias útiles con el tejido laxo.

Desplazamiento

La palabra *desplazamiento* se utiliza para describir un traslado del centro de gravedad de una parte del cuerpo en relación con otra. Por ejemplo, en la figura 3.4 observamos claramente que

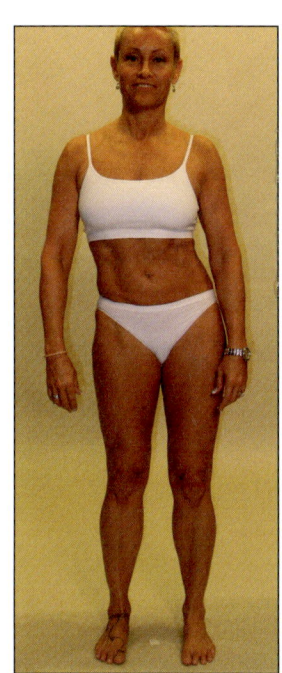

el centro de gravedad de la caja torácica se ha desplazado hacia la derecha en relación con la pelvis –sería igual de preciso, si no igual de útil, decir que su pelvis se ha desplazado hacia la izquierda en relación con la caja torácica. Para que ocurra un desplazamiento, tienen que existir inclinaciones o flexiones en otras estructuras (esta mujer muestra una inclinación a la izquierda y luego una inclinación a la derecha de las vértebras lumbares, y esto es lo que provoca este gran desplazamiento). Cuando la pelvis se desplaza anteriormente en relación con los pies, un defecto postural común, necesariamente habrá una inclinación anterior de la tibia, el fémur o ambos.

Figura 3.4. Una clienta muestra una desviación hacia la derecha del tórax.

2. Valoración de las relaciones del tejido laxo

Ahora que tenemos el vocabulario que describe la posición esquelética, hemos de descubrir qué tejido laxo está implicado en el patrón. Lo que nos interesa son las relaciones del tejido laxo entre secciones adyacentes, que liberaremos en busca del equilibrio de todo el patrón.

En la figura 3.5a, por ejemplo, observamos un suave desplazamiento hacia la izquierda de la pelvis en relación con los pies. Luego la caja torácica se desplaza hacia la derecha (en relación tanto con la pelvis como con la línea central) y la cabeza se desplaza de nuevo a la izquierda en relación con la caja torácica, lo cual la sitúa en una posición neutra respecto a la pelvis. De todos modos, se observa que, aunque la cabeza y la pelvis estén casi alineadas en la fotografía, si colocamos la caja torácica sobre la pelvis, la cabeza estaría muy desplazada hacia la izquierda. Nuestro trabajo tendrá que centrarse en colocar su caja torácica de nuevo sobre el centro de la pelvis y desplazar la cabeza hacia la derecha en relación con la caja torácica, todo con vistas a la alineación de la gravedad sobre los pies.

La figura 3.5b muestra una serie de desviaciones anteriores: la pelvis respecto a los pies, la caja torácica respecto a la pelvis y finalmente la cabeza respecto al tórax. La distorsión del tejido laxo entre cada una de estas secciones se tratará en su momento.

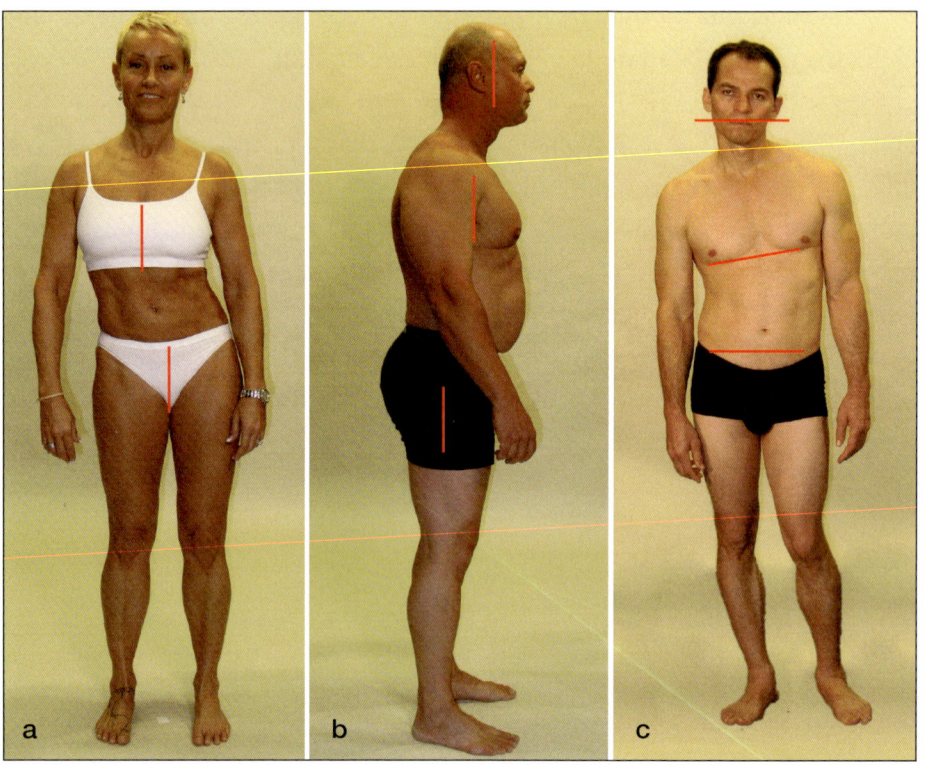

Figuras 3.5a, b y c. Aquí se observan tres patrones posturales exagerados que permiten una visión sencilla de las relaciones esqueléticas.

La figura 3.5c muestra una serie de inclinaciones, la pelvis hacia la izquierda y la caja torácica hacia la derecha. Debemos tener en cuenta que lo importante es el ángulo de cambio entre estas dos secciones. Las líneas muestran cómo se mide la relación desde un ángulo de diferencia relativo, no desde la línea horizontal. Nos fijamos en este ángulo antes de corregir los tejidos de la pierna izquierda, lo cual podría conseguir el equilibrio de la pelvis pero crear una inclinación mayor (respecto al suelo) en la caja torácica, de modo que los tejidos que se encuentran bajo la caja torácica suplicarían su corrección. Aunque este cuello parece neutro, al venir desde la inclinación a la derecha de la caja torácica, debe inclinarse hacia la izquierda para que la cabeza y los ojos queden en horizontal. Si mejora la inclinación de la caja torácica, el tejido laxo del lateral izquierdo del cuello requeriría una elongación concomitante o los ojos se inclinarán y el cliente querrá "renunciar" al tratamiento.

En este momento es obvio que, a pesar de la aparente complejidad, es necesario que leamos el cuerpo en relación consigue mismo, no únicamente con una plantilla geométrica o su ideal en base a la gravedad. Estos conceptos generales se irán desarrollando a medida que nos adentremos en los detalles de cada sección del cuerpo, como en el entendimiento clave de la inclinación pélvica, expuestos en el capítulo 6.

Para identificar los tejidos afectados, pregúntate a ti mismo: "¿Qué dos huesos se han acercado entre sí y qué tejido se encuentra entre ellos?" Entonces podrás añadir más detalles, como los diferentes niveles o profundidades y las relaciones miofasciales, incluyendo qué línea o líneas de las vías anatómicas podrían atravesar también esa zona. Las cadenas cinéticas pueden ser muy importantes si no conseguimos la liberación o la longitud adecuadas trabajando en la zona de forma local. Nuestra atención puede entonces ampliarse si empleamos el *mapa* de los meridianos miofasciales como guía.

También debemos resistirnos a la tentación de imponer nuestro punto de vista de la postura "correcta" o lo que está "bien". En lugar de eso debemos intentar ver al cliente como un individuo: ver dónde se ha desviado del camino que Dios, la naturaleza o los genes (haz tu elección o escoge una combinación) habían diseñado para él y qué lesión, actitud o costumbre se han interpuesto en aquél. Esto nos lleva a la siguiente fase.

3. Estrategia

¿Qué es lo que ha alejado al cliente de esa forma ideal de sí mismo? ¿Qué acontecimientos de su historia le han dado forma? ¿Qué hábitos ha adquirido o qué compensaciones ha desarrollado que se han combinado para crear la forma que tiene ahora? Y luego, ¿cómo se relacionan todas las materias? ¿Tiene relación el desplazamiento anterior del lado izquierdo de su cintura escapular con que su calcáneo esté medialmente inclinado hacia la derecha? ¿Puedes seguir el patrón de su cuerpo? ¿Sigue alguna de las líneas de las vías anatómicas?

Ver cómo viajan las compensaciones por el cuerpo es una habilidad cuyo desarrollo requiere tiempo y practica. Empezar lo antes posible a elaborar historias con la serie de relaciones alteradas del cuerpo te ayudará a escoger estrategias eficientes para el tratamiento. Cuanto más te adentres en la cadena de los acontecimientos, cuanto mejor distingas los efectos primarios de los secundarios, más efectiva será tu estrategia.

Evidentemente, la vida es larga y complicada, y no todas las compensaciones estructurales que veas en tus clientes se ajustarán a una historia. Sin embargo, es muy útil contar con unos pasos en cierto modo subjetivos que te permitan crear una estrategia coherente y secuenciada para tratar el patrón específico que un cliente presenta.

4. Intervención

Sigue tu estrategia con el trabajo práctico de elongación y relajación del tejido según las técnicas que conforman el tronco de este libro. Recuerda, sin embargo, que esto no es una recopilación de técnicas, sino más bien una recopilación de *intenciones*. Cada movimiento se explica como si fuera específico, preciso y absoluto. De hecho, existen tantas variaciones como profesionales y todas precisarán una adaptación que se ajuste a las variaciones anatómicas, la clase de tejido, el nivel de dolor, el estado emocional y la conciencia física de tu cliente, etc.

El principiante se sentirá seguro si se le orienta con la guía de las descripciones: el trabajador más experimentado puede explorar nuevos territorios empleando las explicaciones meramente como plantillas para diversos enfoques.

Continuamente nos referimos a los nombres de los músculos en el texto para localizar la aplicación de la técnica. Por favor, ten por seguro que en todos y cada uno de los casos nuestra intención es que el nombre del músculo comprenda el músculo y toda la fascia que lo rodea, lo recubre y lo acompaña. Los nombres de los músculos, por tanto, se utilizan aquí como "códigos postales" de la miofascia de esa zona.

5. Evaluación

Tras cualquier secuencia de intervenciones –una técnica, una serie de movimientos, una sesión o una serie–, tendrás que hacer una reevaluación. Haz que tu cliente se levante, que se mueva y que pruebe a mover la zona mientras lo observas para comprobar si se han producido cambios. Este paso es vital para crear y perfeccionar nuestras habilidades, así como para identificar las zonas que precisan tratamiento en la siguiente secuencia de intervenciones.

También sirve para dar al cliente un descanso, para que compruebe la zona nuevamente después del trabajo, para que compare con el otro lado del cuerpo o para que simplemente aporte la retroalimentación que considere necesaria. Generalmente, tanto el profesional neófito como el nuevo cliente se benefician de una reevaluación más frecuente. A medida que adquieras experiencia, que tu cliente esté más "cultivado", tus reevaluaciones pueden ser menos frecuentes.

El proceso de la lectura corporal

Está muy bien mirar las imágenes de un libro y practicar el nuevo vocabulario con los transeúntes casuales, pero llegará un momento en que tendrás que dar el salto (en caso de que no sea parte normal de tu práctica) y poner a tu cliente de pie ante ti en ropa interior. Esto puede intimidar tanto al cliente como al terapeuta, y nosotros tenemos algunas sugerencias para que sea algo natural y lo más agradable posible.

1. Utiliza un espejo de cuerpo entero y colócate a un lado, por detrás de tu cliente, para que los dos podáis ver su imagen. Así te colocas "en el mismo lado" que tu cliente y es menos agresivo que colocarse frente al cliente y tomar notas (o peor, chasquear la lengua en señal de desaprobación). Al estar de pie con el cliente subrayas que es un proceso de cooperación; ambos podéis mirar, valorar y experimentar con la imagen del espejo. Esto crea la posibilidad de exponer los objetivos de la terapia, lo que le gusta y le disgusta a tu cliente de su cuerpo y lo que espera obtener del trabajo.

   En caso de que no dispongas de espejo, puedes tomar fotografías digitales de tu cliente y comentarlas. El terapeuta y el cliente pueden entonces analizar lo que ven.

2. Fíjate en tu primera impresión, ya que suele contener mucha información sutil. Tal vez no seas consciente ni capaz de verbalizar gran parte de ella, pero a menudo esa impresión inicial es muy rica (ya que contamos con una larga historia evolutiva en actuar según la primera impresión). Esta información la guardamos para nosotros, pero la tenemos en cuenta como referencia futura, ya que podría ser esclarecedora más adelante. Podría ser algo físico, emocional o sutil; es tu impresión, sea cual sea el aspecto del cliente que te haya llamado la atención. Puede darnos un sentido de la esencia de una persona que podemos aprovechar al desarrollar el tratamiento. Una naturaleza seria, una picardía, una intensidad pueden ser aliados útiles cuando se trata de realizar un trabajo con alguien. (A la inversa, algunos aspectos del carácter del cliente pueden requerir cierto control para facilitar la concentración en el trabajo.)

3. Fíjate en (y comunica) al menos tres aspectos positivos de tu cliente antes de entrar en detalles con la lectura corporal. Vivimos en una sociedad en la que las portadas de las revistas dedican tanto tiempo, energía y atención a nuestros fallos y errores que sólo somos conscientes de que de algún modo estamos "mal" o "equivocados". Pero como nos gusta señalar en nuestras preparaciones, tenemos muchos más elementos "bien" que "mal" en nuestro cuerpo. Al mencionar algo de esto al cliente, no sólo lo atraerás hacia el proceso, sino que le ofrecerás también un descanso del bombardeo de historias sobre cómo aquéllos tienen que cambiar.

   Resaltar los aspectos positivos también dirige tu atención a las zonas que no requieren cambios, por que funcionan de manera eficiente o mantienen la estructura del cliente fácilmente. Este proceso te pone en contacto con lo que el cliente tiene bien fundado y te permite fijarte en lo que requiere menos atención, lo cual aumenta tu eficiencia. Ver las zonas que aún son coherentes con la estructura del cliente puede darte una idea de cómo se ajusta el resto del cuerpo a las zonas con las que trabajas.

   En nuestros talleres esto suele ser lo primero que los alumnos olvidan cuando empiezan con la lectura corporal de sus patrones –porque nos centramos no sólo en la sociedad sino también, como terapeutas, en encontrar fallos. La sociedad nos prepara para detectar fallos, y como practicantes estamos deseando "acertar" con la identificación de problemas relevantes y sus materias. La identificación de características positivas puede parecer un truco de la "Nueva Era" y suele olvidarse en el proceso de la lectura corporal, pero te animamos a que lo adoptes como disciplina: en la práctica te ayudará a mejorar la comunicación rápidamente y a facilitar el resto del proceso del tratamiento.

4. Utiliza el lenguaje expuesto anteriormente para explicar lo que ves. Está deliberadamente desarrollado para ser lo menos sentencioso y lo más entendible posible, y ello permite a los clientes involucrarse en el proceso desde el principio y facilitar la retroalimentación. Al utilizar el espejo en la sesión inicial, el cliente tiene una imagen mental de "dónde estaba" y puede compararla con "dónde está ahora" a medida que se produzcan los cambios.

Cada uno de los capítulos de las técnicas comienza con un breve repaso de anatomía diseñado para presentar algunos conceptos relevantes para la terapia manual, el movimiento y la disposición miofascial. Estos repasos no son exhaustivos, así que, por favor, utiliza tu texto de anatomía preferido o algunos de los que aparecen en la bibliografía como lecturas complementarias.

El pie y la parte inferior de la pierna

4

Lo único que necesita un ser humano para caminar y correr es un pie con apoyo principal del talón. Los canguros descansan característicamente en los talones, pero saltan hacia atrás sobre sus *patas*. Es como si nosotros camináramos sobre las palmas de las manos y los antepiés, tarea incómoda e insostenible para el hombre. Para la mayoría de los mamíferos de cuatro patas, levantarse sobre las patas traseras –muy gracioso en los perros, aterrador en los caballos– es algo fugaz (figura 4.1).

Para conseguir esto tenemos dos pies que son básicamente tetraedros –pirámides de tres lados. Esto nos aporta la sensación única de que tenemos una *base sólida*, gracias a nuestro taburete de tres patas, pero también nos deja en un estado precario al ponernos de pie porque nuestro centro de gravedad es alto y nuestra base de apoyo es pequeña. El equilibrio de los pies y los músculos de la parte inferior de las piernas es por tanto esencial para mantener nuestra postura erguida.

Así pues, nuestra tarea en este caso es *entender* los arcos de los pies. El equilibrio de los arcos asegura la correcta dinámica entre la capacidad de los clientes para mantener una *base sólida* –permanecer conectados a la tierra de forma ligeramente prensil y poder al mismo tiempo dar pasos con ligereza– y cambiar de dirección al instante.

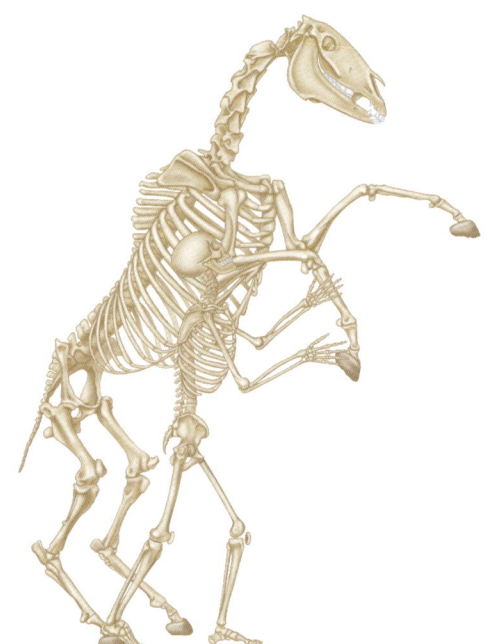

Figura 4.1. Aunque los huesos del caballo y del ser humano son muy similares, la arquitectura de locomoción es totalmente diferente.

La comprensión de los arcos descansa sobre tres elementos: las formas de los huesos, la tensión de los tejidos plantares y el equilibrio entre los "hilos de marioneta" de los músculos que sostienen las pantorrillas. Veremos estos tres elementos por este orden, pero primero tenemos que dejar claros un par de conceptos más amplios.

Los huesos de la pierna: tan fácil como 1, 2, 3…4, 5

Los huesos de la pierna (los del brazo están construidos de forma similar) pueden entenderse como una progresión desde la cadera hasta los dedos de los pies (figura 4.2). En el muslo hay un hueso, el fémur, y en la parte inferior de la pierna hay dos huesos, la tibia y el peroné.

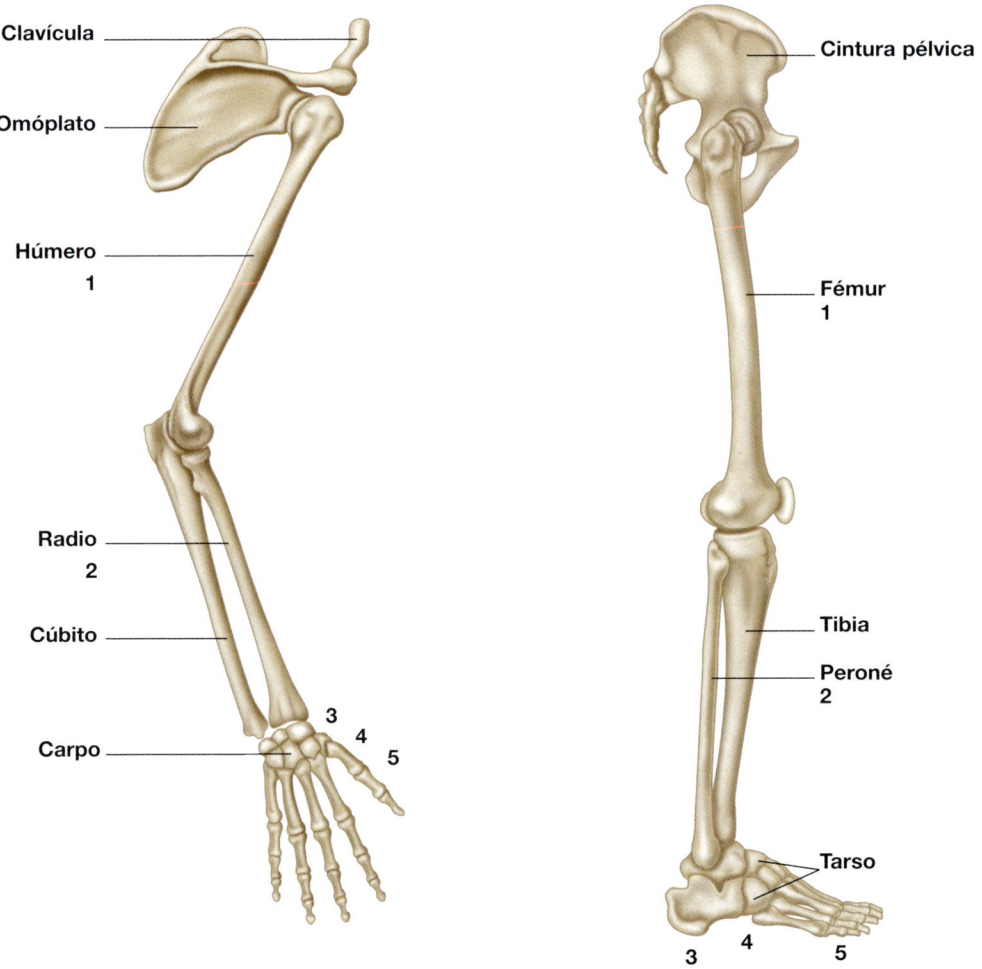

Figura 4.2. Los huesos de la pierna (y también los del brazo) aumentan en número a medida que vamos bajando. El hueso único del muslo va seguido por los dos huesos de la parte inferior de la pierna, seguidos por los tres huesos de la parte posterior del pie, los cuatro huesos de la parte media del pie y los cinco huesos del antepié.

De estos dos, la tibia es el hueso que más peso soporta; se ensancha por arriba para recibir los dos cóndilos del fémur y descansa sobre el astrágalo, creando el maléolo medial. El peroné, más pequeño, tiene la cabeza debajo de la tibia, como si descansara bajo un árbol; su extremo inferior conforma el maléolo externo, lo que completa la articulación del tobillo.

El siguiente nivel del pie consta de tres huesos: el astrágalo, el calcáneo y el navicular (escafoides del tarso). Estos tres huesos conforman el *retropié* y una articulación compleja que trataremos más adelante.

El siguiente nivel tiene cuatro huesos –tres cuneiformes y el cuboides– que juntos conforman el arco transversal proximal.

Finalmente, los cinco largos metatarsianos completan esta progresión de la cadera al pie. Los cinco dedos de los pies completan la hilera con catorce huesos más. (El dedo gordo sólo tiene dos huesos; los demás suelen tener tres.)

Esta complejidad progresiva desde arriba hacia abajo nos ayuda a entender la creciente adaptabilidad de los huesos a medida que bajamos por la pierna y la creciente confianza en los cables miofasciales con los que trabajaremos en el capítulo 6.

Las articulaciones: bisagras y espirales

Las articulaciones de la pierna alternan un grado único de libertad (que produce un movimiento de bisagra) y un grado múltiple de libertad (que permite un movimiento rotacional).

Las primeras articulaciones del pie, entre los diversos huesos de los dedos, son todas bisagras, lo cual nos permite agarrarnos al suelo. El antepié, las cinco articulaciones metatarsofalángicas, permiten cierta rotación entre los dedos de los pies y las cabezas redondas de los metatarsianos.

Las bases cuadradas de los metatarsianos permiten sólo un movimiento de bisagra (muy ligero, pero esencial). Observa cómo camina una persona con un fuerte patrón de pie en supinación con arco alto, en el que hay poco movimiento en la articulación de la parte media del pie, y fíjate cuánto afecta esta pequeña carencia en el pie la marcha en la cadera y la espalda.

El siguiente movimiento real del pie se encuentra en la articulación subastragalina o astragalocalcaneonavicular. Esta articulación y la siguiente, la tibioastragalina, suelen compartir el mismo término, articulación del tobillo. Ambas están cubiertas por una cápsula ligamentaria, de modo que cuando nos torcemos un tobillo y se nos inflama, ambas articulaciones se inmovilizan. Pero para nuestros fines terapéuticos, tenemos que distinguir claramente entre la articulación de la parte superior del astrágalo y la articulación que tiene debajo.

La articulación subastragalina permite al astrágalo rodar sobre el resto del pie o viceversa; es una articulación rotacional. Sin embargo, el eje de rotación no es recto a través del pie, sino que va desde el interior del dedo gordo hasta justo el exterior del talón –y así se forma el eje de inversión y eversión (figura 4.10).

La articulación tibioastragalina, o articulación de la parte superior del tobillo, es una bisagra más sencilla. La parte superior del astrágalo está embutida en la base de la tibia y el peroné, que están "suturados" con una fuerte sindesmosis fibrosa. Esta articulación permite sólo la flexión dorsal y la flexión plantar.

Como la tibia y el peroné están tan fuertemente unidos, permiten un movimiento bastante limitado, principalmente en el extremo superior. Este movimiento rotacional –equivalente a la pronación y la supinación del brazo– se traslada a la rodilla. Para sentirlo, siéntate con las rodillas flexionadas y el antepié en el suelo. Balancea el talón hacia dentro y hacia fuera y sentirás la rotación medial y lateral de la rodilla. Esto sólo puede ocurrir cuando la rodilla está flexionada, ya que sus ligamentos evitan dicho movimiento cuando la rodilla está estirada (se puede balancear el talón hacia dentro y hacia fuera con la rodilla estirada, pero en ese caso la acción se desarrolla en la articulación de la cadera).

El movimiento regular de la rodilla es otra bisagra que realiza una flexión y una extensión, y la cadera es, por supuesto, una articulación de nivel múltiple de libertad, lo cual permite todo tipo de movimientos.

Esta alternancia de rotación y bisagra se observa de forma similar en el brazo, así como en la columna. En este último caso encontramos un movimiento limitado de bisagra en la articulación sacroilíaca, rotación en la zona sacrolumbar, bisagra en la zona lumbar, rotación en la zona torácica inferior, una bisagra en las vértebras torácicas centrales, rotación en las cervicales y, finalmente, una bisagra entre el atlas y el occipucio.

La restricción de las bisagras permite que pocos músculos dirijan la energía del movimiento de forma muy específica. En otras palabras, si todas las articulaciones del antebrazo o la pantorrilla fueran rotacionales, pareceríamos Popeye porque necesitaríamos muchos músculos para mantenerlas estables. La alternancia de los movimientos de bisagra (lineales) y los movimientos rotacionales produce espirales del tipo que vemos en un salto de ballet o un golpe de karate (figura 4.3).

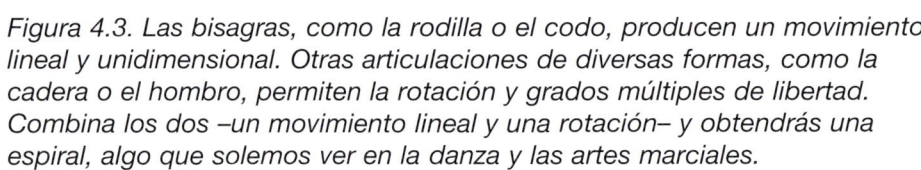

Figura 4.3. Las bisagras, como la rodilla o el codo, producen un movimiento lineal y unidimensional. Otras articulaciones de diversas formas, como la cadera o el hombro, permiten la rotación y grados múltiples de libertad. Combina los dos –un movimiento lineal y una rotación– y obtendrás una espiral, algo que solemos ver en la danza y las artes marciales.

Los arcos como una "curva secundaria"

Antes de entrar en detalles sobre los arcos en sí, un último concepto: los arcos son en esencia una curva secundaria. Las curvas primarias y secundarias suelen situarse en la columna; las curvas primarias son las que permanecen desde la flexión presente en el feto y recién nacido, es decir, las curvas torácica y sacrococcígea de la columna. Las curvas secundarias se desarrollan después de nacer como respuesta al fortalecimiento de los músculos: la curva cervical se desarrolla cuando el niño empieza a levantar la cabeza y la curva secundaria lumbar se forma un poco más tarde cuando el niño empieza a sentarse, desarrollando un equilibrio entre el erector de la columna (parte inferior) y el complejo del psoas.

Si ampliamos este concepto "hacia arriba", podemos incluir el neurocráneo, que viene de la misma parte del embrión que forma la columna, y decir que la curva craneal es primaria, la cervical secundaria, la torácica primaria, la lumbar secundaria y la sacrococcígea primaria. Y si seguimos "hacia abajo": la curva de la rodilla es secundaria, la curva del talón es primaria y los arcos son secundarios (y si quieres, la región metatarsiana es de nuevo primaria).

Al considerar este conjunto de ondas primarias y secundarias que se alternan a lo largo del cuerpo desde los dedos de los pies hasta la frente, observamos que todo él transcurre en una continuidad miofascial conocida como *línea posterior superficial* (de *Vías anatómicas*, figura 4.4).

Los arcos comparten muchas características con otras curvas secundarias del cuerpo: son cóncavas por detrás, actúan como muelles y los tejidos laxos tiran de ellas y mantienen su tensión. Las curvas primarias, presentes desde el principio, representan las plataformas más sólidas para el movimiento, ya que son los huesos los que las mantienen en su lugar.

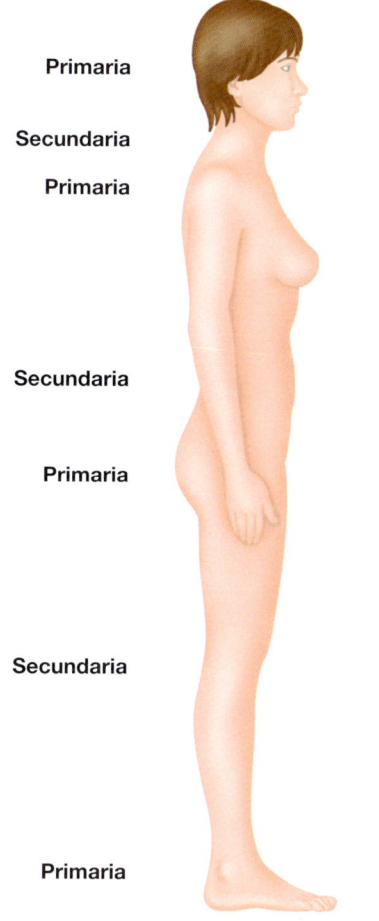

Primaria

Secundaria

Primaria

Secundaria

Primaria

Secundaria

Primaria

Secundaria

Figura 4.4. Los arcos del pie pueden considerarse como una serie de curvas secundarias que se alternan con curvas principales en la superficie posterior del cuerpo. Estas curvas secundarias –incluidos los arcos– dependen menos de los huesos para tomar forma y más del equilibrio del tejido laxo.

Los huesos de los arcos

Volviendo a nuestra área de interés en este capítulo, vamos a explorar los tres elementos que conforman los arcos estables pero ligeros. Primero veremos las formas de los huesos de cada arco (necesario para nuestra comprensión, aunque no cambia mucho nuestra forma de actuar en la terapia manual), luego los tejidos plantares (que aparecerán en varias técnicas) y finalmente el equilibrio de los cables musculotendinosos que provienen de la pantorrilla (que nos conducirá a muchos movimientos de terapia manual potentes para mantener los arcos).

Los doce huesos del pie están dispuestos en cuatro arcos apreciables: el longitudinal medial, el longitudinal lateral, el transverso proximal y el transverso distal (figura 4.5).

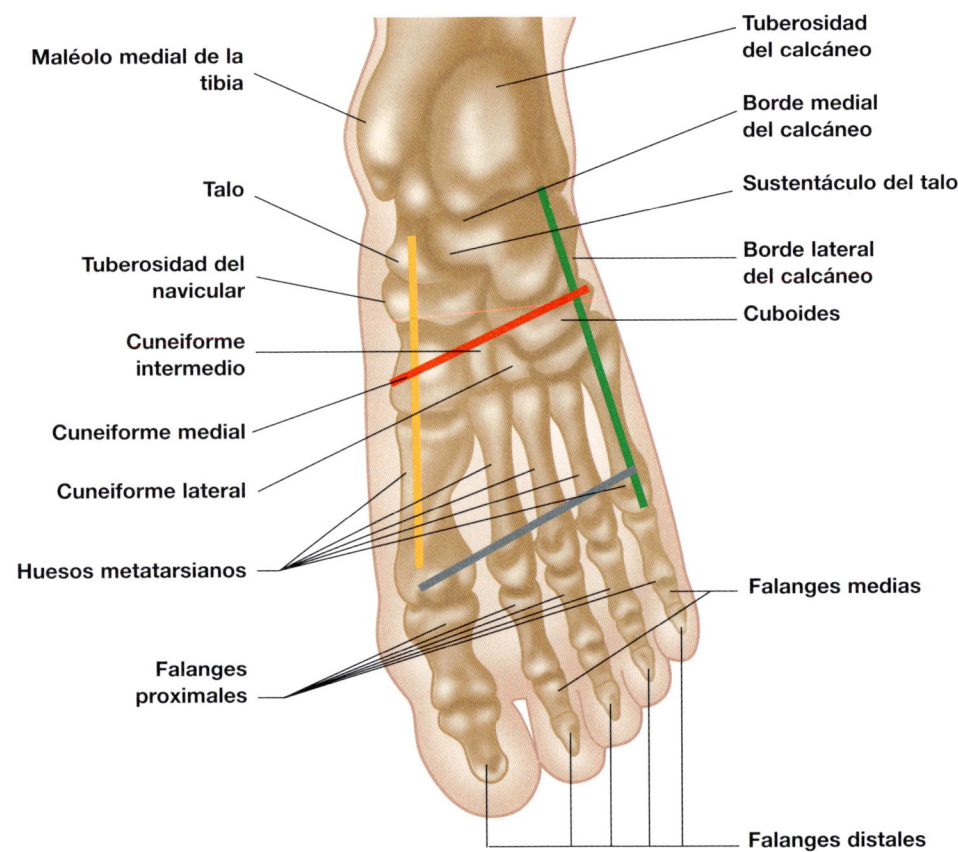

Figura 4.5. Los doce huesos del pie se unen creando cuatro arcos distintos: el • longitudinal lateral, el • longitudinal medial, el • transverso proximal y el • transverso distal.

El *arco longitudinal lateral* está compuesto por cuatro huesos: el calcáneo, el cuboides y los metatarsianos cuarto y quinto. Juntos, estos huesos forman un buen arco romano, ya que el cuboides es en realidad más parecido a una dovela que a un cubo –más ancho por la base que por arriba–, por lo que le resulta más fácil mantenerse en su sitio. Aunque está claro que soporta un peso significativo cuando estamos de pie, este complejo en movimiento muestra una segunda función: actúa como "balancín" respecto a la "canoa" del arco medial.

Podemos sentir fácilmente esta función si nos levantamos sobre las dos regiones metatarsianas. Siente cómo el peso cae principalmente sobre los tres primeros metatarsianos, mientras que los dos exteriores soportan menos presión, aunque actúan facilitando pequeños ajustes constantes que nos permiten permanecer en alto. Intenta cambiar el peso hacia la parte externa de los pies y que el arco lateral soporte la mayor parte del peso y verás lo pronto que pierdes el equilibrio.

El *arco longitudinal medial* se apoya sobre el lateral y empieza con el astrágalo, cuya cabeza redondeada encaja en el navicular. Éste es seguido a su vez por los tres cuneiformes y sus correspondientes metatarsianos. Aunque este arco soporta la mayor parte del peso, no está tan bien construido como el lateral en cuanto a ingeniería ósea. El primer cuneiforme en particular es ligeramente más ancho por la base que por arriba (lo cual es necesario para caminar, pero no sirve para mantenernos en pie). Con el extremo redondeado del talo y el ligeramente problemático cuneiforme, el arco longitudinal medial corre un riesgo de derrumbarse, o "caer", mayor que su compañero lateral.

El *arco transverso proximal* está, al igual que el arco longitudinal lateral, bien construido en cuanto a la forma de sus huesos, y consta de los tres cuneiformes y el cuboides. Los cuneiformes, como su propio nombre indica, tienen forma de cuña y la parte más ancha se sitúa arriba. Como los ligamentos tensos están bajo la cubierta de las bases de los huesos, es muy difícil que este arco se colapse a no ser que suframos un accidente de tráfico o saltemos de un avión sin paracaídas.

Finalmente, llegamos al *arco transverso distal*, entre las cabezas de los metatarsianos primero y quinto. En este caso, los huesos no nos ayudan en absoluto, ya que las cabezas redondeadas de los metatarsianos están laxamente conectadas a los ligamentos y no están ciertamente dispuestos formando un arco. Si este arco funcionara, las callosidades bajo las almohadillas primera y quinta serían las más prominentes. Si el arco estuviera caído, las callosidades bajo las cabezas de los metatarsianos segundo y tercero serían las mayores. Como mantener este arco elevado depende totalmente de la fuerza de los tejidos laxos, en particular del tono del músculo aductor del dedo gordo, esto nos conduce al siguiente elemento, los tejidos laxos que hay por debajo de estos arcos.

Los tejidos plantares

Hemos hablado de los arcos del pie como arcos de medio punto, pero está claro que estos arcos requieren algo más sólido en cada extremo a lo que agarrarse y que nuestros pies son independientes y móviles. Los arcos, por tanto, aunque los hemos definido al principio según la forma de sus huesos, no están sostenidos desde la parte exterior del pie, sino desde los tejidos laxos que tienen por encima y por debajo.

Si empezamos por "debajo", los tejidos plantares sostienen los arcos actuando a modo de cuerda de arco (figura 4.6). En el caso del arco transverso proximal, el componente del tejido laxo es la serie de ligamentos que cruzan el pie entre el primer cuneiforme y el cuboides. Estos ligamentos no son sólo difíciles de alcanzar, sino que también es desaconsejable elongarlos en cualquier caso, pues rara vez se encuentra un arco transverso proximal del que se pueda decir que es alto. En los pies supinados y otros patrones conocidos como *patrones de arco alto* bastará trabajar sobre los otros tres arcos y la parte inferior de la pierna.

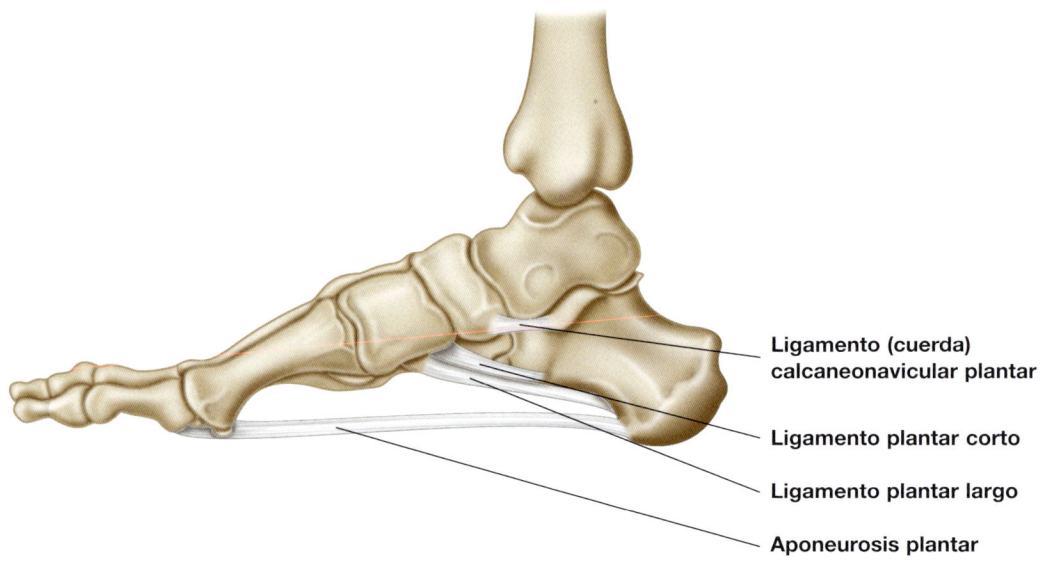

Ligamento (cuerda) calcaneonavicular plantar

Ligamento plantar corto

Ligamento plantar largo

Aponeurosis plantar

Figura 4.6: La fascia plantar actúa a modo de cama elástica o cuerda de arco para ayudar a mantener los arcos levantados y evitar que los huesos se separen con el peso del cuerpo.

El arco transverso distal, por el contrario, depende casi totalmente del tejido laxo que hay entre las cabezas de los metatarsianos primero y quinto. Aunque quizá sea necesario realizar algún tipo de trabajo de manipulación para abrir estos tejidos, lo que principalmente sostiene este arco es el músculo aductor del dedo gordo. Éste tendría que aumentar su tono para sujetar el arco, de ahí la prescripción común de apretar una toalla bajo los dedos de los pies o recoger pequeños objetos con ellos. Ambos ejercicios fortalecen los músculos que ayudan a soportar este arco.

La banda lateral de la fascia plantar sujeta el arco longitudinal lateral acompañada del músculo abductor del dedo meñique. Ambos se extienden desde la base exterior del hueso del talón hasta la base del primer metatarsiano (figura 4.6). Este tejido está acortado en los "arcos caídos", lo cual es visible en los casos más graves.

La parte principal de la *fascia plantar,* o aponeurosis plantar, sujeta el arco longitudinal medial y se extiende entre la parte delantera del hueso del talón y las cabezas de los metatarsianos primero y quinto, como formando una cama elástica triangular. Puedes sentir esta estructura en la base del pie si tiras de los dedos de los pies creando su hiperextensión; fíjate en cómo se ensancha en las regiones metatarsianas y se estrecha a no más de dos centímetros aproximadamente al llegar a la parte delantera del talón.

Los flexores cortos de los dedos de los pies caen en la cama elástica de la fascia plantar y sobre ellos están el ligamento plantar largo y el ligamento corto, aunque muy elástico, y todos ayudan a soportar el sistema de arcos evitando que los huesos se separen longitudinalmente. Estas estructuras son difíciles de tratar manualmente porque son muy profundas.

Los músculos de la parte inferior de la pierna

El último elemento del sistema del arco, y el más dócil a nuestros esfuerzos de reeducación fascial, es el soporte ofrecido por la tracción de los músculos de la parte inferior de la pierna. Estos músculos están dispuestos alrededor de la estructura combinada de la tibia y el peroné y la membrana interósea que los une.

Estos músculos se dividen fácilmente en cuatro compartimentos de dos o tres músculos cada uno (figura 4.7). Presentaremos cada compartimento y luego explicaremos cómo se combinan para mover las dos articulaciones del tobillo y cómo proporcionan soporte (o no) a los tres arcos.

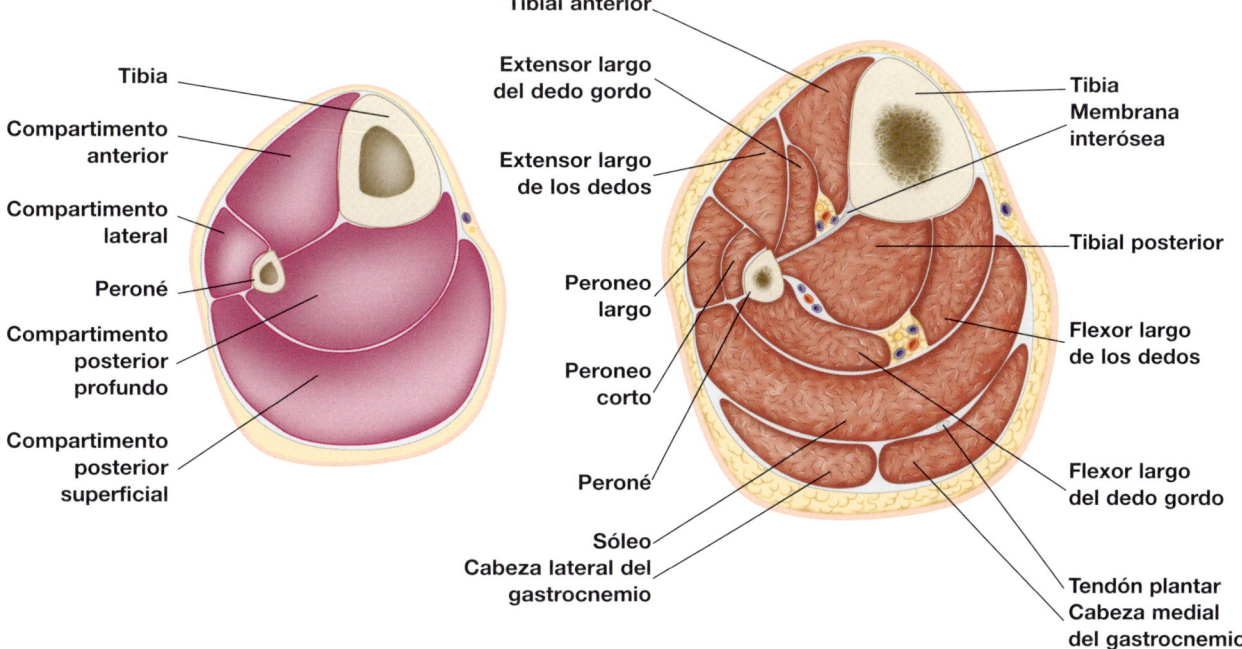

Figura 4.7. Los once músculos que intervienen en las articulaciones del tobillo están divididos en cuatro compartimentos por los septos intermusculares miofasciales.

El *compartimento posterior superficial* contiene el gastrocnemio, el sóleo y los músculos plantares. El gastrocnemio y los plantares (muy débiles) son los únicos músculos de la parte inferior de la pierna que cruzan la rodilla, donde actúan como flexores débiles de la rodilla, aunque principalmente son estabilizadores. El plantar es un músculo pequeño, un flexor plantar débil para el tobillo, pero desempeña un papel neurológico importante en la valoración y ajuste de la tensión del tendón de Aquiles. Más abajo, estos tres músculos se insertan en la parte superior del talón, lo que los convierte en fuertes flexores plantares que evitan la flexión dorsal. El sóleo se inserta en la tibia y el peroné por arriba, y es el músculo postural primario que previene el colpso del tobillo. También estabiliza la pierna cuando alejamos las manos y la cabeza de los diminutos trípodes de los pies.

El *compartimento anterior* contiene los dos extensores largos de los dedos de los pies, que también pueden participar en el ajuste de los movimientos de la parte superior del cuerpo, pero no afectan realmente los arcos. El tercero y más largo músculo de este compartimento, sin embargo, sí que los afecta: el tibial anterior cruza el lateral de la tibia hasta unirse con la articulación que hay entre el primer cuneiforme y el primer metatarsiano, conformando una débil unión en el arco longitudinal medial.

Todos estos músculos se mantienen por donde cruzan el tobillo engrosando la fascia profunda (fascia crural) y formando el *retináculo*. Estos retináculos, que suelen aparecer como estructuras separadas y regulares en los libros de anatomía, son en realidad una parte individualizada y bastante irregular del calcetín externo de la pierna.

El *compartimento lateral* se sitúa justo lateral al peroné. Está delimitado por dos fuertes septos fasciales y contiene dos músculos, el peroneo largo y el peroneo corto (figura 4.8). Ambos músculos descienden por detrás del maléolo del peroné y lo utilizan como polea. El peroneo corto llega sólo hasta la cabeza del quinto metatarsiano de la parte exterior del pie y tira fuertemente de ese hueso hacia el cuboides para mantener el arco lateral ajustado. El peroneo largo pasa por debajo del cuboides (manteniendo así el arco lateral) y bajo la superficie del tarso hasta insertarse en la articulación del primer metatarsiano y el primer cuneiforme. Este músculo tiende a tirar hacia abajo del arco medial revertiendo el pie. De hecho, estos dos músculos actúan en la flexión plantar y la eversión del tobillo. Así previenen la inversión y protegen el tobillo de los esguinces.

El último compartimento de la pantorrilla es el *compartimento posterior profundo*, que se encuentra entre el sóleo y la membrana interósea. Los tres músculos de este compartimento son los dos flexores largos de los dedos de los pies –el flexor largo del dedo gordo y el flexor largo de los dedos– y el muy difícil de alcanzar, pero de vital importancia, tibial posterior.

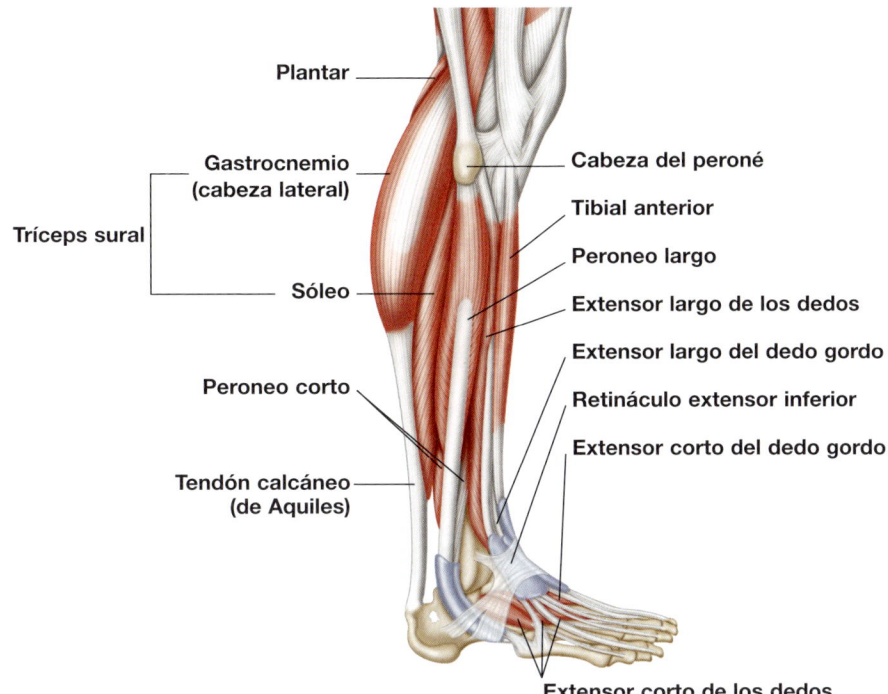

Plantar

Gastrocnemio
(cabeza lateral)

Tríceps sural

Sóleo

Peroneo corto

Tendón calcáneo
(de Aquiles)

Cabeza del peroné

Tibial anterior

Peroneo largo

Extensor largo de los dedos

Extensor largo del dedo gordo

Retináculo extensor inferior

Extensor corto del dedo gordo

Extensor corto de los dedos

Figura 4.8. Desde el lado lateral, podemos ver tres compartimentos de la pierna: el compartimento posterior con el tríceps sural; el compartimento lateral con los músculos peroneos, y el compartimento anterior con los extensores de los dedos de los pies y el tibial anterior.

Estos tres músculos pasan por detrás del maléolo medial del tobillo, pero sólo el tibial posterior lo utiliza como polea, pasando desde ahí por debajo del arco medial y sujetando la mayoría de los tarsianos excepto el mismo talo. De este modo, el tibial posterior se une al tibial anterior para cooperar para levantar la parte medial del tobillo del suelo, manteniendo la supinación y evitando la pronación.

El flexor largo de los dedos y el flexor largo del dedo gordo se cruzan en su camino hacia los dedos de los pies, de modo que cuando éstos se flexionan, tienden a juntarse –probablemente un vestigio de cuando utilizábamos los pies para subir a los árboles. Si levantas los dedos de los pies, se separan; si flexionas los dedos de los pies, se juntan debido al ángulo de los flexores que crea un efecto de agarre; lo mismo es cierto para los dedos de las manos.

El flexor largo del dedo gordo sirve además para mantener el arco medial, algo muy importante. Si tiras del dedo gordo hacia la hiperextensión, sentirás que el tendón del flexor del dedo gordo se sitúa en otra banda del borde medial de la fascia plantar de la base del pie. Mete el pulgar en el espacio que se crea entre el tendón de Aquiles y la parte posterior interna trasera del tobillo y luego presiona el pulgar hacia delante contra la parte posteroinferior de la tibia. Flexiona y extiende el dedo gordo para sentir cómo se mueve el tendón de su flexor detrás del tobillo (el nervio tibial también está ahí, así que ten cuidado).

En la figura 4.9 puedes observar que el flexor largo del dedo gordo transcurre desde la parte posterior de la tibia hasta la parte posterior del talo y bajo una pieza del hueso del talón que llega hasta la parte inferior del talo. Por tanto, este tendón pasa justo por debajo de la zona sobre la que recae la mayor parte del peso de toda la parte superior del cuerpo. ¿Cuándo se utiliza el flexor largo del dedo gordo con fuerza de verdad? Es decir, ¿cuándo se tensa? Justo en el momento en que el pie se va a levantar del suelo, cuando el peso que se sitúa en el arco medial es considerable y se necesita mucho apoyo.

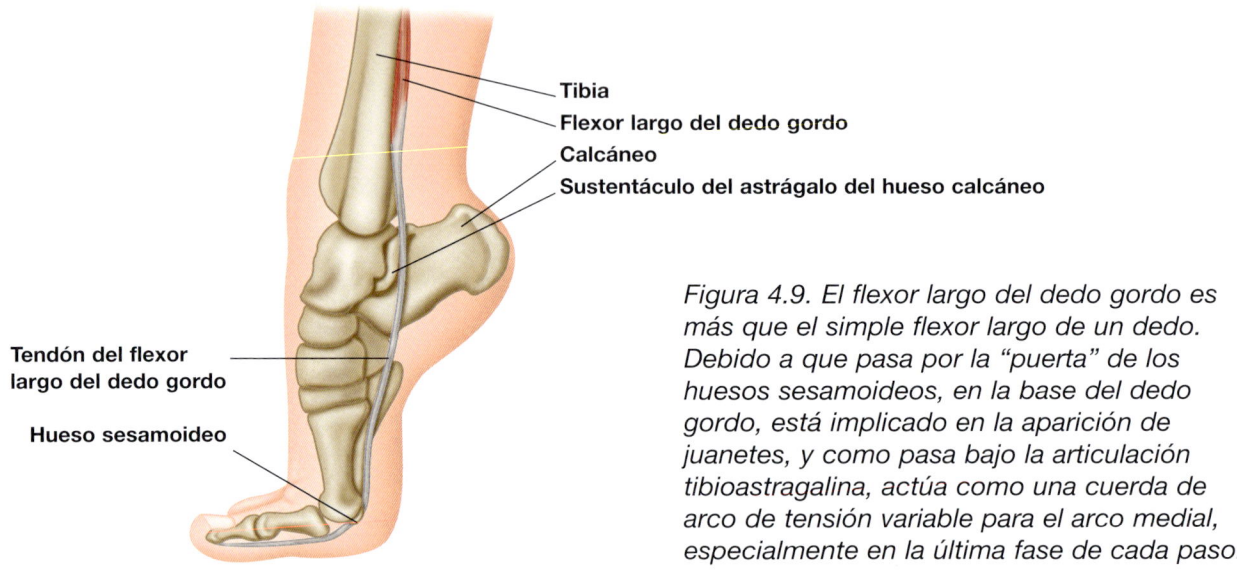

Tibia
Flexor largo del dedo gordo
Calcáneo
Sustentáculo del astrágalo del hueso calcáneo

Tendón del flexor largo del dedo gordo

Hueso sesamoideo

Figura 4.9. El flexor largo del dedo gordo es más que el simple flexor largo de un dedo. Debido a que pasa por la "puerta" de los huesos sesamoideos, en la base del dedo gordo, está implicado en la aparición de juanetes, y como pasa bajo la articulación tibioastragalina, actúa como una cuerda de arco de tensión variable para el arco medial, especialmente en la última fase de cada paso.

Mediante la combinación de estos músculos, los seres humanos contamos con numerosos modos únicos de mantener nuestros arcos, a pesar del considerable peso que soportan unas bases tan pequeñas. Cada una de estas combinaciones puede contraerse o ceder momento a momento para reforzar los arcos.

El cabestrillo. El tibial anterior y el peroneo largo se combinan formando un cabestrillo bajo los arcos medial y lateral. La rigidez del cabestrillo soporta estos dos arcos y también el transverso proximal. Se trata de un cabestrillo muy conocido e importante, y ambos músculos y su cabestrillo se sitúan dentro de la línea espiral del mapa de las vías anatómicas. Si el peroneo largo es demasiado corto y el tibial anterior está sobreestirado, se puede hundir el arco medial o el pie puede sufrir una eversión. Si el tibial anterior es demasiado corto y el peroneo largo está sobreestirado, la tensión contribuirá a la tendencia a la supinación y una elevación del arco del pie.

Las lenguas de hielo. Los músculos tibial anterior y peroneo corto traccionan posterior, superior y medialmente desde sus inserciones inferiores en la base de los metatarsianos primero y quinto respectivamente, y por eso tiran de estos dos huesos hacia el tarso del pie, evitando el colapso del tarso.

El bombero. El músculo tibial posterior llega casi a la parte lateral del pie desde el lado medial. El peroneo largo llega hasta por encima del lado medial del pie desde la parte lateral. Juntos traccionan los lados medial y lateral, reforzando el arco transverso proximal, así como los dos arcos longitudinales.

Estos cabestrillos refuerzan las acciones de los músculos individuales –los músculos peroneos al mantener el arco lateral; los músculos tibiales al mantener el arco medial, y los flexores largos del dedo gordo al mantener el arco medial.

Acciones de los músculos

Miremos más allá de los arcos a las acciones generales de los músculos de la parte inferior de la pierna sobre el pie. Estas acciones dependen poco de dónde empiezan los músculos en la pantorrilla o dónde acaban en el pie, y más del punto preciso por el que atraviesan las articulaciones del tobillo. Ya hemos señalado anteriormente que el tobillo está formado por dos articulaciones: la articulación tibioastragalina superior, que realiza la flexión dorsal y plantar, y la articulación subastragalina inferior, que se encarga de la inversión y la eversión.

Los ejes de estos dos movimientos se muestran en la figura 4.10, así como los emplazamientos de la mayoría de los tendones. Cualquier tendón posterior al eje de la articulación tibioastragalina actúa como un flexor plantar; cualquier tendón anterior a esa línea actúa como un flexor dorsal. Cualquier tendón medial al eje de inversión-eversión actúa como un inversor, y viceversa.

Los tendones que se encuentran más lejos del eje del movimiento realizan un esfuerzo mayor.

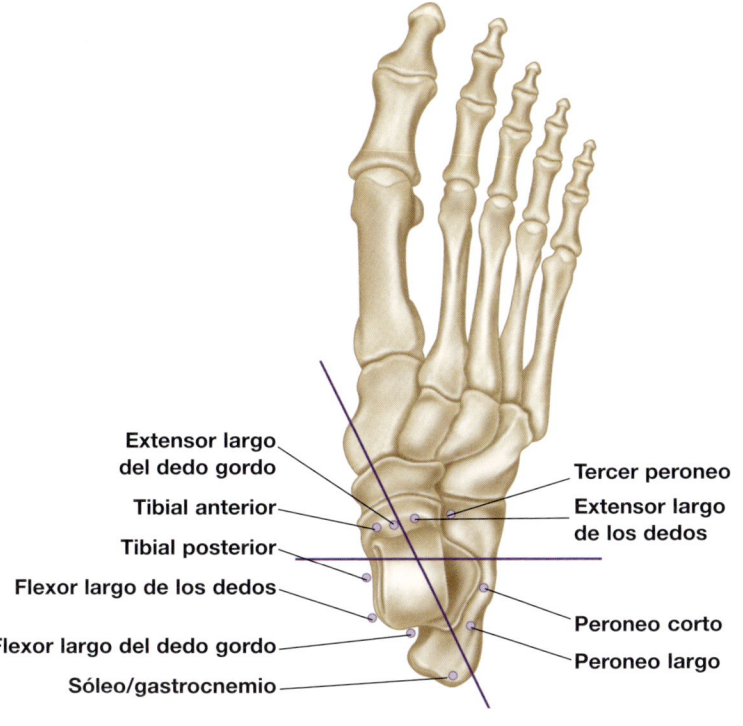

Extensor largo del dedo gordo

Tibial anterior

Tibial posterior

Flexor largo de los dedos

Flexor largo del dedo gordo

Sóleo/gastrocnemio

Tercer peroneo

Extensor largo de los dedos

Peroneo corto

Peroneo largo

Figura 4.10. El emplazamiento de los tendones que rodean la articulación del tobillo determina su acción en las flexiones plantar y dorsal y en la inversión-eversión. Cuanto más alejado del eje esté el tendón, más potencia emplea en el movimiento. Por tanto, el tibial anterior es un potente inversor y flexor dorsal, mientras que el extensor largo del dedo gordo puede realizar la flexión dorsal, pero es un inversor débil.

Fíjate en que el eje de eversión e inversión no coincide exactamente con el eje longitudinal del pie. Esto deja las uniones del calcáneo del tríceps sural firmes en la columna de inversión. Estos músculos tan potentes conservan su tono incluso cuando están relajados, lo cual da cuenta del fenómeno de que la mayoría de la gente invierte los pies cuando está tumbada en una camilla para recibir un tratamiento. Por ello, el mejor modo de leer la postura del pie consiste en colocar al cliente de pie con las rodillas relajadas, no tumbado boca arriba sobre la camilla.

Finalmente, observemos que cabe considerar que todos los músculos funcionan desde el origen hasta la inserción, o viceversa, desde su fijación distal a la proximal. Que muchos músculos tengan nombres y descripciones principales en los libros que subrayen la acción proximal a distal no debería impedir nuestra revisión de la función de los músculos desde ambos extremos.

Esto se puede aplicar especialmente a la parte inferior de la pierna, donde con bastante frecuencia el pie puede moverse sobre la parte inferior de la pierna, aunque más a menudo estos músculos estabilizan la parte inferior de la pierna sobre el pie plantado en el suelo. Por tanto, podríamos ver estos once músculos más o menos subiendo desde el pie para estabilizar varias caras de la parte inferior de la pierna (y asimismo de todo el cuerpo) sobre el pie firme. La implicación de esto en la figura 4.10 es que los flexores dorsales se convierten en "evitadores de la flexión plantar". Los inversores se convierten en "evitadores de la eversión". Cuando busquemos estabilidad y base en nuestros clientes, hemos de recordar esta acción inversa de los músculos.

Lectura corporal del pie y la pantorrilla

Como hemos expuesto, el pie es la estructura de apuntalamiento que puede determinar gran parte de la integridad del resto del cuerpo de una persona. Podemos facilitar esta relación si miramos cuántas articulaciones hay alineadas y comprobamos el apoyo de y para los arcos. Lo que nos gustaría sería ver un pie libre y adaptable, que soporte la transferencia de peso a su través al suelo mientras nos movemos por el mundo.

Echa un vistazo a los pies de tu cliente. ¿Hacia dónde señalan respecto a la pelvis? ¿Están rotados medial o lateralmente? Si lo están, fíjate en las rodillas. ¿Van en la misma dirección? A menudo verás torsiones de rodilla cuando los fémures parecen estar rotados en una dirección y la tibia y el peroné en otra (trataremos este tema en el capítulo 5, pero puede ser importante verlo ahora). Si los fémures, la tibia y el pie rotan en la misma dirección y en el mismo grado, lo más probable es que el problema esté en la cadera; pero tenemos que hallar el orígen del problema comprobando cada articulación hacia abajo una por una.

Debemos observar detenidamente el origen de cualquier rotación o variación que se aleje de "lo normal". Obviamente, podríamos pasar por alto gran parte de la imagen si vemos un pie rotado e inmediatamente aceptamos que los rotadores de la cadera necesitan tratamiento. Con una rotación lateral del pie respecto a la tibia, tendríamos que pensar en trabajar con los músculos peroneos (en particular, el peroneo corto) y la banda lateral de la fascia plantar, ya que la base del quinto metatarsiano estaría desplazada hacia el calcáneo. Incluso tendría que elongarse el tejido del abductor del quinto dedo para ayudar a corregir la tracción lateral en el antepié.

Una rotación lateral del pie provoca a menudo cierta debilidad en el arco longitudinal medial, ya que una vez que el interior del pie pierde parte de su integridad, el tejido medial puede estar sobreestirado, haciendo la cara lateral relativamente corta.

Al fijarnos en los arcos, hemos de tener claro qué huesos están inclinados; un arco bajo puede deberse a una inclinación medial del calcáneo, o más adelante en el pie con el talo y los cuneiformes mediales, incluso los metatarsianos pueden inclinarse. Los diferentes patrones nos conducirán a diferentes estrategias, ya que cada patrón implica un conjunto diferente de soportes fasciales, lo que veremos más adelante.

Puedes obtener un sentido de la integridad de los arcos mirando a tu cliente de pie, pero también haciéndole flexionar ligeramente las rodillas para comprobar el recorrido de las articulaciones y mirar cómo se adaptan los arcos al movimiento. Hacer que camine también aporta mucha información, pero hace falta práctica para ver qué ocurre exactamente en la mecánica, pues todo pasa muy deprisa. Recomendamos empezar a hacerlo sólo para ir adquiriendo práctica y ver lo que puedas ver, confiando en que poco a poco los puntos pequeños irán siendo más obvios con el tiempo y la práctica. Observa qué ocurre cuando el pie está en el aire y qué pasa cuando el talón golpea el suelo, y fíjate en cómo avanza el pie y cómo se eleva en busca de cualquier inclinación o rotación excesivas. ¿Qué relación tienen el pie y la rodilla? ¿Se balancea la rodilla hacia dentro, hacia fuera o hacia delante? Lo que tendrás que descubrir entonces es cuál de los muchos cables tensores que controlan estos movimientos puede ser fascialmente corto o muscularmente débil, ya que esto determinará tu estrategia.

Si miramos a nuestra modelo de pie (figura 4.11), podemos ver que tiene menos apoyo en el arco longitudinal medial derecho que en el izquierdo, aunque eso también permite que todo el pie se incline medialmente. El pie derecho está más rotado lateralmente que el izquierdo. Esto puede en parte causar la aparente inclinación hacia la derecha de la pelvis, cuyo lado derecho parece más bajo que el izquierdo. También se observa cierta torsión en la rodilla, apareciendo los fémures rotados medialmente hacia las tibias.

Cuando vemos a la modelo con las rodillas flexionadas hacia delante (figura 4.12), observamos cómo se traslada, con la rodilla derecha en particular dirigida medialmente y ambas tuberosidades tibiales hacia el dedo gordo en lugar de a lo largo de la línea del segundo metatarsiano. También puedes ver cómo afecta esto el recorrido de la articulación del tobillo.

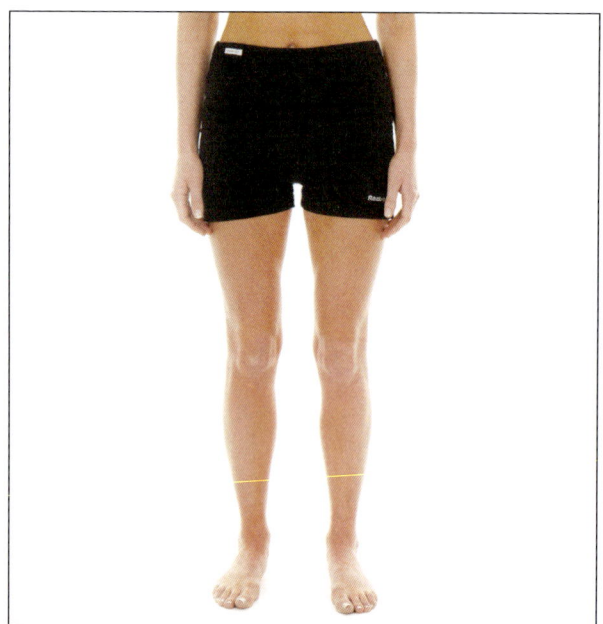

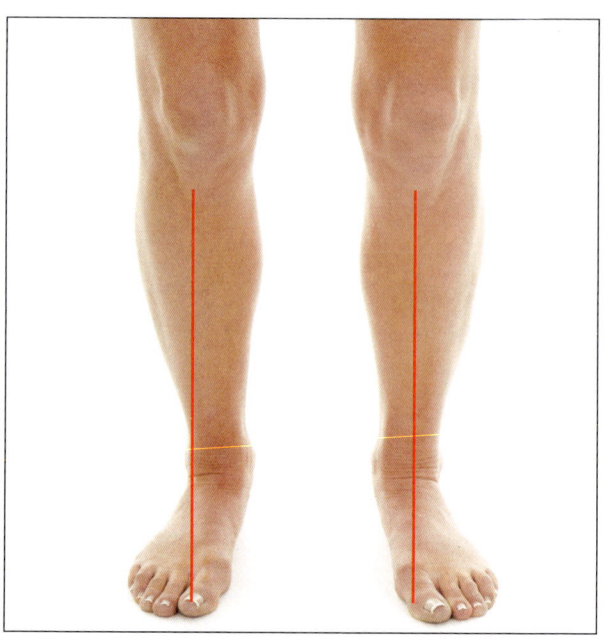

Figura 4.11. Modelo de pie en relajación que muestra una serie de rotaciones a causa de la inclinación medial de los pies. El equilibrio del arco puede deberse a una discrepancia en la longitud de la pierna, a rotaciones de la rodilla y el tobillo, y a torsiones e inclinaciones de la pelvis. Esto puede crear alteraciones posteriores como la inclinación de la pelvis hacia la derecha. Lo que nos gustaría ver de pie es una distribución uniforme del peso entre el pie derecho y el izquierdo, unos arcos fuertes y equilibrados, los dedos de los pies ligeramente orientados en sentido lateral y la tuberosidad tibial apuntando hacia el segundo metatarsiano.

Figura 4.12. Cuando se flexionan las rodillas, las tuberosidades tibiales deben pasar por encima del segundo metatarsiano, no del dedo gordo como se observa en la imagen.

Podemos aprovechar esto para nuestra estrategia y pensar en qué tejidos pueden ser cortos o largos y en qué dirección podemos tratarlos. El tibial anterior y el tibial posterior serán débiles y largos, sus tejidos caerán porque los dominarán los músculos peroneos relativamente cortos que traccionan el arco longitudinal medial hacia abajo (largo) y la base del quinto metatarsiano lateralmente (corto). Este patrón se invertirá en caso de un arco alto o de pies inclinados lateralmente.

En los pies pueden ocurrir muchas cosas; veremos algunas más a medida que expliquemos las técnicas que aparecen a continuación.

Técnicas para el pie y la parte inferior de la pierna

Apertura del pie

A la hora de enfocar el trabajo con el pie y la pierna, familiarízate con ellos. Agarra el pie con las manos y muévelo. Mueve cada una de las articulaciones, la astragalina y la subastragalina. Siente la resistencia relativa del pie al moverlo desde la inversión hasta la eversión, desde la flexión plantar hasta la flexión dorsal y al pasar cada metatarsiano más allá de su vecino. Éste no es un proceso intelectual. No pienses en ello y simplemente siente a través de los movimientos. Es el principio para conocer el tejido del cliente, para desarrollar una relación con él, para comprenderlo.

Las primeras veces que hagas esto no conseguirás mucho más que una introducción a tu cliente. Sin embargo, tras unos cuantos clientes empezarás a obtener más y más información, serás capaz de valorar las restricciones o limitaciones existentes y podrás crear estrategias mejores y más precisas, y desarrollar intervenciones más directas y exitosas.

Puedes repetir este proceso con todas las articulaciones o partes del cuerpo que tengas que tratar; es un simple proceso de escucha que revela información y permite al cliente relajarse (cuando se hace suficiente y no demasiado). Estas instrucciones no se repetirán en cada sección del libro, así que tenlo en cuenta si te resulta útil –o si de repente te encuentras pensando "¿qué hago ahora?". Puede darte la oportunidad de obtener nueva información que te conduzca a un lugar nuevo (y puede satisfacer esa necesidad, que a veces nos distrae, de sentir que siempre estamos haciendo algo por el cliente).

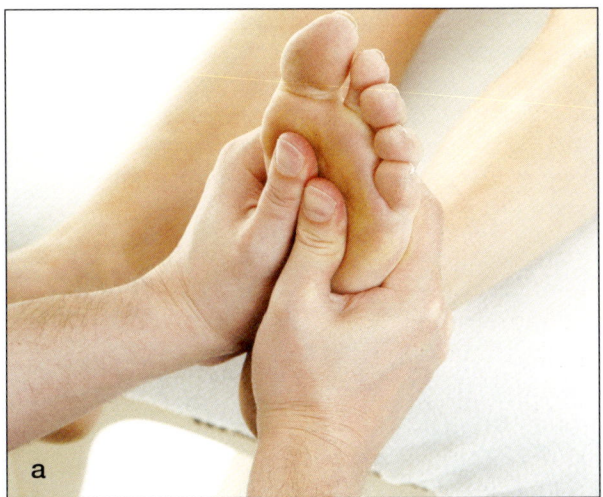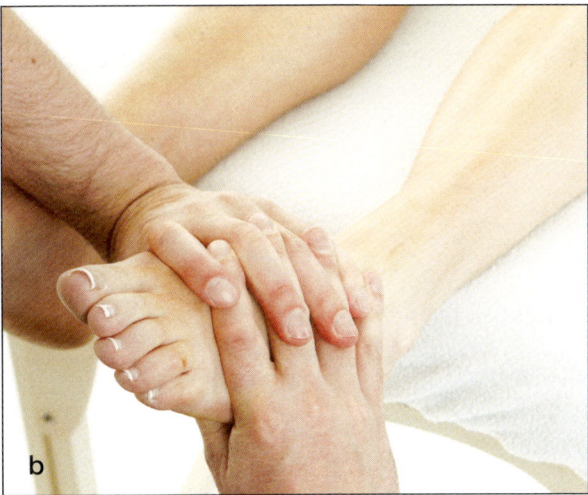

Figuras 4.13a y b. Si agarras el pie con las dos manos y los pulgares controlando la planta, podrás valorar cada articulación del pie e incluso zonas tan altas como la articulación de la cadera. Mueve el pie lentamente hacia todas las posiciones posibles, "escuchando" las variaciones sutiles en las que puede o no continuar.

Limpieza del retináculo del tobillo (LAS)

Antes hemos comentado que el retináculo es parte del "calcetín" de la pierna. Este "calcetín" es la capa de revestimiento profunda, la tercera piel del cuerpo, una estructura que contiene y sostiene la fascia.

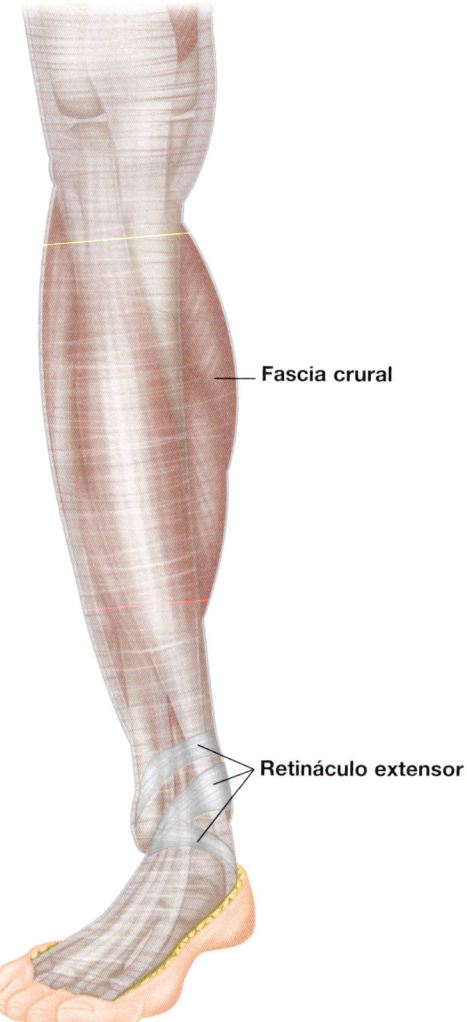

— Fascia crural

Retináculo extensor

Figura 4.14. El retináculo suele mostrarse como una serie de estructuras diferenciadas, pero en realidad es un engrosamiento dentro de la capa de revestimiento profunda. Ésta es la cubierta continua del cuerpo y recibe diferentes nombres en las distintas partes. En la pierna se llama "fascia crural".

Los tendones que pasan por encima de la cara anterior del tobillo a veces se adhieren a los pliegues de la parte posterior del retináculo, lo que limita su paso con libertad. Para liberarlos, el terapeuta puede tratar la capa profunda, en la que el retináculo es meramente un elemento más grueso, y levantarla mientras el cliente realiza flexiones plantares y dorsales del pie para mover los tendones que hay por debajo. Trabaja desde la base de los dedos de los pies hasta unos centímetros por encima de la articulación del tobillo.

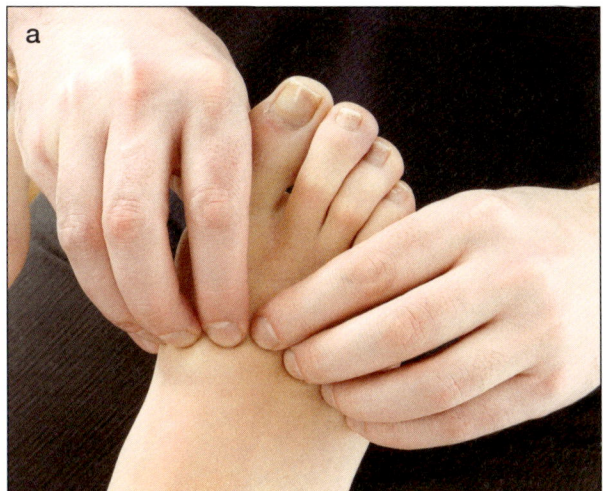

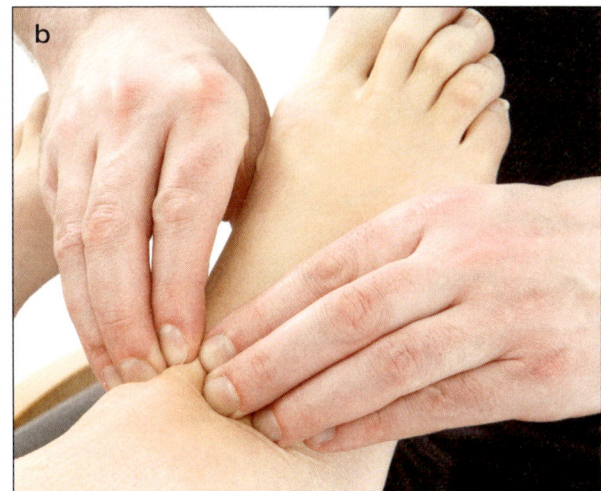

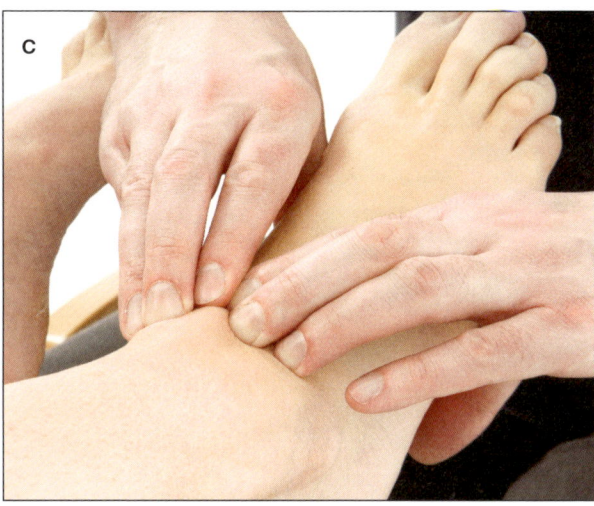

Figuras 4.15a, b y c. Ésta es una zona ideal en la que practicar la palpación de la capa profunda y adentrarse en cada nivel. Fíjate en la diferencia al presionar la piel y la capa adiposa, y siente la resistencia al alcanzar la fascia profunda. Intenta mantener el contacto en cada una de esas capas del dorso del pie. Fíjate en la diferencia, no sólo de la calidad de los tejidos, sino del control que ofreces al pie y los dedos al mover cada capa por separado. Si tienes un compañero sensible, acostumbrado al trabajo manual o a tono con su cuerpo, pídele retroalimentación a medida que vayas mejorando tu especificidad y tus habilidades.

La libertad y la independencia de cada capa es importante para el funcionamiento eficaz de todas las partes del cuerpo, pero el pie y el tobillo parecen particularmente susceptibles a las adherencias porque tienen que soportar mucha presión. Tomarse tiempo para "limpiar" cada capa es muy útil tras cualquier forma de inmovilización, como un postoperatorio o un esguince. El movimiento puede reducirse en las capas de las cubiertas tenosinoviales que rodean los tendones en esta sección. Agarrar las cubiertas mientras el cliente mueve los tendones ayuda a crear una especie de efecto sedoso con el que se libera cualquier restricción que pueda estar presente.

Liberación de los cinco metatarsianos

Los veintiún huesos del pie están diseñados para adaptarse a las variaciones de las superficies sobre las que caminan y el calzado que lleven. Podemos perder esta capacidad si llevamos calzados sólidos, con la suela dura o con accesorios por alguna dolencia, tras una lesión o simplemente como resultado de caminar principalmente por superficies yermas, planas y artificiales.

Como parte de nuestra introducción al pie, sostén cada metatarsiano cerca de su cabeza y pásalos de uno en uno por el plano dorsal-ventral, sintiendo los cambios de su libertad relativa. El cuarto y el quinto deberían ser los más fáciles de mover; las limitaciones irían en aumento desde el tercero y el cuarto hasta el segundo y el tercero, y algo más fácil entre el primero y el segundo. Los que parezcan un poco más adheridos que los otros pueden arreglarse moviéndolos suavemente del mismo modo que en la fase de valoración, pero también se pueden tratar con más profundidad hundiendo la yema de un dedo entre ellos para abrir los lumbricales y los interóseos afectados (los pequeños músculos que hay entre los metatarsianos).

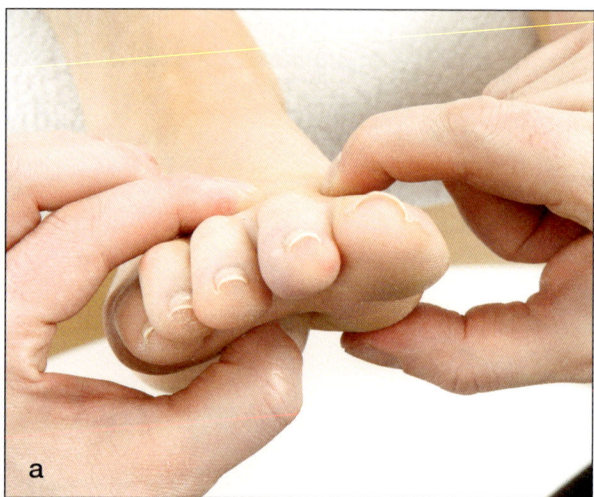 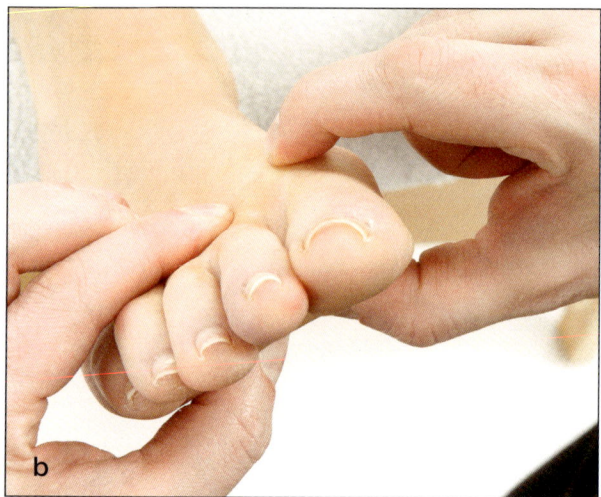

Figuras 4.16a y b. Se agarra cada metatarsiano por separado y se mueven alternativamente hacia atrás y hacia delante para valorar su relación con los demás.

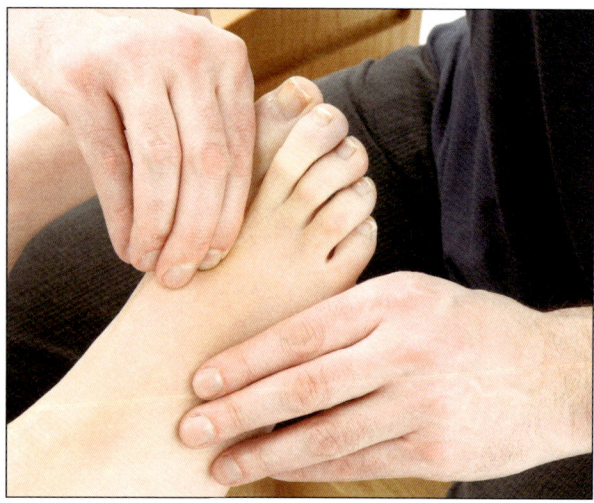

Figura 4.17. Trabajo entre los metatarsianos para abrir los lumbricales.

Fascia plantar (LPS)

Esta gruesa e importante pieza de tejido conjuntivo suele necesitar tratamiento para liberar el calcáneo y corregir un arco aparentemente alto (figura 4.20a y b), pero las deformaciones de las zonas de la fascia plantar se dan en casi todos los patrones de pies anómalos. Ésta es evidentemente una zona muy inervada, así que hay que trabajar con cuidado y utilizar buenos mecanismos corporales para mantener la buena relación con el cliente en este punto potencialmente doloroso.

El cliente puede tumbarse en supinación o en pronación con los pies sobre el borde de la camilla, permitiendo que el pie se mueva libremente hacia las flexiones dorsal y plantar. Siéntate o arrodíllate al pie de la camilla y trabaja las líneas del tejido con los nudillos. Tus hombros, tus codos y el punto de contacto deben estar en el mismo plano vertical para que puedas transferir el peso del cuerpo directamente a través de tus huesos, liberando la presión de tu tejido laxo.

El movimiento se consigue bloqueando el hombro, el codo y la muñeca, hundiendo el peso de tu cuerpo hacia delante en el tejido de la planta del pie, y levantando entonces el hombro para crear un ángulo hacia abajo sobre los nudillos. La elevación del hombro no se consigue subiéndolo, sino balanceando el peso de tu cuerpo hacia la tuberosidad isquiática opuesta. Este estilo de uso corporal (con el que se crea una fuerza estabilizadora que supera la cadena en lugar de empujar en la zona de contacto) te permite manipular con más suavidad, lo cual facilita la recepción en una zona que suele ser delicada y sensible. Deberías experimentar con esta técnica todo lo posible, ya que no sólo ayuda a tu cliente, sino que también es muy ergonómica para tu cuerpo.

Cubre la zona con dos o tres pases a lo largo de líneas ligeramente diferentes y asegúrate de que también tratas cada una de las combinaciones diferenciadas que unen las cabezas de los metatarsianos. Pide a tu cliente que realice la flexión plantar y la flexión dorsal con el fin de liberar y educar el tejido. Siempre es más fácil utilizar el peso del cuerpo de este modo subiendo y trabajando hacia abajo en vez de tirar del tejido hacia arriba. Así que, colocando al cliente en pronación, puedes modificar la dirección y mantener la suavidad de la mecánica de tu cuerpo.

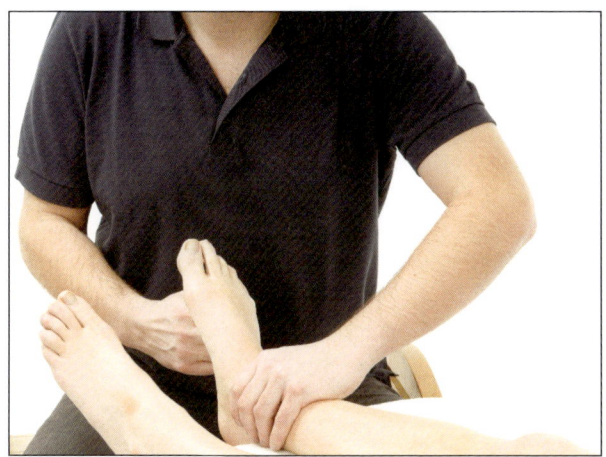

Figura 4.18. En la figura se observa la alineación vertical del punto de contacto, la muñeca, el codo y el hombro, lo cual permite la fácil transferencia del peso corporal al tejido.

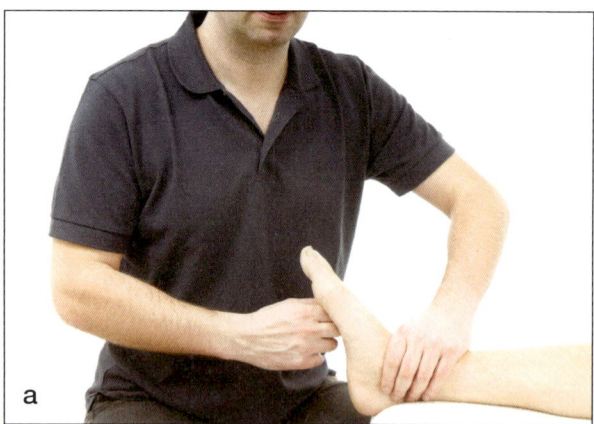 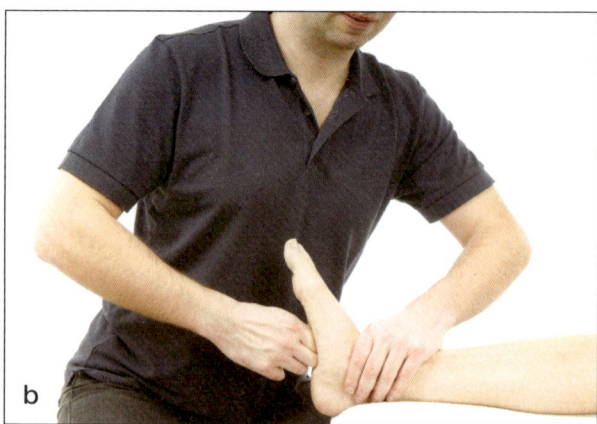

Figuras 4.19a y b. La elevación del hombro al subir el tronco crea un ángulo hacia abajo que ofrece un contacto sin tensión.

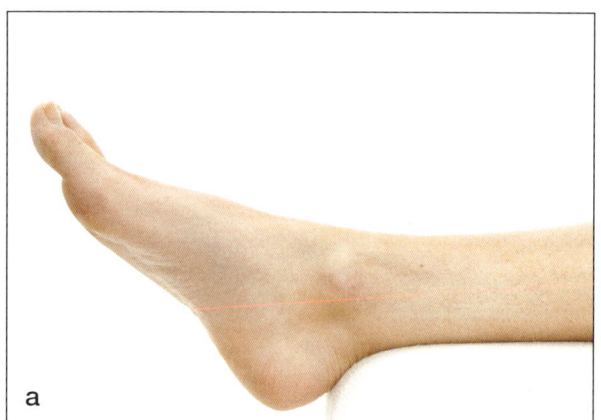 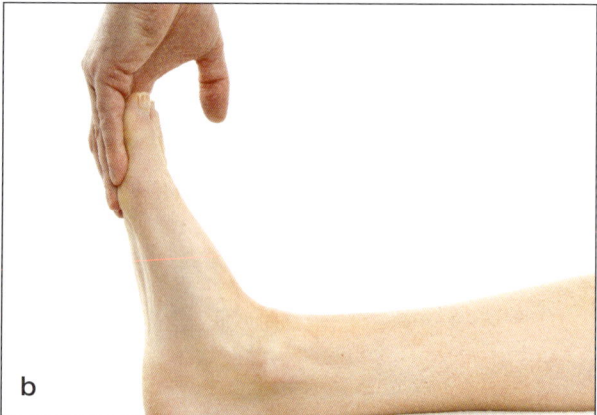

Figuras 4.20a y b. La fascia plantar corta puede dar la apariencia de un patrón de arco alto, pero, cuando el antepié y el talón se colocan en el mismo plano, se observa que el arco es normal.

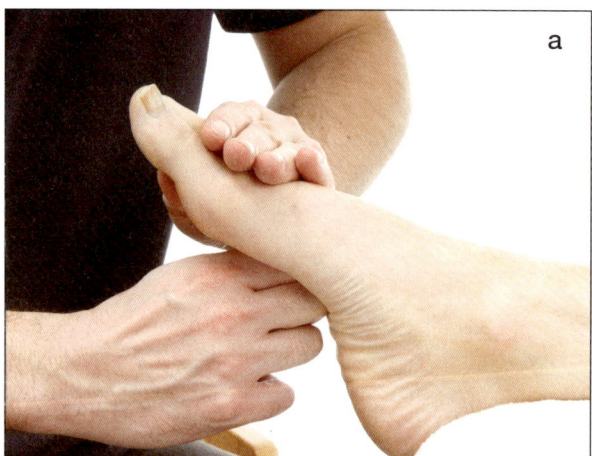 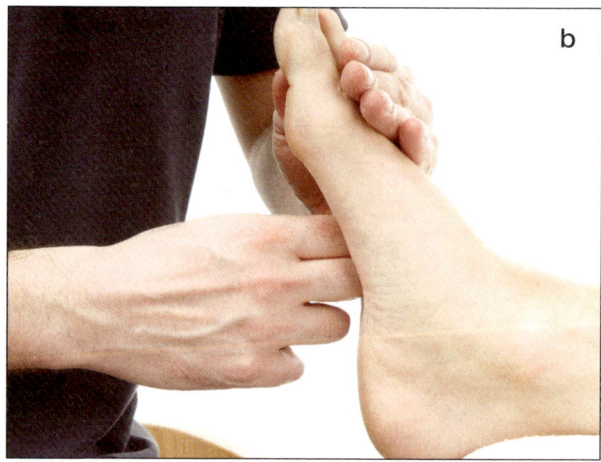

Figuras 4.21a y b. Para acceder a las capas más profundas del tejido plantar, comienza el tratamiento con el pie colocado en una ligera flexión plantar para soltar los tejidos superficiales, y luego pídele a tu cliente que realice lentamente una flexión dorsal del pie (figura 4.21b).

Banda lateral de la fascia plantar (L lat y LPS)

Esta banda lateral puede verse involucrada tanto en las rotaciones laterales del pie como en los patrones de arcos caídos, ya que va desde el calcáneo hasta la base del quinto metatarsiano, lo cual hace que estos dos bultos se junten.

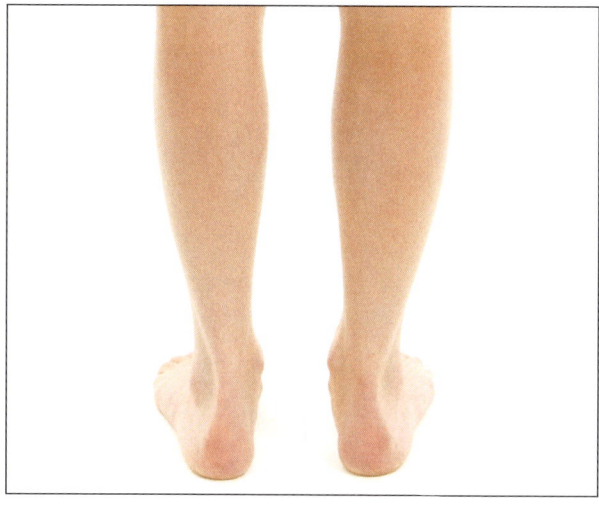

Figura 4.22. En la imagen se observa cómo un pie con una inclinación medial del calcáneo tiende también a crear una rotación lateral del pie respecto a la tibia.

La rotación lateral del pie suele verse combinada con un arco caído (inclinación medial del tarsiano). Si queremos corregir la posición del tarso, tendremos que asegurarnos de que la base del quinto metatarsiano puede separarse del calcáneo para permitir que el pie se estire.

Dile al cliente que se tumbe de lado, con el pie que vas a tratar arriba. Puedes desplazar un nudillo por la línea del tejido que se encuentra justo entre los dos huesos palpables del calcáneo y la base del quinto metatarsiano. Fíjate en que estos huesos se sitúan a uno o dos centímetros por encima del suelo —no es muy bueno trabajar en la dura almohadilla que hay bajo el talón.

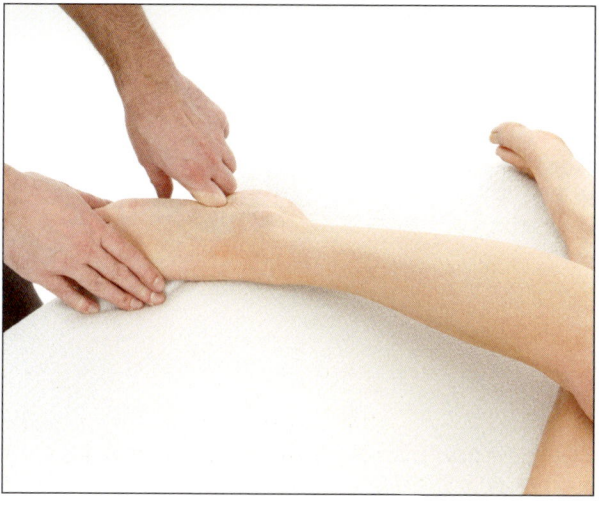

Figura 4.23. Elongación de la banda lateral con una mano.

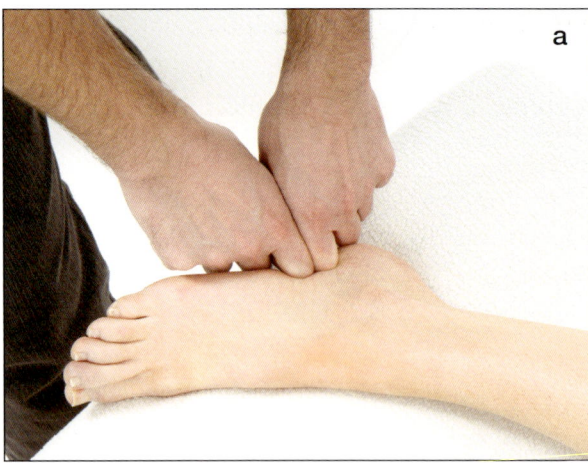
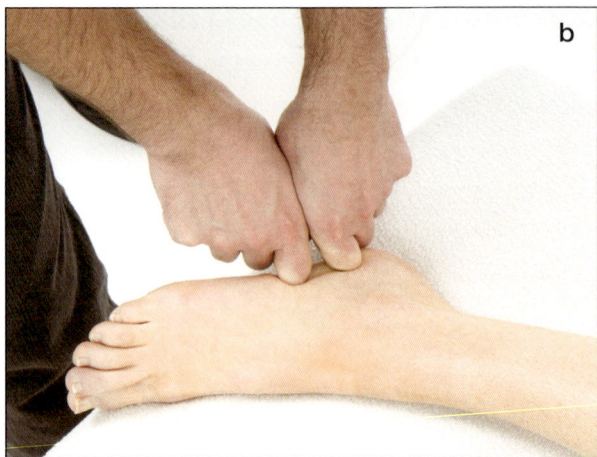

Figuras 4.24a y b. Elongación de la fascia plantar lateral con dos manos. Fíjate en cómo los lados de los puños se juntan para crear un movimiento de rodamiento de las manos separando los nudillos.

Si el espacio lo permite, utiliza las dos manos apretando los lados de los puños para separar los nudillos de los dedos índices. El peroneo corto también se inserta en la base del quinto metatarsiano y por eso también se puede tratar como se ha mostrado antes con el fin de aumentar la longitud entre él y la parte lateral del calcáneo.

Liberación del talón (LPS)

Cuando el cliente coloca gran parte de su peso corporal por delante del maléolo lateral, puede crear una tensión extra en cualquiera de los tejidos que pasan por detrás del calcáneo, y así es como la fascia plantar convierte el tendón de Aquiles en parte de la línea posterior superficial. Esto puede provocar la presión del talón hacia delante en la articulación, determinando una aparente pérdida de longitud del talón en comparación con la cantidad de antepié. Es éste un fenómeno análogo a cuando el calcáneo es una flecha, el tejido tenso pasa por detrás y se convierte en la cuerda de un arco que lo "dispara" hacia el pie.

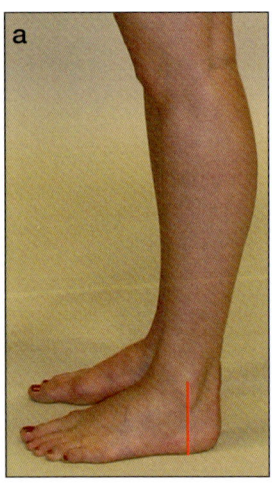
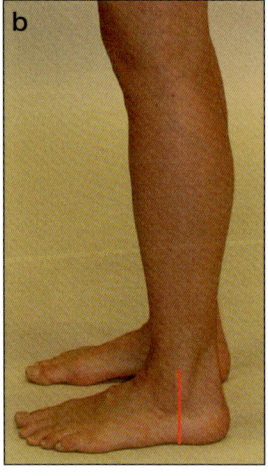

Figuras 4.25a y b. Comparación de un talón normal (a) y un talón corto (b).

Si queremos trasladar bien el peso del cuerpo hacia el centro del trípode de apoyo del pie, debemos aportar primero más soporte a la parte posterior; de otro modo, la tendencia sería a volver a la posición anterior, aparentemente más estable.

Un método consiste en elongar la fascia plantar (figura 4.24): se puede aplicar presión durante un tiempo en la cara anterior del calcáneo esperando que el tejido se libere un poco más, pero tendremos que tratar también el tejido que rodea el calcáneo.

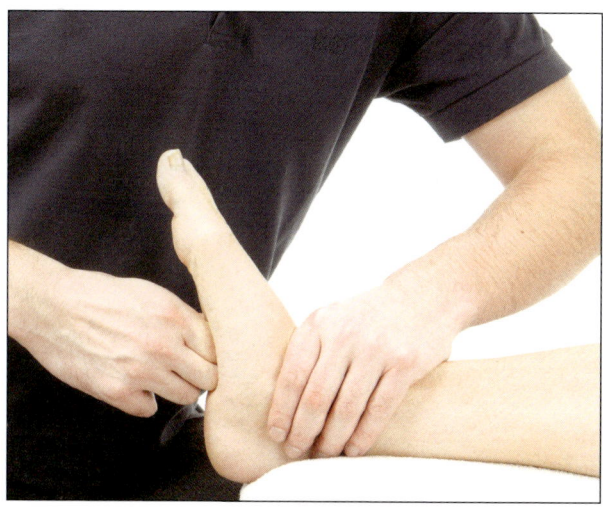

Figura 4.26. Se aplica presión con el nudillo en la parte anterior del calcáneo –se hace suavemente para llegar a la cara anterior del calcáneo y esperar que el tejido de sujeción que lo rodea lo libere posteriormente.

Al trabajar con cada parte del tobillo, se puede emplear los nudillos de los dedos índices para liberar las limitaciones del tejido cercano al talón, bajando por cada lado del tendón de Aquiles, desde el maléolo y el antepié. Con cada pase sucesivo, el cliente puede bajar con el talón desde la cadera para crear más espacio.

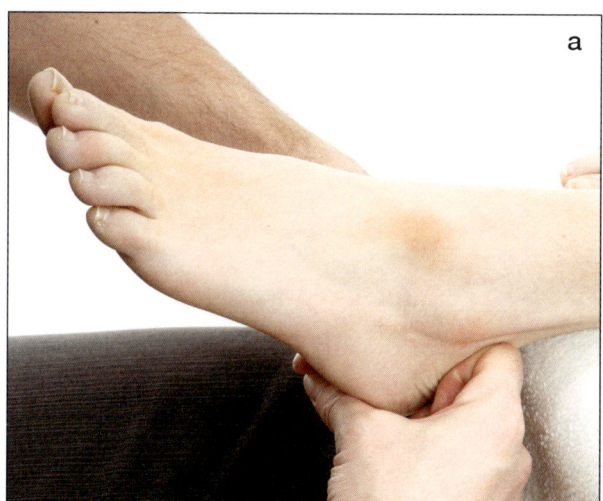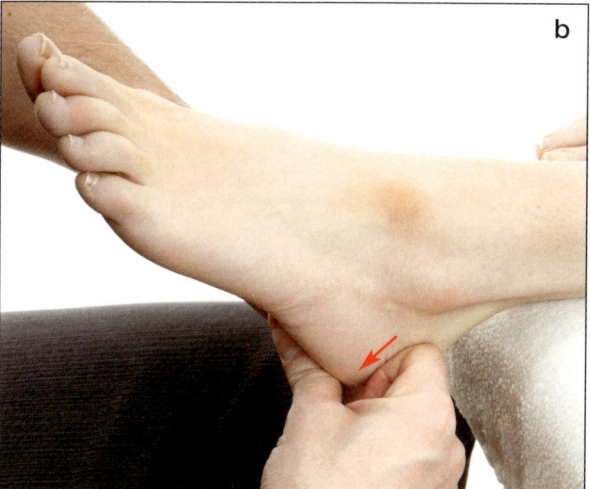

Figuras 4.27a y b. Acerca el tejido anterior al tendón de Aquiles y empújalo hacia abajo. La manipulación termina en la cara inferior del hueso, no en la grasa y debajo del calcáneo.

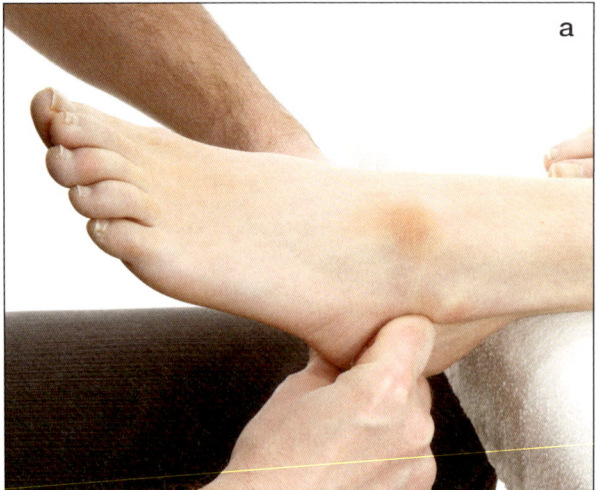
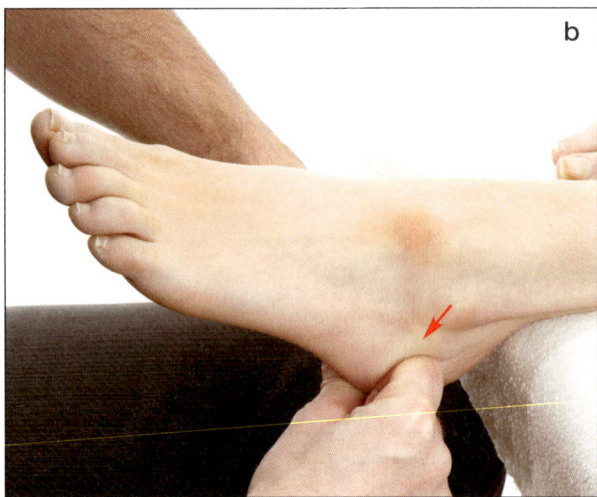

Figuras 4.28a y b. Comienza ligeramente por debajo del maléolo y evita el nervio; desplaza el tejido hacia atrás y hacia abajo, hacia el calcáneo.

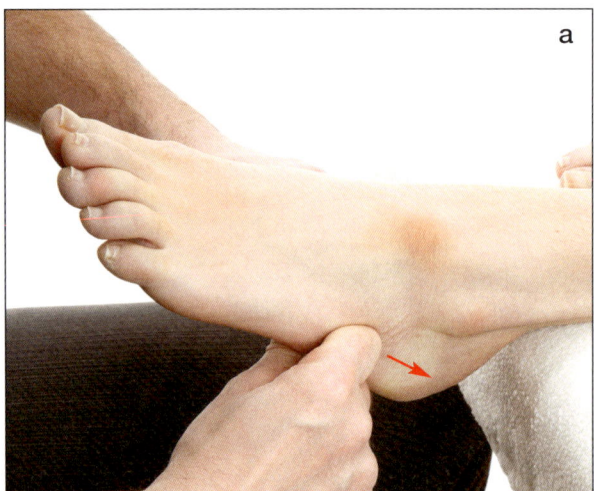
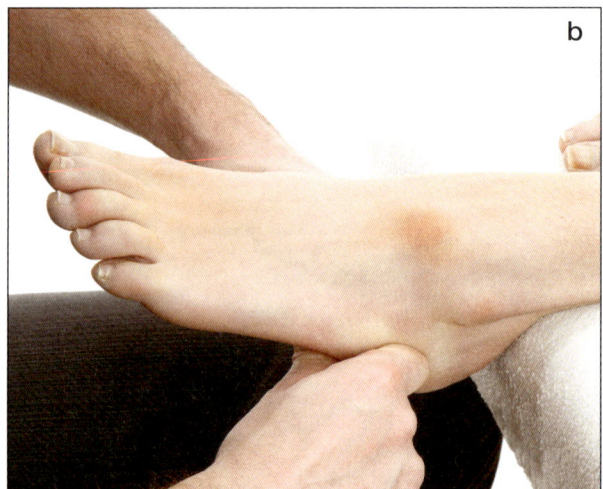

Figuras 4.29a y b. Trabaja con cada ángulo que rodee el tobillo a 0°, 45° y 90° respectivamente.

Quizás haya que liberar otros tejidos antes de que el talón se mueva completamente hacia atrás: el gastrocnemio y el sóleo, los músculos isquiotibiales, puede que hasta los ligamentos sacrotuberosos o los erectores, cualquiera de los elementos de la línea posterior superficial. Puede que la miofascia de la parte delantera del cuerpo también requiera una elevación antes de que la pelvis se apoye sobre los pies más uniformemente. Incluso un pequeño movimiento de liberación o hacia atrás del talón puede afectar enormemente el soporte que ofrece el pie al resto del cuerpo.

Trabajo con los "hilos de marioneta" de los pies

La figura 4.10 muestra el emplazamiento de cada tendón de los músculos de la pierna como si cruzaran los dos planos de las articulaciones del tobillo. Ahora piensa en esas dos líneas de acción como en el control de una marioneta, siendo los tendones los hilos que mueven la marioneta por los pies.

¿Ves que al levantar un lado baja el otro? Los flexores plantares funcionan como antagonistas de los flexores dorsales, y los inversores, de los eversores. Si mantenemos esta imagen, podremos visualizar las intenciones de nuestras manipulaciones, especialmente las relacionadas con el equilibrio de los arcos y las acciones que afectan la articulación subastragalina. Por ejemplo, en el caso de un arco longitudinal medial bajo, podríamos querer levantar y fortalecer los músculos de la cara medial de la línea de la articulación subastragalina, bajando y soltando los eversores laterales. Podemos facilitar este objetivo tratando el tejido en la dirección adecuada.

Los enfoques estándar para cada unidad miofascial de la pierna se muestran a continuación, pero será necesario modificar las direcciones o la profundidad en función del patrón que se presente en cada cliente.

Liberación del compartimento anterior (LAS)

Según nuestro patrón general, para limpiar el tejido superficial, antes de ahondar en los tejidos más profundos, debemos primero abrir y valorar la fascia que contiene los tres músculos del compartimento anterior. Con el puño de tu mano exterior, coge el tejido del compartimento anterior. A menudo hay que levantar esta parte para preparar el interior del pie y ayudar al arco longitudinal medial. La dirección de la manipulación suele ser, por tanto, hacia arriba, hacia la cabeza.

Se podría combinar con el trabajo en la cara medial de la tibia si se utiliza el otro puño simultáneamente. Si optas por ello, asegúrate de llegar sólo a la fascia profunda, sin presionar contra el periostio que cubre el hueso, lo cual sería muy incómodo para el cliente.

Ambas técnicas, con una mano o con las dos, pueden comenzarse por encima del talón y centrarse a la altura de la fascia crural para llegar al retináculo y localizar la libertad existente entre ellos y los tendones subyacentes. Esto se consigue colocando los pies del cliente en el borde de la camilla (figura 4.31) y pidiéndole que realice lentamente la flexión plantar y la dorsal con los pies. Puedes utilizar una mano para guiar sus movimientos, sobre todo si quieres reparar en su patrón de movimiento, manteniendo sus articulaciones lo más neutras que puedas en lugar de permitir que se desvíen hacia la supinación o la pronación.

Realiza tu manipulación a lo largo de la parte anterior de la pierna hasta justo debajo de la parte superior de la tibia, al nivel de la tuberosidad tibial. Ajusta tu presión y tu profundidad de conexión en consecuencia a medida que te vayas acercando a esta zona más huesuda.

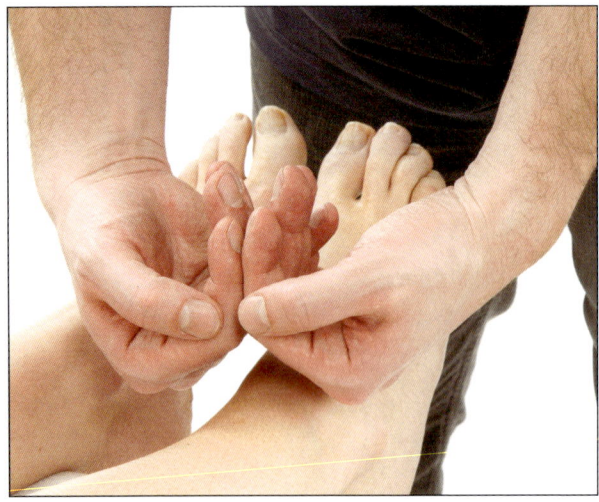

Figura 4.30. Coloca las manos en forma de tejado para ajustarlas a la curva de la parte anterior de la pierna.

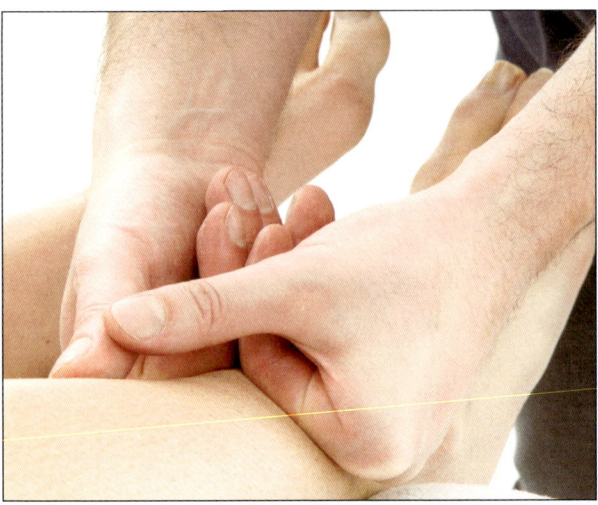

Figura 4.31. Con los puños sueltos, coge el tejido de la superficie anterior de la tibia y el compartimento anterior.

Tibial anterior, extensor largo del dedo gordo del pie y extensor largo de los dedos del pie (LAS)

Con el fin de trabajar más profunda y específicamente en cada uno de estos músculos, puedes utilizar los dedos o los nudillos. Debido a la densidad del tejido de esta zona, te recomendaríamos que usaras los nudillos, más estables, pero también cabe emplear el codo.

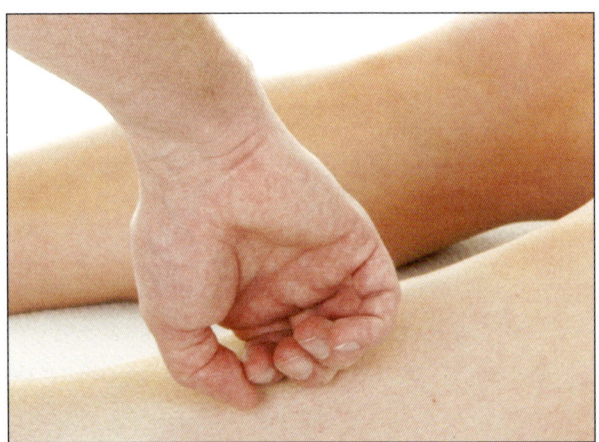

Figura 4.32. Se puede conseguir un contacto más profundo utilizando los nudillos, rotando internamente el brazo y aplicando fuerza hacia abajo con el brazo, el antebrazo y la muñeca.

Aprovechando parte de la información que aporta el primer pase a lo largo de la fascia crural, ahora puedes centrarte en toda la longitud de los músculos y/o prestar más atención a las zonas en las que sientas restricción o una densidad inusual. La superficie cúbital del brazo rotado internamente puede servir para trabajar toda la longitud del tejido. Vuelve a los nudillos o a los dedos para tratar las secciones indiferenciadas de cualquiera de los músculos.

Los movimientos del cliente son de nuevo la flexión dorsal y la flexión plantar, aunque algunas zonas del tibial anterior también pueden beneficiarse de la inversión y la eversión. Si sientes que el tejido se abre (o no) con tu contacto al moverse, puedes guiar suavemente el pie con tu mano libre en la dirección que ofrezca más resistencia al tejido acortado.

Una zona importante que hay que comprobar en esta línea puede ser el espacio, o su ausencia, entre el músculo tibial anterior y la tibia. Los clientes con dolor en la espinilla suelen tener el músculo pegado al hueso y necesitan una limpieza que aporte cierta independencia a estas dos estructuras. Esto parece aportar grandes beneficios a corto plazo, pero, si los síntomas son recurrentes, puede haber problemas en el arco o en el tobillo, así que asegúrate de comprobar su modo de caminar o derivarlo a alguien que pueda hacerlo.

Compartimento lateral y músculos peroneos (LAT)

El balanceo de los arcos mediales y la liberación del septo miofascial entre los músculos peroneos y el sóleo son dos de las indicaciones estructurales principales para trabajar los contenidos del compartimento lateral. Puedes trabajar hacia arriba o hacia abajo en el peroneo largo, de forma continua cuando manipules el tibial anterior al levantarlo o, con menos frecuencia, bajar el arco longitudinal medial.

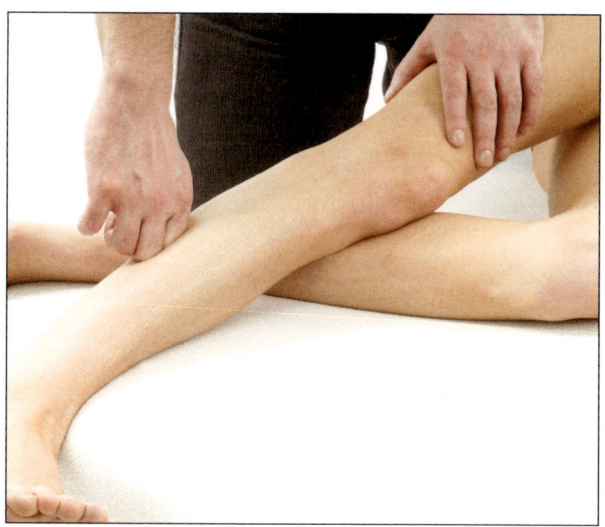

Figura 4.33. Con los nudillos o los dedos, puedes seguir la línea de los músculos peroneos, o trabajar en el septo por detrás entre los músculos peroneos y el sóleo, o por delante entre los músculos peroneos y el compartimento anterior.

Es necesario un contacto preciso y controlado debido a la naturaleza fuerte y delgada de estos músculos. Hay que tener cuidado en evitar los nervios peroneos; desiste si tu presión produce dolor nervioso. Para mantener tu atención centrada en los músculos peroneos, sigue una línea recta entre el maléolo lateral y la cabeza del peroné.

El cliente puede mover el pie entre la flexión dorsal y la flexión plantar, la inversión y la eversión, o realizando movimientos circulares.

Compartimento posterior: gastrocnemio y sóleo (LPS)

El compartimento posterior de la pierna contiene los músculos sóleo y gastrocnemio. El gastrocnemio es el más superficial, el que tiene la fascia más larga de los dos y cruza las articulaciones del tobillo y de la rodilla. Ambos pueden verse afectados por diversos hábitos posturales. Aunque se puede trabajar hacia arriba o hacia abajo, la dirección más frecuente para la inducción miofascial suele ser en la que el tejido se lleva hacia abajo, hacia el talón (figura 4.34). Para trabajar hacia arriba este tejido, simplemente tienes que recolocarte mirando hacia la cabeza del cliente y utilizar un método y una posición de manos similares.

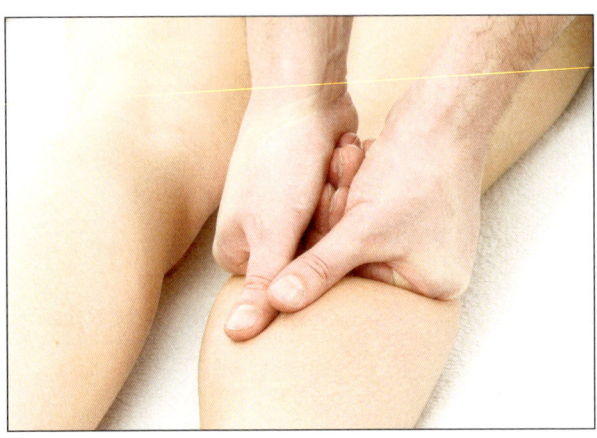

Figura 4.34. Utilización de uno o los dos puños a lo largo del compartimento posterior (también podría emplearse fácilmente el codo o el antebrazo).

La técnica superficial se realiza con un puño suelto doble. Mantén el peso centrado en los nudillos proximales en vez de intentar aplicar fuerza con los nudillos mediales más cerca de la línea media de la pierna, con lo que los extensores de tus dedos precisarían un esfuerzo mucho mayor. Profundiza hasta la fascia crural y más allá. Al trabajar en la parte posterior de la pierna, pide a tu cliente que efectúe lentamente una flexión plantar y dorsal del pie.

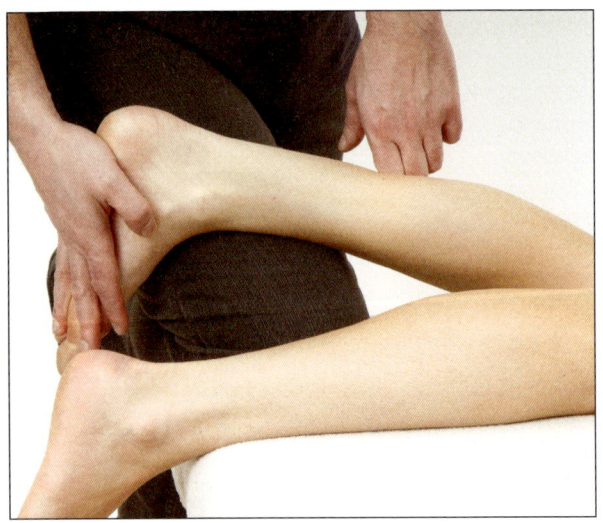

Figura 4.35. Para valorar las capas profundas del compartimento posterior, apoya la pierna flexionada para relajar el gastrocnemio y utiliza los nudillos para localizar las zonas con restricciones.
La flexión dorsal se utiliza para liberar estas zonas y puede realizarse de forma activa o pasiva en esta posición.

A medida que trabajes, sentirás bandas más profundas y más aisladas de tejido tenso. Para concentrarte en ellas, puedes apoyar la pierna en el muslo o en un cabezal dejando libertad para que el pie del cliente se mueva. Esto sirve para relajar y acortar el gastrocnemio, permitiendo un acceso más cómodo a las fibras más profundas, por lo que podrás alcanzarlas con los nudillos o los dedos. El pie del cliente puede realizar entonces la flexión dorsal pasiva o activa con el fin de aumentar el desafío en el tejido tratado.

Compartimento posterior profundo: tibial posterior, flexores largos del dedo gordo y de los dedos de los pies (LAP)

El grupo de músculos más profundo de la pierna se oculta tras la tibia y se une a la parte posterior de los huesos y su membrana interósea, lo cual dificulta mucho la manipulación del terapeuta. Sus tendones se palpan fácilmente hacia el extremo distal, justo antes de envolver los maléolos mediales, pero donde conseguiremos una mejor liberación será en la zona más proximal y en la que el epimisio es más abierto y maleable.

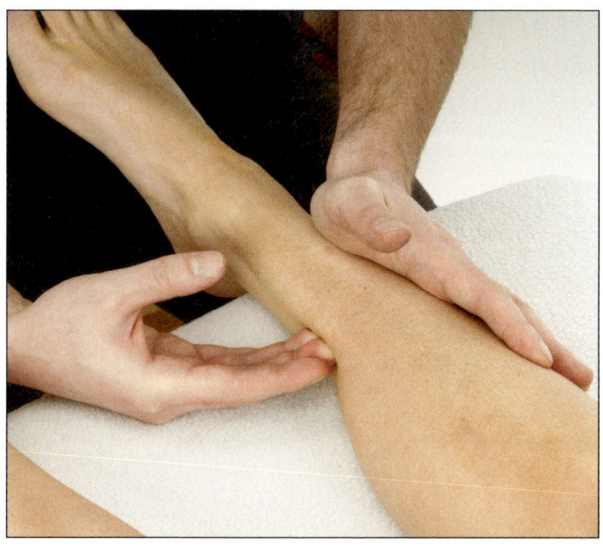

Figura 4.36. Utiliza la mano lateral para empujar la pierna contra los dedos de la mano medial. Esto permite que el contacto con el tejido del compartimento posterior profundo sea más relajado y por tanto más fácil de recibir. En esta posición es más fácil asir los tejidos hacia arriba.

Con el fin de alcanzar esta parte del compartimento posterior profundo, tenemos que guiar nuestros dedos por la cara medial de la tibia, lo que se realiza mejor empujando la pierna sobre los dedos que trabajan con la mano de apoyo. Esto permite que los dedos estén más relajados y, por tanto, que al cliente le sea más fácil la recepción.

La dirección de la manipulación suele realizarse hacia arriba, lo que facilita la elevación del tejido de este compartimento y ofrece cierto apoyo a los arcos caídos. También puede ser de ayuda que le pidas al cliente que efectúe una flexión plantar y una flexión dorsal del pie mientras mantiene una alineación neutra del tobillo y tú valoras las vías del movimiento neural.

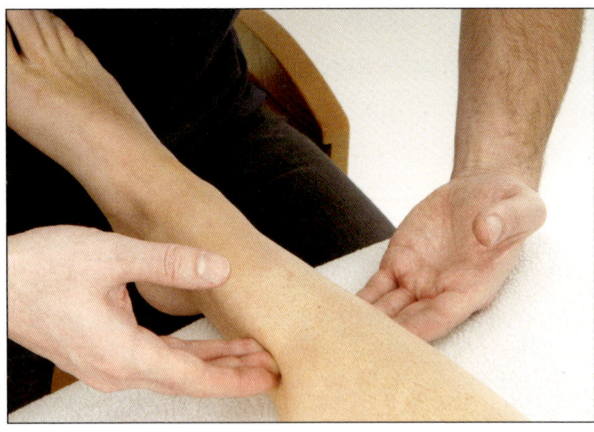

Figura 4.37. Con los dedos de la mano medial posterior a la tibia y los dedos laterales en el septo que hay entre los músculos peroneos y el sóleo, puedes alcanzar ambos lados del compartimento posterior profundo.

Una manipulación más profunda requiere que ambas manos trabajen simultáneamente en ambos lados del compartimento. Los dedos mediales, una vez más, se deslizan tras la tibia, como antes, mientras que los dedos laterales trabajan el septo que hay entre los músculos peroneos y el sóleo. Cuando hayas profundizado lo suficiente entre estos músculos, tendrías que poder sentir gran parte del compartimento posterior profundo entre las dos series de dedos que trabajan medial y lateralmente. A menos que tu cliente tenga esta zona particularmente abierta, tu contacto estará limitado a la fascia profunda y al epimisio que rodea el grupo de músculos en vez de directamente sobre los músculos en sí, pero este nivel puede tratarse del mismo modo que el anterior.

Es importante mantener las muñecas derechas en estos dos movimientos. Como con el ángulo de enfoque necesario es más difícil utilizar el peso corporal, debes emplear cierta fuerza de la parte superior del cuerpo. Mantén los codos abiertos y ligeramente por detrás de tu punto de contacto para apoyarte en la manipulación hacia arriba todo lo posible.

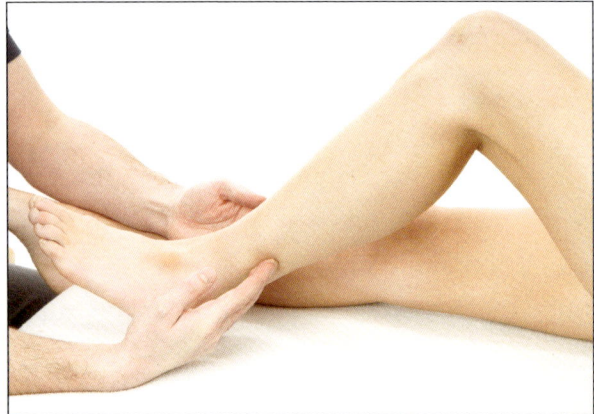

Figura 4.38. Posición alternativa que permite una mayor libertad al cliente, pero requiere más estabilidad en el muslo.

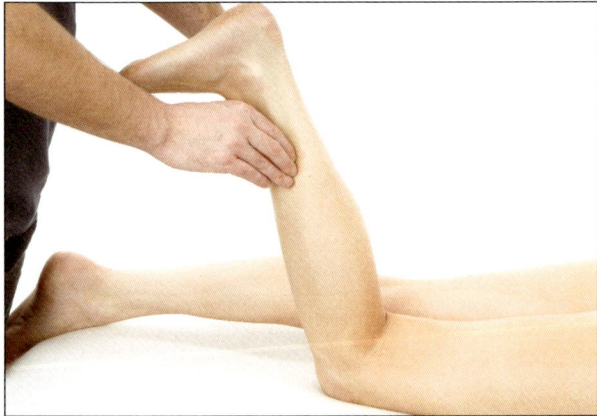

Figura 4.39. Si el cliente se coloca en supinación, se puede trabajar desde arriba más fácilmente, pero debido a la orientación la integración puede ser menor que si se coloca en pronación, ya que así se aísla la actividad del pie.

Trayectoria de la rodilla: integración y reeducación

Se puede conseguir una útil reeducación de los mecanismos de la cadera, la rodilla y el tobillo colocando al cliente de pie ante de ti y valorando primero la capacidad de sus rodillas para moverse hacia delante por encima de los segundos dedos de los pies. Comúnmente, las rodillas se mueven medial o lateralmente en función de los mecanismos individuales del cliente. En primer lugar, asegúrate de que los pies de tu cliente están paralelos, con los segundos metatarsianos paralelos. Al flexionar las rodillas hacia delante la pelvis debe permanecer neutra, sin caer en una inclinación posterior o anterior.

Cuando hayas realizado la lectura, coloca un muslo justo encima de la rótula envolviendo con los dedos la parte exterior del muslo para agarrar y controlar los tendones isquiotibiales. Pide a tu cliente que repita el mismo movimiento, pero controla el tejido que hay alrededor y encima de la rodilla para que la rótula pase por encima del segundo metatarsiano –esto suele ser bastante fácil. La parte difícil llega a la hora de volver, cuando opones resistencia a la rotación en el camino de vuelta agarrando la pierna para que se estire hacia atrás sin rotar. También puedes asir el tejido que rodea los tendones de los isquiotibiales con el fin de efectuar un estiramiento local.

Repite este proceso con las dos piernas y luego di a tu cliente que flexione las rodillas sin ayuda, pero procurando mantener la alineación correcta. Puedes decirle que realice este ejercicio en casa cuando la alineación de la cadera y/o la rodilla sea muy difícil.

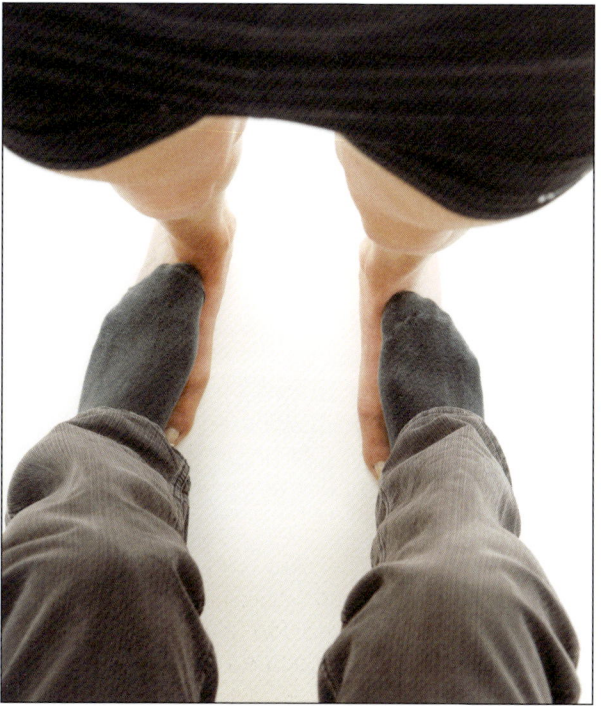

Figura 4.40. Coloca al cliente de pie ante ti; puede poner los pies bajo los tuyos para estabilizarlos.

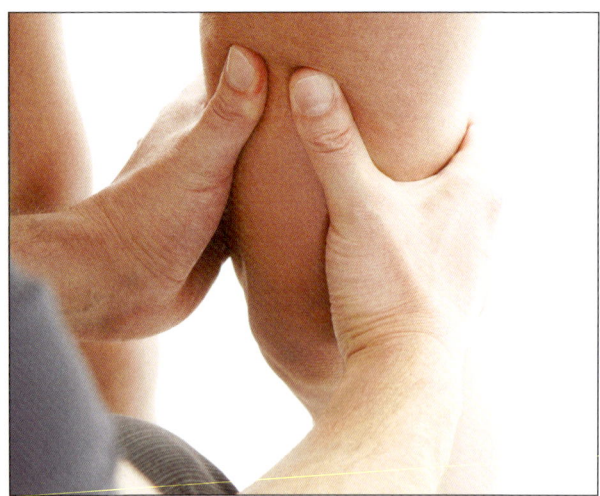

Figura 4.41. Las rodillas pueden moverse dentro o fuera del segundo metatarsiano; así que utiliza las manos para guiarlas por encima del segundo dedo del pie.

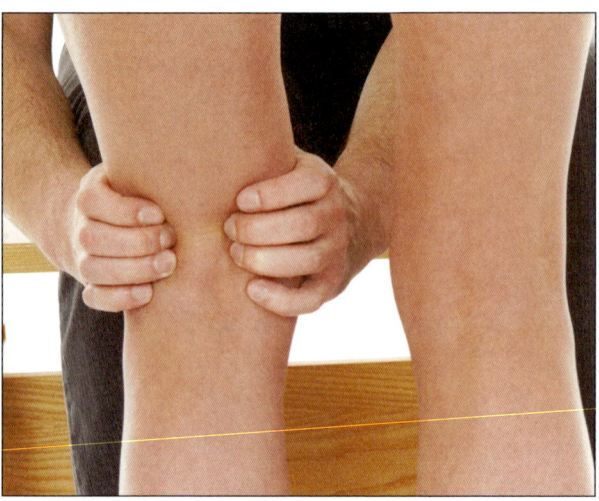

Figura 4.42. Los dedos envuelven la parte posterior de la rodilla para agarrar los tendones isquiotibiales y trabajar con ellos particularmente a la vuelta.

Un trabajo adicional muy útil en esta técnica para quienes tengan los arcos caídos consiste en reforzar el contacto distal de tus dedos con el tibial posterior, con el cliente de pie, estimulándolo un poco y levantando el arco de tu cliente. Tu intención es estimular el tono muscular, lo cual le permitirá reconocer y recuperar los músculos debilitados. Todo esto, evidentemente, necesitará refuerzo mediante la actividad diaria, la toma de conciencia y posiblemente ejercicios de rehabilitación.

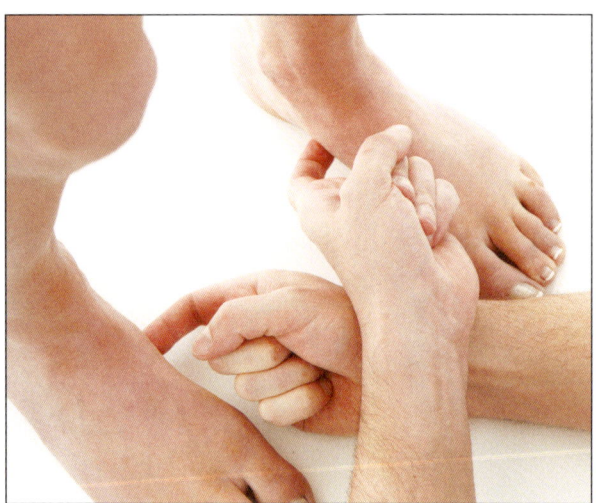

Figura 4.43. Para mejorar el ejercicio de la trayectoria de la rodilla en clientes con arcos inclinados medialmente, presiona con los dedos cuando los tengas colocados en el tibial posterior y pídeles que levanten los arcos desde ahí y que mantengan esa elevación al flexionar las rodillas.

La rodilla y el muslo

5

La parte inferior de la pierna, aunque está miofascial y funcionalmente conectada a todo lo demás, es bastante independiente muscularmente. Sólo tres músculos cruzan la articulación de la rodilla desde abajo: el gastrocnemio y sus amiguitos plantares, que básicamente suben desde el talón hasta cruzar la rodilla, y el poplíteo menor, que participa a la hora de estirar la rodilla y al abandonar ésta la extensión plena.

A partir de aquí haremos divisiones más artificiales entre las partes del cuerpo, ya que más músculos con múltiples articulaciones desdibujan los límites entre los segmentos del cuerpo y, en consecuencia, también las secciones de este libro. Además, "escogeremos nuestras batallas" –elegiremos resaltar algunos puntos anatómicos entre las muchas y maravillosas complejidades del cuerpo.

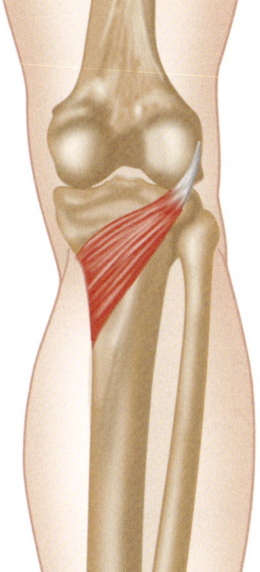

En este capítulo hablaremos un poco sobre la articulación de la rodilla y luego sobre los músculos largos y grandes que recorren el fémur y afectan tanto la rodilla como la cadera. Estos músculos nos dan la fuerza para correr, levantarnos y coordinar la base de nuestros pies y la parte más alta de nuestra columna. En el capítulo 6 abordaremos la articulación de la cadera y sus músculos en gran parte específicos con más detalle.

Figura 5.1. El poplíteo menor flexiona y rota el fémur lateralmente sobre la tibia cuando la pierna está plantada.

La articulación de la rodilla

Algunos dicen en broma que "la rodilla es un codo diseñado por un comité". La rodilla se sitúa entre las dos palancas más largas del cuerpo –la tibia y el fémur– y soporta la mayor parte del peso del cuerpo (y desde varios ángulos en el mundo del deporte).

A primera vista, la rodilla no parece estar diseñada para tratar con fuerzas tan titánicas y dinámicas. Para los principiantes, los huesos no se ajustan firmemente entre sí. El fémur termina en dos cóndilos redondeados, mientras que la parte superior de la tibia se describe como una "meseta"; una superficie bastante plana sobre la que se apoya el fémur. Esto significa que existe cierto grado de deslizamiento y de rotación en la rodilla. Esto facilita una adaptabilidad necesaria, pero no es tan bueno para la estabilidad. La vida nos pone a prueba, como decíamos al principio.

Los ligamentos de la rodilla llegan a limitar el compromiso. Los ligamentos colaterales medial y lateral permiten un mínimo deslizamiento hacia los lados (medial o lateral) de los dos huesos el uno contra el otro. El ligamento colateral lateral (LCL) se encuentra bajo la cintilla iliotibial y va desde el fémur hasta la cabeza del peroné, que sobresale debajo de la meseta tibial. Este ligamento no forma parte de la cápsula articular de la rodilla y es muy fuerte y difícil de romper.

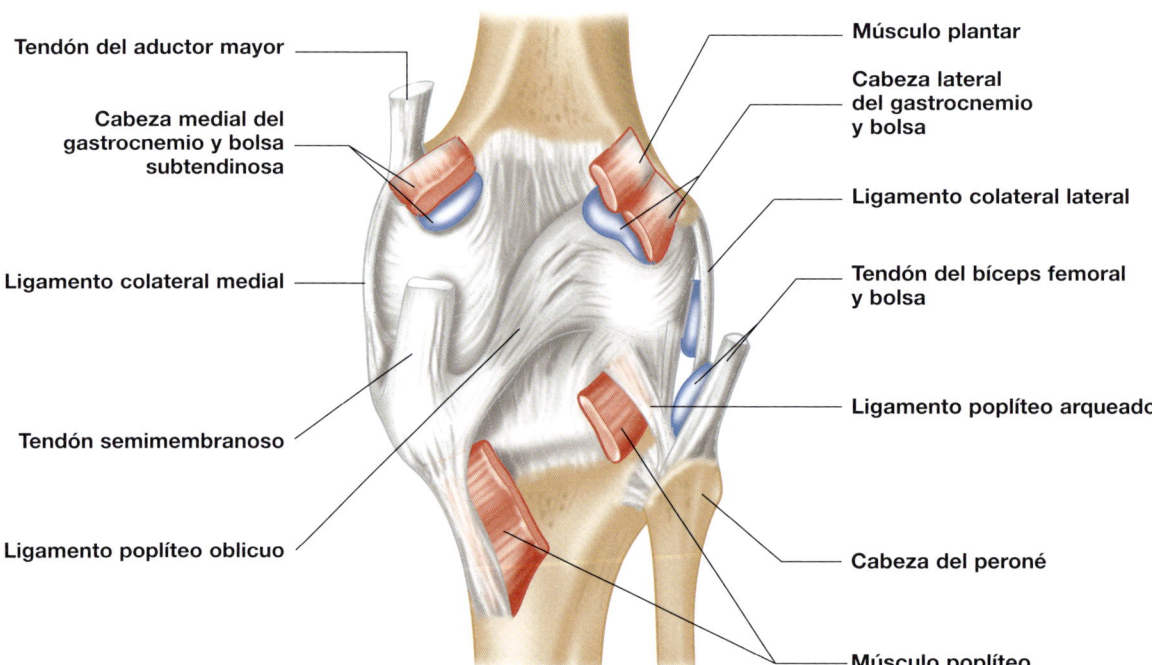

Tendón del aductor mayor

Cabeza medial del gastrocnemio y bolsa subtendinosa

Ligamento colateral medial

Tendón semimembranoso

Ligamento poplíteo oblicuo

Músculo plantar

Cabeza lateral del gastrocnemio y bolsa

Ligamento colateral lateral

Tendón del bíceps femoral y bolsa

Ligamento poplíteo arqueado

Cabeza del peroné

Músculo poplíteo

a

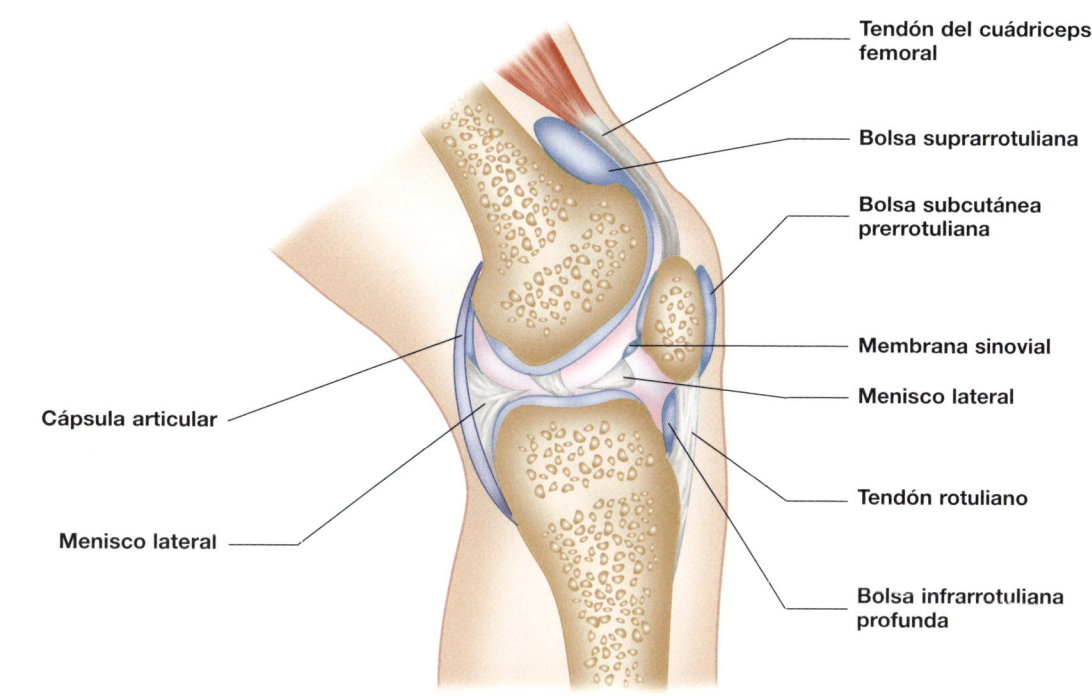

Tendón del cuádriceps femoral

Bolsa suprarrotuliana

Bolsa subcutánea prerrotuliana

Membrana sinovial

Menisco lateral

Tendón rotuliano

Bolsa infrarrotuliana profunda

Cápsula articular

Menisco lateral

b

Figuras 5.2a y b. La articulación de la rodilla gestiona las fuerzas entre las dos palancas más largas del cuerpo: la tibia y el fémur; a) pierna derecha, vista posterior; b) vista mediosagital.

El ligamento colateral medial (LCM) forma parte de la cápsula articular de la rodilla, lo cual hace que sea arbitrario el lugar donde colocar el bisturí a la hora de decidir si "esto es parte del LCM y esto que hay justo al lado no lo es". El LCM, aunque fuerte, no lo es tanto como el LCL y es, por lo tanto, más susceptible a las lesiones. Esto se aplica especialmente a las deportistas jóvenes, cuyas caderas más anchas (normalmente) y su esfuerzo atlético se combinan para dirigir más fuerza hacia la medial rodilla. Si se debilita, el LCM puede ser un problema para el resto de la vida, por lo que se suele practicar la cirugía.

Los demás ligamentos "cruciales" de la rodilla son los ligamentos cruzados, llamados así porque cruzan el centro de la articulación de la rodilla. A pesar de que parecen estar en medio de la articulación, ambos ligamentos cruzados, como el LCM, son simplemente partes más fuertes –secciones gruesas y fuertes– de la compleja cápsula articular de la rodilla.

Los ligamentos cruzados anterior y posterior (LCA y LCP) evitan el deslizamiento hacia delante y hacia atrás del fémur sobre la tibia, además de su bloqueo en extensión para evitar la hiperextensión de la rodilla. No hay nada en la forma de los huesos de la rodilla o la rótula que evite que la rodilla se flexione hacia delante –eso es tarea del LCA y el LCP, que pueden quedar muy sueltos o estirarse demasiado si se mantiene una postura de pie con hiperextensión.

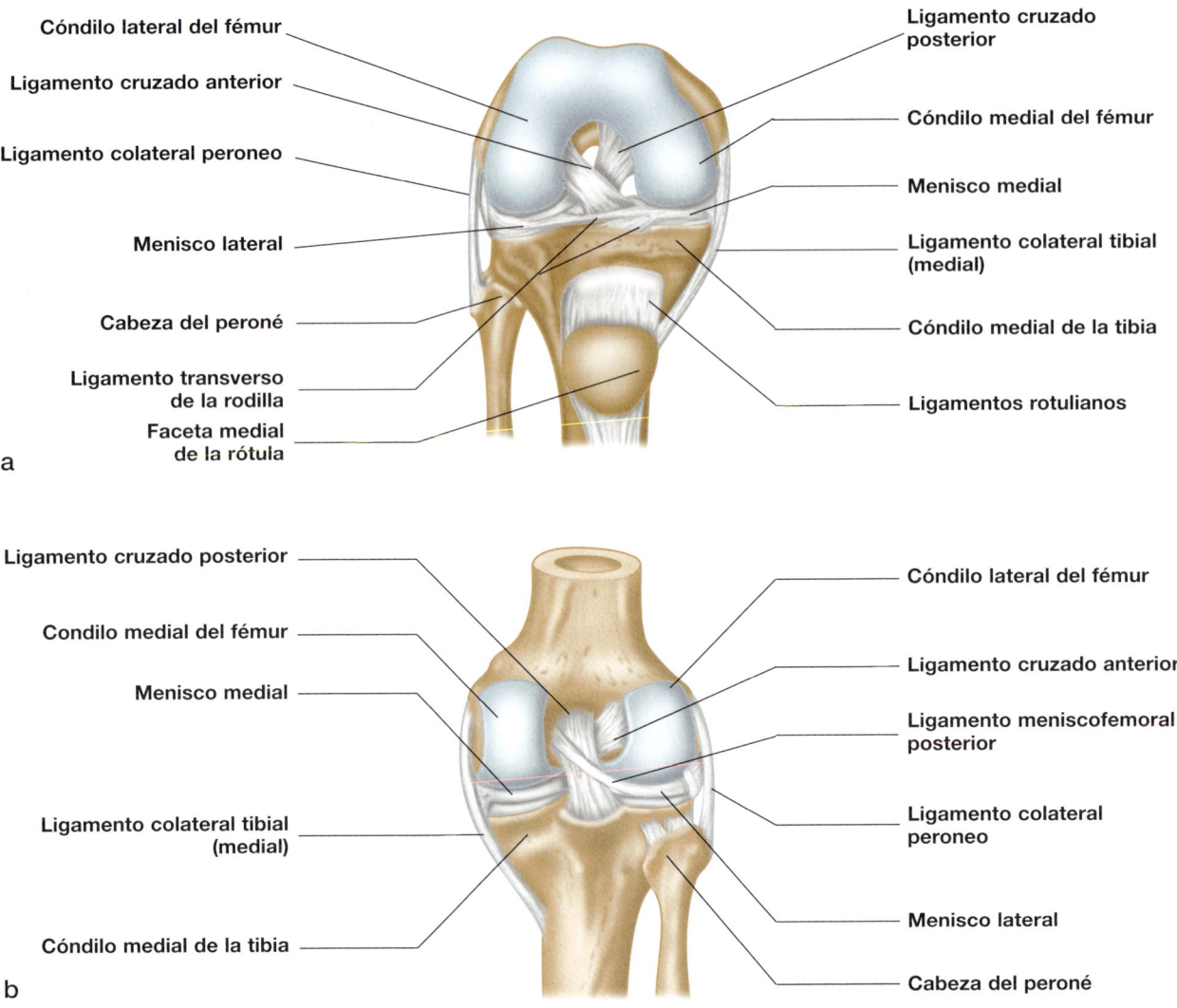

Figuras 5.3 a y b. *Los cuatro ligamentos principales de la rodilla –el colateral medial, el colateral lateral, el cruzado anterior y el cruzado posterior– limitan con firmeza el movimiento de lado a lado de los dos huesos y el movimiento de delante hacia atrás lo suficiente como para evitar que los dos huesos se desplacen el uno sobre el otro en cualquier dirección. Los cruzados también sirven para bloquear la rodilla y evitar la hiperextensión; a) pierna derecha, vista anterior; b) pierna derecha, vista posterior.*

Una lesión frecuente en fútbol es el desgarro o la rotura de los ligamentos cruzados, sobre todo el anterior –de hecho, es una de las lesiones que empujaron a Moshe Feldenkrais a investigar una cura– y a todos nos duele cuando vemos que una rodilla se dobla en la dirección "equivocada". Sin embargo, son los ligamentos, y no los huesos, los que debemos atender para la estabilización de la rodilla.

Un último apunte sobre el LCA y el LPC: están colocados de forma que se aflojan cuando la tibia gira lateralmente sobre el fémur y se tensan cuando la tibia rota medialmente, o cuando el fémur gira lateralmente sobre la tibia fija. Muchas de estas lesiones relacionadas con la rodilla se sufren cuando el pie y la pantorrilla están fijos en el suelo y la parte superior del cuerpo gira sobre esa rodilla. Como ejemplos tenemos caer hacia abajo esquiando o ese decisivo revés con giro después de plantar el pie.

Ambas superficies de la rodilla están bien cubiertas con un cartílago grueso y tienen además dos meniscos, cartílagos en forma de media luna que se sitúan entre la tibia y el fémur, y que permiten que las dos superficies de estos huesos encajen perfectamente la una en la otra. Estos cartílagos se encuentran flojos en la articulación (aunque están conectados a los ligamentos cruzados y los tendones de los isquiotibiales mediales). Estos "anillos" de cartílago en forma de C se abren cuando la rodilla se extiende y el extremo más plano del fémur se sitúa sobre la tibia, y se cierran cuando la rodilla se flexiona y la parte posterior más redondeada de los cóndilos femorales descansa en la tibia.

Esta disposición es genial cuando funciona, pero, por todas las razones relacionadas antes, estos cartílagos son susceptibles de desgastarse con el rozamiento o de desgarrarse o romperse en las lesiones por impacto. También se pueden doblar dentro de la articulación como resultado de una torcedura grave.

Existe otro elemento único en la articulación de la rodilla que merece mención antes de pasar a las estructuras miofasciales de esta región, porque demuestra la maravillosa pieza de diseño que es el cuerpo humano. La cápsula articular de la rodilla, además de encerrar la zona de los cartílagos y los meniscos articulares, tiene dos "calas" extra (figura 5.2). Una se encuentra delante, bajo la rodilla, mientras que la otra se sitúa detrás y debajo de la articulación, bajo las cabezas del gastrocnemio. La cápsula no puede salirse hacia los lados gracias a la tensión de los ligamentos colaterales que hemos descrito anteriormente.

Cuando adelantas una pierna contraes los cuádriceps. Esto ejerce presión sobre la rótula y el líquido sinovial que se encuentra debajo en la "cala" al principio amortigua la rótula, pero luego es exprimido a través de la articulación en la "cala" posterior. Cuando levantas el pie un segundo después, contraes el gastrocnemio. Éste se amortigua con el líquido, pero luego empuja el líquido hacia atrás a través de la articulación a la zona debajo de la rótula. De este modo, la articulación se lubrica muy eficazmente en ambos extremos y la gran cantidad de cartílago de esta articulación se purga y se refresca con su "alimento", el líquido sinovial.

Por favor, fíjate en que este mecanismo funciona muy bien al caminar y no tan bien al correr. El mejor modo de cuidar y alimentar de forma natural la articulación de la rodilla consiste en caminar —en caso de que caminar no esté contraindicado—, ya que así se renueva y se repara el cartílago. Durante unos cuatro millones de años, un método de curación ha consistido en caminar. Éste es un ejemplo sólido y concreto de cómo esto funciona para renovarnos.

Los músculos mono y biarticulares del muslo

Según cómo los cuentes, se podría decir que cruzan la rodilla unos quince músculos. Ya hemos hablado de los que vienen de la parte inferior de la pierna: el gastrocnemio, el plantar y el poplíteo. Muchos de los músculos largos que vienen del muslo y afectan la rodilla son músculos biarticulares, es decir, que cruzan tanto la cadera como la rodilla. Nos centraremos en la lógica de esta disposición al tratar los músculos del muslo.

Existen cinco grupos de músculos en el muslo: el cuádriceps, que es con diferencia el grupo de mayor tamaño y se encuentra en la cara anterior, aunque se desborda hacia el interior y el exterior; los músculos isquiotibiales en la cara posterior; los abductores en el exterior, unidos a la cintilla iliotibial; los aductores en el interior, y, finalmente, un extraño y pequeño grupo superficial conectado a la parte de gansa, en el interior de la rodilla. Haremos una descripción anatómica general de cada uno de estos grupos por separado y luego volveremos a la exposición del equilibrio entre los músculos de una y multiples articulaciones.

Antes de empezar con los grupos de forma individual, debemos fijarnos en que, si desenrollamos la carne del hueso del muslo, como haríamos con un *roast beef*, veríamos que estos grupos musculares siguen un patrón regular. Los músculos de las caras anterior y posterior de la rodilla son más estrechos por arriba y se ensanchan en la base. Por el contrario, los grupos musculares del interior y el exterior del muslo son más anchos por donde se conectan con la cadera y más estrechos y con conexiones estrechas y más o menos singulares por debajo de la rodilla.

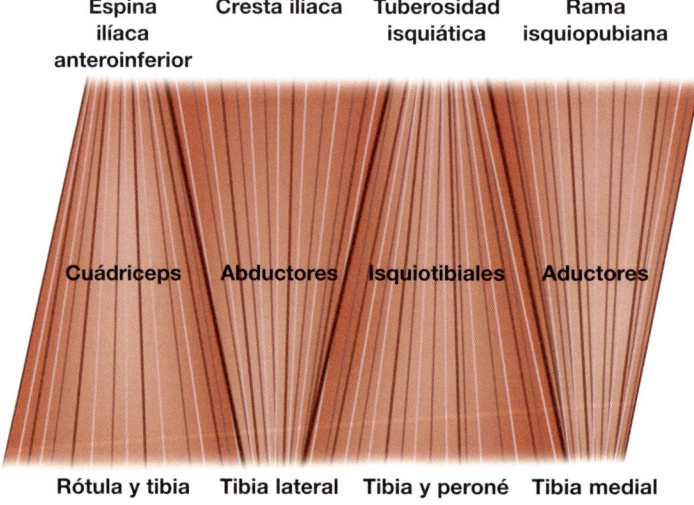

Figura 5.4. Los cuatro grupos de músculos que rodean el muslo se alternan entre ser anchos por arriba y estrechos por abajo, y viceversa. Los músculos del interior y el exterior son anchos por arriba; los músculos de las caras anterior y posterior son anchos en la base.

Así podemos diferenciar que los grupos musculares anterior y posterior –el cuádriceps y los isquiotibiales– controlan más la rodilla al trabajar desde una cadera/pelvis estable. Los grupos medial y lateral –los abductores y los aductores y el extraño grupo conectado a la pata de ganso– pueden considerarse principalmente estabilizadores de la rodilla aunque se activan más al mover la cadera. Por tanto, nos concentraremos en los cuádriceps y los isquiotibiales y el grupo de la pata de ganso en este capítulo, y nos adentraremos más en los abductores y los aductores en el capítulo 6, como parte de los abanicos de la cadera.

El cuádriceps puede tener cuatro cabezas, pero sólo tiene un pie: todos los tendones convergen cerca de la rodilla, dentro de la rótula y la brida de la fascia que la rodea y la contiene. Esta brida se inserta alrededor de la cara anterior de la tibia, pero la parte más pesada se estrecha en una banda de fascia que va desde la rótula hasta la tuberosidad tibial, un bulto claramente palpable en la parte superior de la cara anterior de la tibia. La acción del cuádriceps entonces se desarrolla en la rótula a través de esta banda de fascia para extender la rodilla y dar una patada con la pierna.

Entonces, ¿podemos llamar a esta banda de la fascia ligamento o tendón infrarrotuliano? Por un lado, es claramente un tendón, ya que acaba su recorrido por el cuádriceps en su supuesta meta, la tibia, lo que nos asegura que es un tendón. Por otro lado, es una banda fuerte que va desde el hueso de la rótula hasta el hueso de la tibia, ¿no deberíamos decir entonces que es un ligamento?

Otro argumento para este último punto de vista es que si pones una mano en la pierna y rotas el húmero medialmente para colocar el codo por encima de tu muñeca, el codo estará en una posición paralela a tu rodilla. En esta posición es fácil ver que el olécranon del cúbito está en posición paralela a la rótula. Según este razonamiento, la rótula es una pieza "rota" de la tibia que pertenece claramente a la parte inferior de la pierna. Esto convertiría la banda de fascia que las une claramente en un ligamento.

Aunque la exposición podría ser útil para entenderlo, no hay una respuesta definitiva, además del hecho de que a quienquiera que nos creara, no le preocupaba mucho nuestra nomenclatura. Esto nos recuerda que la nomenclatura es una invención humana y que el cuerpo humano no está realmente ensamblado según unas normas absolutas. Las normas que conforman nuestro cuerpo son las más difíciles pero las más lentas de la selección natural.

Volviendo al cuádriceps, estos músculos son los de mayor tamaño de la pierna. Tres de las cabezas –los músculos vastos– cruzan sólo la rodilla, y por eso se limitan a la extensión de la rodilla o la resistencia a su flexión. El vasto intermedio recorre toda la cara anterior del fémur. El vasto medial y el vasto lateral se encuentran a los lados del vasto intermedio y rodean el fémur para insertarse cerca de la línea áspera en la cara posterior.

La cuarta cabeza, el recto femoral, es un músculo de dos articulaciones que también cruza la cadera y se inserta en la pelvis, por lo que su acción consiste en flexionar la cadera, y en extender la rodilla. El punto de inserción es variable, pero la espina ilíaca anteroinferior (EIAI) es el principal. Algunas personas tienen una cabeza ondulada sobre el borde de la articulación de la cadera; ésta no se puede palpar. Otras tienen una conexión miofascial clara desde el cuádriceps hasta la espina ilíaca anterosuperior (EIAS). Esta anomalía es fácilmente palpable cuando se presenta.

Todas las fibras musculares del cuádriceps "apuntan" hacia la rótula de manera penniforme. Evidentemente, son los músculos que ejercitamos principalmente cuando hacemos sentadillas u otros ejercicios de extensión de rodilla.

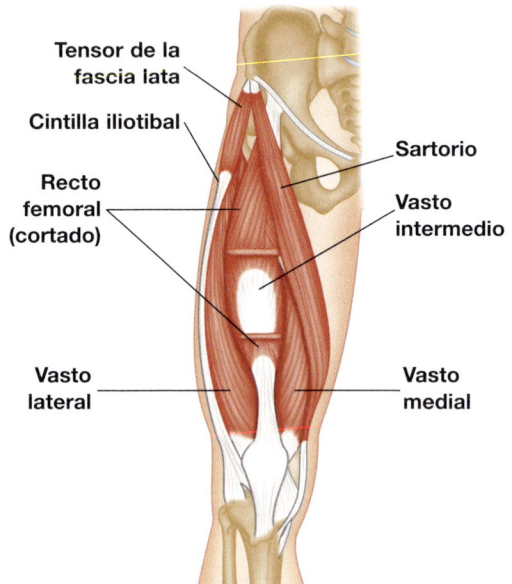

Tensor de la fascia lata

Cintilla iliotibal

Recto femoral (cortado)

Sartorio

Vasto intermedio

Vasto lateral

Vasto medial

No podemos abandonar estos músculos sin señalar que muchos gimnasios disponen de máquinas para entrenar el cuádriceps en las que debemos sentarnos y levantar las rodillas hacia la extensión contra una barra o unas pesas en los tobillos. Aunque está claro que esto fortalece el cuádriceps y aumenta su masa, debemos preguntarnos si este enfoque hace que el cuerpo como conjunto sea más fuerte o más débil.

Figura 5.5. Los músculos del cuádriceps son los principales extensores de la rodilla (y por ello controlan la flexión excéntrica de la rodilla).

Además de para hacerle el caballito a tu nieto sobre la rodilla, rara vez utilizarás los cuádriceps de este modo. Los cuádriceps se utilizan al caminar, correr, dar patadas y saltar –todas las actividades que realizamos de pie principalmente. Excepto en los saltos con las dos piernas, la acción eficaz de todas estas actividades requiere que la cadera opuesta esté estabilizada por los piriformes (piramidales) y los otros rotadores laterales profundos.

Haciendo tus ejercicios de cuádriceps sentado, te asegurarás de que los cuádriceps se fortalezcan, pero la conexión neurológica entre la fuerza del cuádriceps y la estabilización de la cadera opuesta se debilitará. Los que entrenan para fortalecer los cuádriceps de este modo se están creando problemas en la articulación sacroilíaca (SI), normalmente en su lado no dominante si no hacen también bastante deporte u otro ejercicio para mantener fuerte esa conexión neurológica. La "fijación" de este tipo de dolor y disfunción de la articulación SI requiere más de un ajuste quiropráctico u osteopático y más que el trabajo del tejido laxo; requiere cierto reentrenamiento para equilibrar la fuerza del cuádriceps con la estabilización de la cadera contralateral.

Coloca la mano en la parte delantera del muslo y te estarás tocando el cuádriceps. Busca la tuberosidad tibial primero y siente el tendón infrarrotuliano que hay entre ésta y la cápsula articular de la rodilla. Palpa ambos lados de la cápsula mientras tu modelo estira activamente la rodilla hasta la extensión plena para sentir la brida del tejido conjuntivo que rodea y contiene la rótula.

Encima de la rótula, el recto femoral se puede sentir como un músculo independiente que recorre la superficie de la cara anterior del muslo. En el extremo superior, el recto femoral puede ocultarse bajo el tensor de la fascia lata y el sartorio (que llega a la EIAS) hasta la EIAI, aunque, como hemos dicho, algunos rectos están conectados a la EIAS, a pesar de lo que digan muchos textos sobre anatomía.

El vasto lateral puede sentirse a lo largo de la parte lateral del muslo, muy profundo, hacia la cintilla iliotibial (CIT). La contracción del vasto lateral presiona la CIT y aumenta la tensión en esta banda –hablaremos de esto más adelante.

El vasto medial se puede sentir en la zona medial del recto femoral, cerca de la rodilla; pero al movernos hacia arriba, los aductores cubren el músculo, que se oculta más profundamente y dificulta que lo podamos palpar directamente. Trataremos la palpación de este complejo septo intermuscular entre estos dos grupos musculares en el capítulo 6.

Finalmente, el vasto intermedio se palpa entre el recto femoral y el fémur. Aprieta con las yemas de los dedos en el recto femoral con suavidad. Sentirás una capa de un músculo más denso entre tus dedos y el hueso; es el vasto intermedio.

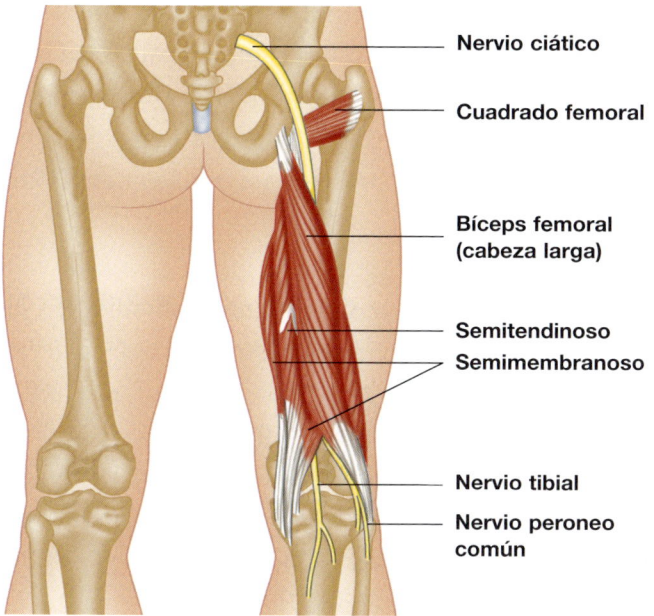

Nervio ciático

Cuadrado femoral

Bíceps femoral
(cabeza larga)

Semitendinoso
Semimembranoso

Nervio tibial

Nervio peroneo
común

Volviendo al complejo miofascial de los músculos isquiotibiales de la parte posterior del muslo, advertimos que hay tres músculos isquiotibiales en la anatomía clásica, pero te pediremos en este caso, por motivos clínicos, que consideres cuatro.

Figura 5.6. Los tres músculos isquiotibiales biarticulares –el bíceps femoral, el semitendinoso y el semimembranoso– componen la parte posterior del muslo. Los músculos isquiotibiales extienden la cadera, flexionan la rodilla y controlan la flexión excéntrica de la cadera.

Si tenemos en cuenta primero los tres tradicionales –el semitendinoso, el semimembranoso y la cabeza larga del bíceps femoral–, veremos que todos son músculos biarticulares, que empiezan en la tuberosidad isquiática en la parte posterior de la pelvis y se insertan por debajo de la rodilla en la parte inferior de la pierna. De este modo, todos actúan para extender la cadera y flexionar la rodilla.

Además, el semitendinoso y el semimembranoso, que recorren la cara medial de la rodilla, pueden participar en la rotación medial de la tibia sobre el fémur cuando la rodilla está lo suficientemente doblada (flexionada). El bíceps femoral, conectado a la cabeza del peroné por el lado lateral de la rodilla, puede rotar la parte inferior de la pierna lateralmente cuando la rodilla está flexionada. Sin embargo, los músculos isquiotibiales se utilizan con tanta frecuencia como estabilizadores que siempre debemos tener en cuenta su tarea excéntrica para evitar y controlar la rotación de la rodilla, la extensión de la rodilla y la flexión de la cadera.

Para hallar su inserción proximal común, coloca a tu modelo tumbado boca abajo y pon la palma de la mano en la parte posterior de su muslo de modo que las yemas de tus dedos toquen la parte medial del pliegue del glúteo. Explora desde ahí –con más amplitud en las mujeres y menos en los hombres, en general– hasta encontrar la tuberosidad isquiática. Dile a tu modelo que flexione la rodilla y presiona su talón contra tu hombro u otra resistencia para sentir la tensión de los músculos isquiotibiales. De este modo, podrás sentir con claridad que los músculos isquiotibiales se insertan como un grupo en la parte posterior de la tuberosidad isquiática. Si tu modelo te lo permite, puedes sentir la continuidad miofascial en el ligamento sacrotuberoso que transcurre en sentido superior desde la tuberosidad isquiática.

En el extremo distal, los tendones del semitendinoso y el semimembranoso se pueden sentir en el lado medial del hueco poplíteo detrás de la rodilla, mientras que el tendón fuerte y único del bíceps femoral se puede sentir en el lado lateral. Otra palpación interesante consiste en ver cuándo pueden funcionar por separado los músculos isquiotibiales medial y lateral del muslo. Desde el espacio poplíteo entre los dos conjuntos de tendones, ve subiendo las yemas de los dedos por el muslo. Los músculos se irán juntando, pero tú aún podrás insertar las yemas de los dedos entre ellos.

Al comparar a varios clientes, descubrirás que algunas personas mantienen una separación en la mitad del muslo o más arriba, mientras que en otras los músculos isquiotibiales medial y lateral se unen fascialmente a unos cinco centímetros por encima de la rodilla. Las personas que realizan muchos movimientos laterales como los esquiadores, los futbolistas y los bailarines africanos normalmente mostrarán una buena separación (o se beneficiarán de ella si no) entre los isquiotibiales medial y lateral. Los corredores, por ejemplo, que siempre utilizan el conjunto entero de todos los músculos isquiotibiales, no necesitarán tanto esta separación.

Hay múltiples cuerdas y vainas de fascia dentro de estos músculos, como sus nombres sugieren, así como músculos crónicamente tensos en nuestro mundo frenético y ajetreado, que pueden debilitarse frente a los duros trabajos que se les exigen.

Volviendo al supuesto "cuarto isquiotibial", aún no hemos incluido la cabeza corta del bíceps femoral, que va desde la cabeza del peroné hasta la parte inferior de la línea áspera en la cara posterior del fémur. Éste no está, de hecho, completamente separado de la cabeza larga; las fibras musculares de ambos se mezclan en una sola masa muscular (del mismo modo que el vasto lateral y el vasto intermedio), lo cual demuestra de nuevo las limitaciones de nuestra nomenclatura frente a la complejidad de nuestro cuerpo.

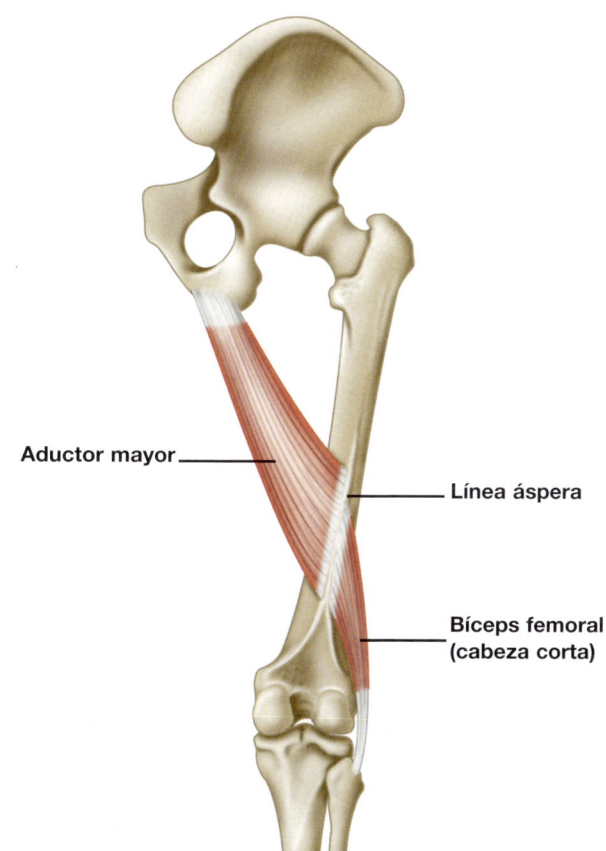

Figura 5.7. La parte media del aductor mayor y la cabeza corta del bíceps femoral forman un cuarto músculo isquiotibial bajo los otros tres.

Considerada en sí misma, sin embargo, la cabeza corta del bíceps femoral es un músculo monoarticular que flexiona la rodilla. No lo hace él solo; la parte media del aductor mayor baja hasta la parte inferior de la línea áspera, enganchándose en la cabeza corta del bíceps femoral para formar un "cuarto músculo isquiotibial" bajo los otros tres. La diferencia con esta construcción es que tenemos dos músculos monoarticulares, mientras que el resto de los músculos isquiotibiales son músculos únicos biarticulares.

Si contraes los músculos isquiotibiales como grupo, debes necesariamente ejercer fuerza tanto al extender la cadera como al flexionar la rodilla. ¿Cómo controla el cuerpo las acciones que hay que realizar? Una forma consiste en controlar el movimiento mediante la contracción de los flexores de la cadera o los extensores de la rodilla, pero la otra se realiza a través del complejo y único músculo isquiotibial que se encuentra bajo los isquiotibiales biarticulares. La aplicación práctica en este caso es que a veces, cuando con el trabajo asiduo de los músculos isquiotibiales normales no se consigue la liberación deseada, se compensa buscando la parte media subyacente del aductor mayor o especificando la cabeza corta del bíceps femoral.

En el exterior de la rodilla, el CIT que baja desde el tensor de la fascia lata y los músculos glúteos (más información en el capítulo 6) actúan para estabilizar la parte exterior de la rodilla y el ligamento colateral lateral. En la parte interior del muslo tenemos un número de músculos aductores, pero ninguno de ellos cruza la rodilla; también abordaremos esto en el capítulo 6.

Los músculos que cruzan la rodilla en el interior constituyen un maravilloso y pequeño complejo de tres músculos –el sartorio, el grácil (recto interno) y el semitendinoso. Algunos anatomistas tiraron por su extremo inferior de estos tres tendones al hacer una disección y les encontraron parecido con una pata de ganso, de ahí su nombre, *pes anserinus*. Todos estos tendones participan en la sujeción del ligamento colateral medial, pero son tan largos que, a menos que se tensen completamente, su labor de sujeción es dudosa.

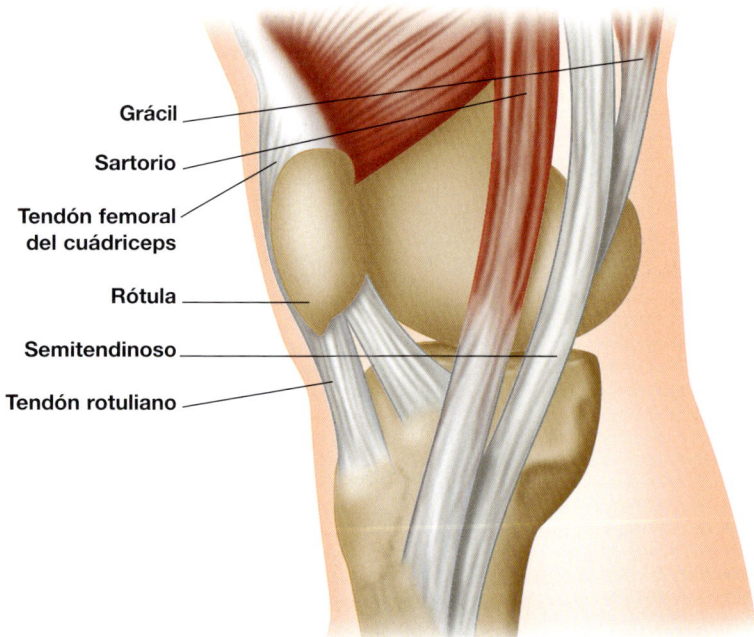

Figura 5.8. Los tres finos músculos del interior de la rodilla –el sartorio, el grácil y el semitendinoso– estabilizan esta "débil unión" con las partes anterior, inferior y posterior de la pelvis.

Estos tres músculos de la pata de ganso van a lugares muy diferentes de la cadera: el sartorio va a la EIAS, en la parte anterior de la pelvis; el grácil va directamente a la rama isquiopubiana en la base de la pelvis, y el semitendinoso va a la tuberosidad isquiática, en la parte posterior de la pelvis. De este modo, el interior de la rodilla puede ser estabilizado en cualquier parte de la pelvis. Piensa en un patinador sobre una pierna para ver este complejo en plena acción de estabilización.

Así pues, los músculos de la rodilla refuerzan el efecto estabilizador de los ligamentos y, al mismo tiempo, sirven para flexionar y ajustar la bisagra de la rodilla. Simple pero enorme, la rodilla obedece a algunos de los músculos más fuertes y grandes del cuerpo.

Lectura corporal de la rodilla y el muslo

La extremidad inferior puede alinearse cómodamente cuando los pies, las rodillas y las caderas están en el mismo plano vertical con una ligera flexión presente en la rodilla. Ya hemos visto cómo las articulaciones del pie y el tobillo deben alinearse con la tuberosidad tibial; ahora la rodilla entra a formar parte de la ecuación. Convendría que la tuberosidad tibial estuviera por debajo del centro de la rodilla y la rótula se situara sin problemas en la muesca femoral. Si miramos de lado, la alineación más eficiente del pie sería aquella en la que la articulación de la cadera estuviera justo encima o justo delante (depende de en quién se crea) del maléolo lateral.

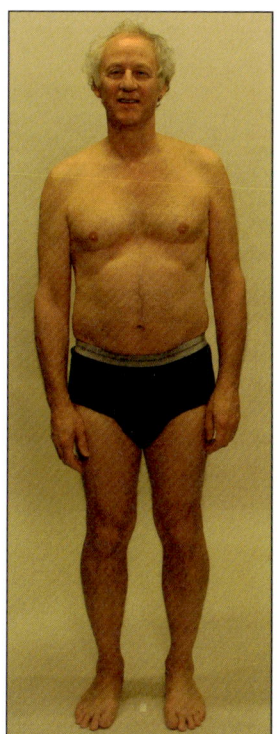

Cuando miramos la rodilla, podemos interpretar el equilibrio entre los músculos isquiotibiales medial y lateral y los cuádriceps. El cuádriceps puede afectar la alineación de la rótula con la muesca femoral, y el equilibrio de los músculos isquiotibiales puede estar implicado en las rotaciones de la rodilla debido a sus inserciones en la tibia y el peroné.

Tanto los músculos isquiotibiales como el cuádriceps cruzan la articulación de la cadera, y el hecho de que sean cortos puede contribuir a la inclinación anterior (recto femoral) y a la inclinación posterior (todos los isquiotibiales y el aductor mayor). Esto se expone en el capítulo 6. En este capítulo nos centraremos en los patrones de la rodilla, aunque incluiremos técnicas que también serán útiles para el equilibrio de la pelvis.

Figura 5.9. Este caballero manifiesta una rotación lateral de ambas tibias en relación con los fémures, especialmente el de la izquierda, y muestra un posible acortamiento del bíceps femoral; pero también se observa que la rótula presenta una tracción en sentido lateral, lo cual indica un desequilibrio entre el vasto medial y el vasto lateral.

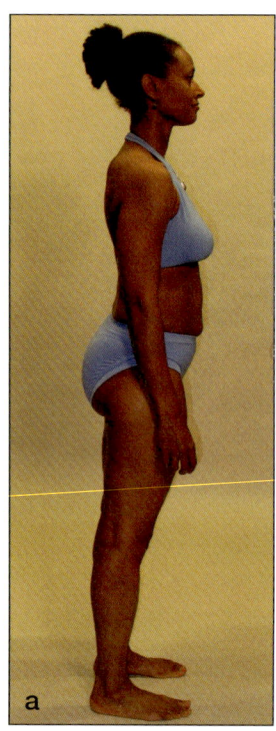

Figura 5.10a. El cuádriceps no puede mantener este tipo de hiperextensión de la rodilla por delante, pues entonces el perfil de la parte frontal de la articulación de la rodilla sería plano. Cuando la tibia y el peroné están por detrás del fémur como en este caso, tenemos que pensar en el tejido que cruza por detrás de la articulación, especialmente la cabeza corta del bíceps femoral.

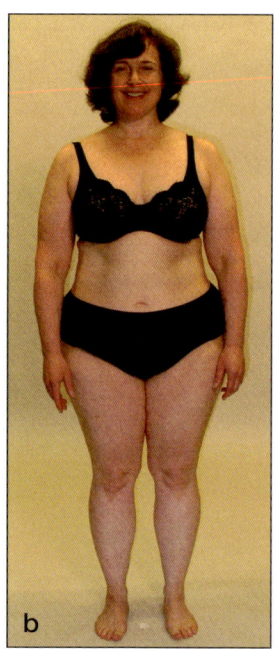
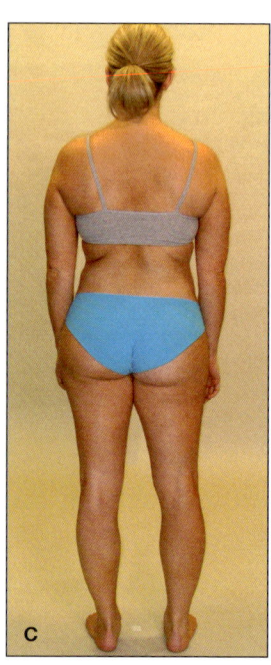

Figuras 5.10b y c. Cuando vemos este clase de patrones en "X" (desplazamiento medial de la rodilla) o en "O" (desplazamiento lateral de la rodilla) de las piernas, tenemos que dirigirnos a los desequilibrios entre los abductores y los aductores (los últimos se tratarán en el capítulo 6), ya que ambos forman otra cuerda de arco en el exterior y el interior de la articulación. También pueden estar relacionados con las rotaciones del fémur, que causa un perfil de la rodilla que cambia a medida que los cóndilos mediales sobresalen más en la rotación lateral y dan la impresión de piernas en "X" y viceversa para el patrón en "O". Las rotaciones del fémur también se equilibran con el trabajo de los músculos que rodean la pelvis; por eso estas técnicas se expondrán en el capítulo 6.

Técnicas para la rodilla y el muslo

Nuestro objetivo en esta sección consiste en equilibrar las fuerzas que rodean la articulación de la rodilla. Como vimos en la figura 5.4, existe una angulación mayor de posibles direcciones en las que los músculos que cruzan la rodilla pueden actuar en comparación con sus inserciones proximales, y esto puede determinar un margen de error más amplio para las fuerzas que actúan a través de esta articulación.

Liberación alrededor de la rodilla (LAS)

Como hemos expuesto, la fascia desde los cuádriceps no es la línea limpia y sutil del tendón que vemos en muchos libros de anatomía. En realidad se pliega formando lo que llamamos *expansión del cuádriceps*, una envoltura fascial que recubre la parte delantera de la articulación de la rodilla y contiene la rótula en su fuerte y fibrosa vaina. Se adaptará a los diferentes ángulos y fuerzas de tracción desde el vasto medial y el vasto lateral, cuyas fibras musculares tiran de ella desde ángulos oblicuos.

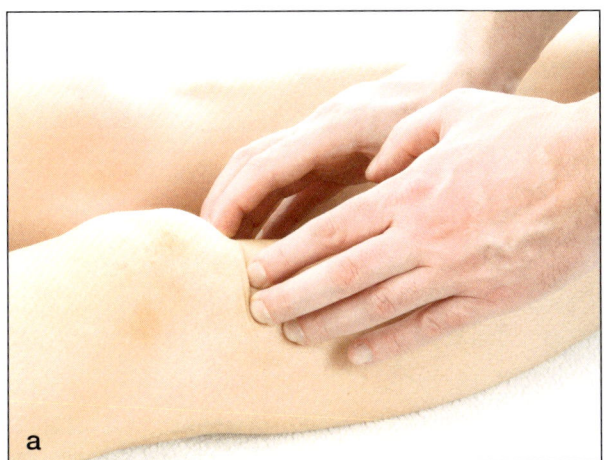

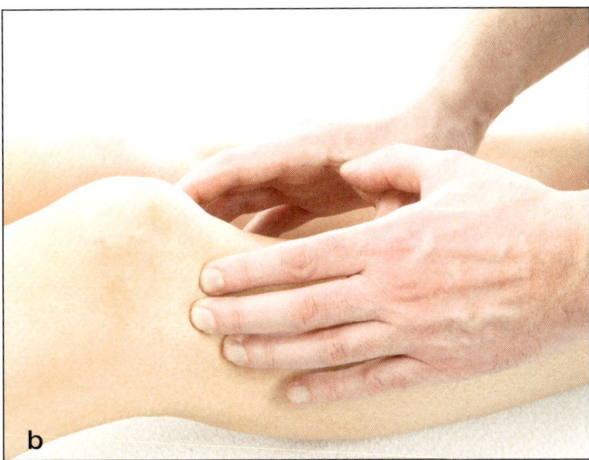

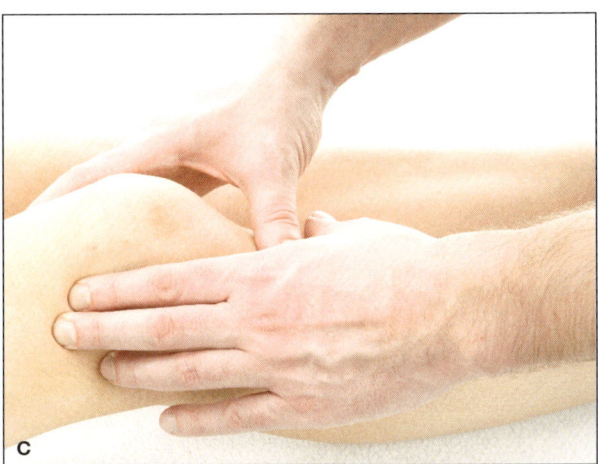

Figuras 5.11a, b y c. Utiliza los dedos para abarcar el tejido que rodea la rótula y haz una valoración mientras el cliente flexiona la rodilla, sintiendo las zonas de restricción o adherencias, y luego concentra tu contacto en esa zona. Asegúrate de agarrar la capa de la expansión del cuádriceps. Si tu cliente experimenta un dolor punzante, puede que estés en el periostio más profundo.

Si formas un puente con las yemas de los dedos en la parte superior de la rodilla, flexionas hasta la altura del cuádriceps y luego pides a tu cliente que flexione y extienda la rodilla, seguramente podrás sentir cómo se relacionan entre sí las diferentes partes. ¿Qué parte puede abrirte completamente? ¿Cuál, si la hay, es la diferencia de la calidad del tejido que rodea la rodilla?

Lo más habitual es que sea la cara lateral la que necesite que te concentres más para diferenciar las fibras debido a que el vasto medial es menos activo hasta los últimos 10º de la extensión de la rodilla (las principales excepciones se observan en ciclistas y jugadores de fútbol). Para liberar cualquier tejido con restricciones, simplemente tienes que concentrar tu presión en esa zona mientras el cliente flexiona la rodilla, levantándola sólo entre dos y tres centímetros de la camilla. Si la levanta más, el tejido se tensará demasiado y no podrás presionar bien.

Es probable que el desequilibrio se marque más por encima de la rodilla, especialmente hacia la unión musculotendinosa, y que se pueda trabajar usando los nudillos o incluso un codo si el tejido lo requiere.

Pata de ganso

Como triple lugar de inserción para el sartorio, el grácil y el semitendinoso, la pata de ganso puede sufrir bastantes restricciones. Se puede encontrar inferior o medial a la tuberosidad tibial. Con el cliente en posición supina, hunde en el tejido las yemas de los dedos y pide al cliente que flexione lentamente la rodilla hacia el techo, elevándola un par de centímetros de la camilla. Tú puedes simplemente levantar el tejido en sentido superior o estirarlo ligeramente separando los dedos mientras el cliente realiza el movimiento.

Un poco más arriba del lugar de inserción puedes actuar para levantar y diferenciar los tendones del tejido subyacente. Para este movimiento también puedes colocar al cliente tumbado de lado, con el muslo superior flexionado y apoyado en un cabezal mientras manipulas la cara medial de la parte inferior de la pierna. Pide al cliente que flexione la rodilla de nuevo, pero esta vez emplea un agarre de tipo pinzas con los dedos y el pulgar para manipular el tejido libre.

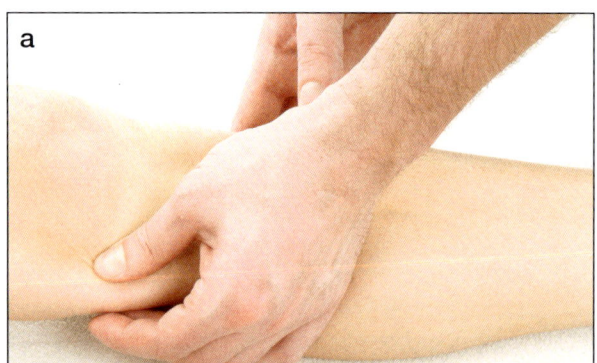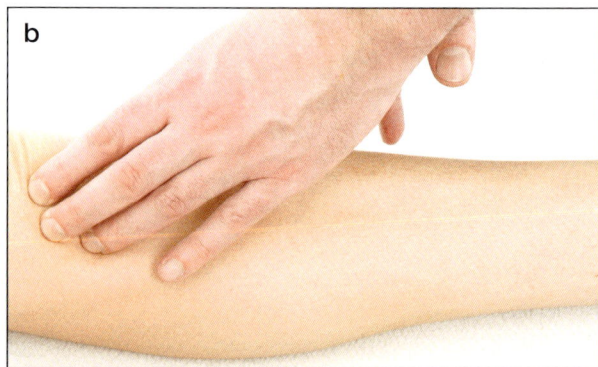

Figuras 5.12a y b. Utiliza las yemas de los dedos para alcanzar la capa de la pata de ganso y diferenciarla del periostio subyacente y el tejido que la rodea. Alrededor de la cara medial de la articulación, el tejido debe ser lo suficientemente libre como para separarlo ligeramente del hueso.

Cuádriceps (LAS)

Para el tratamiento de la masa del resto del cuádriceps se necesitarán herramientas más fuertes. Particularmente, nosotros recomendamos empezar utilizando el antebrazo, centrando la presión en el tercio proximal del cúbito, pero con la posibilidad de cambiar la línea de prioridad al hacer rodar el antebrazo (lo cual se consigue levantando o bajando la muñeca) para que la manipulación del muslo sea central, medial o lateral.

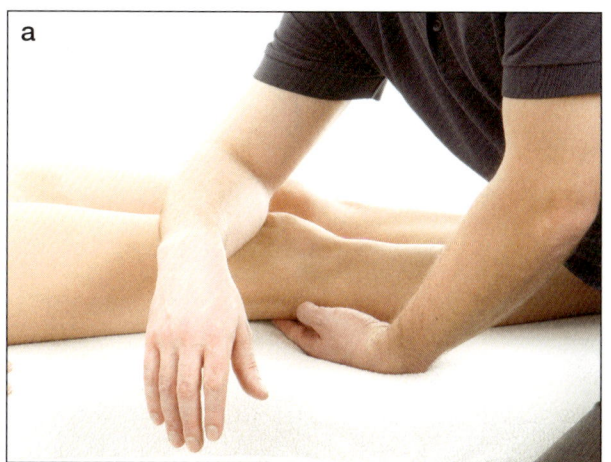
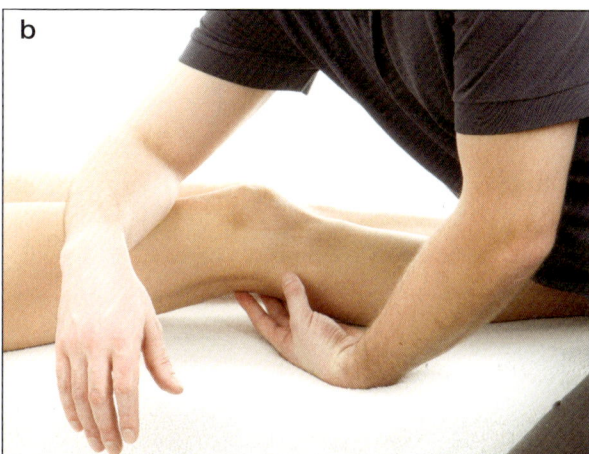
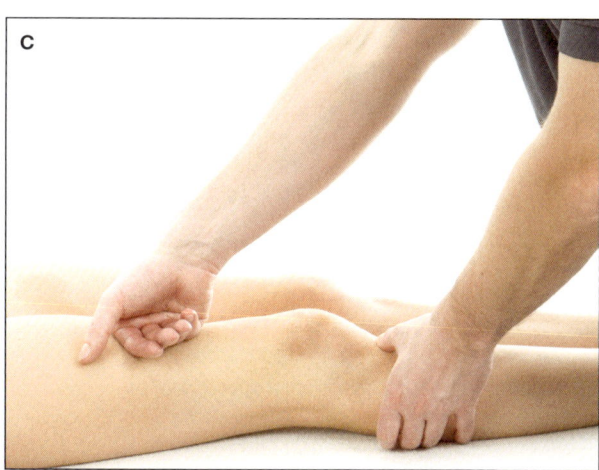
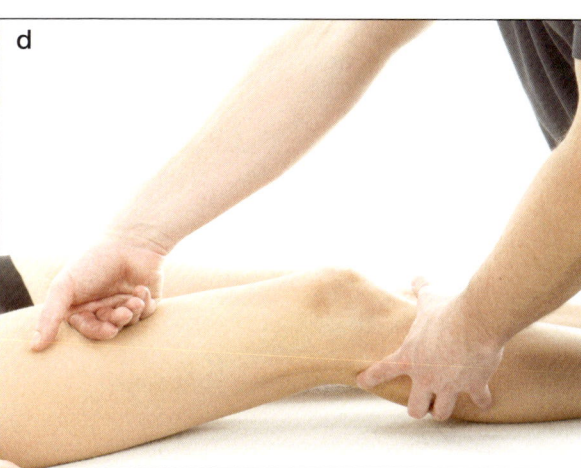

Figuras 5.13a, b, c y d. Una vez que el tejido que rodea la expansión del cuádriceps se ha soltado y equilibrado, puedes seguir hacia arriba por el muslo con una herramienta más fuerte. La liberación del cuádriceps con el antebrazo o con el puño abierto puede permitirte cubrir la mayor parte, pero puedes centrarte en las diferentes caras inclinando el antebrazo para alcanzar el recto femoral, el vasto medial o el vasto lateral.

Si descubres una línea particular de tensión o restricción, puedes abrir más el puño para conseguir una mayor sensibilidad; en las zonas aisladas incluso los nudillos serían apropiados. Recuerda pedir a tu cliente que levante y baje la rodilla cuando pases por los músculos anteriores del muslo; su movimiento añade un componente vital a la efectividad de esta técnica.

Recto femoral (LAS)

Como ya hemos comentado anteriormente, el tendón del recto femoral suele bifurcarse en su inserción proximal: una sección llega a la espina ilíaca anteroinferior y la otra se une al rodete articular de la cadera. La liberación de este tendón puede ser de ayuda a la hora de abrir la parte delantera de esta articulación y de suavizar patrones de inclinación anterior. Para encontrar este tendón hunde los dedos en el hueco que hay entre el tensor de la fascia lata y el sartorio. Puedes encontrar este hueco si colocas a tu cliente con el muslo rotado hacia el interior, lo cual hace que el tensor de la fascia lata se contraiga, y luego pones los dedos en él medialmente. Si palpas la zona o le pides al cliente que levante la pierna, sentirás un tendón fino y delicado.

Alcanza el tejido con las yemas de los dedos y haz presión hacia abajo y en dirección contraria a la pelvis mientras tu cliente inclina la pelvis hacia atrás (o "echa el trasero hacia abajo").

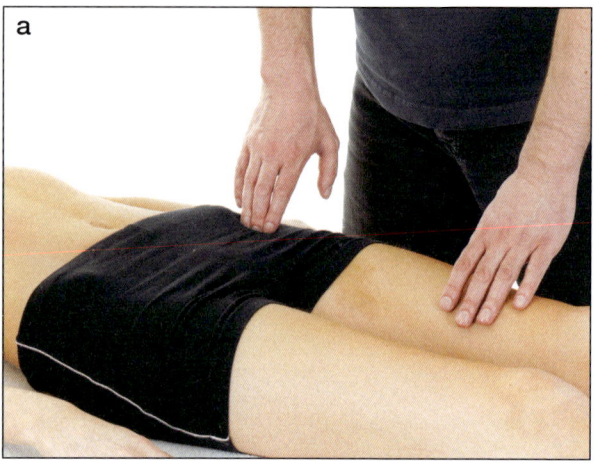 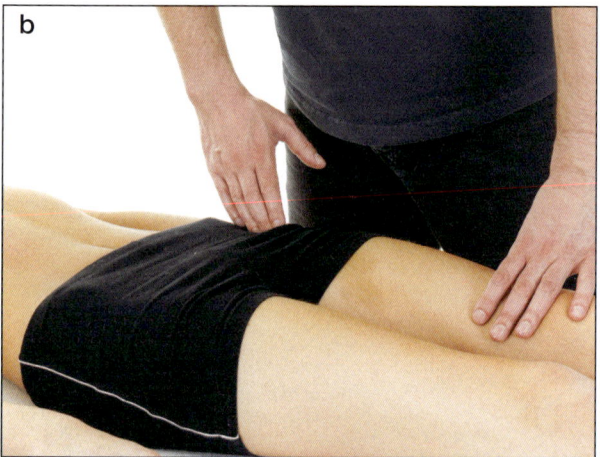

Figuras 5.14a y b. Encuentra el hueco que hay entre el tensor de la fascia lata y el sartorio, un poco por debajo de la EIAS. Para localizar el tendón del recto femoral, ve palpando el tejido medialmente hacia el lateral y encontrarás un tendón fino y fibroso. Para comprobar que lo has identificado correctamente, pide al cliente que levante la pierna y el tendón se contraerá para flexionar la cadera. Alcanza el tejido desde abajo mientras el cliente inclina lentamente la pelvis hacia atrás.

Músculos isquiotibiales (LPS)

Antes de trabajar en el vientre, suele ser útil liberar cualquier exceso de tensión en los músculos isquiotibiales inhibiendo el tendón proximal. Con el codo de la mano más cercana al cuerpo, alcanza el tendón, al principio aplicando sólo compresión. Espera a que se suelte o se relaje y luego, moviendo el hombro hacia arriba, utiliza el codo para manipular el tejido hacia abajo, con lo que limpiarás la zona de unión y aportarás una apertura muy específica al origen de este grupo que tanto se utiliza.

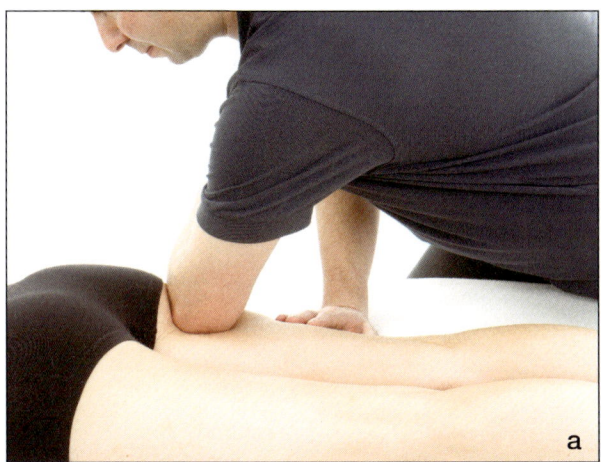 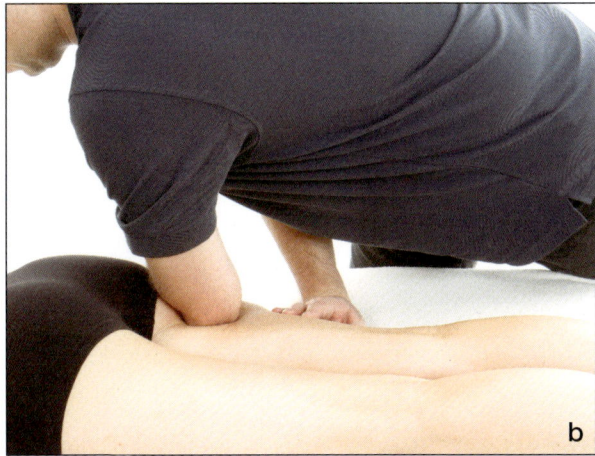

Figuras 5.15a y b. La liberación del tendón del isquiotibial se consigue aplicando primero compresión y esperando a que se relaje. Luego puedes separar el tejido de la tuberosidad isquiática subiendo el hombro hacia la zona de contacto y manteniendo el bloque en el tejido del tendón.

Los músculos isquiotibiales pueden elongarse con técnicas similares a las del cuádriceps. Cuando se trabajan tanto la parte superior del muslo como la inferior, puede resultar más fácil emplear la parte exterior del puño para el bíceps femoral (cara lateral del muslo) y el antebrazo de la mano más cercana al cuerpo para los isquiotibiales mediales, ya que esto facilita los mecanismos corporales. El movimiento del cliente en este caso puede consistir simplemente en presionar la rodilla contra la camilla, de modo que se trabajan los cuádriceps y los flexores de la cadera.

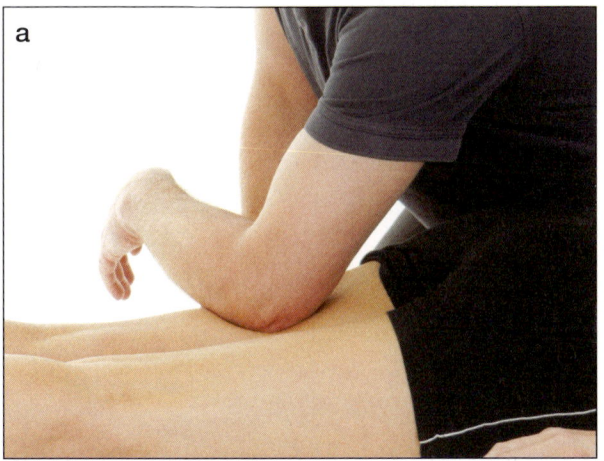 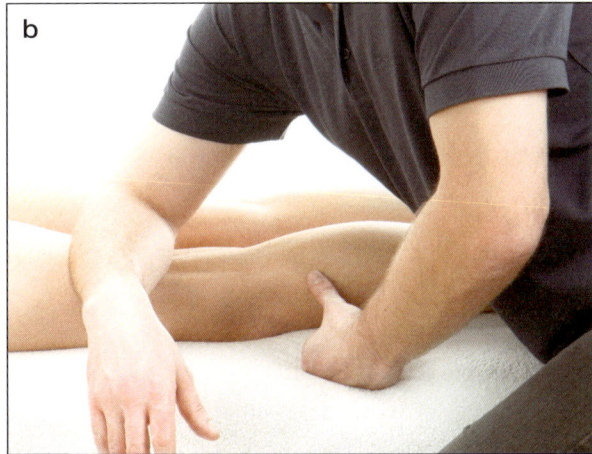

Figura 5.16a y b. El antebrazo es una herramienta fácil de utilizar en toda la zona posterior de las piernas. Lo más frecuente es que el tejido se trabaje hacia abajo por la parte posterior del cuerpo para corregir el patrón general.

Un movimiento más activo puede consistir en flexionar la pierna del cliente por la rodilla y alcanzar el tejido pidiéndole que la estire lentamente hasta volver a colocar el pie en la camilla.

Esto puede realizarse de forma activa, con el cliente soportando la fuerza de la gravedad, o de forma pasiva, mientras sujetas la pierna cuando vuelve lentamente a la camilla.

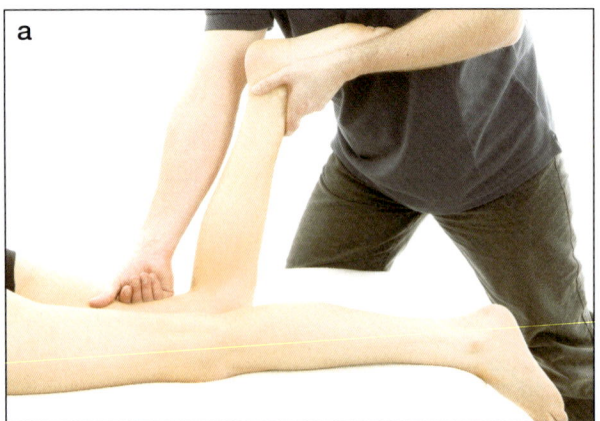 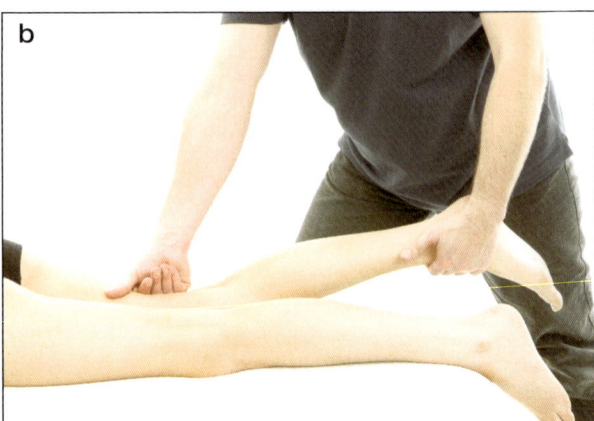

Figuras 5.17a y b. Puede conseguirse un estiramiento más específico de los músculos isquiotibiales relajando el tejido con la rodilla flexionada, bloqueando cualquier parte tensa o limitada y extendiendo luego la rodilla de forma activa o pasiva.

Separación de los músculos isquiotibiales (LPS)

Muchos terapeutas olvidan que la rodilla es capaz de rotar cuando está flexionada. Gran parte de este movimiento se controla con la acción opuesta de los músculos isquiotibiales. El bíceps femoral tirará del peroné lateralmente y, por tanto, la tibia realizará una rotación lateral. Los tendones del semitendinoso y el semimembranoso recorren la pantorrilla medialmente. Su capacidad para hacerlo dependerá de la libertad de sus respectivos epimisios, los cuales se unen en el tercio central del muslo posterior. Estas "bolsas" deberían poder deslizarse de forma independiente una sobre la otra, pero a menudo se adhieren y pueden ser el origen de muchas distensiones de los isquiotibiales.

Primero enseña a tu cliente el movimiento necesario. Con la rodilla flexionada, pídele que gire la pierna medial y lateralmente. Asegúrate de que rota toda la parte inferior de la pierna y de que no sólo balancea los pies de lado a lado, como muchos hacen. Cuando haya aprendido el movimiento, hunde los dedos en el septo que hay entre los músculos isquiotibiales medial y lateral. El contacto debe ser suave; estás hundiendo los dedos en lo que debería ser un valle relativamente abierto. Si estás en el lugar adecuado, debes poder sentir las contracciones alternas que el cliente hace al rotar la pantorrilla hacia dentro y hacia fuera en ambos lados de los dedos hundidos en su tejido. Puedes volver a suavizar las zonas en las que sientas que el tejido está limitado mediante una acción de pinza tanto medial/lateral como superior/inferior.

El área principal de esta manipulación es el tercio central del muslo, ya que los músculos isquiotibiales se separarán necesariamente hacia sus respectivas inserciones a cada lado de la pierna en el tercio distal y confluirán legítimamente para formar el tendón único que se une a la tuberosidad isquiática en el tercio proximal.

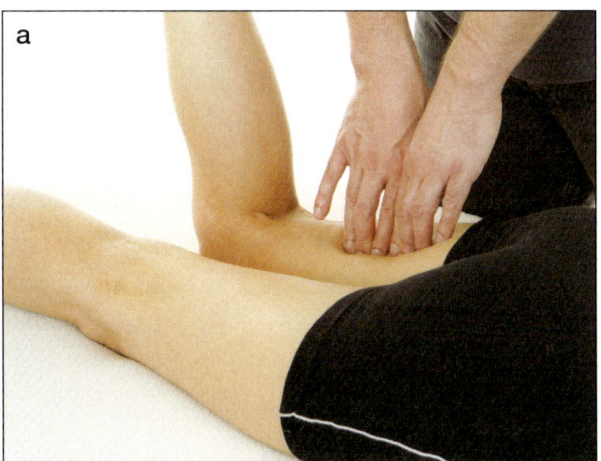
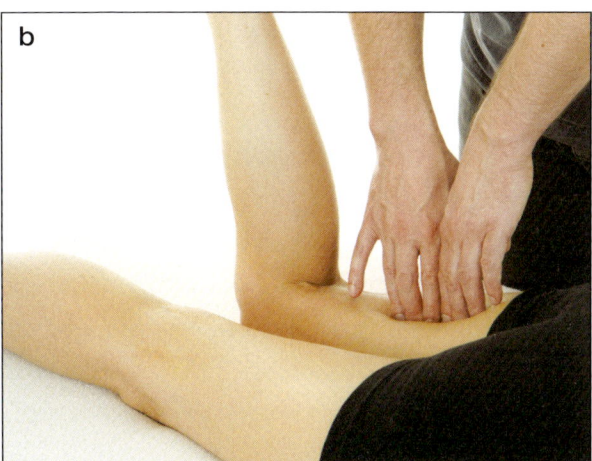

Figuras 5.18a y b. El cliente rota la pierna mientras profundizas y abres los septos que hay entre los isquiotibiales medial y lateral.

Cabeza corta del bíceps femoral (LPS)

Esta sección del isquiotibial lateral puede ser importante a la hora de trabajar y suavizar muchos problemas de la rodilla mientras se mantiene la parte inferior de la pierna en rotación externa, quizás incluso con hiperextensión. Se puede acceder con los dedos a cualquier lado de las fibras de la cabeza larga más superficiales, entre cinco y siete centímetros por encima de la articulación de la rodilla cuando ésta está flexionada. Profundiza bien en estas fibras superficiales de la cabeza larga y luego presiona con el pecho para juntar los dedos y atrapar la parte más profunda del bíceps femoral más cercana al fémur. Pide al cliente que baje lentamente la pierna hacia la camilla mientras agarras el tejido en sentido superior.

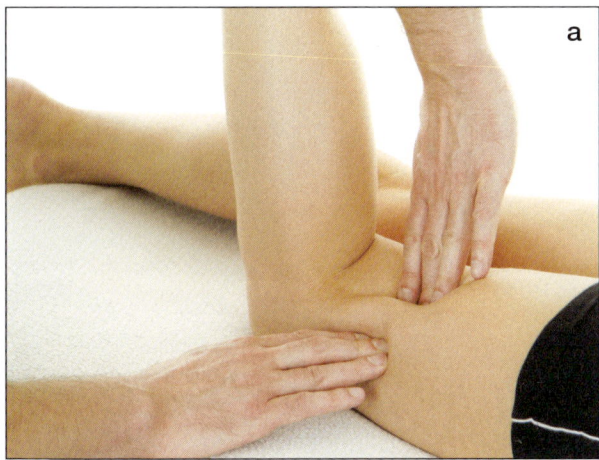
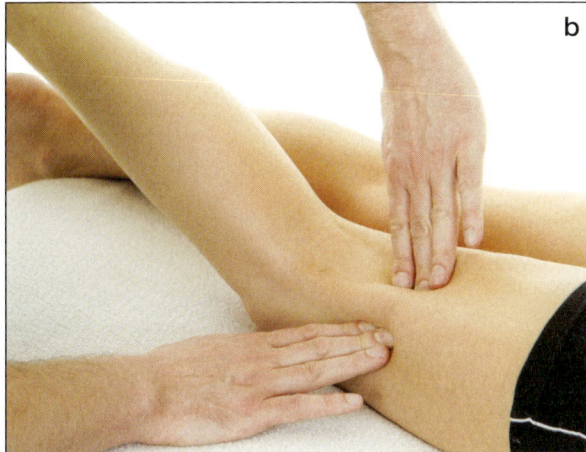

Figuras 5.19a y b. Conecta con el tejido profundo de un lado del tendón distal del bíceps femoral, bloquea hacia arriba y luego mantén tu conexión mientras el cliente estira lentamente la rodilla.

Esta técnica puede aplicarse agarrando el tejido hacia arriba o hacia abajo, ya que así se aislará la liberación en cualquier extremo del músculo.

Liberación del gastrocnemio y el poplíteo (LPS)

El tejido que cruza la parte posterior de la rodilla puede sufrir muchos desequilibrios y suele considerarse una zona peligrosa debido a su proximidad a los vasos sanguíneos que pasan por el hueco poplíteo. Esto puede evitarse envolviendo con los dedos los tendones distales sin hacer contacto con el centro de la parte posterior de la articulación. Cuando profundizas en este espacio con la rodilla flexionada, puedes acceder a la parte posterior de los cóndilos femorales y bloquear las uniones proximales del gastrocnemio y el tejido que rodea la cápsula articular posterior. Este tejido puede liberarse mientras el cliente estira lentamente la rodilla, posiblemente añadiendo una pequeña flexión dorsal del tobillo para estirar más los músculos de la pantorrilla.

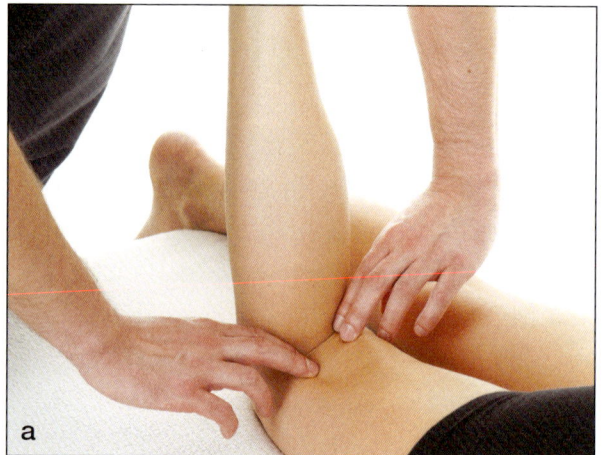
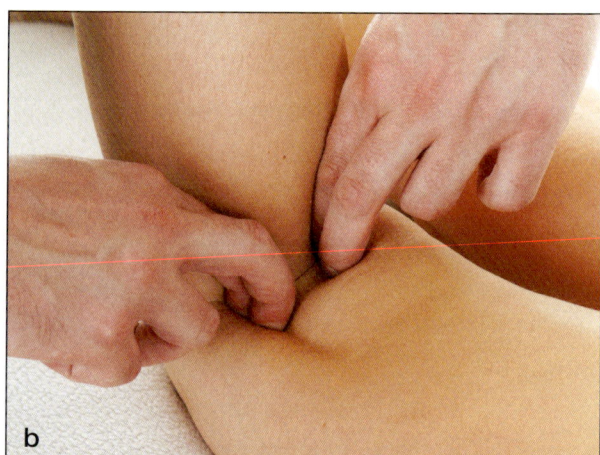
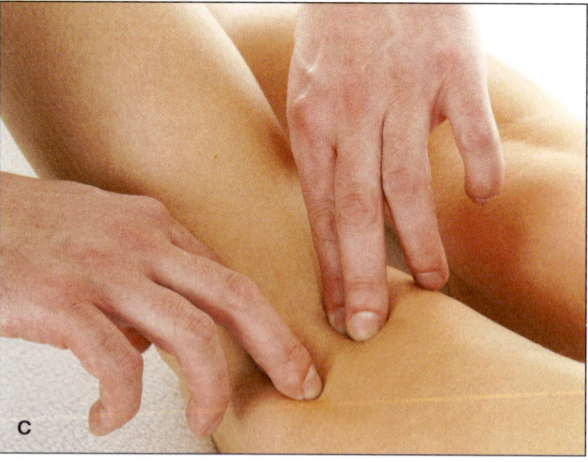
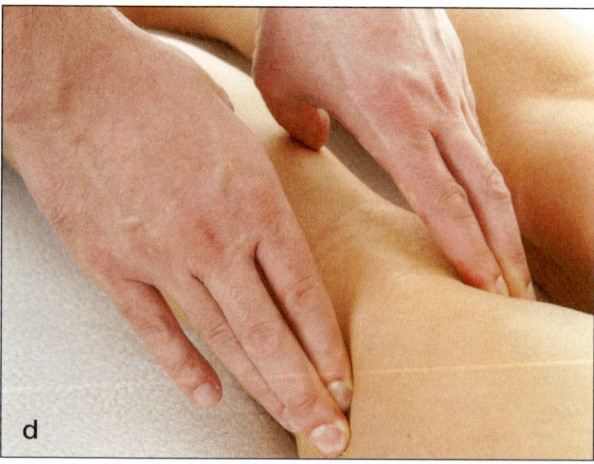

Figuras 5.20a, b, c y d. Sírvete de los tendones de los isquiotibiales para guiar tus dedos por la parte posterior de los cóndilos femorales. Ase parte de la piel flácida medialmente al entrar en el hueco para minimizar el estiramiento en el hueco políteo. Trabaja las uniones del gastrocnemio hacia arriba, y mientras el cliente estira lentamente la rodilla y el tejido se tensa, trabaja los músculos isquiotibiales.

Esta técnica debe aplicarse con cuidado y consideración. Pide al cliente que te diga si siente algún pinzamiento en un nervio, ya que estarás trabajando cerca del nervio tibial y la compresión y el estiramiento del tejido que lo rodea pueden hacer que tires de él. La mejor forma de evitar esta sensación de pinzamiento consiste en "traer la piel hacia ti" envolviendo con los dedos los tendones de los isquiotibiales y asegurarte de que durante la técnica no estiras la piel que hay entre las yemas de los dedos mediales y laterales. El escozor o el dolor nervioso son motivo suficiente para parar y empezar de nuevo con más suavidad.

Cuando el cliente extiende la rodilla, el aumento de la tensión en el tejido empujará tus dedos hacia fuera. Cuando esto ocurra, puedes mover la fascia de los músculos isquiotibiales en sentido lateral pasando los dedos por cualquier lado de la articulación.

Para una tibia medialmente rotada también puede ser útil trabajar el poplíteo desde la misma posición. Bloquea la unión distal ligeramente por debajo de la línea de la articulación de la rodilla y refuerza el contacto de los dedos con la parte posterior de la tibia (será la manipulación de la cara medial de la rodilla; figura 5.20b). En la primera fase de la extensión de rodilla, también puedes pedir al cliente que rote la parte inferior de la pierna lateralmente para obtener un estiramiento extra. La extremidad volverá de forma natural a su posición neutra al ser extendida.

La cadera

6

Ida Rolf llamó a la cadera "la articulación que determina la simetría" porque en un ser humano de pie y erguido, las pequeñas diferencias entre las dos caderas suelen ramificarse hacia abajo, hacia las piernas, o hacia arriba, hacia el tronco. Conseguir un equilibrio en las dos articulaciones esferoides (enartrosis) es por tanto un objetivo muy importante para cualquier fisioterapeuta aunque el síntoma se presente mucho más arriba o mucho más abajo.

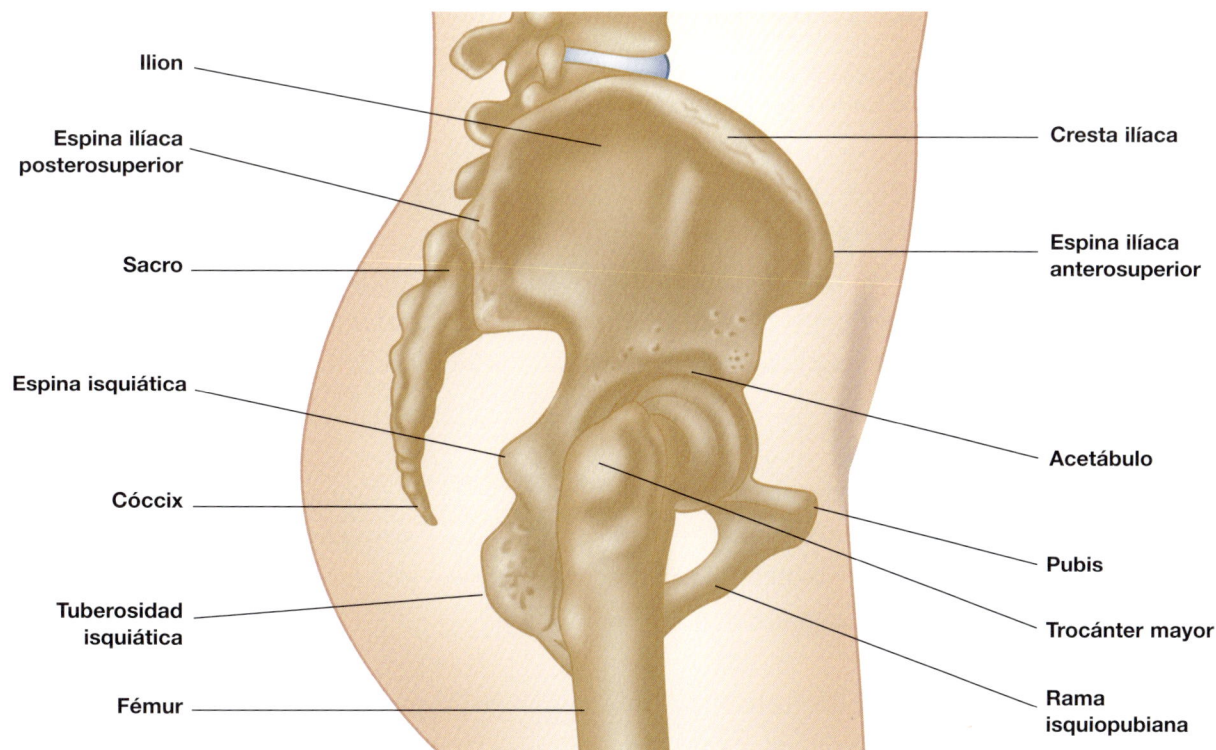

Figura 6.1. Vista lateral de la cadera.

La articulación de la cadera por sí sola está sujeta a mucho desgaste, especialmente en sus superficies cartilaginosas. El número de sustituciones de cadera en pacientes tanto sedentarios como activos demuestra la dificultad de la cadera humana para permanecer sana. ¿Por qué no duran nuestras caderas tanto como nosotros?

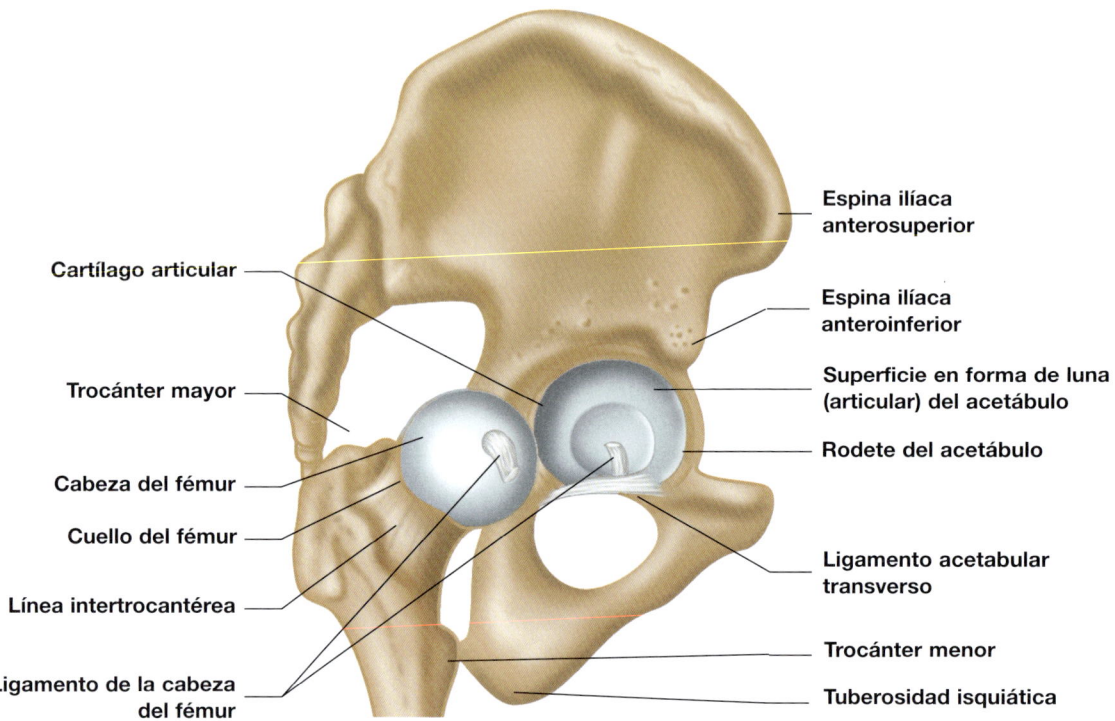

Figura 6.2. Vista lateral de la cadera girada hacia fuera.

Esta articulación obviamente ofrece varios grados de libertad –flexión, extensión, abducción, aducción, circunducción y rotación– que permiten a los seres humanos diversas opciones de movimiento. Menos obvio es que esta articulación redondeada presente un desafío para la estabilidad. Para realizar movimientos básicos como sentarnos, trabajar con las manos o utilizar un bate, debemos aportar una estabilidad a nuestro pesado tronco desde la resbaladiza esfera de las caderas hasta los pies.

Para crear nuestros variados movimientos y evitar caernos o movimientos indeseados (es decir, para mantenernos estables), unos veinte músculos –grandes y pequeños, y muchos de ellos en forma básicamente triangular– actúan para crear o evitar movimientos en una armonizada sinfonía que cambia segundo a segundo a lo largo del día.

Seguiremos nuestro procedimiento habitual de aportar un pequeño resumen de los huesos, las articulaciones y los ligamentos para entender mejor todos estos músculos como una serie de tres abanicos coordinados que conforman la cadera.

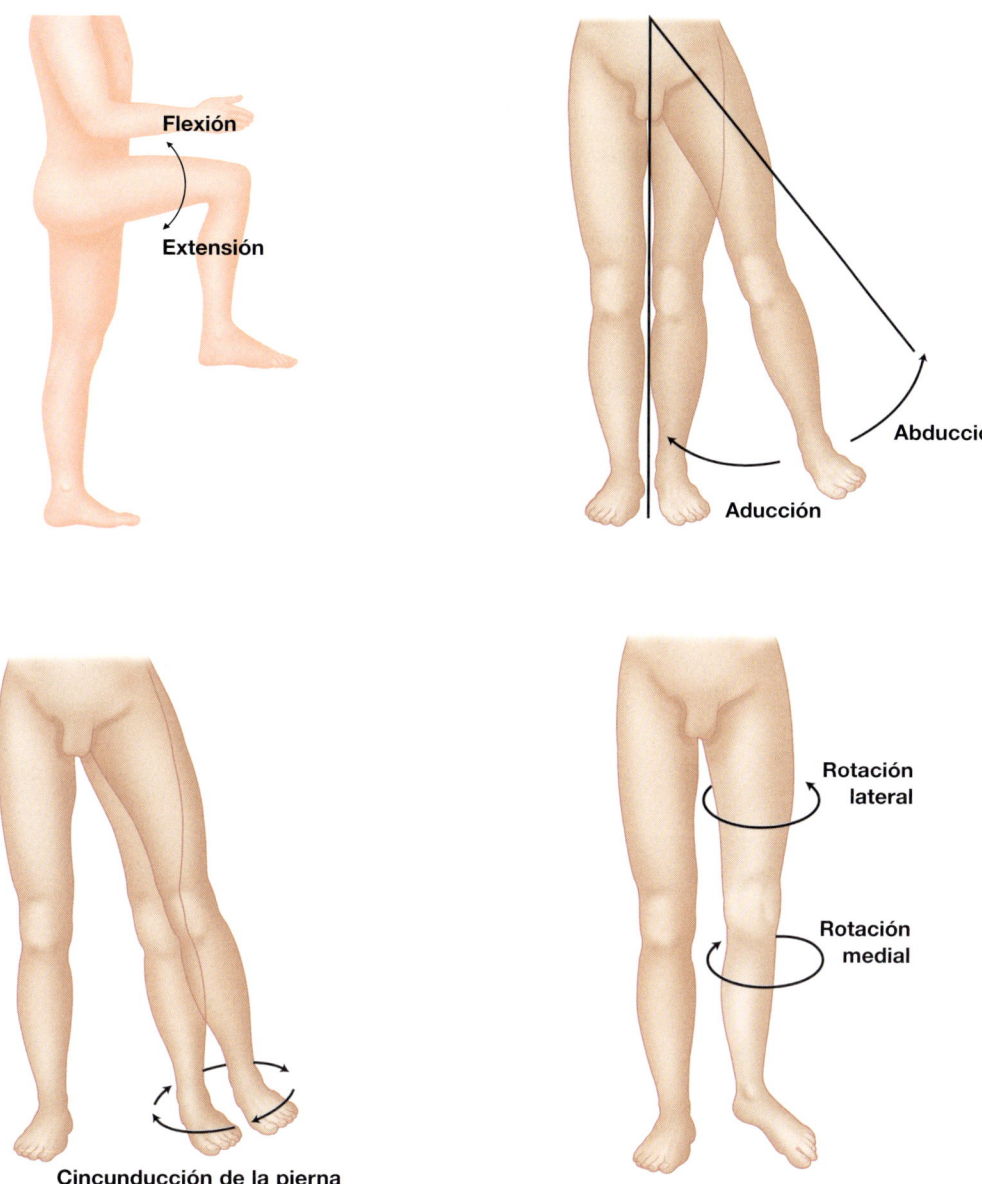

Figura 6.3. La articulación de la cadera realiza muchos movimientos y facilita la estabilidad.

Los huesos

La articulación de la cadera es la clásica articulación esferoidea. El cuerpo o diáfisis del fémur sube desde la rodilla hasta las dos protrusiones de los trocánteres –el mayor, en el exterior para los glúteos, y el menor, en el interior para el complejo del psoas. Desde la parte alta de la diáfisis, el cuello del fémur se angula graciosamente con la cabeza redondeada, dando al hueso su característica forma de "7".

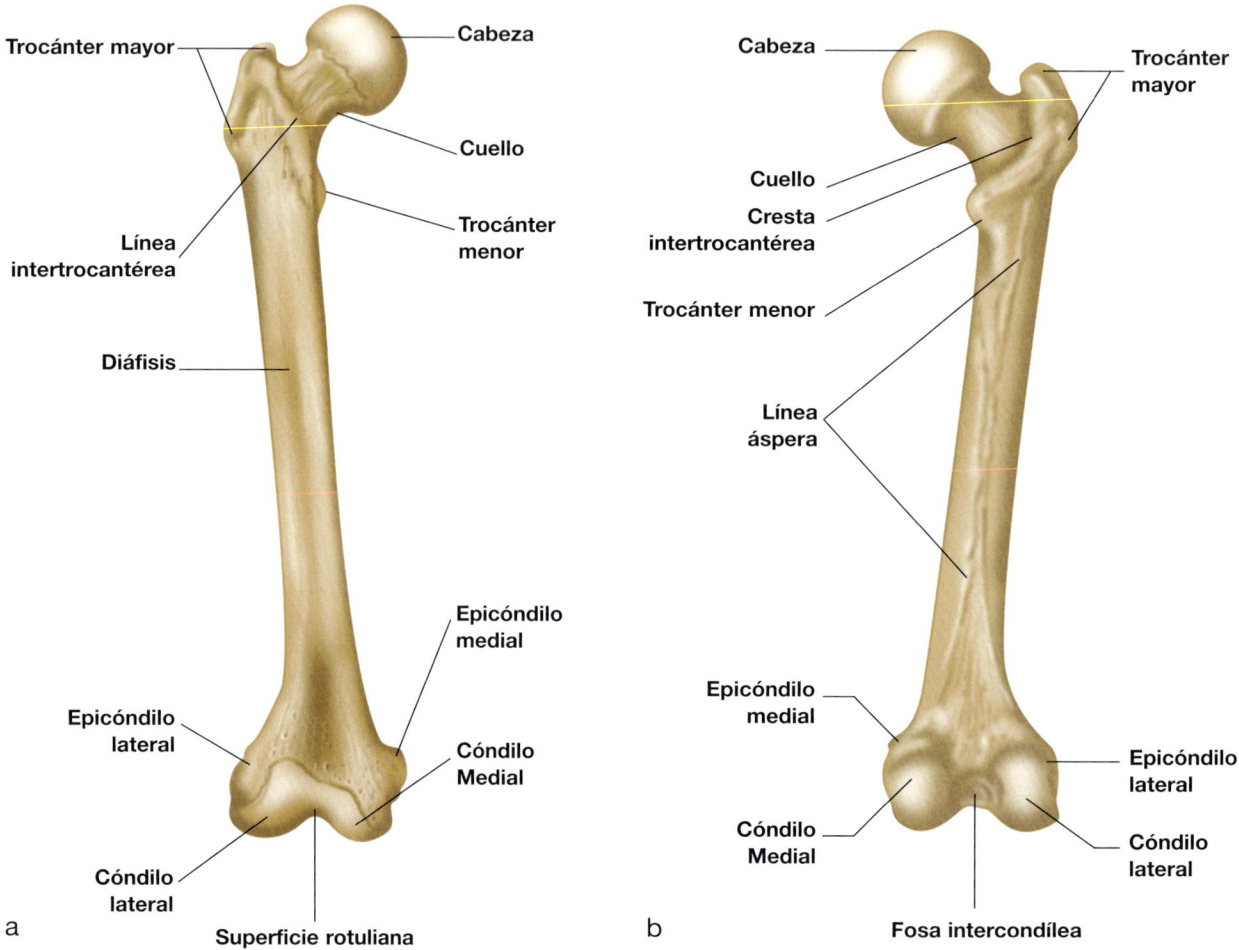

Figura 6.4. Fémur de la pierna derecha; a) vista anterior, b) vista posterior.

La cabeza se ajusta en el acetábulo del hueso de la cadera, que está formada por tres huesos: el ilion, el isquion y el pubis (figura 6.1). Estos huesos se fusionan en uno (*os coxae* u *os innominatum*, pero aquí lo llamaremos "hueso de la cadera") a la edad de un año, cuando el niño empieza a caminar, aunque los nombres originales persisten en las partes de este hueso, por ejemplo, cresta ilíaca, tuberosidades isquiáticas y sínfisis pubiana.

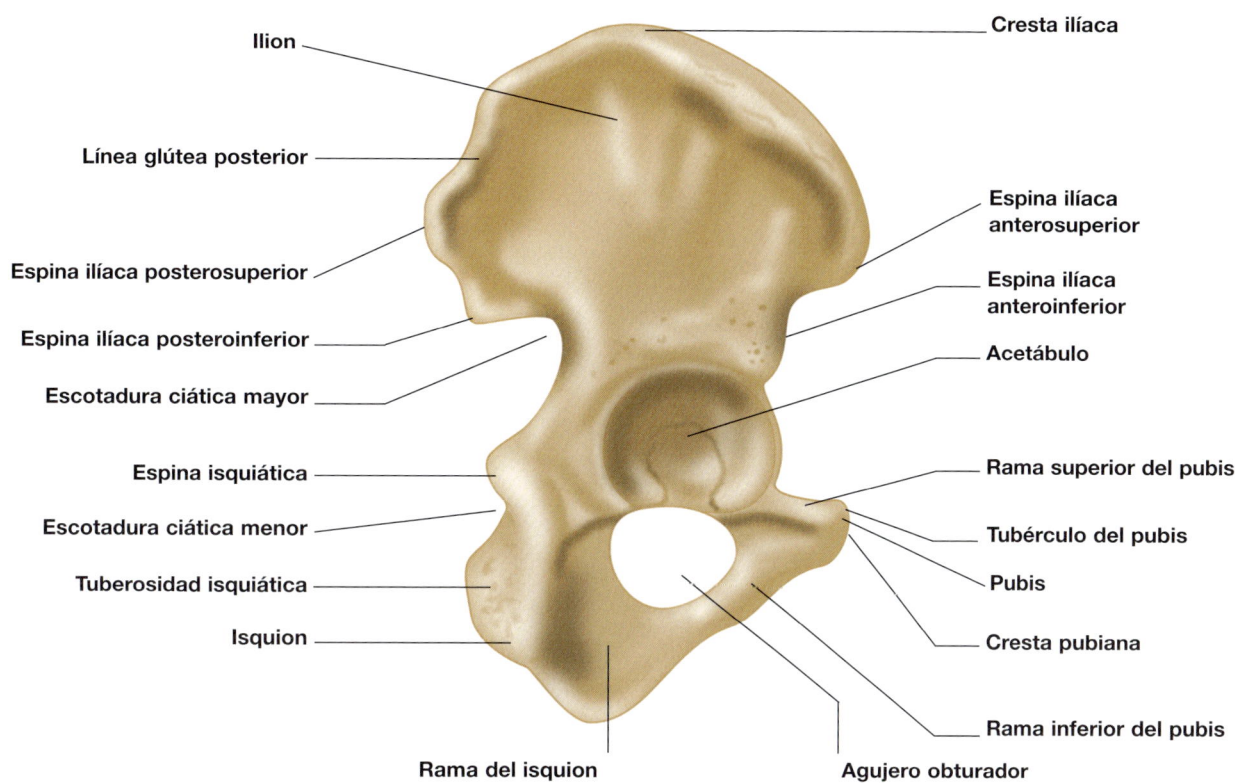

Figura 6.5. Hueso pélvico derecho, vista lateral.

De los huesos prominentes y fácilmente palpables, el de la cadera es el más difícil de visualizar en tres dimensiones. El mejor modo de entender la forma de este hueso consiste en compararlo con una hélice de dos palas. El centro de la hélice se encuentra justo donde la cabeza del fémur se apoya en la parte superior del acetábulo (la cual, por cierto, se encuentra justo donde se unen los tres huesos originales de la cadera).

La pala superior de la hélice es el ilion, y la cresta ilíaca va desde la espina ilíaca anterosuperior (EIAS) hasta la espina ilíaca posterosuperior (EIPS). El hueso en medio del ilion (entre el músculo ilíaco y el glúteo menor) es verdaderamente delgado.

La pala inferior de la hélice es la rama isquiopubiana, que va desde la tuberosidad isquiática hasta la sínfisis pubiana. El "hueso" del centro de esta pala no existe, ya que es un agujero casi totalmente cubierto por la membrana obturadora.

Para que funcione una hélice (aunque nadie está sugiriendo que el hueso de la cadera funcione como una hélice, sólo que se parece), las palas tienen que estar a diferentes ángulos, y esto ocurre en la hélice de la cadera. Observa la parte superior o inferior de un hueso de cadera y verás que la línea que se dibuja a lo largo de la cresta ilíaca de la EIAS a la EIPS forma ángulos de unos 90° respecto a la línea que se dibuja a lo largo de la rama de la tuberosidad isquiática al pubis.

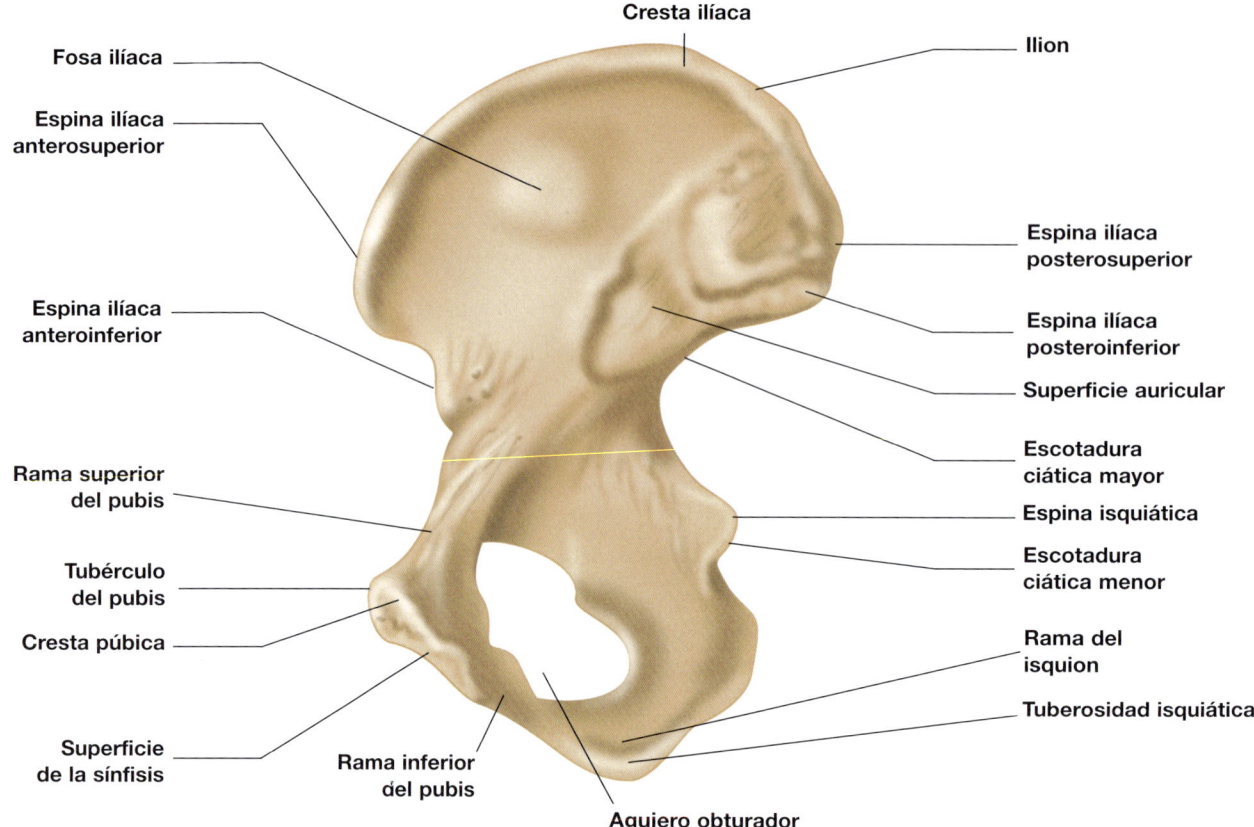

Cresta ilíaca

Ilion

Fosa ilíaca

Espina ilíaca
anterosuperior

Espina ilíaca
posterosuperior

Espina ilíaca
anteroinferior

Espina ilíaca
posteroinferior

Superficie auricular

Rama superior
del pubis

Escotadura
ciática mayor

Espina isquiática

Tubérculo
del pubis

Escotadura
ciática menor

Cresta púbica

Rama del
isquion

Tuberosidad isquiática

Superficie
de la sínfisis

Rama inferior
del pubis

Agujero obturador

Figura 6.6. Pelvis derecha, vista medial.

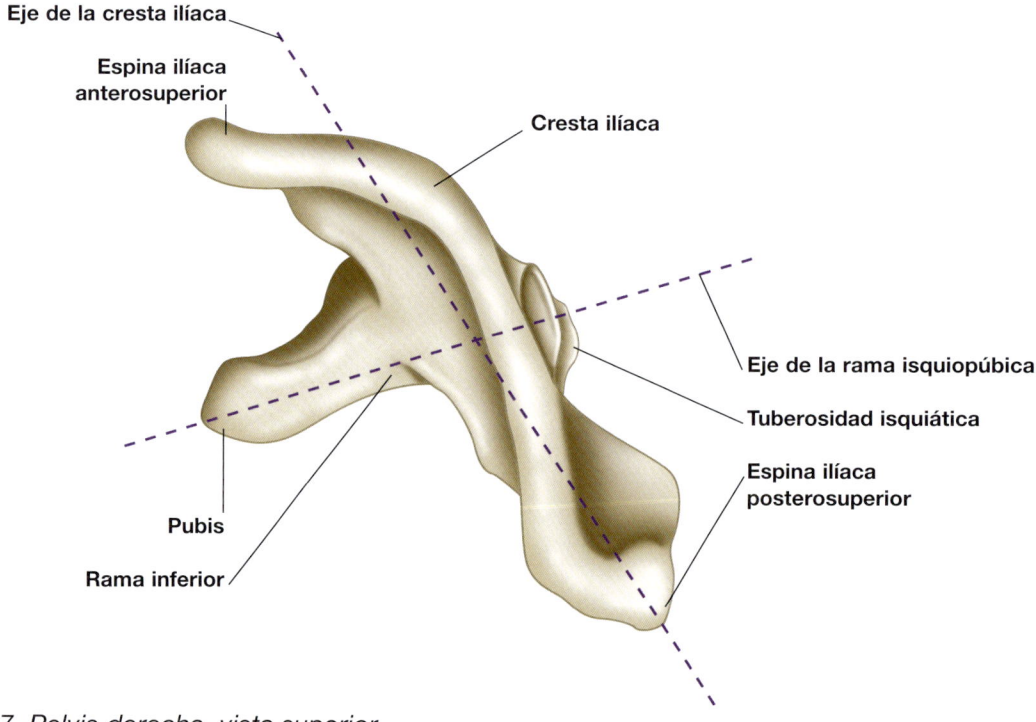

Eje de la cresta ilíaca

Espina ilíaca
anterosuperior

Cresta ilíaca

Eje de la rama isquiopúbica

Tuberosidad isquiática

Espina ilíaca
posterosuperior

Pubis

Rama inferior

Figura 6.7. Pelvis derecha, vista superior.

Por tanto, dale a un hueso forma de "8" con el acetábulo en el medio y gira las partes superior e inferior del "8" hasta que formen un ángulo recto entre sí y obtendrás la forma básica del hueso de la cadera. Las dos esquinas de los huesos púbicos se unen en la sínfisis pubiana, y los dos bordes inferiores a la EIPS se unen en las articulaciones sacroilíacas.

La sínfisis pubiana es una unión cartilaginosa de fibrocartílago: un fuerte puente de fibras de colágeno insertadas en la gruesa condroitina que une ambos huesos, lo cual permite un pequeño giro y el movimiento al andar, así como los fuertes movimientos de las caderas. La combinación de la condroitina y el colágeno nos dice que esta articulación debe resistir la compresión –como en la fase de aterrizaje de un salto, cuando los huesos chocan entre sí– y también la tensión, por ejemplo, cuando se dejan caer las piernas al montar a caballo. La articulación, como todas las articulaciones que rodean la pelvis, se relaja de algún modo por un pariente de la oxitocina en el parto, y eso puede provocar una subluxación posparto.

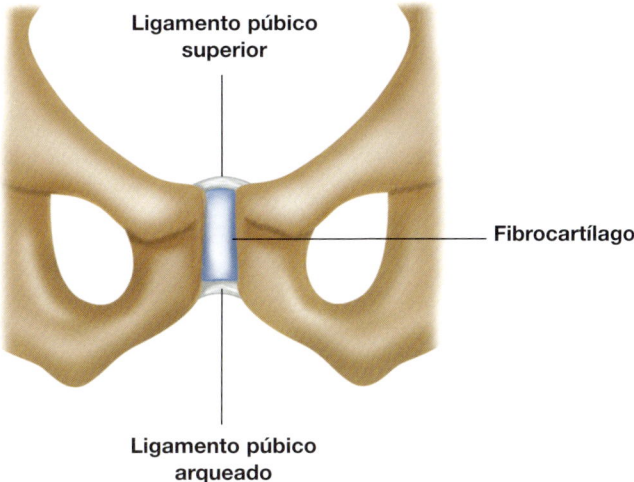

Figura 6.8. Sínfisis púbica, vista anterior.

Los ligamentos

Muchos ligamentos mantienen bien unidos los dos huesos innominados y el sacro, pero de forma que se puedan mover –parecido a cuando el soporte de un motor une las piernas a la columna, si nos olvidamos de la imaginería mecánica. Existen tres engrosamientos sustanciales de la bolsa miofascial en la parte posterior de la pelvis que merecen nuestra atención. También conviene destacar que, siempre que nos encontremos con un ligamento, tenemos que hacer la siguiente pregunta: "¿Qué movimiento evita?" Los ligamentos no pueden iniciar el movimiento, sólo limitarlo.

El ligamento iliolumbar une la cresta ilíaca de ambos innominados con la apófisis transversa de la L5 (y a veces la L4). Esto evita que los huesos de la cadera se desmonten cuando el peso de la parte superior del cuerpo cae sobre la "cabeza de flecha" del sacro, por ejemplo, cuando se aterriza sobre ambos pies. También evita que la L5 se desplace hacia delante en el ángulo sacro.

El ligamento sacroespinoso desempeña la misma función abajo, ya que evita que los huesos de la base de la cadera se separen entre sí al conectar la parte más inferior del sacro con la espina isquiática.

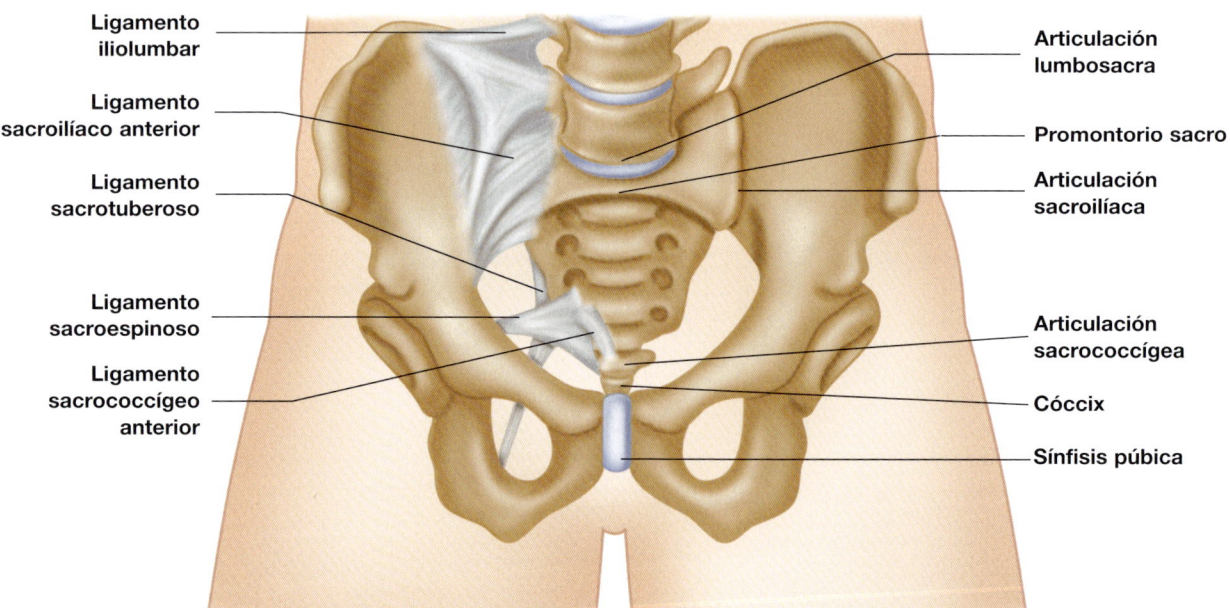

Figura 6.9. Pelvis con ligamentos, vista anterior.

El ligamento sacrotuberoso se sitúa en vertical entre los isquiotibiales y la fascia sacrolumbar, y une la tuberosidad isquiática con el sacro. Este ligamento evita la nutación (inclinación anterior) del sacro en los huesos de la cadera.

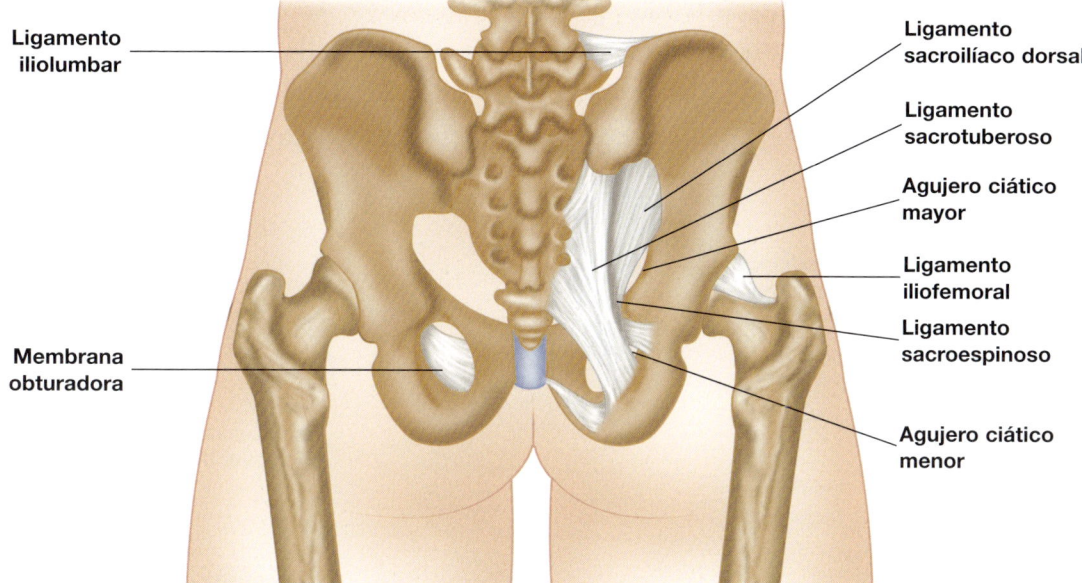

Figura 6.10. Pelvis con ligamentos, vista posterior.

Los ligamentos sacroespinoso y sacrotuberoso dividen el espacio entre el sacro y el isquion en dos agujeros, conocidos como *agujeros ciáticos mayor* y *menor*. Veremos que cada uno de estos agujeros está tapado por uno de los músculos de nuestro primer abanico.

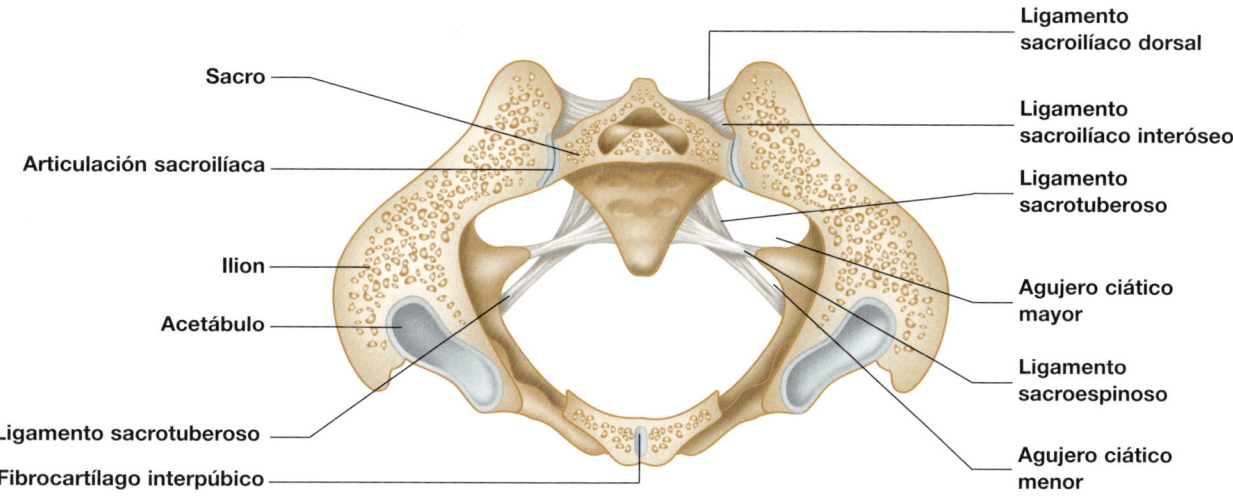

Figura 6.11. Sección transversal de la pelvis.

Los ligamentos de la articulación de la cadera envuelven el cuello del fémur como si fueran una toalla. Aunque hay tres ligamentos que provienen de tres huesos originados en la cadera, actúan juntos como si fueran uno. El giro provoca que, cuando se flexiona la cadera, los ligamentos se suelten, y cuando la cadera se extiende, los ligamentos se tensen –sobre todo el ligamento iliofemoral, en la parte frontal que hay justo detrás del tendón del psoasilíaco–. Por tanto, si intentamos extender la articulación de la cadera más allá de nuestra posición cuando estamos de pie, ya sea inclinando hacia atrás el tronco o echando el pie hacia atrás (como en posición de embestida), experimentaremos la limitación que crean estos ligamentos.

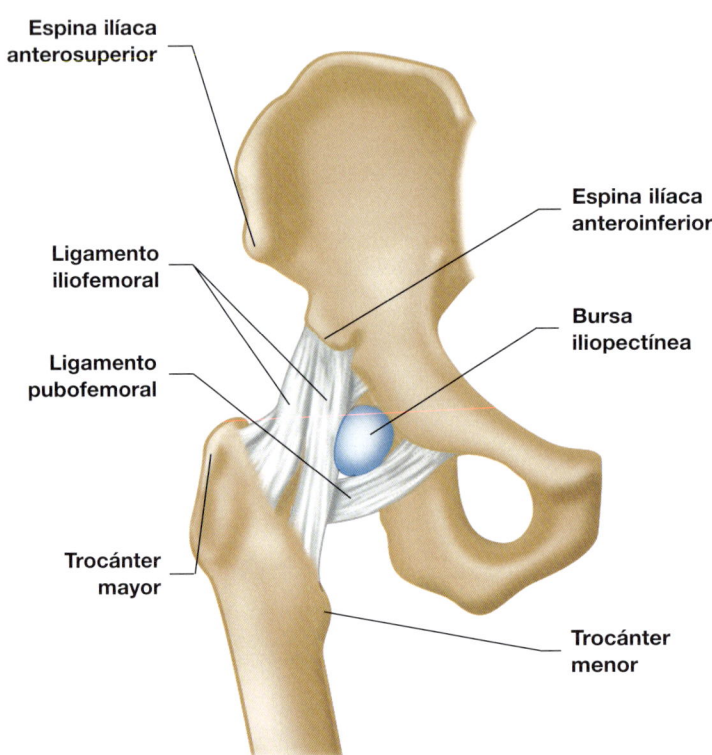

Figura 6.12. Ligamentos de la articulación de la cadera, vista anterior.

Al caminar, utilizamos esa tensión de la articulación extendida para transferir de forma eficaz la salida del pie al movimiento hacia delante del tronco. Con la rodilla y la cadera flexionadas, los ligamentos de la cadera dan mucho juego y pueden moverse libremente; con la rodilla y la cadera en extensión, los ligamentos de ambas articulaciones aseguran menos movimiento, pero una transmisión de la fuerza más directa.

Los músculos

Los muchos músculos de la cadera pueden entenderse más fácilmente si los vemos como un conjunto de tres abanicos triangulares interconectados y coordinados que rodean la articulación. Cada abanico tiene un aro o borde exterior en el que se inserta la cara más amplia del músculo. Llama la atención que cada abanico tiene lo que denominaremos músculo "vértice" en el centro –un músculo que cubre dos articulaciones, en lugar de afectar sólo la cadera. Y finalmente, los músculos de transición entre los abanicos son los cuadrados, músculos estabilizadores.

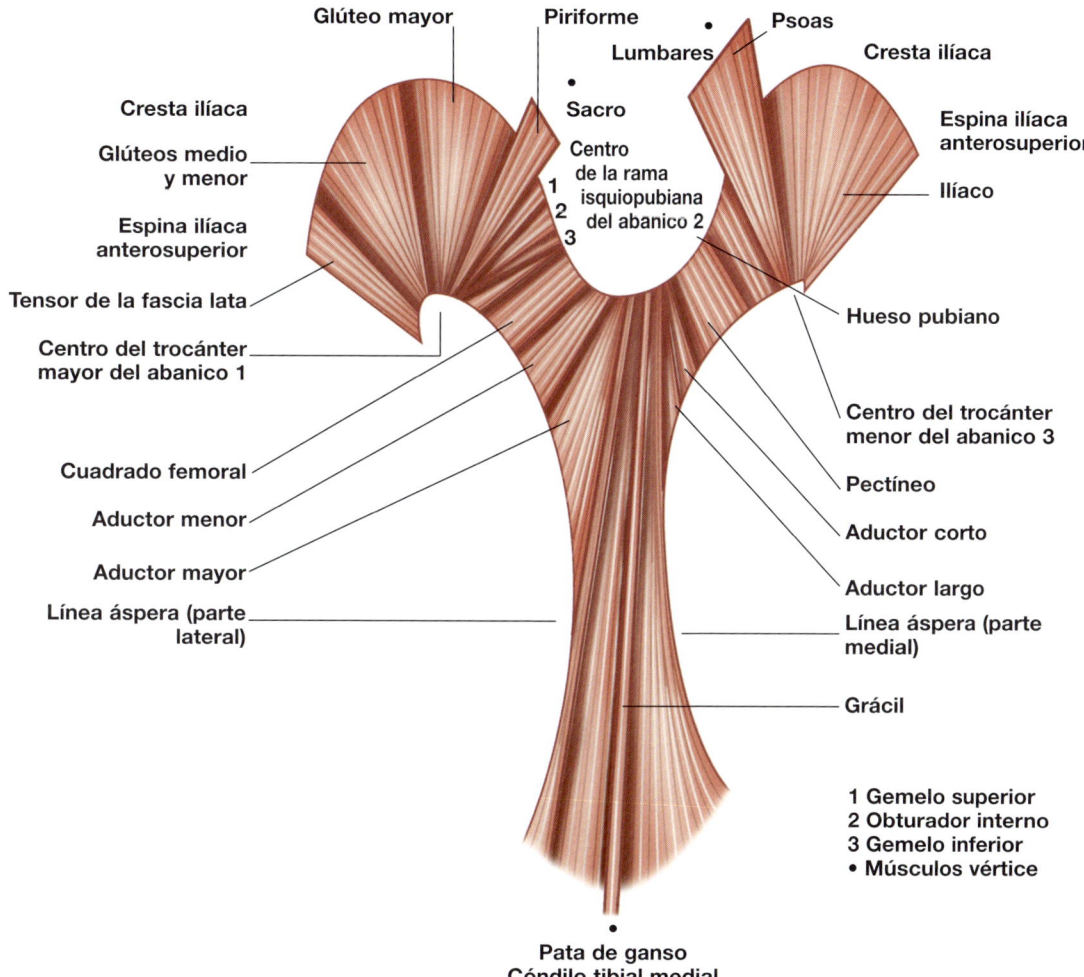

Figura 6.13. El desdoblamiento de la serie de músculos que rodean la articulación de la cadera nos ofrece una visión de los patrones que crean y los tres abanicos que detallamos a continuación.

La comprensión de los músculos de la cadera de este modo nos permite una comprensión dimensional de la movilidad y la estabilidad de la cadera y nos ayuda a digerir mejor esta gran comilona que suponen tantos músculos.

Empezaremos y terminaremos en la EIAS, profundizaremos en un lado de la pelvis y veremos cada uno de los músculos por separado, dentro del contexto de los tres abanicos como un todo.

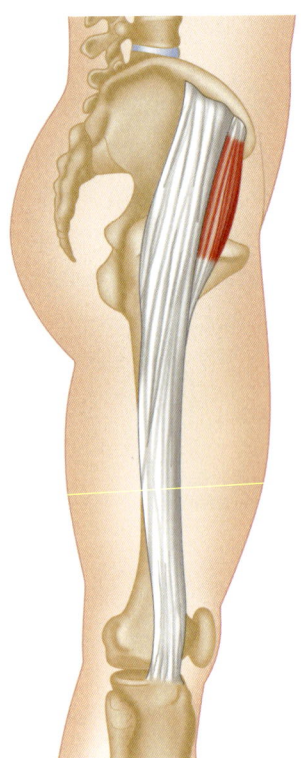

1. El abanico trocantéreo

Centro: Trocánter mayor del fémur.

Borde: Cresta ilíaca e isquion posterior.

Músculos: Tensor de la fascia lata (TFL); glúteos medio y menor; glúteo mayor, parte superior; piriforme (vértice); gemelos superior e inferior; obturadores interno y externo; cuadrado femoral (transición).

El grupo abductor empieza en el TFL y se extiende hacia abajo y hacia atrás desde la EIAS hasta la cara anterosuperior del trocánter mayor, así como hasta el muslo e incluso por debajo de la rodilla a través de la porción anterior de la CIT. De este modo, puede facilitar la flexión de la cadera, rotar la cadera medialmente y, por supuesto, participar en la abducción de la cadera.

Figura 6.14. Tensor de la fascia lata y cintilla iliotibial (CIT).

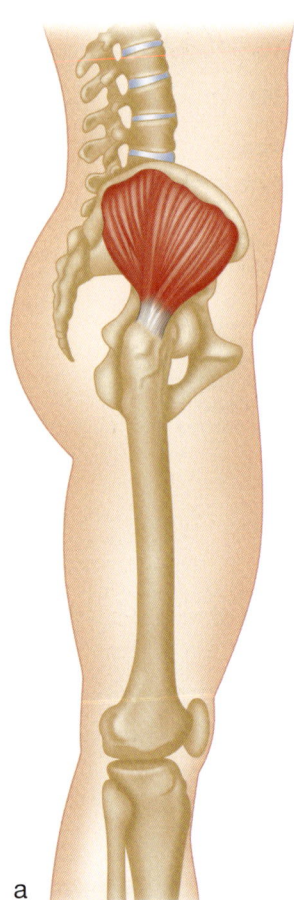

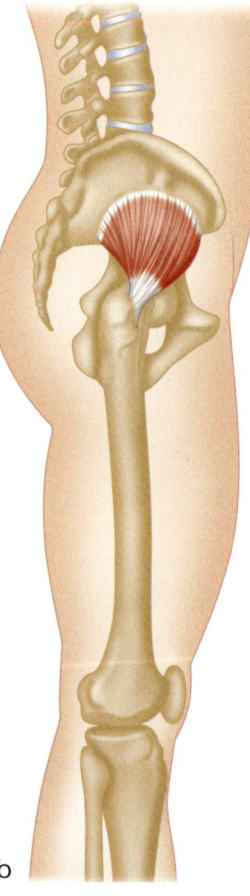

El glúteo medio y su hermano pequeño y más compacto, el glúteo menor, se insertan desde todo el exterior del borde del ilion (fosa glútea) hasta la parte superoexterna del trocánter mayor. Al igual que el deltoides en el hombro, pueden participar tanto en la rotación medial como en la lateral en función de qué fibras se empleen, así como actuar juntos para crear una fuerte abducción de la pierna.

a   b

Figura 6.15. a) Glúteo medio y b) glúteo menor.

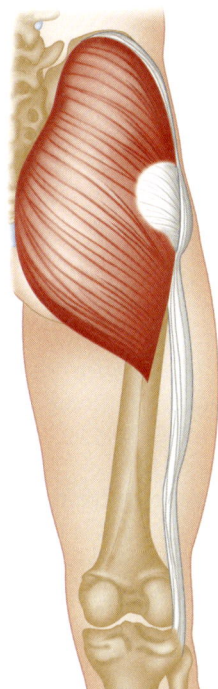

El glúteo mayor en realidad son dos músculos, y la parte superior (desde el hueso de la cadera) puede considerarse parte de este abanico que extiende la cadera y facilita la abducción. La parte inferior (desde el sacro y el ligamento sacrotuberoso) es un extensor de la cadera.

Aunque practicamos la abducción cuando lanzamos la pierna para montar a caballo o saltar un obstáculo, estos músculos se utilizan más (a cada paso) para evitar la aducción. Cuando cargamos el peso sobre una pierna, la pelvis tendería a inclinarse hacia la pierna que no soporta el peso y los abductores evitan esa inclinación. Si no hay abductores –como en la polio o en la parálisis cerebral–, el peso debe pasar completamente de una cadera a la otra en cada paso o la persona debe emplear la *marcha de Trendelenburg*.

Figura 6.16. Glúteo mayor.

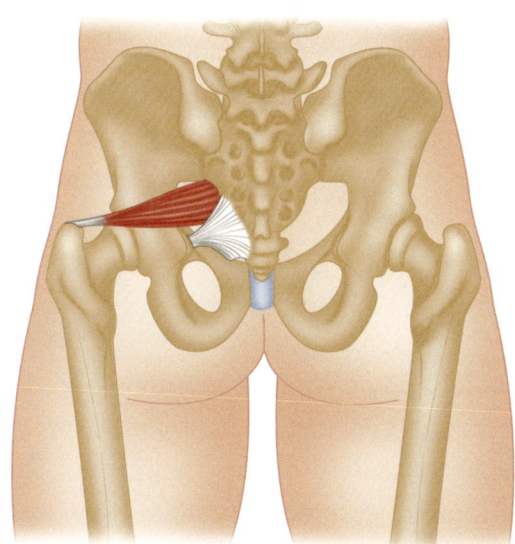

El piriforme (piramidal) es un músculo pequeño pero importante que se extiende desde la parte superior del trocánter mayor, pasa hacia arriba y hacia atrás por el agujero ciático mayor y llega a la parte anterior del sacro. De este modo, cruza la articulación de la cadera y la articulación sacroilíaca. Esto lo hace "más largo" (no en sentido físico, sino en sentido biomecánico) que el resto de los músculos de este abanico, ya que todos (excepto el TFL y el glúteo superior, que puede considerarse que cruzan dos articulaciones por la extensión fascial de la CIT) atraviesan sólo la articulación de la cadera.

Figura 6.17. Piriforme

El piriforme es por tanto un importante estabilizador del sacro y la articulación sacroilíaca que se contrae lo justo (eso esperamos) para cerrar con fuerza la articulación sacroilíaca en el momento del golpeo del talón. La función del piriforme como rotador lateral queda, en nuestra opinión, empequeñecida por su función como estabilizador pélvico ajustable.

Esto es fácil de ver si pensamos en los dos músculos piriformes a cada lado como parte de un complejo; en realidad se unen fascialmente por delante del sacro. Juntos, estos dos músculos realizan diminutos ajustes en la base del sacro, justo bajo el fulcro de la articulación sacroilí-

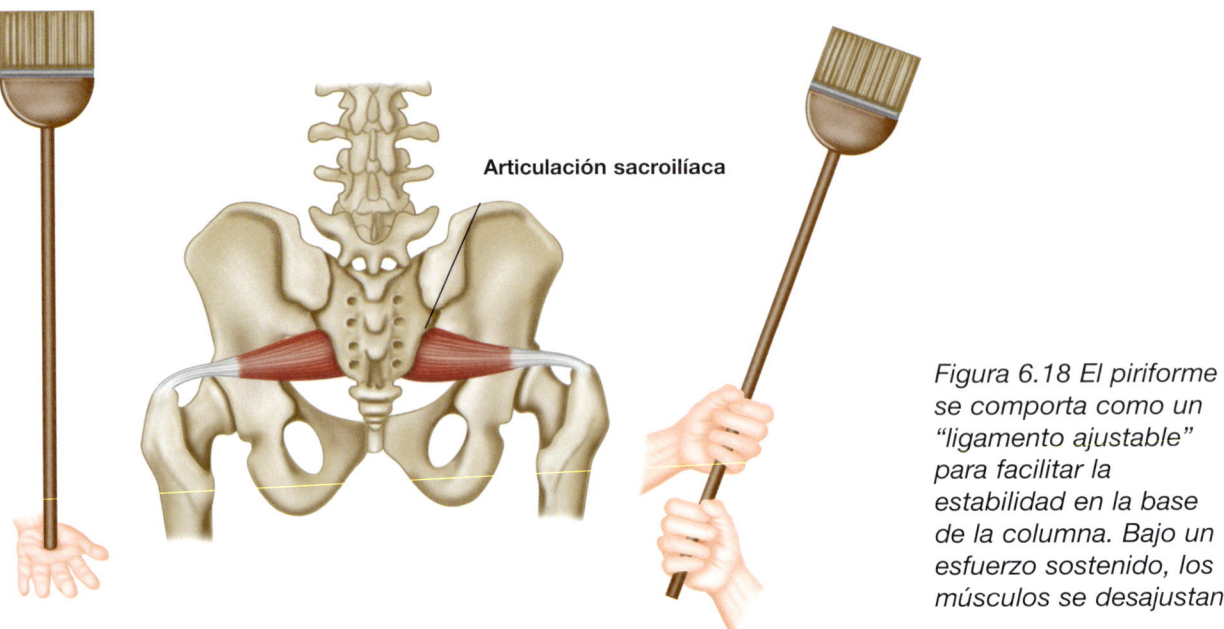

Articulación sacroilíaca

Figura 6.18 El piriforme se comporta como un "ligamento ajustable" para facilitar la estabilidad en la base de la columna. Bajo un esfuerzo sostenido, los músculos se desajustan.

aca, para contener las fuerzas que provienen de la flexión de lado a lado de la columna que está por encima.

Su acción podría compararse a los pequeños ajustes que hacemos con la mano cuando sostenemos una escoba al revés en el aire. Para mantenerla equilibrada, debemos hacer constantemente pequeños ajustes en la palma de la mano. Si la escoba sobrepasa nuestra capacidad de ajuste, tenemos que agarrarla con uno o ambos puños para que no caiga. El piriforme sufre una suerte similar cuando la columna se mantiene fuera de su verdadera alineación postural. No importa cuál sea el fallo postural, lo más probable es que uno o los dos músculos piriformes soporten la carga en un contante estado de tensión muy difícil de resolver a menos que el problema de la columna se solucione primero.

Los gemelos se encuentran justo por encima y por debajo del mayor y más importante obturador interno. Los gemelos surgen básicamente de los extremos distales de los ligamentos sacrotuberoso y sacroespinoso, y pueden participar en el refuerzo muscular de estos ligamentos. En su extremo distal se unen a veces al tendón del obturador interno, de modo que se pueden sentir uno, dos o tres tendones.

El obturador interno es un músculo sorprendentemente grande porque, tras girar casi 90º alrededor de la parte posterior de la tuberosidad isquiática, pasa por el agujero ciático menor al espacio pélvico y se extiende hasta cubrir todo el agujero obturador –o, según la metáfora de los huesos, toda la zona interior de la pala inferior de la hélice. La parte tendinosa lateral está acompañada de los dos músculos gemelos pequeños que hay por encima y por debajo: el gemelo superior desde el ligamento sacroespinoso y el gemelo inferior desde el ligamento sacrotuberoso.
Este grupo de músculos tiene una potente fuerza de rotación lateral, pero actúa para extender la cadera y sobreactúa en la inclinación posterior de la pelvis (extensión postural de la cadera).

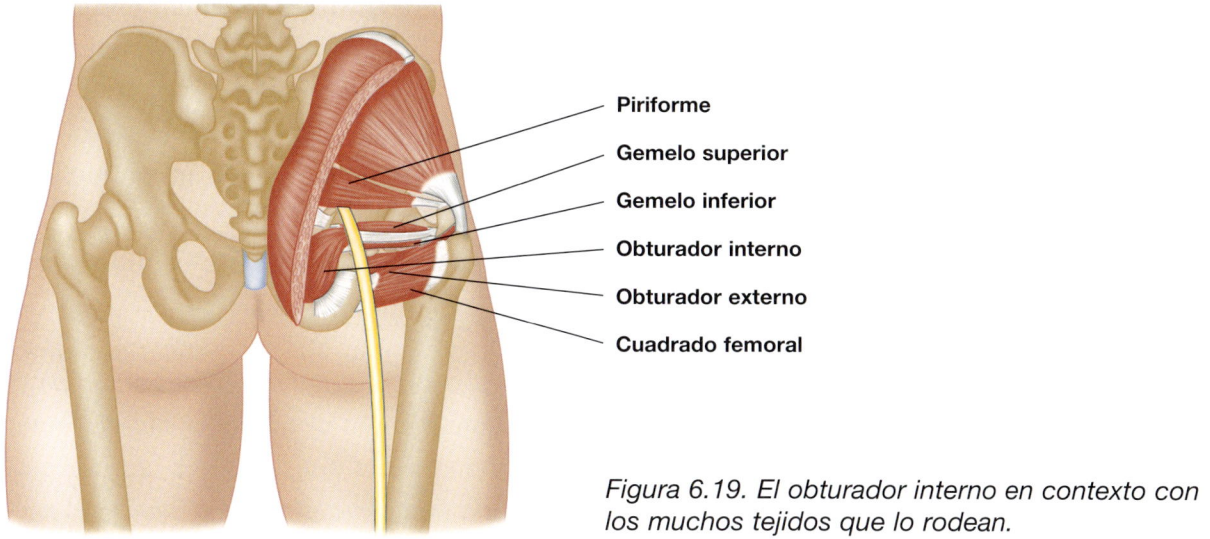

Piriforme

Gemelo superior

Gemelo inferior

Obturador interno

Obturador externo

Cuadrado femoral

Figura 6.19. El obturador interno en contexto con los muchos tejidos que lo rodean.

Estos músculos, junto con el suelo pélvico y los ligamentos sacros, también actúan como "muelles" o como una especie de amortiguadores para la articulación de la cadera.

El obturador externo (apenas visible en la figura 6.19) queda excluido de este abanico. Es un rotador lateral de la cadera como los demás, pero, debido a su posición de origen en el exterior de la pala inferior de la hélice, acompaña al ligamento pubofemoral y actúa, al contrario que los otros, como un flexor de la cadera, un inclinador anterior de la pelvis. Este músculo es, en cualquier caso, difícil de alcanzar y de tratar para un fisioterapeuta.

El cuadrado femoral conforma la transición entre el abanico trocantéreo y el abanico de la rama, y por eso es miembro de ambos. Su origen, en la parte posteoinferior de la tuberosidad isquiática, señala el límite final del borde del abanico trocantéreo y el principio del centro del abanico de la rama. Su inserción en la parte posterior de la zona inferior del trocánter mayor marca el comienzo del borde del abanico de la rama, la línea áspera.

El cuadrado femoral es en sí mismo un fuerte estabilizador de la cadera, sostiene la tuberosidad isquiática en la parte posterior del fémur y ayuda a mantener la extensión de la cadera en la que nos mantenemos erguidos los seres humanos.

2. El abanico de la rama

Centro: Rama isquiopubiana.
Borde: Línea áspera medial y lateral en la parte posterior del fémur.
Músculos: Cuadrado femoral (transición), aductor menor, aductor mayor, grácil (vértice), aductor largo, aductor corto, pectíneo (transición).

El abanico de la rama es más difícil de visualizar que cualquiera de los otros, tanto porque los músculos aductores son menos conocidos para los estudiantes como porque la disposición de los músculos hace que el "borde" de este abanico sea más difícil de ver. Se extiende por el exterior de la línea áspera hacia abajo y vuelve a subir por el interior, dejando una distancia apenas perceptible. Si nos imaginamos que en lugar de abrir un abanico totalmente de la forma habitual dejamos los dos extremos juntos y tiramos del centro del borde del abanico hasta estirarlo completamente, obtendríamos una visión aproximada de la disposición de esta serie de músculos y huesos.

Mirando el muslo desde atrás, comenzamos el viaje hacia abajo por el lateral (o el borde posterior si la pierna está girada hacia fuera) de la línea áspera con la unión distal del cuadrado femoral. Podemos observar una serie de músculos que se insertan en esa línea. Junto a la línea está la sección del aductor menor del aductor mayor, que se inervan individualmente a través del nervio obturador.

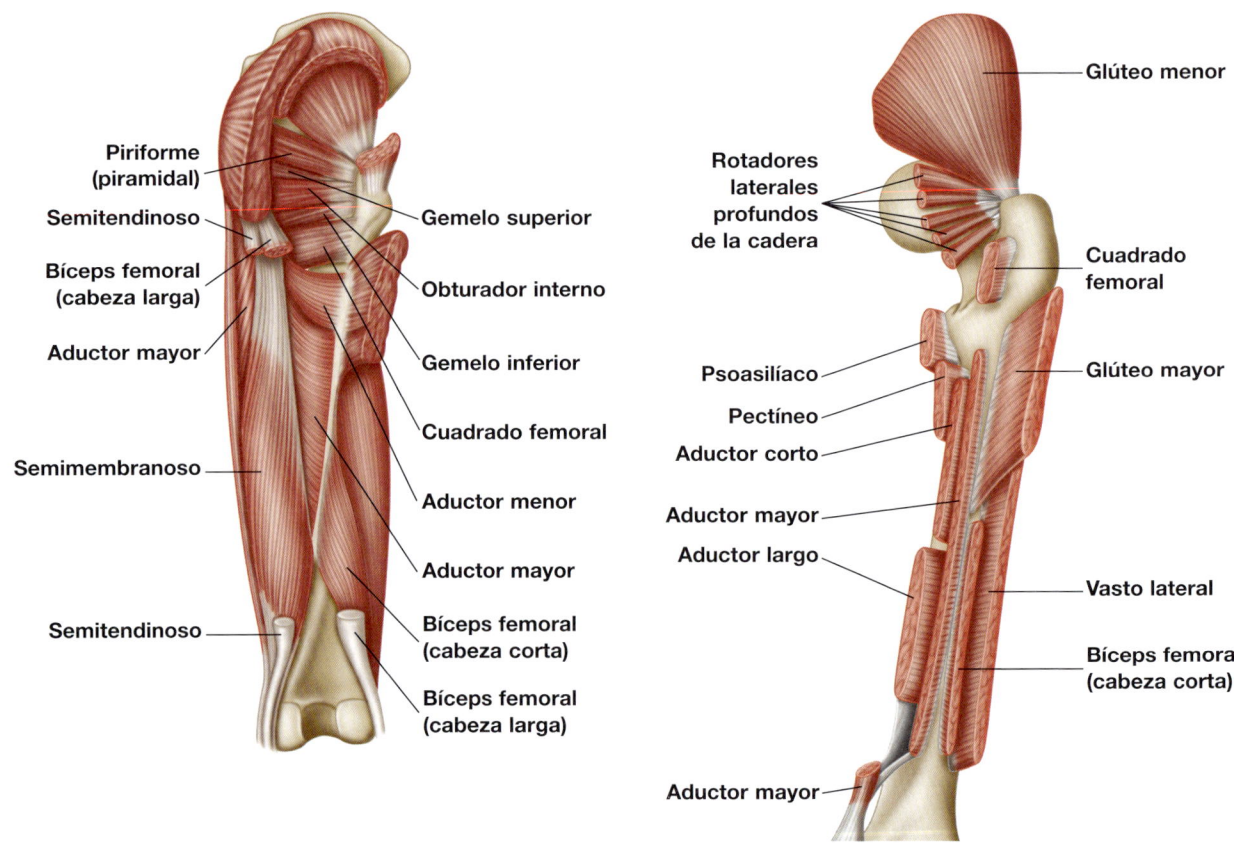

Figura 6.20. El abanico de la rama es más fácil de ver desde este ángulo como un abanico plegado, con una línea que desciende por la cara posterior de la línea áspera (aductor mayor), luego salta la articulación de la rodilla con el músculo vértice del grácil (no aparece) y vuelve a ascender hasta la parte posterior de la pelvis sobre la cara anterior de la línea áspera con los demás aductores.

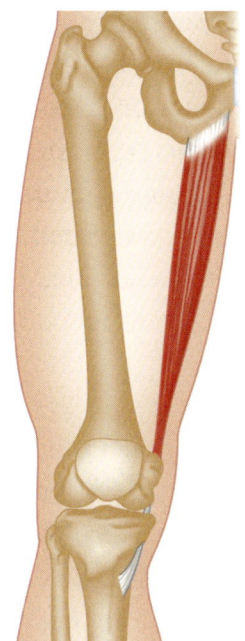

Por debajo encontramos la parte central del aductor mayor (que relacionamos con la cabeza corta del bíceps femoral en el capítulo 5). Existe un hiato que separa esta sección del aductor mayor desde la parte más larga, que se extiende hasta el epicóndilo medial del fémur, fácilmente palpable a unos dos centímetros y medio por encima de la zona medial de la rodilla.

El vértice de este abanico es el músculo grácil, que corre desde una amplia inserción en la base de la rama isquiática y cruza tanto la cadera como la rodilla hasta llegar al músculo medio de la pata de ganso, de la que hablamos en el capítulo 5.

Figura 6.21. Grácil (recto interno).

La segunda mitad de este abanico se une al borde medial o anterior de la línea áspera, básicamente justo al lado del aductor mayor, pero en un plano fascial distinto. El más largo de éstos es, como su nombre indica, el aductor largo. Es un gran tendón redondo fácilmente palpable en la ingle y que normalmente es visible cuando nos sentamos con las piernas cruzadas.

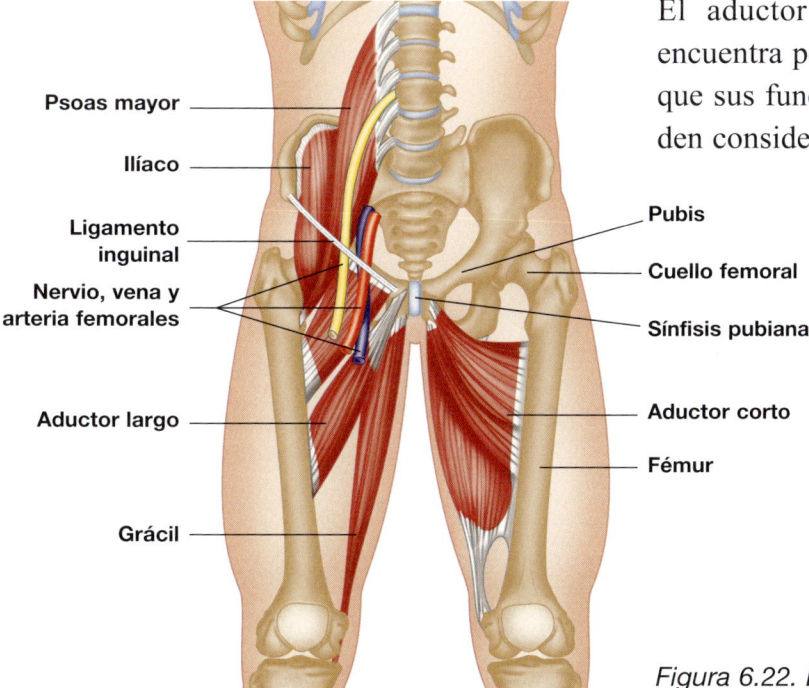

El aductor corto es más profundo y se encuentra por encima del aductor largo, aunque sus funciones son tan similares que pueden considerarse una sola entidad.

Psoas mayor

Ilíaco

Ligamento inguinal

Nervio, vena y arteria femorales

Aductor largo

Grácil

Pubis

Cuello femoral

Sínfisis pubiana

Aductor corto

Fémur

Figura 6.22. Los aductores anteriores tiran hacia la parte posterior de la pelvis y el músculo de transición del pectíneo.

El siguiente músculo de este abanico es el músculo de transición hacia el tercer abanico, el pectíneo. La inserción distal del pectíneo completa el viaje por la parte medial/anterior de la línea áspera hasta el trocánter menor, el centro del último abanico. El pectíneo es tanto un aductor como un flexor de la cadera. De hecho, la parte posterior del abanico (aductor mayor básicamente) es un extensor de la cadera, y los tres músculos de la mitad anterior del abanico –aductor largo, aductor corto y pectíneo– ayudan en la flexión de la cadera. Por tanto, este grupo, o abanico, media en la flexión y la extensión de la cadera, junto con los músculos isquiostibiales y los cuádriceps, como vimos en el capítulo 5, y el complejo del psoas que veremos a continuación.

Los aductores están envueltos en una gran polémica por la rotación medial y lateral de la cadera. Mientras que Netter (1989) opta claramente por la rotación lateral, Kendal y McCreary (1983) abogan por la rotación medial. La acción puede ser diferente en función de la flexión o la extensión de la cadera cuando se trata de la rotación. Sin embargo, sin detallar los argumentos (disponibles en "The Anatomist's Corner", en la página web de Anatomy Trains, ver apéndice), nuestra conclusión es que la función que desempeñan los aductores en la rotación femoral es de estabilización debido a su escaso movimiento de rotación en relación con el eje mecánico del fémur.

Una excepción es el propio pectíneo cuando hablamos del movimiento de la pelvis respecto al fémur. El pectíneo, cuando es más corto por un lado, tira del hueso pubiano hacia ese fémur; como decimos en la Lectura corporal de la pelvis, "el pubis apunta hacia el pectíneo corto".

3. El abanico inguinal

Centro: Trocánter menor del fémur.
Borde: Borde interno de la pelvis.
Músculos: Pectíneo (transición) –unión con el psoas menor, el psoas mayor (vértice) y el ilíaco (unido al cuadrado lumbar).

Aunque el tercero y último abanico, que rodea el eje del trocánter menor, consta sólo de tres músculos, exploraremos también los otros dos músculos unidos a ellos y los llamaremos el *complejo del psoas*.

El pectíneo es nuestro músculo de transición –al mismo tiempo un aductor y un flexor profundo de la cadera– y es relativamente cuadrado. La amplia inserción proximal en la cresta iliopectínea se ajusta mediante una amplia inserción distal en el trocánter menor y la línea áspera que tiene debajo. Coloca suavemente las yemas de los dedos en el hueco poplíteo –ese espacio abierto que queda justo lateral al tendón del aductor largo– con cuidado de no presionar la arteria femoral. Pide a tu cliente que lleve la rodilla al hombro contrario y siente cómo el pectíneo salta bajo tus dedos.

El pectíneo se une fascialmente al psoas menor. Éste está presente en alrededor de la mitad de nuestros clientes como un músculo, según Travell (1998), pero está presente como una tira miofascial, según este autor, en casi todo el mundo. El psoas menor es un músculo delgado que puede ser un ajustador de tensión altamente innervado para el psoas, al igual que el plantar lo es para el complejo del Aquiles o el recto posterior menor de la cabeza para el complejo del erector de la columna. En cualquier caso, el psoas menor, si está presente, flexiona la zona lumbar de la columna y levanta el hueso púbico para llevar a la pelvis a una inclinación posterior.

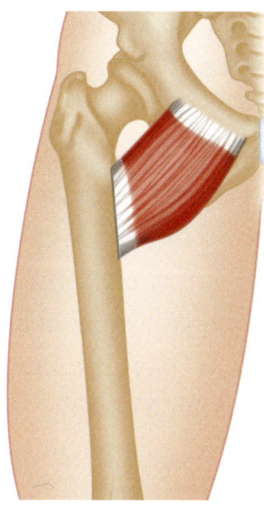

Figura 6.23. Pectíneo.

El complejo del pectíneo-psoas menor puede sentirse y estirarse colocándose en posición de embestida con el fémur rotado lateralmente de modo que la rodilla se gire hacia fuera y el pie descanse más en el lado del dedo gordo.

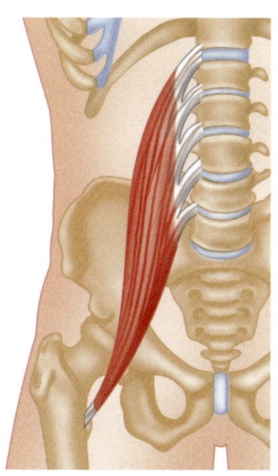

El psoas mayor es el músculo vértice del centro de este abanico y va desde bien pasado el borde de la pelvis hasta las apófisis transversas y los cuerpos vertebrales de todas las vértebras lumbares y a menudo de la duodécima vértebra torácica. Es claramente un fuerte flexor de la cadera, aunque su papel en la rotación de ésta es menos claro (este autor sospecha que tiene un pequeño papel en la rotación femoral, ver "The Anatomist's Corner", en la página web de Anatomy Trains).

Figura 6.24. Psoas mayor.

Además, no estamos de acuerdo con las observaciones de Bogduk (1992) de que el psoas no tiene efecto en la columna lumbar. Nuestras observaciones clínicas sugieren que el psoas es básicamente un músculo triangular (como el deltoides; observa el psoas de un cuadrúpedo para convencerte de este punto). Las fibras que van hasta las lumbares superiores crean una flexión lumbar y una inclinación pélvica posterior igual que lo hace el psoas menor; las fibras que van hasta las lumbares inferiores crean una hiperextensión y (gracias a la conexión entre la L5 y el sacro) finalmente una inclinación anterior.

Una vez que hemos entendido que las fibras que van a las vértebras lumbares superiores son principalmente las de las caras frontal y lateral del psoas mayor, y que las fibras que van a las lumbares inferiores (las que mantienen la curvatura lumbar) están en la porción interior y posterior del psoas, podemos determinar una estrategia muy precisa en términos de patrones y posiciones vertebrales concretos –ya que normalmente vemos curvaturas excesivas o invertidas de las vértebras lumbares que se hacen notar en patrones de tensión por encima o por debajo de ese punto.

El psoas mayor es un campo de juego muy rico y sensitivo. Une la parte superior del cuerpo y la parte inferior, el esqueleto axial al apendicular, el interior al exterior y la parte posterior a la anterior. Es uno de los pocos músculos que cuentan con un plexo autónomo en su interior, y está íntimamente relacionado con los riñones, los intestinos y la sexualidad. Junto con el piriforme, está entre los primeros músculos en desequilibrarse y entre los últimos en recuperar su equilibrio en el camino hacia la integración.

El tercer músculo de este abanico –y el último que nos acerca a la EIAS de nuevo, nuestro punto de partida al comenzar con el tensor de la fascia lata– es el ilíaco.

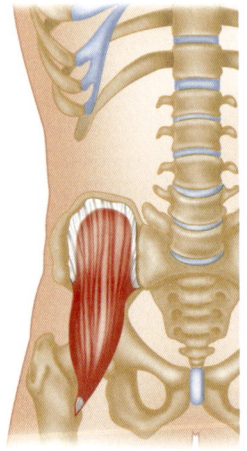

El ilíaco tiene su inserción distal en el trocánter menor con el psoas mayor, pero pasa por la parte anterior de la articulación de la cadera y por debajo del ligamento inguinal un poco lateral al psoas mayor para llenar la fosa ilíaca –o el interior de la pala superior de la hélice, para emplear la metáfora por última vez. La correspondencia en el hombro para el ilíaco es el subescapular, que llena la parte anterior del omóplato, mientras el ilíaco llena la parte anterior del ilion.

Figura 6.25. Ilíaco.

La inserción proximal del ilíaco es larga y va desde o cerca del ala del sacro a todo lo largo del borde interno de la cresta ilíaca hasta la EIAS. La fascia ilíaca, que cubre el ilíaco y a veces tracciona el psoas mayor lateralmente hacia el ilíaco si está muy tensa o limitada, se encuentra a continuación del cuadrado lumbar, que llega hasta la duodécima costilla, así como a las apófisis transversas de las vértebras lumbares.

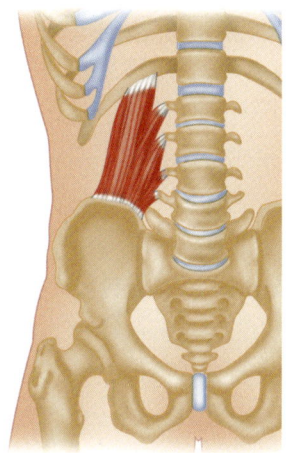

Estos dos músculos forman un segundo complejo que transcurre paralelo pero lateral al psoas mayor, pasando desde el trocánter menor hasta la duodécima vértebra torácica y la duodécima costilla. Este complejo muscular puede sentirse y estirarse adoptando la posición de embestida y girando el fémur medialmente, en el lado del quinto dedo del pie. La extensión de la cadera estirada con las costillas del mismo lado aumentará el estiramiento y aportará al complejo una profunda liberación. Cada uno de los complejos de cada lado del psoas mayor puede, en patrones posturales de compensación, sustituir a un psoas mayor débil o bloqueado.

Figura 6.26. Cuadrado lumbar.

Esto completa el ciclo de los tres abanicos que rodean la articulación de la cadera, ya que hemos analizado toda la hélice de EIAS a EIAS. En la práctica, evidentemente, estos abanicos funcionan a la perfección en los movimientos de estabilización y movilización, hasta que algo va mal y una parte tiene que esforzarse mucho o no puede hacer nada; estos desequilibrios son perfectamente visibles en los patrones de la marcha.

Obviamente, se puede hacer un rastreo similar en la articulación de la cadera contraria, pero en la mayoría de la gente habrá similitudes y diferencias entre ambas en el tratamiento. Las anomalías sagitales –una inclinación anterior de la pelvis, una columna lumbar flexionada o una hiperextensión de las rodillas– suelen producir una tensión compensatoria simétrica, mientras que todos los patrones de rotación, así como las inclinaciones laterales o los desplazamientos, producirán patrones asimétricos. Esto requiere un buen análisis visual y de palpación para desarrollar una estrategia efectiva centrada en el cliente.

Por ejemplo, una parte del complejo del psoas puede estabilizar una pierna, mientras que otra parte hace el trabajo para la pierna opuesta (no dominante). En los patrones de rotación de la pelvis, el pectíneo derecho suele emparejarse con el piriforme izquierdo, y viceversa. Aunque se puede identificar algunos patrones recurrentes como éstos, las peculiaridades individuales entre estos veinte músculos dobles sobre las dos caderas aportan una variabilidad que requiere la valoración individual de todo el conjunto. Para obtener el mejor resultado, realiza una valoración visual de pie y caminando, además de palpar todo el conjunto.

Generalmente, la miofascia transicional –la zona del pectíneo y la del cuadrado femoral– tomará medidas drásticas en las deformaciones posturales significativas. El pectíneo se acorta, especialmente en los casos de inclinación anterior y rotación femoral medial; la fascia del cuadrado femoral se hace más espesa y corta en los casos de inclinación posterior y rotación femoral lateral.

Lectura corporal de la pelvis

La pelvis es quizá la zona más importante en la que podemos realizar lecturas en relación con los huesos adyacentes. La mayoría de las escuelas del pensamiento aluden a la relación entre la pelvis y el plano horizontal del suelo o el eje gravitatorio vertical.

Muchos terapeutas habrán aprendido primero a medir el ángulo creado entre las espinas ilíacas anterosuperior y posterosuperior. Los estudios difieren sobre si la relación debería ser nivelada o con un ligero ángulo y suelen indicar que existe una pequeña diferencia en el ángulo entre los sexos. Sin embargo, diversas investigaciones revelan que estas medidas no son muy fiables debido a las variaciones naturales entre personas en el tamaño y la envergadura de los huesos de la pelvis afectados por este ángulo (Preece *et al*, 2008). Aún así, puede ser útil obtener alguna idea de la orientación y el grado de diferencia, pero debemos recordar que el ángulo puede variar desde 0° hasta 23° cuando se mide desde una pelvis fija y "neutra". En lugar de leer el ángulo o mirar la relación de la pelvis con el suelo horizontal, obtendremos una mejor información sobre las relaciones del tejido laxo si las consideramos en el contexto del fémur.

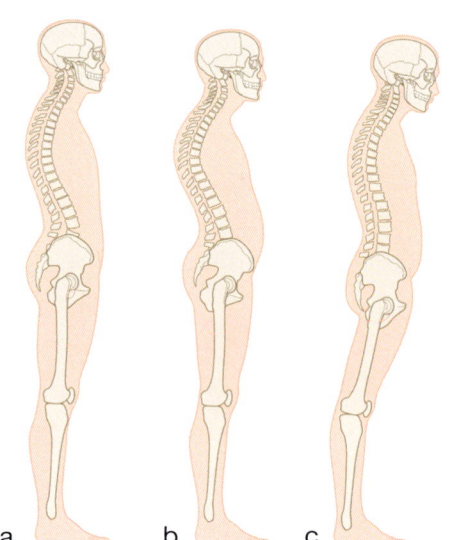

a   b   c

Figura 6.27. En la imagen se observan tres posibles patrones de relaciones esqueléticas para el fémur, la pelvis y la columna lumbar; (a) pelvis neutra, (b) inclinación anterior, (c) desplazamiento anterior.

La figura 6.27a muestra una pelvis neutra en términos tanto de inclinación como de desplazamiento. Pero si observamos el tejido laxo (figura 6.28), puesdes ver que todo lo que hay por delante y por detrás de la articulación de la cadera está equilibrado.

Si observamos en la figura 6.28a en la que se añaden los abanicos trocantéreo e inguinal, vemos que todas las fibras musculares que pasan por delante de la línea media articular crearán la flexión de la cadera (inclinación anterior) y que todos los tejidos cercanos a la articulación desde atrás actuarán como extensores (inclinación posterior). Esto proporciona la disposición en abanico de estos tejidos que permite al cuerpo estabilizar el fémur y la pelvis en todas las fases a través de toda la amplitud de la flexión y la extensión.

La figura 6.28b muestra una pelvis que es neutra en desplazamiento, pero con inclinación anterior. Esto significa que la articulación de la cadera está en flexión y acortando por tanto los flexores de la cadera (o flexionada a causa de ese acortamiento). De modo que, si lo interpretamos desde el punto de vista de los abanicos, todas las porciones anteriores se mantendrán acortadas tanto en el abanico trocantéreo como en el de la rama. Todo el abanico inguinal estará acortado (recordemos que el psoas mayor puede ser distinto en función del patrón lumbar). El septo intermuscular se verá alterado del mismo modo en los aductores –se tirará del septo posterior hacia arriba y del anterior hacia abajo.

A primera vista, la figura 6.28c parece mostrar una inclinación anterior, especialmente con el grado de hiperlordosis (flexión posterior) de las vértebras lumbares. Pero una vez que empezamos a descomponerla, se observa que la pelvis se ha desplazado hacia la parte delantera de los pies creando una inclinación anterior del fémur. Tenemos que leer la inclinación pélvica en relación con este nuevo ángulo del hueso del muslo y no con el suelo. En este caso ahora vemos que la pelvis muestra una inclinación posterior en relación con los fémures y por tanto son los elementos posteriores de los abanicos, los extensores de la cadera, los que requieren elongación.

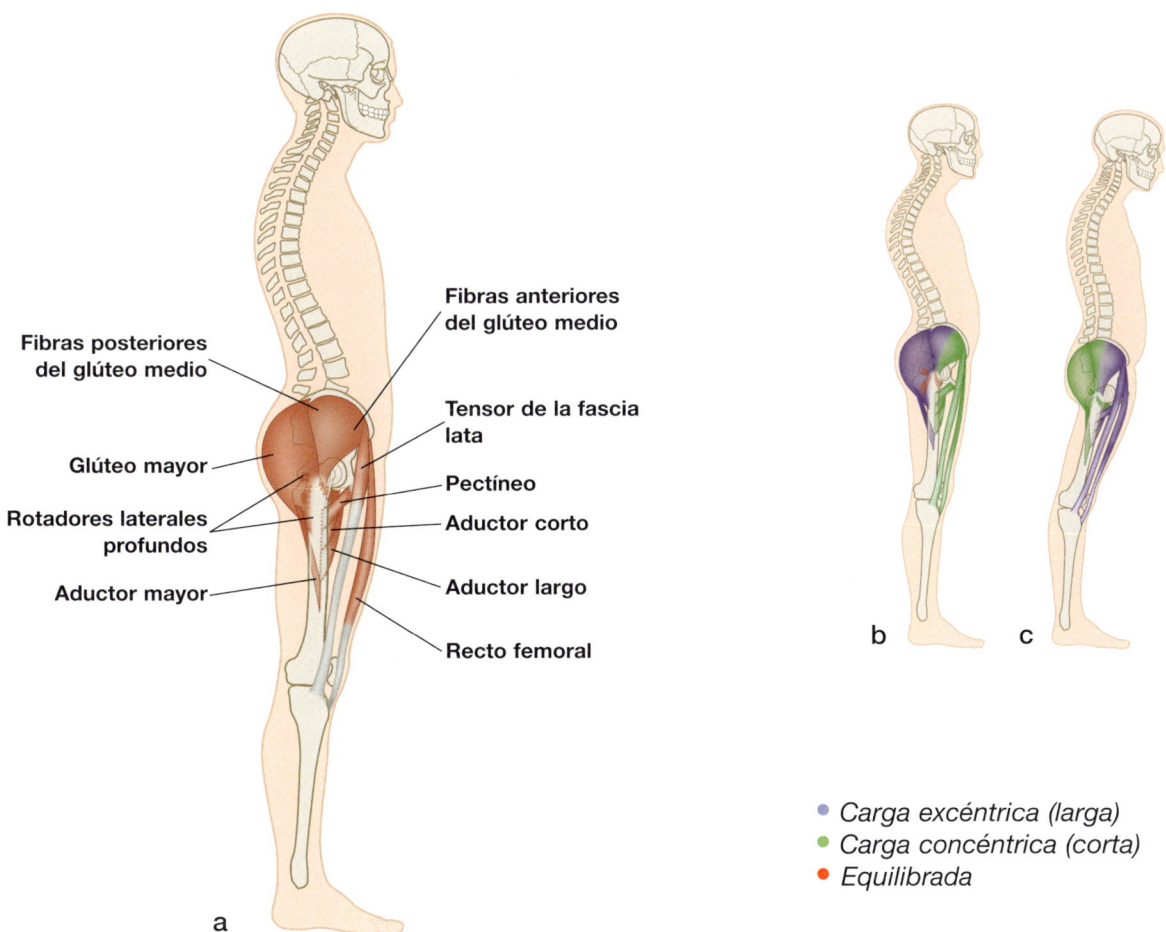

- Carga excéntrica (larga)
- Carga concéntrica (corta)
- Equilibrada

Figuras 6.28a, b y c. Al añadir el tejido laxo a las formas, se observa claramente qué zonas necesitan más trabajo.

Entre el desplazamiento y la inclinación existen nueve posibles variaciones de la posición pélvica:

1. Desplazamiento neutro, inclinación neutra.

2. Desplazamiento anterior, inclinación neutra

3. Desplazamiento posterior, inclinación neutra.

4. Desplazamiento neutro, inclinación anterior.

5. Desplazamiento anterior, inclinación anterior.

6. Desplazamiento posterior, inclinación anterior.

7. Desplazamiento neutro, inclinación posterior.

8. Desplazamiento anterior, inclinación posterior.

9. Desplazamiento posterior, inclinación posterior.

Cuando trabajamos con desplazamientos anteriores, tenemos que tratar los pies, y en particular los talones como vimos en el capítulo 4, para asegurarnos de que el cliente cuenta con suficiente apoyo posterior para mantenerse sobre los talones. Luego tendremos también que dirigirnos a los planos de la fascia, levantando la parte anterior y bajando la posterior.

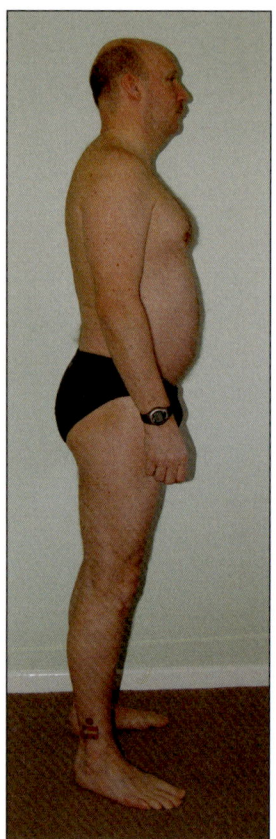

Si miramos la figura 6.29 teniendo esto en cuenta, veremos que la pelvis es bastante neutra en términos de inclinación relativa al fémur. La flexión posterior de las vértebras lumbares se debe a la inclinación posterior de la caja torácica; puedes observar con claridad la longitud del abdomen en comparación con la parte inferior de la espalda.

Figura 6.29. Un cliente muestra un desplazamiento anterior de la pelvis que es neutra en términos de inclinación.

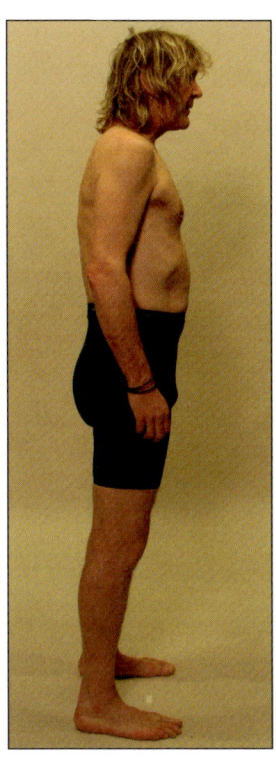

En la figura 6.30 de nuevo observamos un desplazamiento anterior y una inclinación respecto al fémur –y, aunque es más difícil de ver, la pelvis parece mostrar una ligera inclinación posterior cuando la leemos en relación con el fémur.

Figura 6.30. Aquí vemos el patrón común de una inclinación posterior junto con un desplazamiento anterior de la pelvis.

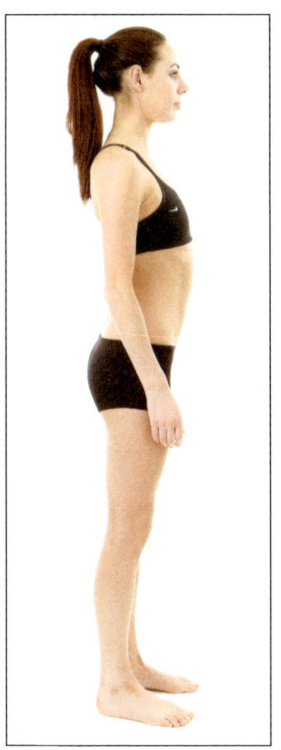

La modelo de la figura 6.31 también muestra un ligero desplazamiento anterior de la pelvis, comúnmente acompañado por una inclinación posterior de la caja torácica, pero al observar su pelvis ésta parece mostrar una ligera inclinación anterior. Con el fin de elevar la compresión que este patrón crea en las vértebras lumbares, ella compensa extendiendo su flexión posterior de la columna más allá de las vértebras lumbares superiores, posiblemente hasta la T5 o la T6.

Figura 6.31. Si observamos a la modelo, veremos un patrón diferente en cuanto a la inclinación de la pelvis.

Los tres abanicos de la cadera atraviesan una articulación esferoidea (enartrosis) capaz de moverse en todos los planos. Cada uno de los músculos puede verse involucrado en un intervalo de patrones en función del ángulo en que crucen esa articulación. Por ejemplo, cuando vemos inclinaciones laterales de la pelvis, tendremos que equilibrar la relación entre los abductores (abanico trocantéreo) del lado más bajo con los aductores (abanico inguinal) del muslo opuesto, ya que ambos pueden estar acortados.

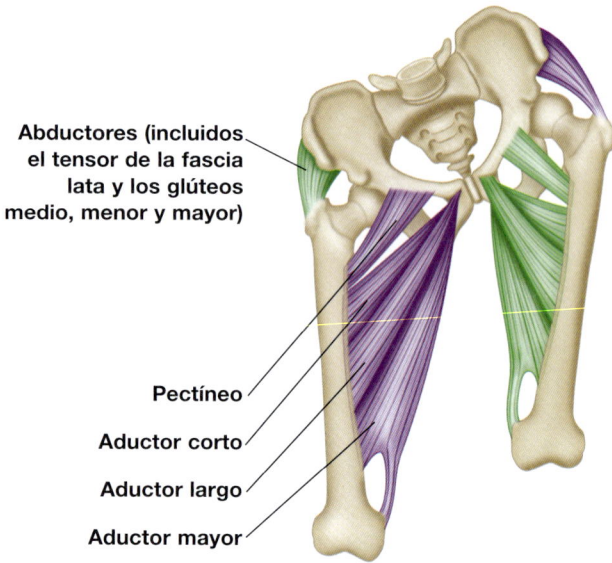

Abductores (incluidos el tensor de la fascia lata y los glúteos medio, menor y mayor)

Pectíneo
Aductor corto
Aductor largo
Aductor mayor

Figura 6.32. En los casos de inclinaciones laterales, los abductores se acortan en el lado bajo y tiran del ilion hacia el trocánter mayor. Esto acercará la rama isquiopubiana hacia el lado opuesto, la parte alta de la cadera.

En cuanto a las rotaciones, cuanto más horizontal esté un músculo al atravesar la línea de acción de la articulación, más potencial de rotación tendrá. Cuando se tira de la pelvis hacia un lado, por ejemplo, en una rotación derecha de la pelvis, el pectíneo puede acortarse en la derecha, pero los rotadores laterales en la izquierda también pueden estar acortados.

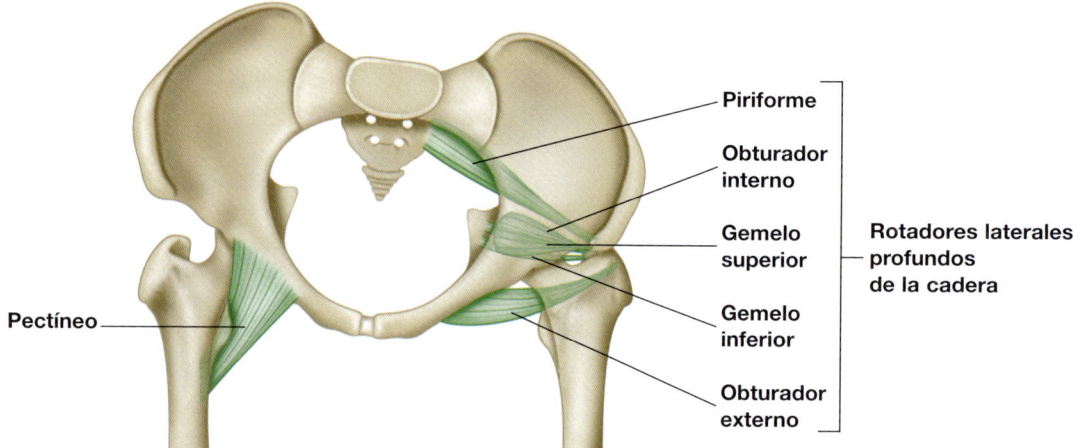

Piriforme
Obturador interno
Gemelo superior
Rotadores laterales profundos de la cadera
Gemelo inferior
Pectíneo
Obturador externo

Figura 6.33. Cuando la pelvis rota hacia la derecha, la rama pubiana se acerca al fémur derecho (acortando el pectíneo) y la rama isquiática izquierda se acerca al fémur en la izquierda (acortando todos los rotadores laterales en la izquierda).

El cuerpo se equilibra gracias a muchas de estas relaciones interfuncionales de agonistas/antagonistas que todo terapeuta debe comprobar, ya que no aparecen en los libros clásicos de anatomía y por tanto no siempre son tan obvias como uno esperaría.

Técnicas para la pelvis

Limpieza de los trocánteres (L lat)

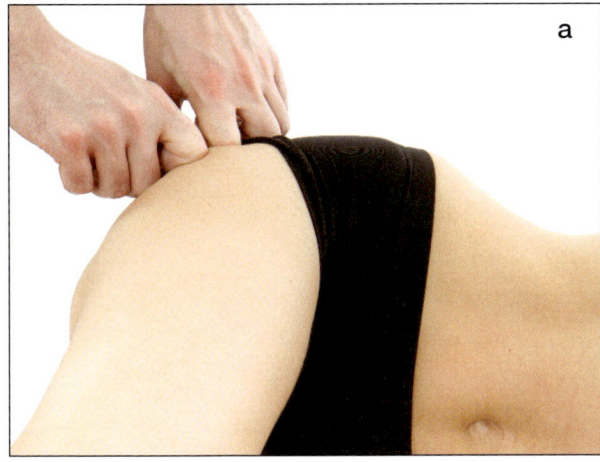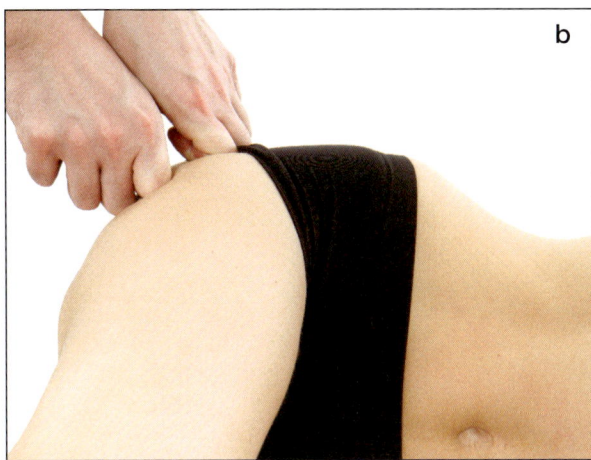

Figura 6.4a y b. Uso de los nudillos para abrir el tejido que hay sobre los trocánteres haciendo de rodillo desde los hombros y permitiendo que las manos rueden una alrededor de la otra para reducir la tensión en los brazos y las muñecas.

A menudo se percibe que el tejido que hay sobre los trocánteres está pegado al hueso y ya no se desliza de forma independiente. Los problemas posturales, especialmente las inclinaciones laterales de la pelvis, pueden provocar una tensión extra en las estructuras de la parte lateral de la cadera; por tanto, puede ser de gran alivio, especialmente para la bolsa trocantérea subyacente, diferenciar el tejido.

Coloca a tu cliente tumbado de costado, con el muslo superior flexionado y apoyado en un refuerzo y el inferior estirado. Utiliza la superficie plana de los nudillos de los dedos índice y medio para extender y abrir el tejido superficial que hay por encima del trocánter mayor. Comienza con ambos puños juntos y luego rueda uno alrededor del otro suavemente para crear el movimiento de modo que el contacto sea más fácil y relajado, en lugar de separar las manos de los hombros. El cliente puede facilitar la apertura con una pequeña inclinación anterior y posterior de la pelvis mientras trabajas.

Limpieza de los bordes del ilion (L lat)

Las inserciones musculares de las caras interna y externa de la cresta ilíaca pueden a menudo sufrir restricciones, nudos y nódulos en los tejidos, que con frecuencia pegan unas capas a otras y reducen la flexión lateral y la rotación del tronco.

Con el cliente tumbado como en la técnica anterior, utiliza las yemas de los dedos en la cara superior de la cresta ilíaca para extender el tejido con todos los dedos desde la misma línea media en una pelvis neutra o para calentar el tejido. Acerca el tejido a la cresta posteriormente desde la EIAS hasta la EIPS en el caso de una pelvis con inclinación anterior, y viceversa si se trata de una inclinación posterior.

Por encima de la cresta ilíaca estarás manipulando las capas abdominales. Tu trabajo será más específico si lo haces a las tres profundidades distintas de los oblicuos externos e internos y los músculos transversos del abdomen en el exterior de la cresta ilíaca, la parte superior de la cresta y el interior del borde de la cresta respectivamente.

Un método alternativo para mover el tejido hacia delante o hacia atrás consiste en utilizar el borde plano del cúbito. Sentado detrás del cliente, puedes enganchar el tejido con el antebrazo más

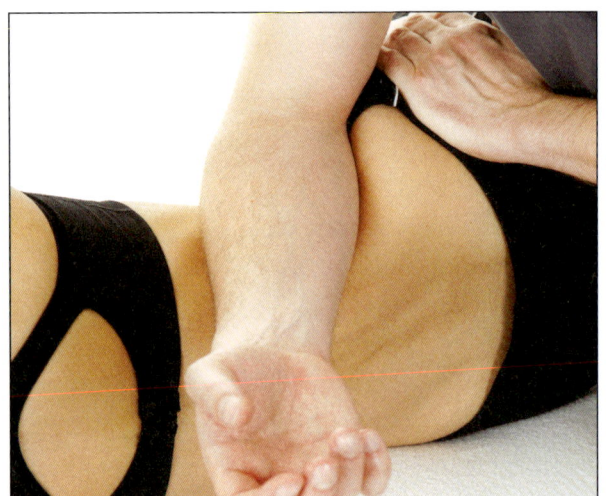

cercano al cuerpo de tu cliente, utilizando la otra mano posteriormente para estabilizar y sostener la pelvis. El cliente puede ayudar con una inclinación anterior y posterior de la pelvis o rotando la caja torácica en la dirección contraria hacia la que tú llevas el tejido.

Figura 6.35. Empleo del borde del cúbito para mover el tejido posteriormente.

El borde del cúbito es ideal para abrir el tejido que hay debajo de la cresta ilíaca, ya que este tejido tiende a ser más denso y, por tanto, es probable que añada tensión a tus dedos. Los nudillos son un buen sustituto si quieres una herramienta un poco más sensible. Estos tejidos –glúteo mayor, glúteo medio y tensor de la fascia lata, junto con las inserciones superiores de la fascia lata– pueden ser extendidos hacia abajo, alejándolos de la cresta, o movidos anterior o posteriormente en función del patrón del cliente.

Todas las técnicas anteriores deben ir acompañadas del movimiento del cliente, sobre todo inclinaciones anteriores y posteriores de la pelvis. Esto no sólo facilita que el tejido vuelva a su mejor posición neutra, sino que además ayuda a reeducar y fortalecer muchos de los músculos debilitados de la parte inferior de la espalda y el complejo pélvico. Cabe obtener beneficios especiales si se hace hincapié en el movimiento opuesto a su patrón natural para facilitar la apertura de los tejidos más acortados y para romper el ciclo de amnesia sensomotriz de los músculos débiles.

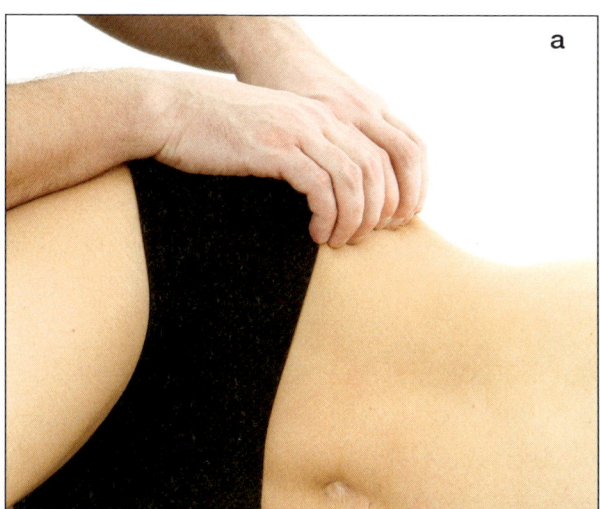 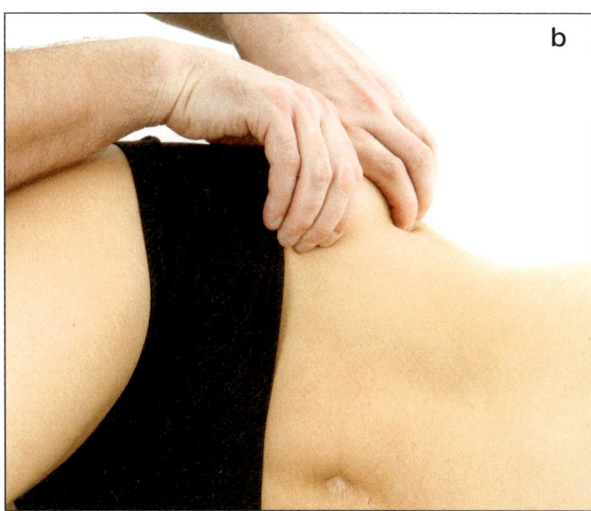

Figura 6.36a y b. Extensión de las inserciones abdominales, ideal para una pelvis neutra.

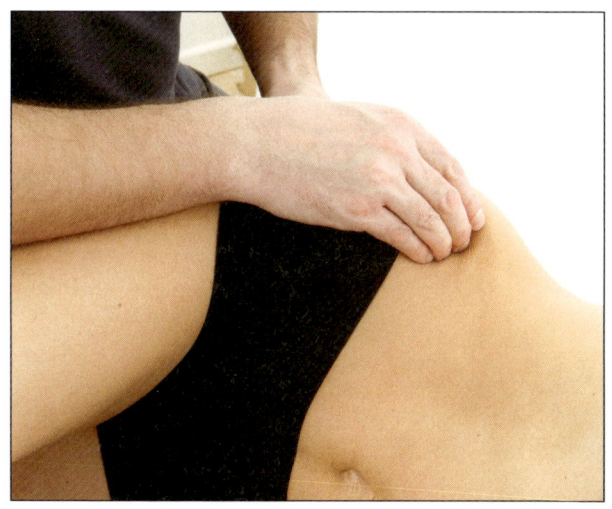

Figura 6.37. Cómo asir el tejido posteriormente para un patrón de pelvis con inclinación anterior.

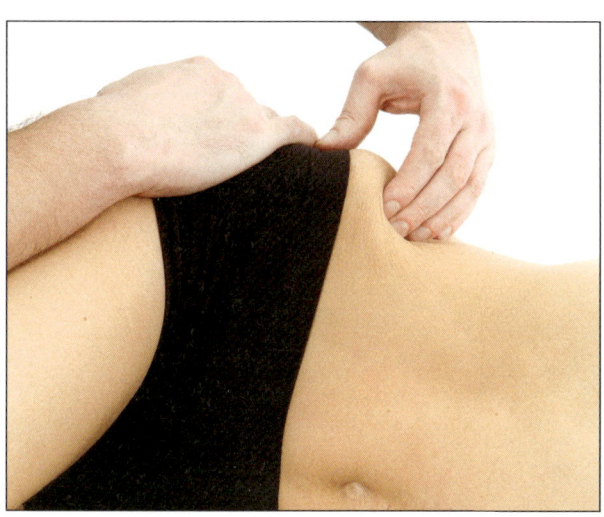

Figura 6.38. Cómo llevar la fascia hacia delante para un patrón de pelvis con inclinación posterior.

Apertura del abanico (L lat)

Desde la misma posición puedes utilizar el codo en plano o de punta para manipular el abanico de los músculos que se insertan en el trocánter mayor. Comenzando por el trocánter mayor, puedes trabajar hacia arriba y hacia la EIAS por (TFL) y luego ir volviendo poco a poco hacia la EIPS y la parte superior del glúteo mayor. Por el camino habrás trabajado las zonas anterior y posterior (flexora y extensora) del glúteo medio, pero quizá quieras evitar la parte superior de la CIT, la gruesa línea fascial alrededor de la línea media.

El trabajo puede realizarse en líneas simples o combinado con la flexión y la extensión de cadera haciendo que el cliente deslice la rodilla hacia delante y hacia atrás sobre el apoyo mientras sujetas y estiras cada sección o deslizas las fibras en la dirección opuesta.

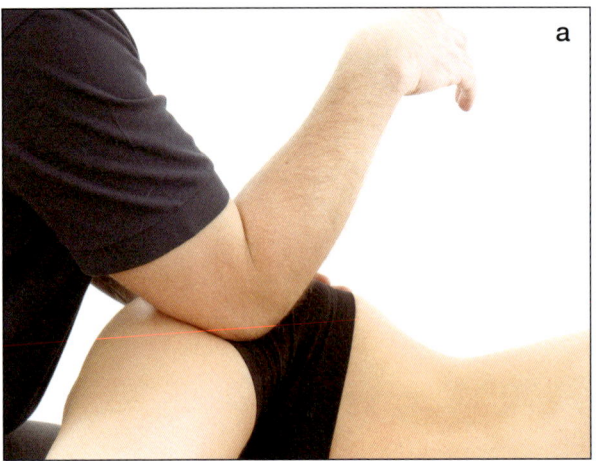 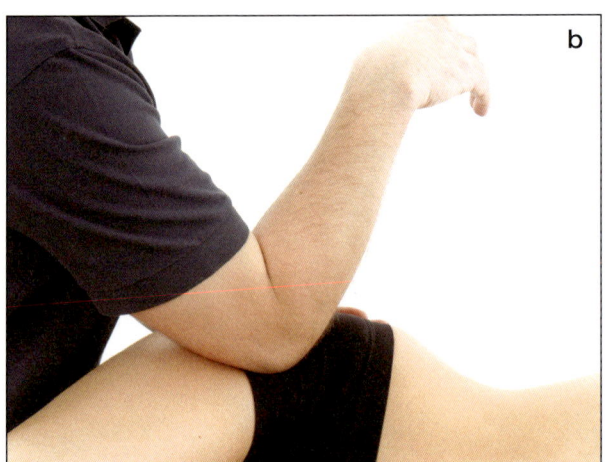

Figuras 6.39a y b. Trabaja la zona anterior del abanico trocantéreo mientras tu cliente extiende la cadera deslizando la rodilla hacia abajo sobre el apoyo. Hay que insistir en los tejidos "acortados", es decir, toda la parte delantera de la línea media en un patrón de inclinación anterior y al revés en un patrón de inclinación posterior.

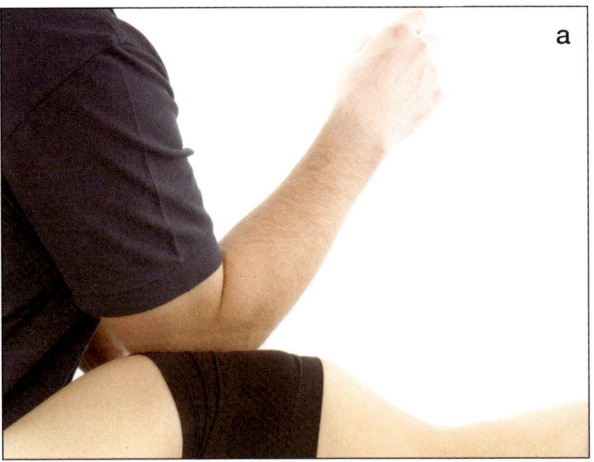 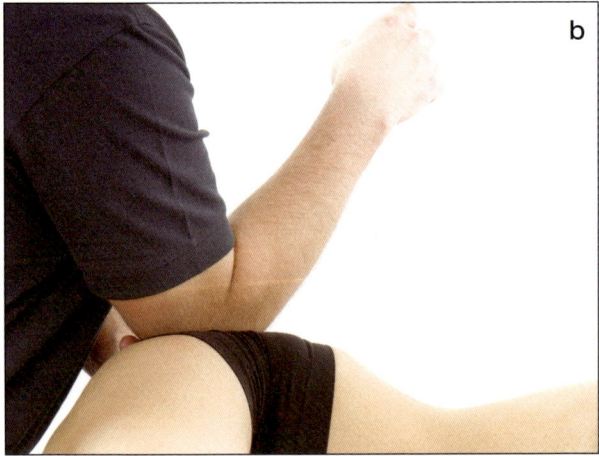

Figuras 6.40a y b. Trabajo con la zona posterior del abanico (los extensores) mientras el cliente flexiona la cadera y desliza el muslo sobre el apoyo.

Glúteo menor (L lat)

Como el glúteo menor es mucho más profundo, subyaciendo al glúteo medio, requiere una posición de trabajo ligeramente distinta. Hay que abducir el muslo del cliente de forma pasiva para acortar y relajar el tejido de la fascia lata medio y superficial. Puedes sostener el pie del cliente sobre tu cadera, sujetando su rodilla con tu mano inferior o deslizar tu brazo inferior, por debajo de su rodilla, de modo que su pierna se apoye en tu antebrazo y la parte interna de su rodilla en tu mano.

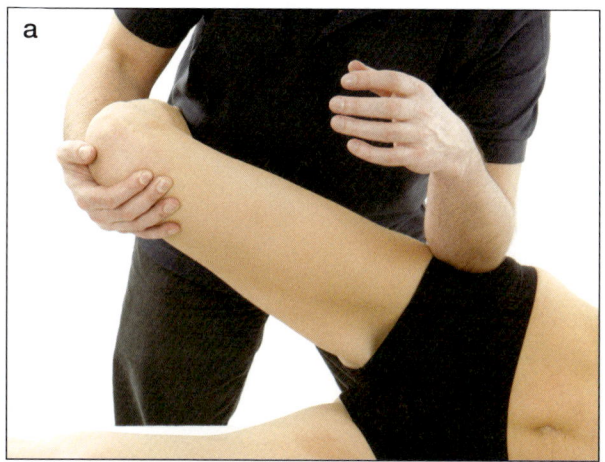 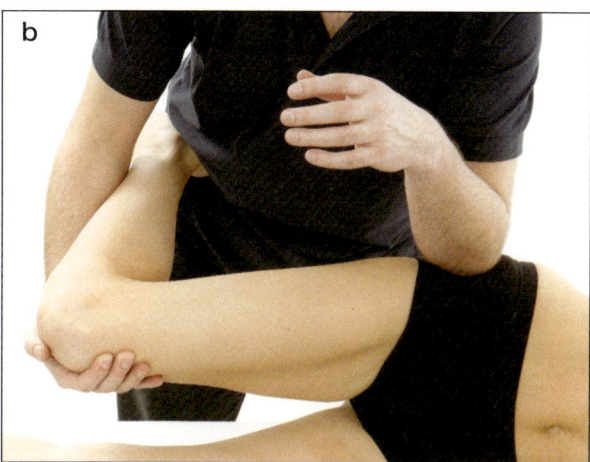

Figuras 6.41a y b. De forma pasiva abduce el muslo para mantener los abductores superficiales relajados y utiliza un codo para profundizar con sensibilidad en ellos y alcanzar el glúteo menor más profundo, devolviendo luego el muslo lentamente a su posición neutra. Como queda principalmente en la línea media, se verá más involucrado en inclinaciones laterales de la pelvis que en problemas de inclinación anterior/posterior.

Hunde con atención el codo en el tejido más profundo que rodea la línea media lateral que hay por encima del trocánter mayor. Pide a tu cliente que agarre sus aductores empujando contra tu brazo o tu mano de apoyo para eliminar parte de la tensión de protección con la inhibición recíproca. Ésta es una zona muy sensible a la que no se llega en la mayoría de los clientes, así que a veces tendrás que ser paciente e intentar diferentes variantes para obtener su relajación. Cuando hayas llegado a la fascia más profunda y alcanzado el ilion, puedes bajar lentamente la rodilla de nuevo a la camilla manteniendo la conexión con el glúteo menor, con lo que crearás un estiramiento único en su tejido.

Manipulación de la cintilla iliotibial (L lat)

Ahora que has liberado los tejidos que determinan mucha de la tensión de la a menudo notoriamente tensa cintilla iliotibial (CIT), ésta debería estar más suave y ser un poco más fácil de manipular. Si trabajas desde la cadera hasta la rodilla, podrás utilizar el cúbito o los dedos (si tienes suficiente fuerza para una manipulación tan larga). También puedes usar el puño, los dedos o el cúbito si trabajas desde la rodilla hacia la cadera. En general, hay que extender el tejido y alejarlo de la línea media del vasto lateral subyacente, pero se puede trabajar hacia arriba o hacia abajo al mismo tiempo, en función del patrón del cliente.

Utilizando el cúbito como el arco de un violín, puedes centrarte en cualquier parte del lateral del muslo más necesitada de tu trabajo, ya sea la porción anterior o la posterior de la CIT. Éstas también se pueden coger en diferentes direcciones determinadas por la posición pélvica del cliente; trabaja hacia arriba la porción anterior y hacia abajo la porción posterior para ayudar a corregir una pelvis anterior, y en la dirección opuesta para una pelvis con una tendencia posterior.

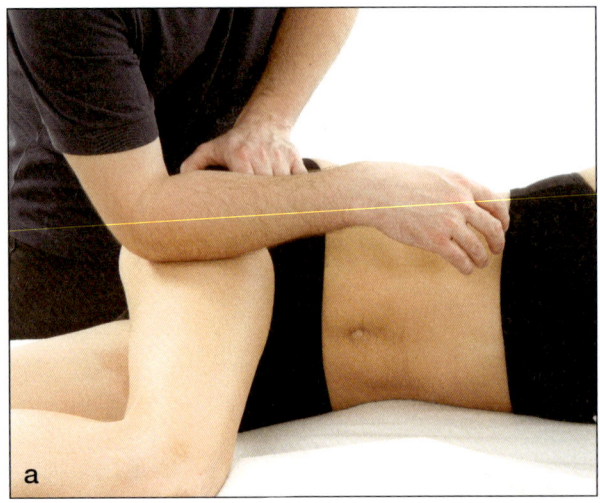 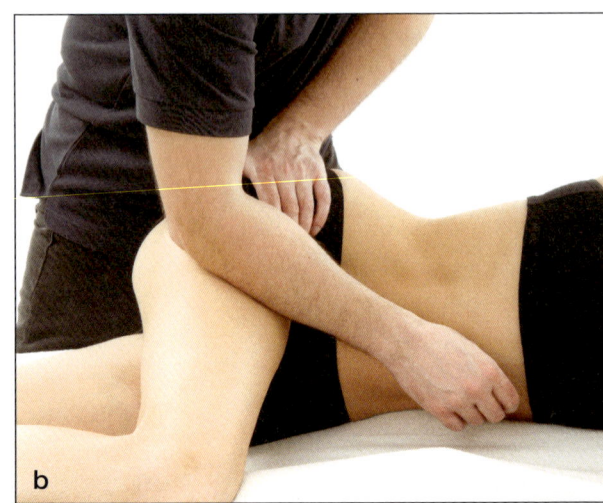

Figuras 6.42a y b. Uso del cúbito para tratar diferentes porciones de la CIT, la cual puede ser movida hacia arriba o hacia abajo a lo largo de sus caras anterior o posterior, dependiendo de la inclinación de la pelvis del cliente.

La técnica mostrada se realiza en sentido inferior, pero podrías igualmente realizarla en sentido superior en la parte exterior del muslo si te colocas en el lado opuesto de la camilla. Otras posibilidades serían utilizar el puño o los dedos.

Piriforme

El piriforme es un músculo esencial en el posicionamiento y equilibrio pélvicos. Como músculo vértice del abanico trocantéreo atraviesa dos articulaciones: la cadera y la articulación sacroilíaca. Cuando cruza la parte posterior de la articulación de la cadera, se acortará en una inclinación posterior de la pelvis similar en ambos lados. En los casos de inclinaciones laterales de la pelvis, el sacro o la parte inferior de la columna y rotaciones pélvicas, tendrás que crear un mayor equilibrio entre los piriformes de ambos lados del cuerpo.

Puedes encontrar el piriforme palpando la EIPS o el cóccix de tu cliente y dibujando una línea desde el punto medio que hay entre esos puntos hasta el trocánter mayor. El músculo se extiende desde la superficie anterior del sacro hacia abajo y hacia la parte exterior de lo alto del fémur, de modo que si palpas en dirección superolateral/inferomedial en la línea media de esta línea, tendrás que sentir el profundo y pequeño "badén" del vientre muscular. Puede ser útil esperar a que el músculo se suavice e ir profundizando poco a poco en sus capas antes de empezar a bajar el hombro en sentido proximal para conseguir un estiramiento externo de las fibras proximales o empujar medialmente para aislar el estiramiento en la porción distal.

Ambos métodos deben combinarse con la rotación lateral del fémur del cliente. El pirifome es pequeño y se encuentra debajo del grueso glúteo mayor, así que no siempre puede sentirse claramente. Sin embargo, si sigues las instrucciones anteriores, trabajarás con el piriforme sientas o no distintamente su tendón.

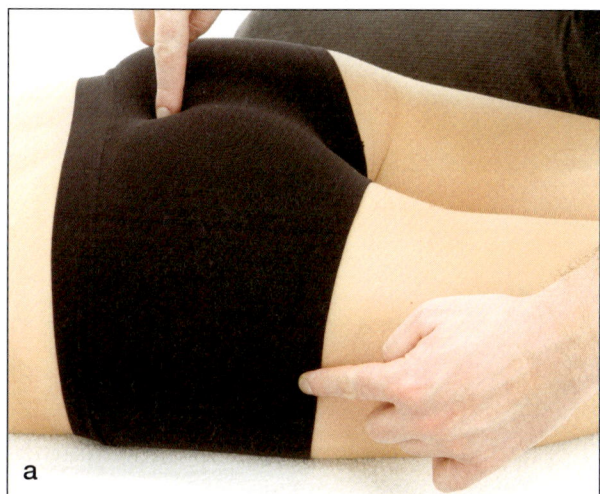 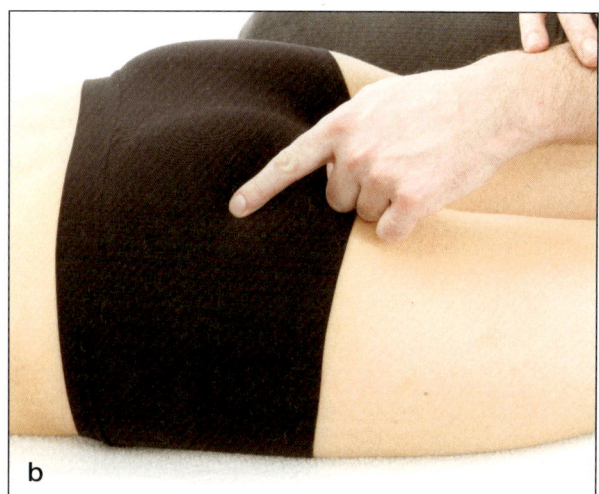

Figuras 6.43a y b. Búsqueda del piriforme a través de la localización del punto medio a lo largo del centro del sacro y luego la del punto medio entre éste y el trocánter mayor.

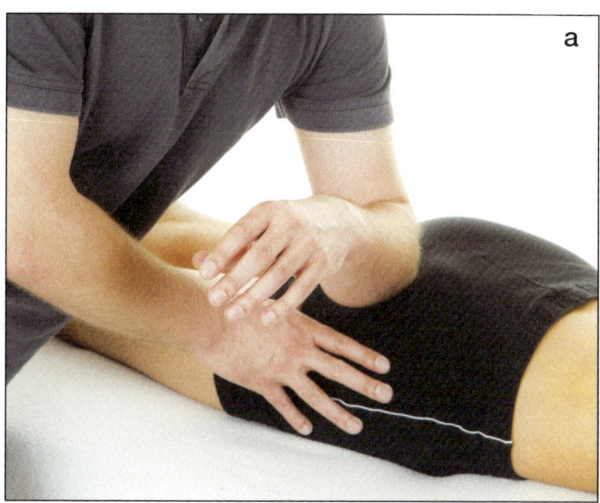 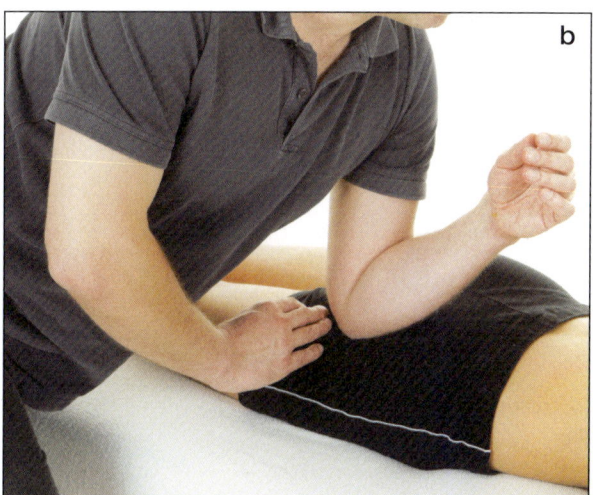

Figuras 6.44a y b. Usando el codo, profundiza en los glúteos que recubren y bloquean el tejido del piriforme. El estiramiento fascial puede conseguirse atravesando con el hombro la línea media del cuerpo para crear un estiramiento lateral del tejido. Esto podría combinarse con la postura del cliente si éste rota el muslo medialmente.

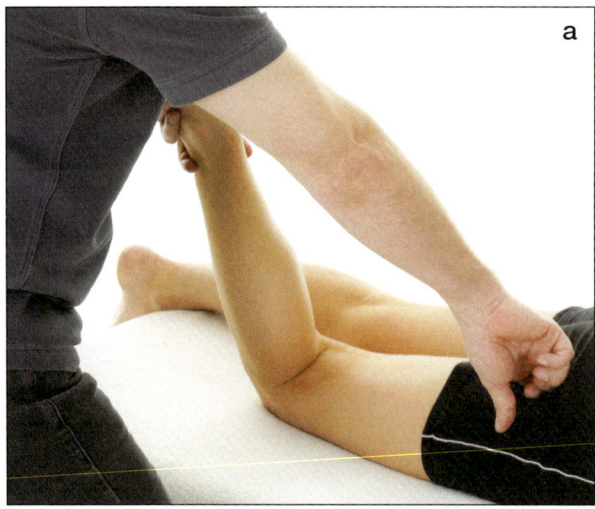
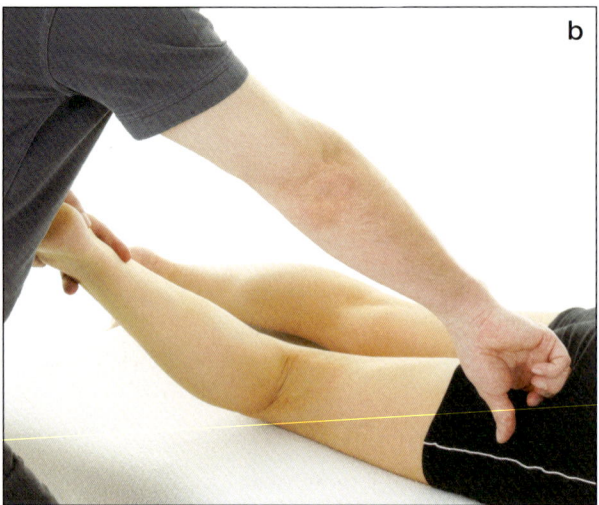

Figuras 6.45a y b. Alcanza con los nudillos el piriforme y luego rota medialmente de forma pasiva o activa el muslo para abrir el tejido. En esta posición, el bloqueo forma un ángulo hacia la línea media del cuerpo y por tanto aísla la porción distal del piriforme.

Obturador interno (LAP)

La parte lateral del obturador interno y los músculos gemelos pueden alcanzarse de manera similar, en sentido inferior hacia el piriforme o superior hacia el pliegue glúteo. En algunos clientes habrá dos o tres tendones perfectamente palpables, pero en muchos de ellos los tres parecerán un gran tendón. Empújalos hacia abajo si es una pelvis con inclinación anterior; trabaja con ellos en sentido lateral si es una pelvis con inclinación posterior.

Con valor y permiso del cliente puedes valorar el trabajo realizado en el vientre del músculo obturador interno. Con el cliente tumbado de costado, localiza la tuberosidad isquiática en su lado inferior. Luego, sírvete del ligamento sacrotuberoso como guía manteniendo el lateral de tu dedo en contacto con él mientras te mueves anterior y superiormente (en dirección al ombligo) hasta superar el isquion y entrar en contacto con el músculo obturador interno.

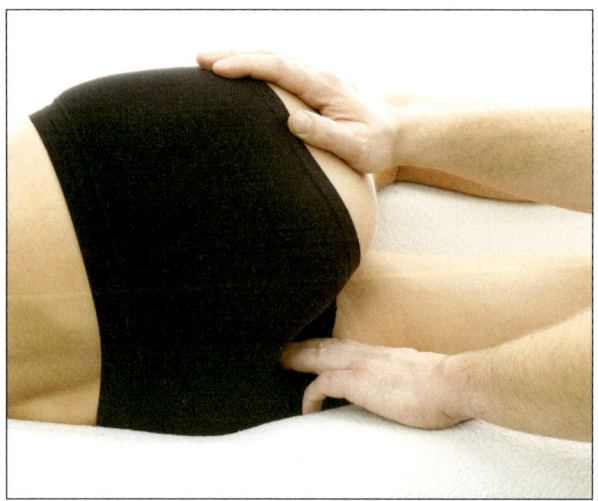

Figura 4.46. Explica a tu cliente exactamente dónde vas a trabajar y por qué antes de localizar el obturador interno profundizando medial e inferiormente hasta el ligamento sacrotuberoso.

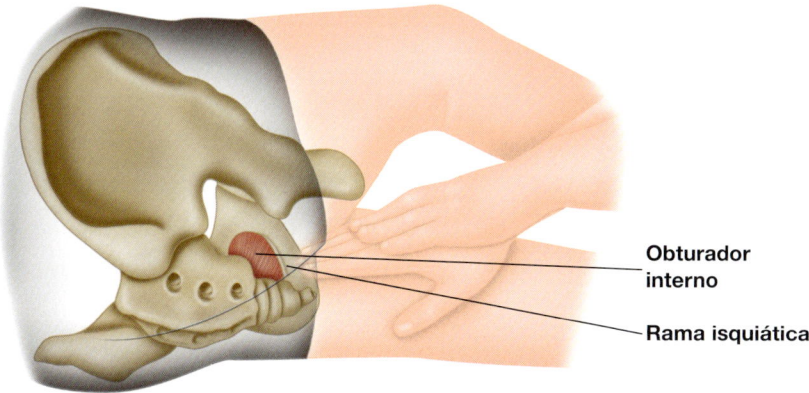

Figura 6.47. En la imagen se observa más claramente cómo la yema de los dedos se desliza por el interior de la rama isquiática hasta tocar el obturador interno. Las tres dimensiones de la pelvis son difíciles de captar en un dibujo; los practicantes novatos aprenderán mejor esta técnica bajo supervisión.

Cuando enganches el tejido, pide a tu cliente que rote lentamente la pierna medialmente para liberarlo. Esta técnica es especialmente importante para quienes sufren una inclinación posterior de la pelvis o el llamado síndrome del piriforme. Recuerda que te encuentras cerca de la región anal y que puedes afectar el suelo pélvico al trabajar en esta zona. Es mejor practicar esta técnica primero con un buen compañero cuidadosamente, explicándole claramente dónde vas a tocar y por qué trabajas en esa zona.

Cuadrado femoral

Busca el vientre del cuadrado femoral yendo hacia fuera y ligeramente hacia arriba desde el borde de la tuberosidad isquiática; notarás una especie de badén suave y redondeado. Tócalo, moviendo el tejido en sentido proximal o distal, y pide a tu cliente que ruede despacio la pierna medialmente.

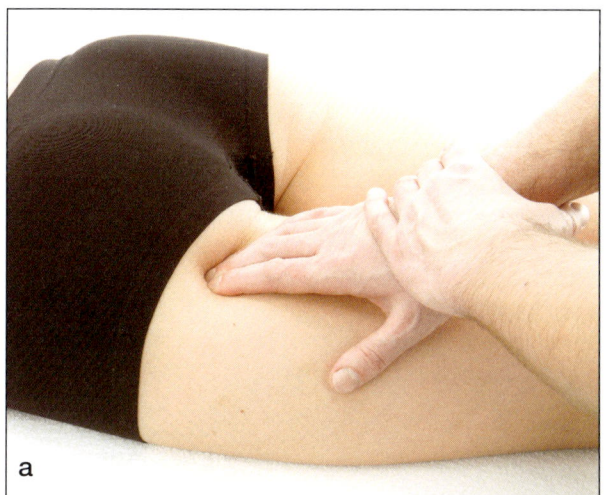
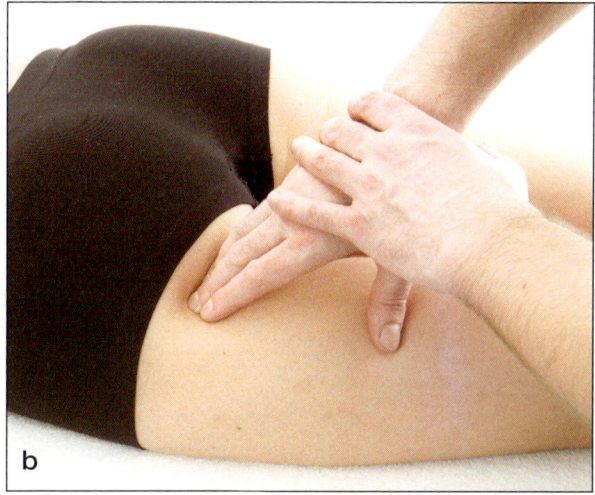

Figuras 6.48a y b. Busca el tejido del cuadrado femoral localizando primero la tuberosidad isquiática y luego profundizando en el tejido en sentido lateral y ligeramente hacia arriba. Engancha el tejido lateralmente (como muestra la imagen) o medialmente mientras el cliente rota en sentido medial el muslo.

Aductores: el abanico de la rama (LAP)

Muchos practicantes de técnicas corporales dedican poco tiempo a los aductores. Éstos están situados en el interior del muslo, una zona íntima. Normalmente son suaves y tensos y hasta la piel que los recubre parece ser más delgada y menos robusta que en la cara anterior del muslo. Por ello, no sorprende que a menudo sea una de las primeras zonas en ser pasada por alto cuando no hay mucho tiempo. Pocos clientes te pedirían que trabajaras esa zona, pero con una valoración seria y una técnica sensible, muchos te lo agradecerán si lo haces.

Hemos dicho antes que los aductores están involucrados en casi todas las acciones de los muslos excepto en la abducción. El grupo aductor también es particularmente activo en la estabilización pélvica y por eso a menudo estos músculos están tensos, con nudos y pegados arriba. Además, no es extraño que esa zona se vea emocionalmente "cargada", así que debes manipularla lentamente y con delicadeza.

Para obtener un sentido del territorio, utilizamos un sencillo ejercicio. Con el cliente tumbado de costado y utilizando el mismo lado de la mano que el muslo del cliente, coloca la parte plana de la mano aproximadamente a medio muslo, con los dedos ligeramente extendidos. Permitiendo variaciones en la amplitud del muslo y la envergadura de la mano, el pulgar debe colocarse más o menos en lo alto del sartorio. El aductor largo estará bajo tu dedo y el grácil bajo el dedo medio. El aductor mayor estará bajo tu anular. El meñique se situará sobre los vientres redondeados de la parte medial de los isquiotibiales.

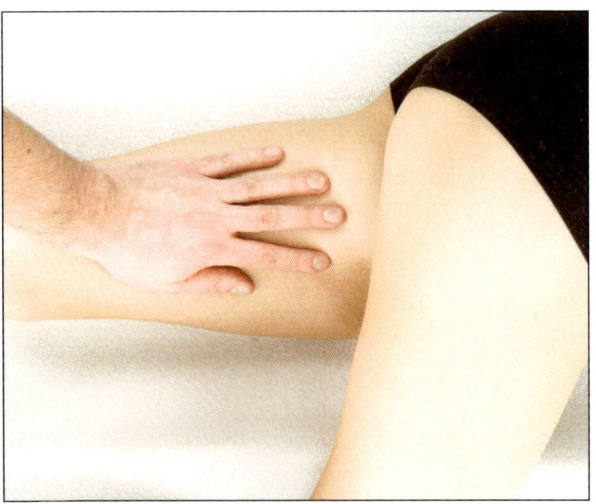

Figura 6.49. Expansión de los dedos para detectar los aductores. El pulgar debe sentir una ligera onda en el delgado sartorio (la posición del septo anterior). El índice sentirá el bulto redondeado del aductor largo, el dedo medio se situará sobre el grácil, y el anular, sobre el aductor mayor. El meñique debería poder penetrar entre los isquiotibiales y el aductor mayor (el septo posterior).

Cuando trabajes en la parte inferior del muslo con tu cliente de costado, utiliza los puños suavemente para penetrar y simplemente alejar el tejido de los aductores de la línea media. Puedes emplear la misma acción de rodillo de los puños entre sí o cruzar los brazos para que tu peso haga el trabajo.

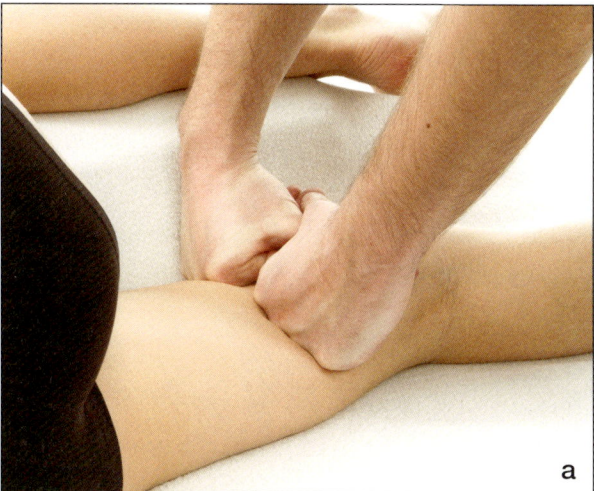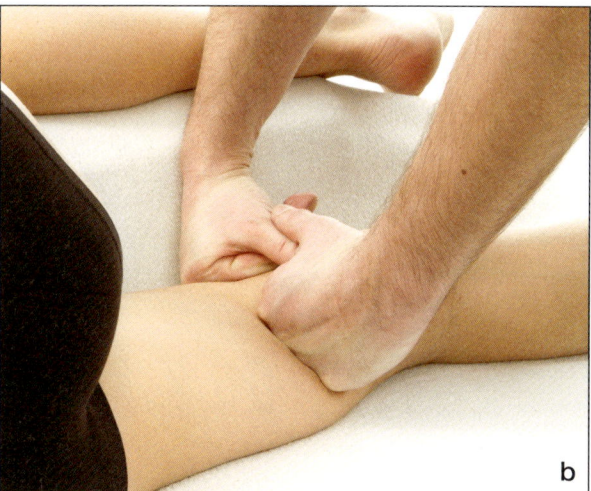

Figuras 6.50a y b. Expansión del tejido de los aductores penetrando en ellos y rodando lentamente los puños para abrir el tejido. Una alternativa consiste en cruzar las manos y simplemente dejar caer el peso del cuerpo con el movimiento para crear el estiramiento.

Tu objetivo para este movimiento consiste principalmente en abrir los septos que hay entre el cuádriceps y los aductores en sentido anterior, y los aductores y los isquiotibiales en sentido posterior. Sin embargo, esto también puede servir como introducción general para los aductores, lo que te da la oportunidad de valorar dónde requieren más atención.

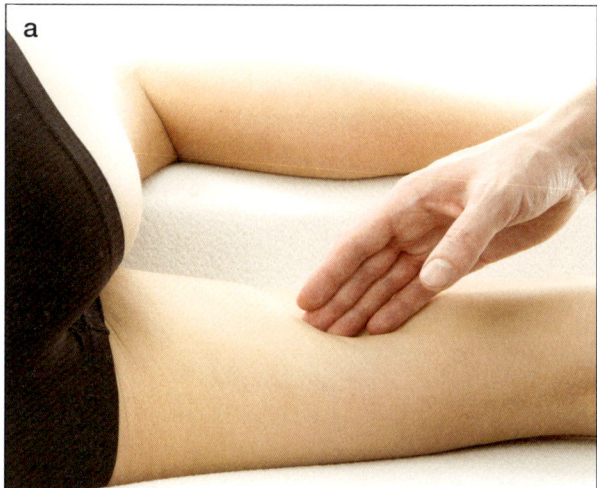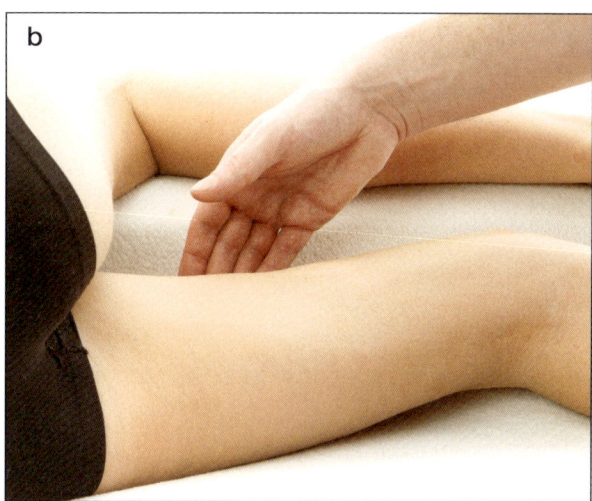

Figuras 6.51a y b. Manipulación de los septos posterior e inferior utilizando las yemas de los dedos. La dirección puede cambiar en función del patrón pélvico.

Los septos pueden abrirse con una herramienta más precisa como las yemas de los dedos o quizás incluso los nudillos si se trata del muslo de un jugador de fútbol. Los septos pueden levantarse o bajarse en función del patrón de la inclinación pélvica (es decir, el septo anterior se levanta y el septo posterior se baja en una pelvis con inclinación anterior, y viceversa en una pelvis con inclinación posterior).

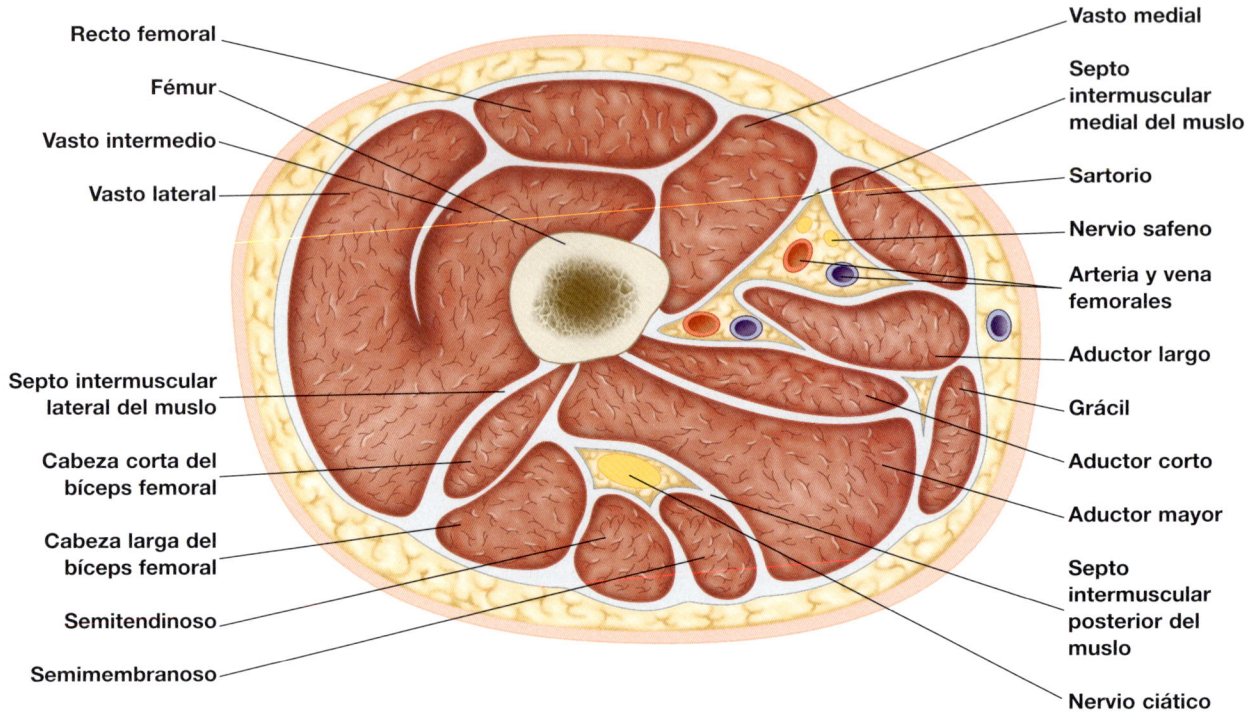

Figura 6.52. Los septos dividen los diferentes grupos musculares del muslo, pero también suelen actuar como canales para el paso de los haces neurovasculares.

Ten cuidado cuando trabajes el septo anterior que hay debajo del sartorio, pues contiene el haz neurovascular femoral. En lugar de dirigir tu fuerza directamente sobre el muslo, forma un ángulo contra cada pared para no obstruir ni pellizcar uno de estos vasos. Si el cliente experimenta un hormigueo en los nervios o tú sientes pulsaciones en la zona que estás presionando (ambos casos extraños), deberías considerar la opción de abandonar y probar un ángulo diferente.

Elongación de la pierna

El tejido del interior del "7" del fémur (por dentro y alrededor del trocánter menor) se puede percibir a menudo restringido, lo cual afecta la extensión y la abducción de la cadera. Si metes las yemas de los dedos suavemente en el espacio que hay entre el grácil y el aductor mayor, podrás acceder al espacio próximo al trocánter menor. Pide a tu cliente que baje la pierna por la camilla desde la cadera estirando el talón mientras manipulas el tejido del interior de la articulación de la cadera hacia abajo enrollando los dedos (si te ayudas con los dedos de la mano superior, podrás suavizar el contacto de los dedos y aplicar más fuerza). Aunque al principio puede imponer el tra-

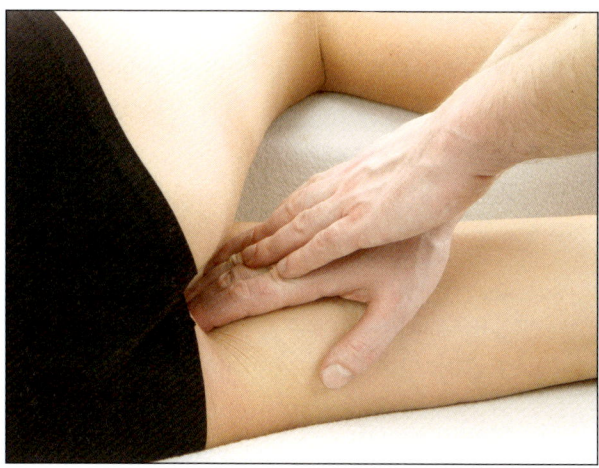

bajo profundo en esta zona, las recompensas en cuanto a liberación al caminar o elongar la pierna merecen el tiempo y el esfuerzo de obtener el acuerdo del cliente para acercarse a la cara interna del fémur.

Figura 6.53. Penetra con los dedos en el hueco que hay entre el aductor mayor y el grácil, justo debajo de la rama isquiática, y suelta el tejido hacia el pie mientras éste se extiende por la camilla.

Suelo pélvico (LAP)

Con el cliente tumbado de costado y el muslo superior flexionado y bien sujeto, sírvete del ligamento sacrotuberoso de la parte superior de la cadera para guiar tus dedos hacia el ombligo hasta que toques el suelo pélvico con las yemas de los dedos. Cuando lo sientas, podrás emplear el contacto para educar al cliente. La retroalimentación directa se puede emplear como guía para clientes con dificultades para aislar o controlar los músculos del suelo pélvico y que con frecuencia necesitarán desarrollar más tono. Si descubres que ya está bastante alto y tonificado, engancha el tejido con los dedos suavemente y muévelo hacia abajo. Recuerda que debes trabajar con plena conciencia y el permiso de tu cliente si vas a realizar este movimiento.

Puede realizarse una variación de este movimiento con el cliente sentado en la camilla y los pies en el suelo. Haz que levante una nalga y desliza los dedos desde el lateral (con cuidado, no te pases) de modo que las yemas de tus dedos agarren la tuberosidad isquiática. Ejerce una suave presión lateral, como si tiraras de la tuberosidad isquiática hacia ti, mientras tu cliente se balancea lenta y suavemente, entre las inclinaciones anterior y posterior durante treinta segundos o más. Cuando saques la mano, haz que el cliente se siente sobre ambas tuberosidades isquiáticas antes de pasar al otro lado. Esta técnica tan sencilla a menudo produce una diferencia muy palpable para el cliente en su forma de sostener la pelvis.

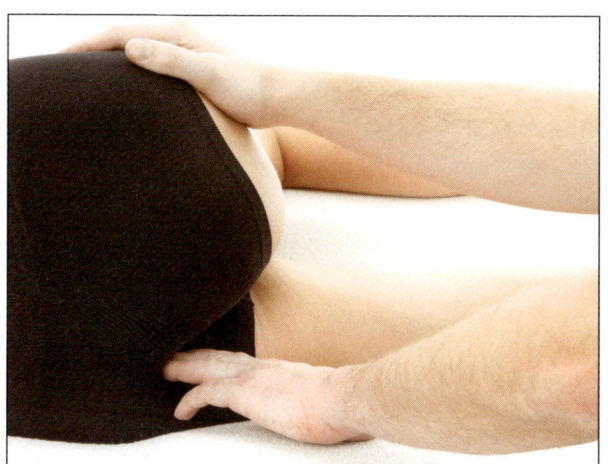

Figura 6.54. Sirviéndote del ligamento sacrotuberoso como guía, desliza los dedos por la superficie medial del obturador interno hasta que las yemas de los dedos se topen con una barrera blanda.

Pectíneo (LAP)

Con el cliente tumbado en posición supina y las rodillas flexionadas hacia arriba, colócate sobre el muslo y sírvete del tendón largo y redondeado del aductor largo para que el dedo anular de tu mano interna guíe la palma de tu mano por el interior del muslo hacia el pliegue de la parte superior e interior de la cara del muslo, justo al lado del hueso púbico, con cuidado de no estirar demasiado la piel.

Comprueba que has alcanzado el tejido del pectíneo pidiendo a tu cliente que levante el muslo hacia el hombro contrario mientras opones resistencia con tu antebrazo, facilitando la contracción del músculo y ofreciendo a las yemas de tus dedos un "rebote" positivo que asegure tu precisión.

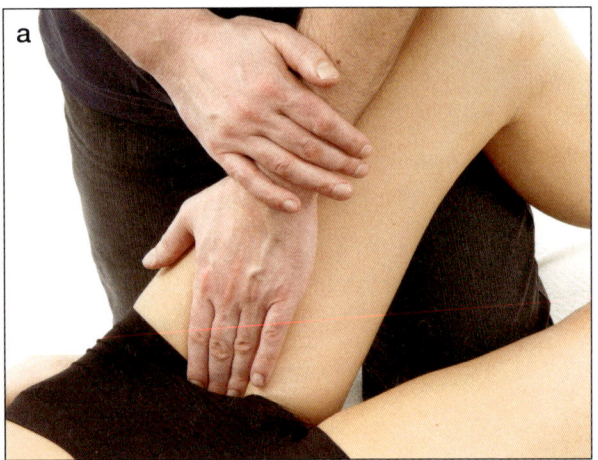 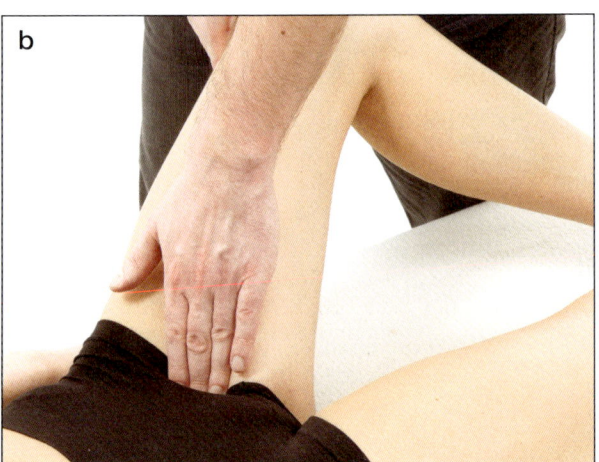

Figuras 6.55a y b. Sírvete del tendón redondeado del aductor largo como guía (si no lo encuentras, pide a tu cliente que realice una aducción con el muslo contra tu mano y lo lleve hacia su hombro opuesto y verás cómo salta). Asegúrate de que no haces presión sobre el pulso de la arteria femoral y luego, tras comprobar que has alcanzado la fascia del pectíneo, realiza lentamente la abducción del muslo. Puedes utilizar la mano que no trabaja para bajar la rodilla. Incluso la inhibición recíproca al pedir a tu cliente que haga fuerza contra esto puede reducir cualquier resistencia.

Para forzar más la parte distal del pectíneo, manipula hacia la pelvis mientras tu cliente baja la rodilla hacia fuera (como anteriormente). Para aislar el estiramiento en la parte proximal, manipula hacia el fémur y pide a tu cliente que empuje con el pie del suelo y gire la pelvis y el tronco lentamente como si fuera a mirar por encima del hombro opuesto.

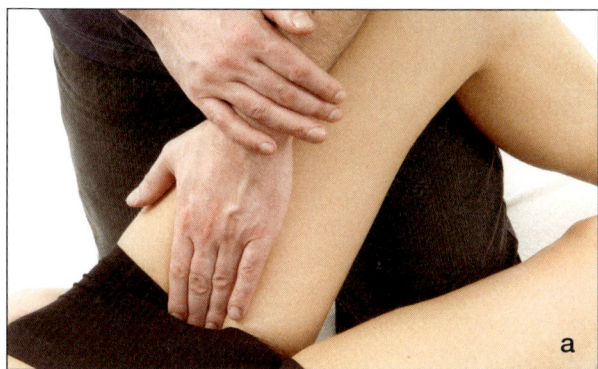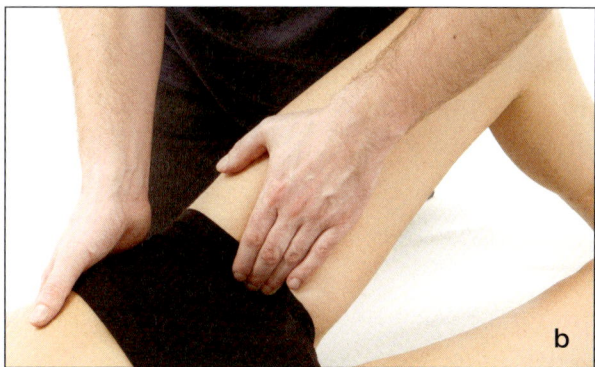

Figuras 6.56a y b. Con los dedos en la misma posición inicial que antes, agarra el tejido lateralmente. Luego pide al cliente que empuje con el pie para girar el cuerpo (en particular la pelvis) como si estuviera intentando mirar por encima del hombro opuesto. Esta técnica sirve para que la inserción proximal (a lo largo de la rama pubiana) se aleje de la inserción femoral y de este modo aísle una porción diferente del tejido, además de ofrecer un elemento más fuerte de reeducación del movimiento.

Ilíaco (LAP)

Acerca un poco de piel suelta desde el vientre muscular en sentido lateral a la EIAS y esto permitirá que hundas los dedos en la fosa ilíaca, medialmente y un poco por encima (para evitar el ligamento inguinal) de la marca ósea sin estirar demasiado la piel. El ilíaco estará justo bajo las almohadillas de tus dedos; la fascia ilíaca estará delante de las yemas de tus dedos y el músculo del psoas mayor, si profundizas lo suficiente, quedará contra tus uñas. Si el valle que hay entre el ilíaco y el psoas se interpone en tu camino, abre la fascia ilíaca cruzándola suavemente o abriéndote camino por ella para permitir que el ilíaco y el psoas mayor funcionen independientemente.

Al conectar con el ilíaco y su fascia en el interior de la cavidad pélvica, podrás ejercer tensión en el tejido del ilíaco enganchándolo hacia arriba y pidiendo a tu cliente que deslice lentamente el talón por la camilla para estirar la pierna. Finalmente, dile que lleve el talón hacia abajo y hacia fuera para aumentar la dificultad y separar el tejido de las yemas de tus dedos.

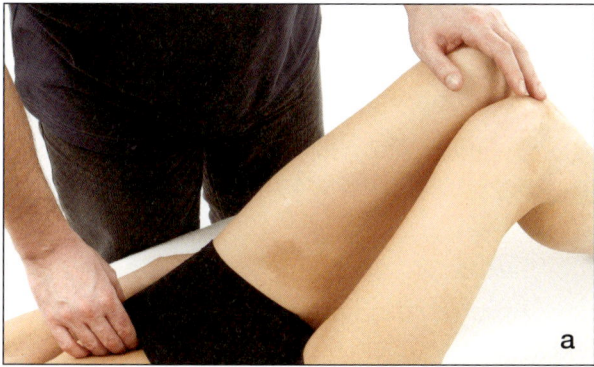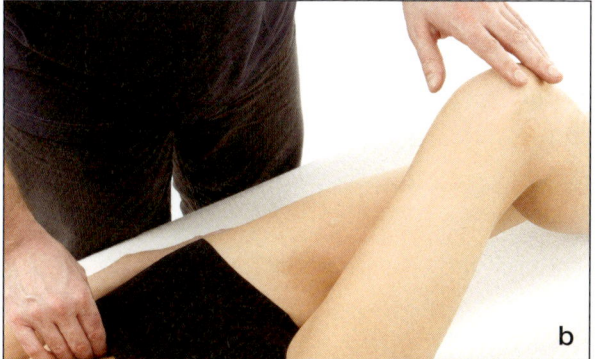

Figuras 6.57a y b. Con el cliente con las rodillas flexionadas, penetra lentamente en su fosa ilíaca y agarra la fascia ilíaca en sentido superior para resistir la elongación mientras el cliente desliza el talón por la camilla para estirar la pierna.

Para ser más sofisticado, también puedes preparar al cliente para que tense un poco los abdominales (demasiada tensión te haría sacar los dedos o podría crear dolor o molestias) con el fin de mantener una inclinación neutra de su pelvis mientras estira la pierna. Esto puede ayudar a aportar conciencia, control y tono a los músculos, que de otra forma se debilitarían, y a aumentar los efectos a largo plazo de tu trabajo.

Psoas (LAP)

Este músculo profundo y estructuralmente importante se beneficia del respeto al enfoque y al tratamiento. Coloca al cliente en supinación con las rodillas flexionadas, los pies planos en la camilla y los talones cerca de los glúteos.

Si profundizas en la misma zona que con el ilíaco, podrás seguir viajando medialmente, sirviéndote del contorno de la fosa ilíaca como guía para llegar a las fibras laterales del psoas mayor. El acercarte al psoas mayor desde este ángulo te da la posibilidad de valorar las posiciones relativas y la relación del psoas mayor y el ilíaco, ya que a menudo se adhieren entre sí por la fascia ilíaca, como se expuso en la sección anterior. El psoas mayor puede desplazarse ligeramente hacia un lado cuando esto ocurre.

Tendrás que dedicar algún tiempo a "tirar" del psoas mayor para liberarlo del ilíaco si es que se han adherido. El psoas mayor se puede tratar en función del patrón pélvico del cliente; si muestra una inclinación anterior, céntrate en las fibras mediales, o en las fibras laterales si la pelvis muestra una inclinación posterior o el cliente tiene un patrón de lordosis lumbar.

Contactarás primero con las fibras laterales al acercarte al psoas mayor desde el lado. Si necesitas llegar a las fibras mediales, mantén los dedos en contacto con el músculo, deslizándolos o caminando con ellos sobre el vientre muscular hasta llegar a la parte medial más corta. Manteniendo el contacto con la fascia del psoas mayor, lo normal es que sueltes cualquiera de las vísceras sensibles del camino antes de presionar y estirar el tejido.

Ten cuidado cuando trabajes esta zona y permanece por debajo del nivel del ombligo. Pide al cliente que te avise si siente dolores como los de los gases o muy punzantes o si necesita toser, estornudar o reírse (procura no hacer bromas mientras trabajes en esta zona). Todo esto requeriría que te retiraras y trabajaras en otra sección o dejaras que la molestia desapareciera.

Trabaja cada sección del psoas mayor en función del patrón, enganchando el tejido en sentido superior, y luego pide al cliente que estire lentamente la pierna, deslizando el talón por la camilla y soltándolo finalmente.

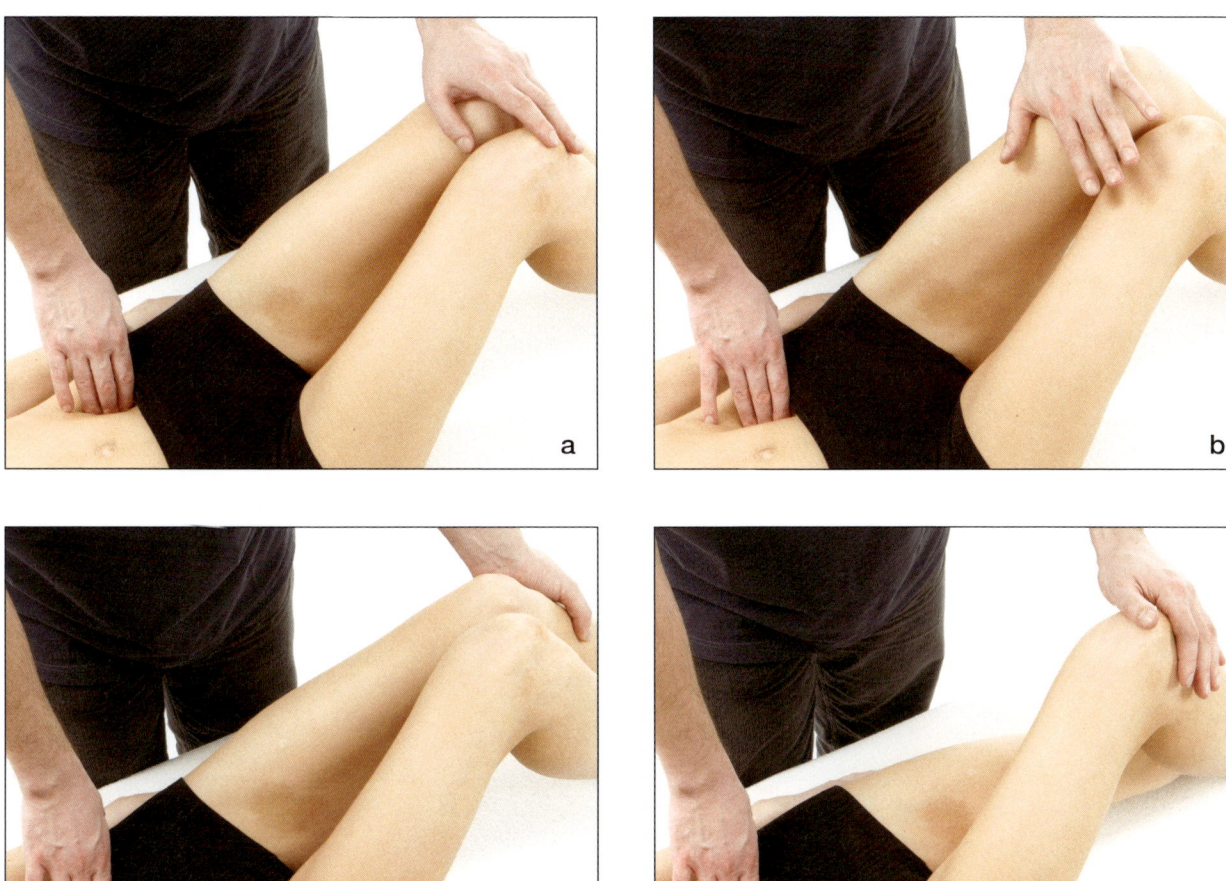

Figuras 6.58a, b, c y d. Suavemente, penetra en la fosa ilíaca utilizando la mano "delantera", permitiendo que la gravedad y el peso de tu cuerpo realicen todo el trabajo posible. Aprovecha la forma de la fosa ilíaca para profundizar y moverte medialmente. Para comprobar la ubicación del psoas mayor, pide al cliente que levante el pie de la camilla y te empuje con la rodilla en la mano de resistencia, lo cual aumentará la contracción del músculo que hay bajo tu mano de palpación. Engancha cualquier parte del psoas mayor que sea necesario (medial o lateral) y pide al cliente que deslice lentamente el pie por la camilla para estirar la pierna.

Asegúrate de terminar con un sencillo movimiento de balanceo bilateral cuando trabajes los dos músculos del psoas mayor de forma distinta (como lo harías en un patrón de zona lumbar con flexión lateral o rotoescoliosis vertebral). Con el cliente aún en supinación y las rodillas hacia arriba, coge el psoas mayor suavemente e igual por ambos lados y pide al cliente que balancee la pelvis lentamente sobre la camilla con varias inclinaciones anteriores y posteriores. Aunque un psoas mayor esté mucho más acortado que el otro y eso haya captado toda tu atención hasta el momento, porque el psoas mayor es un músculo fisiológica y neurológicamente muy rico, dejarás al cliente en mejor estado si acabas tu trabajo con un movimiento de balanceo bilateral. Este trabajo está contraindicado en el síndrome del colon irritable u otras inflamaciones intestinales, o al menos se advierte que los movimientos han de ser muy lentos y delicados.

El abdomen, el tórax y la respiración

7

El abdomen y las costillas: soporte para la cavidad ventral

En nuestro trabajo hacia arriba desde las piernas llegamos a una zona funcional natural entre las piernas y el torso y seguimos esa separación tradicional, pero con precaución. Las piernas no son sólo la base biomecánica de la columna; ambas están visceral y miofascialmente interrelacionadas de muchas formas.

La fascia lata de la línea lateral, aunque está conectada con la cresta ilíaca, es un tejido continuo con la fascia abdominal de los oblicuos laterales externos e internos. Los músculos isquiotibiales, a través del ligamento sacrotuberoso, continúan con el erector de la columna, que discutiremos en el capítulo 8. Finalmente, los tejidos centrales de la línea anterior profunda conectan el septo entre los isquiotibiales y los aductores con el suelo pélvico y la cara anterior del sacro posteriormente, y discurren a través del hueco poplíteo hasta la cavidad abdominal por delante con el psoas mayor y el ilíaco. Por tanto, la separación "natural" entre las piernas y el tronco es falsa, ya que las vísceras se extienden hacia las piernas a través de los nervios y los vasos sanguíneos, y las piernas tienen su origen detrás de los órganos en la duodécima costilla y las vértebras lumbares.

Dicho esto, el término "cavidad ventral" es bastante útil. Comprende las cavidades menores en el extremo superior –oral, nasal y faríngea– y las cavidades mayores torácica, abdominal y pélvica, que exploraremos ahora de abajo hacia arriba.

El globo abdominal

Aunque la división entre abdominal –gran parte en el dibujo que hay a continuación– y pélvico –los órganos de la parte profunda de la pelvis, por debajo del peritoneo– es útil quirúrgicamente, en cuestiones musculares estas dos cavidades pueden considerarse unidas. Limitan por arriba con el diafragma respiratorio y por abajo con el suelo pélvico o diafragma pélvico. Conseguir una reciprocidad equilibrada entre estas dos estructuras es esencial para la salud biomecánica humana a largo plazo.

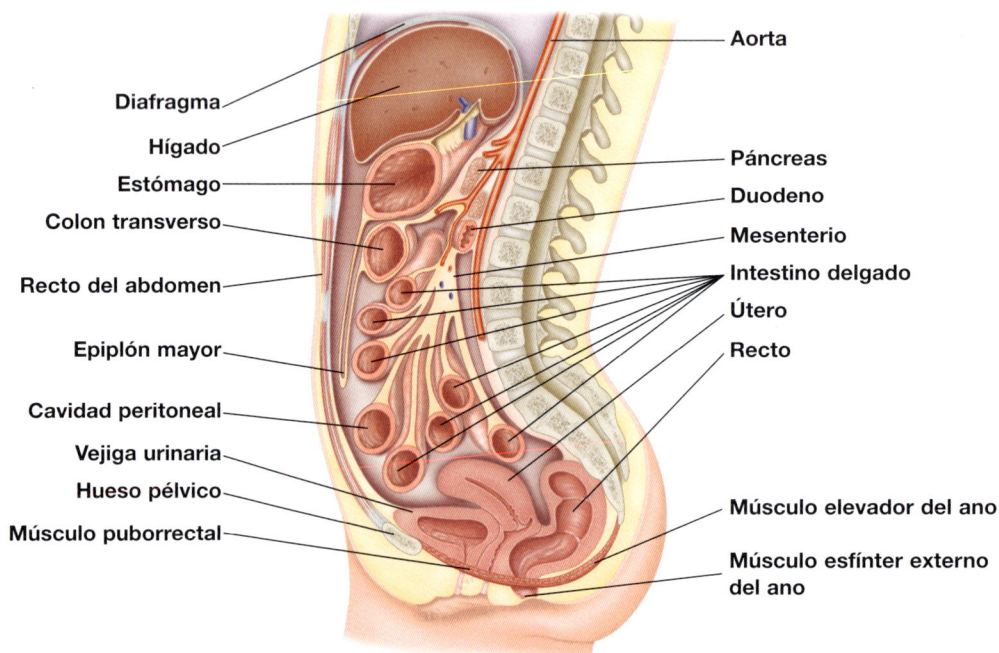

Figura 7.1. Los órganos abdominopélvicos se encuentran entre el elástico diafragma respiratorio (por arriba) y el suelo pélvico (por abajo).

Conseguir este equilibrio es de algún modo la función de un tono y un movimiento saludables de estos dos músculos –el diafragma y el elevador del ano–, pero más aún del equilibrio entre los elementos del tubo de la fascia que se encuentra entre ellos, sosteniendo los órganos y manteniendo el tronco elevado. Constan principalmente de la "bandera del Reino Unido" de los músculos abdominales de la parte anterior y los lados: el recto del abdomen, el transverso del abdomen y los oblicuos externos e internos. En la pared posterior se encuentran el psoas mayor y el cuadrado lumbar, así como la propia columna. En la pelvis también tenemos una parte del piramidal y el obturador interno, cerca del suelo pélvico.

Como ya hemos visto estos últimos músculos en el capítulo 6, nos centraremos en las cuatro capas grandes de la fascia conocidas como *músculos abdominales* y algunas vías miofasciales de interés de su interior antes de pasar a los movimientos del diafragma y las costillas.

La bandera del Reino Unido de los músculos abdominales

La imagen de la bandera del Reino Unido, la cruz de San Andrés, que parece una "X", parece representar los esfuerzos combinados de los músculos oblicuos contralaterales externos e internos cuando trabajan conjuntamente desde las costillas y se cruzan en la línea central hasta llegar a la cadera contraria. Esto significa que estos complejos musculares deben trabajar a través de la fascia rectal y la línea alba del centro.

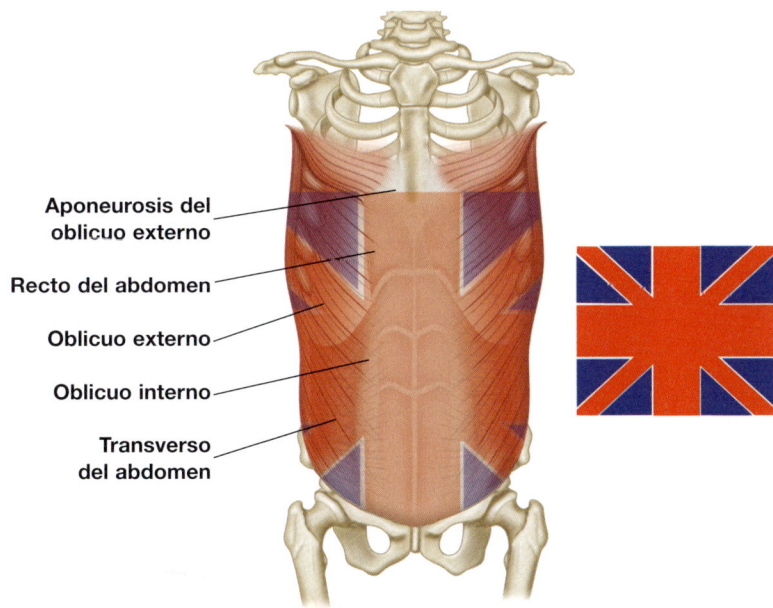

Figura 7.2. Los cuatro músculos bilaterales del abdomen se asemejan básicamente a la bandera del Reino Unido: los oblicuos forman una "X", y el recto del abdomen y el transverso del abdomen forman una cruz.

Estos músculos aportan, por tanto, estabilidad entre las costillas y la pelvis cuando se consideran en contracción isométrica (como en los bailes folclóricos). Sin embargo, también pueden aportar ajustes menores a los movimientos en espiral entre las costillas y la pelvis. Esto comprende la alternancia del acortamiento de una pata de la "X" y la otra, como al caminar. También se puede realizar un acortamiento coordinado, fuerte y exagerado de un lado sobre el otro, como en los bailes africanos o en el lanzamiento de jabalina.

Estos músculos son una combinación de capas musculares cuadradas –que normalmente sirven para estabilizar– y triangulares –que normalmente tienen varias funciones de control. El párrafo anterior ilustra la necesidad de ambas cosas en esta zona. Muchas veces, como al utilizar los hombros para cavar, levantar pesas o en las mayoría de los bailes occidentales, tenemos que estabilizar el tronco sobre la pelvis en una postura sólida y fuerte.

La combinación de las articulaciones lumbares y torácicas inferiores, sin embargo, equivale a una articulación esferoidea entre la pelvis y las costillas, permitiendo la flexión, la extensión, la flexión lateral, la rotación y la circunducción. Estos cuatro músculos de la "X" abdominal pueden, por tanto, ser igualmente útiles para realizar la danza del vientre o aportar más estabilidad en cualquier tipo de lanzamiento.

Estos músculos son más complejos de lo que nos ofrece la idea de la "X". El oblicuo externo, por ejemplo, une las costillas inferiores y el cartílago subcostal no sólo a la EIAS opuesta (a través del oblicuo interno contralateral), sino también al hueso pubiano ipsolateral. Aunque esta conexión es fuerte, se encuentra justo al lado de una zona débil de la pared abdominal, donde, en los hombres, el cordón espermático sale del abdomen hacia los testículos. Las mujeres también tienen una salida en esta zona, pero sólo para el ligamento redondo, así que son menos propensas a sufrir una hernia inguinal cuando aumenta la tensión intraabdominal. Mientras que la "X" que hemos descrito puede considerarse parte de la línea espiral, esta conexión con el hueso pubiano pasa por encima de los aductores del lado opuesto y estabiliza las costillas del fémur opuesto. Esto convierte parte de este músculo en una vía de la línea funcional anterior.

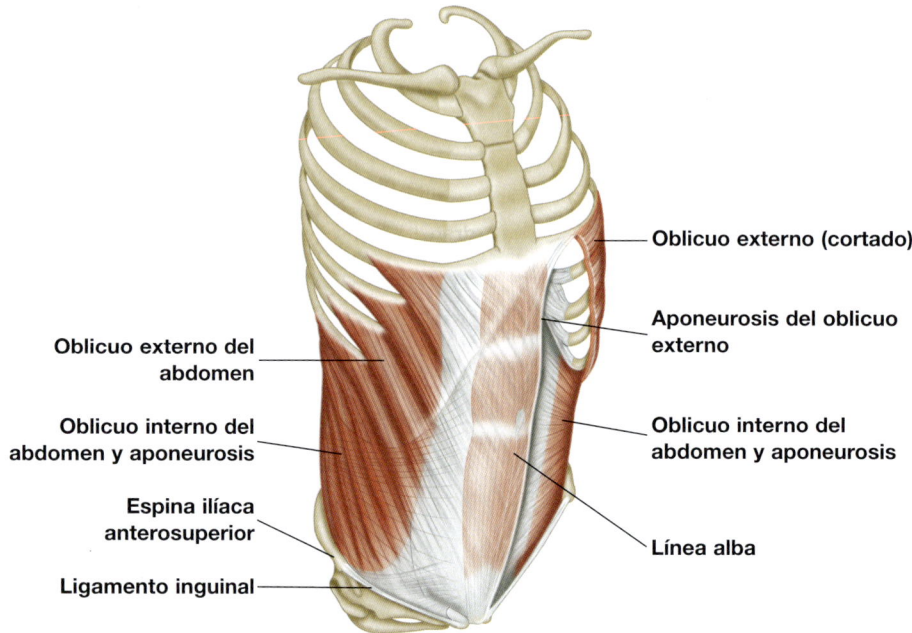

Figura 7.3. El oblicuo externo no sólo está unido al oblicuo interno al otro lado para conectar las costillas a la pelvis opuesta (línea espiral), sino que también une las costillas al hueso pubiano (línea funcional anterior) y la cresta ilíaca ipsolateral (línea lateral).

Al observar la parte más lateral de este músculo, podemos ver que va desde las costillas posteroinferiores hasta la EIAS del mismo lado. Esta sección influye más en la flexión lateral, aunque sigue teniendo un componente rotacional, pero en cualquier caso cae más en el territorio de la línea lateral.

El oblicuo interno es también como una lámina, pero triangular, que llega hasta las costillas opuestas como parte de la "X". Cruza hasta el lado opuesto de la EIAS para ayudar al transverso del abdomen a reforzar la pared abdominal inferior y baja por el ligamento inguinal hasta el hueso pubiano.

La cruz complementaria de San Jorge (como la de la Cruz Roja o el signo de la suma) está formada por la combinación del recto del abdomen verticalmente y el transverso del abdomen, cuyas fibras transcurren en sentido horizontal, como un gran cinturón alrededor del vientre. El transverso del abdomen desempeña una gran función en la estabilización de la parte inferior de la espalda y (junto con los multífidos sacros) la articulación sacroilíaca. La acción del músculo consiste en comprimir el contenido abdominal y así estabiliza la presión –no podrías mover un piano sin él.

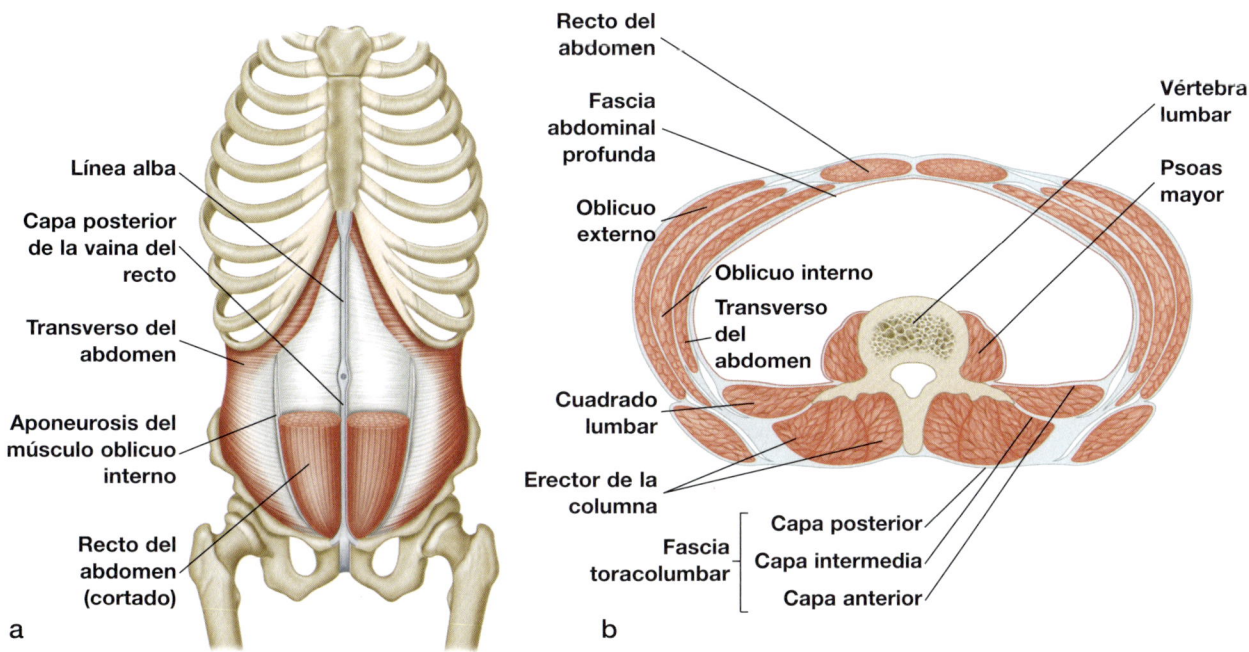

Figuras 7.4a y b. a) El transverso del abdomen es uno de los pocos músculos cuyas fibras transcurren en horizontal describiendo una circunferencia alrededor del cuerpo; b) la fascia toracolumbar que rodea el erector de la columna y los multífidos completan el "cinturón" transverso que rodea la cintura, envolviendo el cuadrado lumbar y el psoas mayor con los órganos.

Las investigaciones han revelado la conexión neurológica entre el transverso del abdomen y el suelo pélvico. Normalmente se co-contraen, proporcionando una fuerte estabilidad al globo abdominopélvico cuando funcionan correctamente, contribuyendo a la incontinencia urinaria y la inestabilidad de la parte inferior de la espalda cuando no lo hacen. Evidentemente, hay dos músculos transversos del abdomen –uno a la izquierda y otro a la derecha– que actúan generalmente al nivel más profundo de la fascia abdominal, justo en la parte exterior del peritoneo de los órganos, cruzando la línea alba de apófisis transversa a apófisis transversa.

El recto del abdomen es el más conocido de estos músculos, ya que se encuentra en la parte externa (aunque hablaremos enseguida de esto en relación con la fascia) y presenta esas maravillosas marcas tendinosas que distinguen una "tableta de chocolate" de una "panza cervecera". Estas marcas dividen básicamente el recto del abdomen en cuatro músculos a cada lado. Esto es por necesidad, ya que el músculo debe recorrer un largo camino desde el pubis hasta el esternón sin ningún soporte óseo por debajo. Estas marcas, por tanto, añaden fuerza a nuestro vientre, el cual, en caso contrario, podría rasgarse con un ejercicio enérgico o al estirarnos.

El recto del abdomen se activa evidentemente en la flexión de tronco, cuando se acerca la caja torácica al hueso pubiano al realizar los clásicos ejercicios abdominales, y actúa a lo largo de muchas articulaciones costales, lumbares y hasta sacroilíacas. También se activa para estabilizar músculos como los demás abdominales (y como los oblicuos es una combinación de músculo cuadrado y triangular). El recto del abdomen además limita la hiperextensión de las vértebras lumbares.

Vainas miofasciales del abdomen

El recto del abdomen es el músculo más superficial del vientre. Siempre que sientas un pinchazo en la parte delantera del vientre, el recto del abdomen es el primer músculo que te tocarás. No obstante, fascialmente, la historia es diferente. En la inserción superior de la quinta costilla se encuentra el músculo más superficial. Unos pocos centímetros por debajo de las costillas, sin embargo, la fascia del oblicuo externo cubre el recto del abdomen, de modo que, hablando fascialmente, está más profundo que el oblicuo externo. Un poco más abajo, la extensión fascial del oblicuo interno cubre el recto del abdomen. En la línea arqueada, al nivel de la *hara*, unos pocos centímetros por debajo del ombligo, se introduce por detrás de la fascia abdominal profunda para convertirse en el músculo más profundo del abdomen al alcanzar el hueso pubiano. Esto proporciona una conexión entre el recto del abdomen y el suelo pélvico –muy útil si consideramos los problemas posparto.

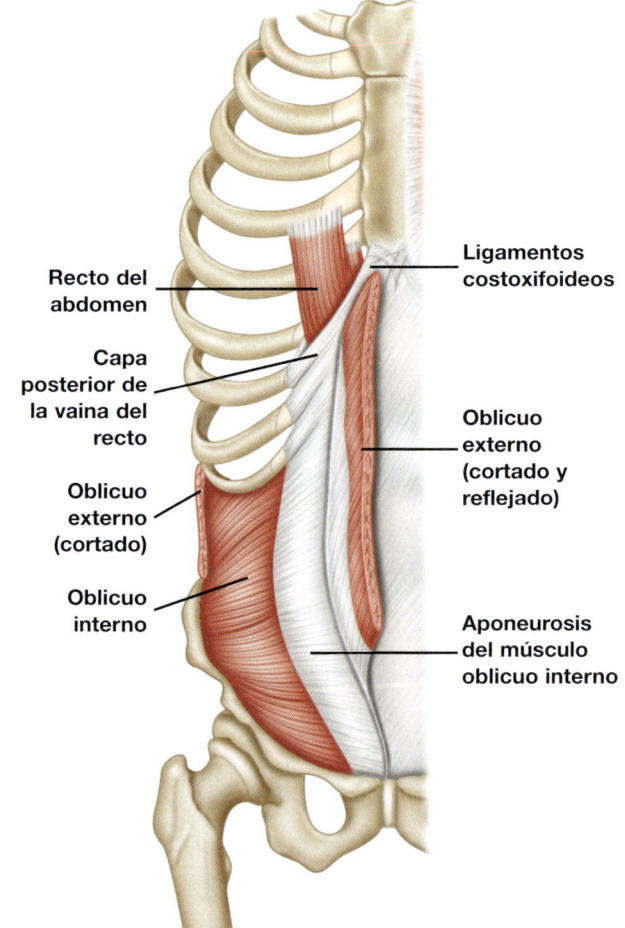

Recto del abdomen

Capa posterior de la vaina del recto

Oblicuo externo (cortado)

Oblicuo interno

Ligamentos costoxifoideos

Oblicuo externo (cortado y reflejado)

Aponeurosis del músculo oblicuo interno

Figura 7.5. El recto del abdomen puede ser el músculo más superficial, pero en los planos miofasciales pasa de ser el más superficial por arriba al más profundo –bajo los oblicuos y los transversos abdominales– cuando alcanza el hueso púbico.

Tanto el recto del abdomen como el transverso del abdomen son parte esencial de los dos "cinturones" que se observan en el globo abdominal. Los músculos transversos del abdomen, que van de apófisis transversa a apófisis transversa a través de la línea alba por delante, comprenden la mayor parte del cinturón horizontal. Lo completa la fascia que rodea el erector de la columna –las láminas superficial y profunda de la fascia lumbar– para encontrarse en las apófisis espinosas.

El cinturón vertical empieza con el recto del abdomen, sube por la parte central del diafragma hasta los pilares del diafragma y baja por el ligamento longitudinal anterior al suelo pélvico. El pubococcígeo cruza la base del globo y este cinturón, que entonces se une con la fascia que hay detrás del recto del abdomen una vez más en el hueso pubiano. Si se consigue el equilibrio adecuado alrededor de estos dos cinturones, se asegura una estabilidad apropiada y una buena base para la caja torácica y la cabeza.

Las cuerdas del paracaídas

Debemos tener en cuenta un conjunto más de estructuras miofasciales antes de terminar con este resumen sobre la mecánica abdominal: las cuatro cuerdas del *paracaídas*. En esta imagen modificamos la idea del globo abdominal y vemos el diafragma como un paracaídas y la pelvis como la cesta que hay debajo de éste.

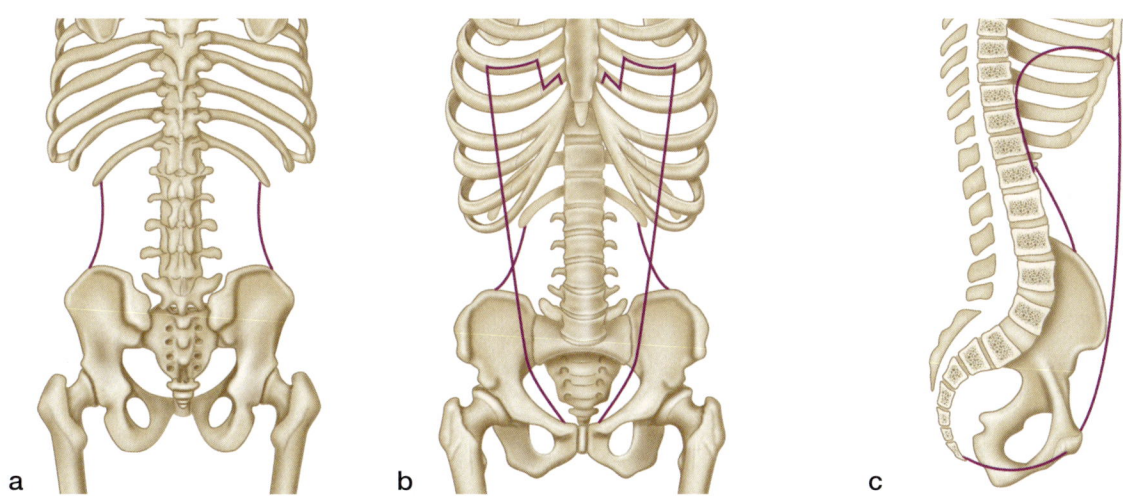

a   b   c

Figuras 7.6a, b y c. Las conexiones miofasciales del abdomen. a) Las líneas correspondientes de la espalda se conocen como rafes laterales. Éstos forman una fuerte y corta unión miofascial entre las costillas inferiores y la cresta ilíaca posterior. b) Justo en el exterior del recto del abdomen hay un lugar donde los diferentes planos miofasciales del vientre "se sellan", formando una fuerte banda miofascial entre el pubis y la séptima costilla, que fija las costillas a la parte anterior de la pelvis. c) La parte más profunda de la vaina del recto que llega hasta el diafragma y los músculos psoas. Esto es parte de la línea anterior profunda (ver figura 7.4b para observar las cuerdas en un corte transversal).

El diafragma está unido a la pelvis de muchas formas –muscularmente a través del cuadrado lumbar, el complejo del psoas, los oblicuos del abdomen y el propio recto del abdomen. Sin embargo, si cambiamos nuestro punto de vista y en vez de considerar los músculos nos fijamos en la fascia que los rodea, veremos cuatro cuerdas esenciales para el equilibrio.

Justo en el exterior del recto del abdomen hay una banda miofascial llamada *línea semilunar* –marcada como "aponeurosis del músculo oblicuo interno" en la figura 7.5– en la que las tres capas de los dos oblicuos y el transverso del abdomen se unen antes de separarse alrededor del recto del abdomen. Aunque el equilibrio de los músculos es importante, también lo es conseguir un buen tono en esta línea semilunar. Esta línea miofascial se extiende desde la parte exterior del tubérculo pubiano hasta el cartílago de la séptima costilla. Se puede sentir un "valle" entre los bordes exteriores del recto del abdomen y los oblicuos.

Las cuerdas que se corresponden con la espalda son más cortas y más fuertes, pero igual de importantes. El rafe lateral es una banda gruesa de fascia que va desde las costillas undécima y duodécima hasta la cresta ilíaca lateralmente respecto al cuadrado lumbar. Se podría decir que es parte de la fascia toracolumbar y se relaciona con el músculo más ancho del erector de la columna, el iliocostal lumbar, así como el cuadrado lumbar y el transverso del abdomen. Una vez más es aquí donde las diferentes capas miofasciales se convierten en una y ofrecen una unión fuerte y estable entre las costillas y parte posterior de la pelvis.

Las cuatro cuerdas, las dos semilunares por delante y los rafes laterales por detrás, son líneas de unión miofascial y marcan la línea divisoria general entre la línea lateral con el exterior de estas cuerdas y la línea anterior superficial, la línea anterior profunda y la línea posterior superficial, las cuales las recorren medialmente, aunque cada línea toma una capa a una profundidad distinta del cuerpo en cada lado del plano sagital.

En los patrones de hiperlordosis, o en aquellos en los que la caja torácica cae por detrás de la pelvis, las cuerdas posteriores del rafe lateral pueden ser más cortas y hay que alargarlas, mientras que las cuerdas anteriores estarán excéntricamente tirantes. En los patrones de flexión o caída, las cuerdas anteriores serán relativamente más cortas que las posteriores (siempre son más largas, ya que la pelvis desciende y la caja torácica sube por delante –nos referimos a un equilibrio relativo, no a las mismas medidas).

En los patrones de flexión dorsal, evidentemente, las dos cuerdas de la izquierda, la anterior y la posterior, podrían ser más cortas que sus correspondientes cuerdas de la derecha.

En los patrones de rotación, como en la rotoescoliosis, las cuerdas contralaterales estarán tensas; en otras palabras, la izquierda posterior y la derecha anterior, o al revés. Está claro que es posible mostrar un patrón de rotación con una postura de hiperlordosis o de caída, lo cual aumenta el número de posibles patrones en ocho, con sutiles variaciones según los patrones de movimiento individuales.

Distribución de la grasa alrededor de la columna lumbar

"¿Por qué soy blando en el medio? ¡El resto de mi vida es tan dura!" – Paul Simon.

Dado que en el medio del cuerpo algunos de nosotros llevamos un poco de peso extra, lo mejor para que la estructura del cuerpo lleve ese peso es una "rueda de repuesto" –repartida por delante y por detrás. Todos conocemos a gente muy grande que muestra una gran agilidad; su peso parece sólo lubricar su movimiento, pero no inhibirlo. Si observas a estas personas, aunque sufren sobrepeso según la organización estadounidense President's Council on Physical Fitness, verás que su peso está equilibrado por delante y por detrás alrededor de la columna.

Las cuerdas cortas por detrás suelen ir acompañadas de una "panza cervecera" –en otras palabras, una muestra de grasa que cuelga por la parte anterior del cuerpo. Este patrón es mucho más duro en la estructura del cuerpo, ya que tira del cuello y comprime la parte inferior de la espalda, lo cual requiere más tensión en la parte posterior de las piernas. La elongación de las cuerdas de los rafes laterales de la espalda recorrerá un largo camino –que requiere tiempo– hacia una "rueda de repuesto" más equilibrada, aunque realmente no haya pérdida de peso.

"Uniones" interorgánicas

La cavidad abdominopélvica entre los diafragmas respiratorio y pélvico es una zona literalmente resbaladiza en la que hay una serie completa de "uniones" que no hemos tenido en cuenta –las superficies de contacto entre los órganos. Cada vez que respiramos, los órganos tienen que deslizarse unos sobre otros como dos platos de cristal mojados; las adherencias causadas por una infección, un traumatismo o el desuso pueden dificultar la función de estas pequeñas pero importantes uniones. Esta significativa relación entre las bolsas miofasciales de los órganos y la pared corporal del globo abdominal queda bien explicada en los libros de Jean-Pierre Barrall (1996) y Peter Schwind (2006). Estas técnicas superan el alcance de este volumen.

Sin embargo, alcanzar el equilibrio de los cinturones musculares del globo abdominal y las cuerdas miofasciales del paracaídas requerirá un largo camino hacia esta compleja zona que nuestros clientes pueden controlar fácilmente en beneficio de la pelvis y las piernas por abajo, y de la caja torácica, los hombros y el cuello por arriba. Ahora centraremos nuestra atención en la caja torácica y la respiración, que ocupan la mitad superior de la cavidad ventral.

La cesta de las costillas

Toda la cavidad ventral se ocupa del intercambio químico con el mundo exterior. Constituye un hecho inalterable de todas las criaturas vivientes: si quieren seguir escalando contra la entropía, tendrán que tomar "cosas" del mundo exterior y hacerlas suyas y desprenderse de otras cosas como desechos. En la mitad inferior de la cavidad ventral observamos los músculos que rodean el conducto alimentario y los riñones. Estos órganos son enormemente responsables de aportar el combustible y los componentes básicos de la vida y de deshacerse de la química que el cuerpo ya no puede utilizar.

Alojada en la mitad superior de esta gran apertura se encuentra la bomba central que transporta esta mercancía desde y hacia las células y unos fuelles especiales que filtran gases particulares que requieren un intercambio más rápido del que permite el conducto alimentario –en otras palabras, el corazón y los pulmones.

El corazón requiere protección y una base estable desde la cual funcionar, y los pulmones requieren un cambio de presión constantemente variable, arriba y abajo. Las estructuras involucradas en la satisfacción de estas necesidades son las costillas y el esternón, que se doblan y brotan en el haz de la columna torácica. El corazón se sitúa en un duro conjunto de cajas que cuelgan entre los puntos más fijos de la parte posterior del esternón y la parte anterior de la columna. Las esponjas de los pulmones se encuentran a cada lado, cuelgan verticalmente entre el cuello y la parte inferior de la espalda, y se estiran y se comprimen de forma alterna cuando se mueven las costillas. La movilidad individual y colectiva de las costillas sugiere que el término "caja torácica" puede ser útil para el corazón, pero nosotros pensamos que la imagen de la vieja cesta de mimbre de la colada materna es más apropiada para representar la forma en que las costillas rodean los pulmones.

Las costillas en cuatro secciones

Nos va a ser muy útil dividir esta cesta de costillas en cuatro secciones. Empezando desde abajo, las tres costillas inferiores forman una útil sección que relaciona las costillas con las caderas. Al menos dos, y a veces tres, de estas costillas son flotantes y tienen extremos distales libres. Esta libertad extra permite más movimiento, lo cual es muy positivo porque los músculos abdominales, especialmente los dos oblicuos, unen estas costillas a la pelvis, permitiendo o limitando los movimientos de giro e inclinación que tienen lugar entre estos dos grandes bloques.

Estas costillas "pélvicas" rodean los riñones y se relacionan con ellos y las glándulas suprarrenales que se encuentran encima de los riñones.

La siguiente división funcional de la cesta de las costillas consta de una serie de cuatro costillas –todas conectadas al cartílago subcostal– a las que llamaremos *costillas abdominales*. Aunque estas costillas no gozan de tanta libertad como las costillas flotantes, el gran peto de cartílago permite mucho movimiento. Estas costillas muestran un fuerte efecto de "asa de cubo" y se expanden hacia los lados con la inspiración; rodean el estómago y el bazo en el lado izquierdo y el hígado en el derecho, y se relacionan con el páncreas y el hígado y la pequeña apófisis xifoides de la daga esternal.

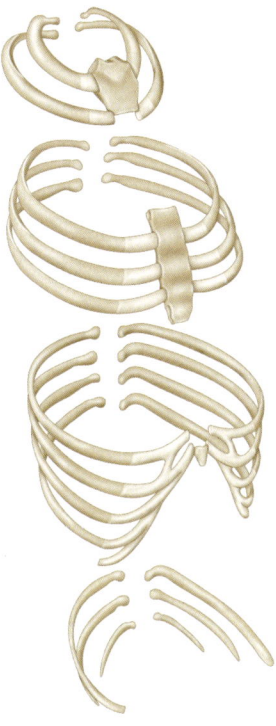

Figura 7.7. La "cesta" de las costillas en cuatro secciones funcionales principales: las dos primeras costillas del cuello, las tres siguientes costillas del pecho, las cuatro siguientes costillas del abdomen y las últimas tres costillas pélvicas.

La siguiente sección comprende de la tercera a las quinta costilla, todas unidas directamente al cuerpo del esternón, lo que las hace más estables. Rodean el corazón (y por eso están asociadas con el timo) y crean una fuerte conexión entre el mediastino y los hombros. El pectoral menor –la cadena principal para el movimiento escapular– se inserta en estas costillas. Aunque todavía son móviles, estas costillas aportan más estabilidad que las que tienen por debajo.

La sección final de las costillas comprende las dos superiores. Estas costillas son más planas, más pequeñas e incluso más estables que el resto de las costillas inferiores. Ambas están unidas al mango del esternón, el manubrio. Nosotros las llamaremos *costillas del cuello*, ya que vía los músculos escalenos aportan una base estable para los movimientos de cuello y para controlar la pesada cabeza que debe sujetar el delicado cuello. Estas costillas se relacionan con la glándula tiroides.

Las costillas y la columna

Si nos fijamos en la espalda para ver cómo se unen las costillas a la columna, descubriremos un patrón muy interesante. En algún punto de nuestra evolución debimos tener tres pares de costillas, similares en su forma a una estrella de mar de seis puntas, anteriores, transversas y posteriores. Las costillas posteriores se doblaron por la espalda y formaron el arco neural y las apófisis espinosas. Las costillas transversas se convirtieron en las apófisis transversas. Las costillas anteriores siguen siendo nuestras costillas, pero reflejan el viejo patrón; están dobladas en curva por delante de las apófisis transversas y sus cabezas apuntan hacia arriba contra los discos –al menos de la segunda a la novena costilla.

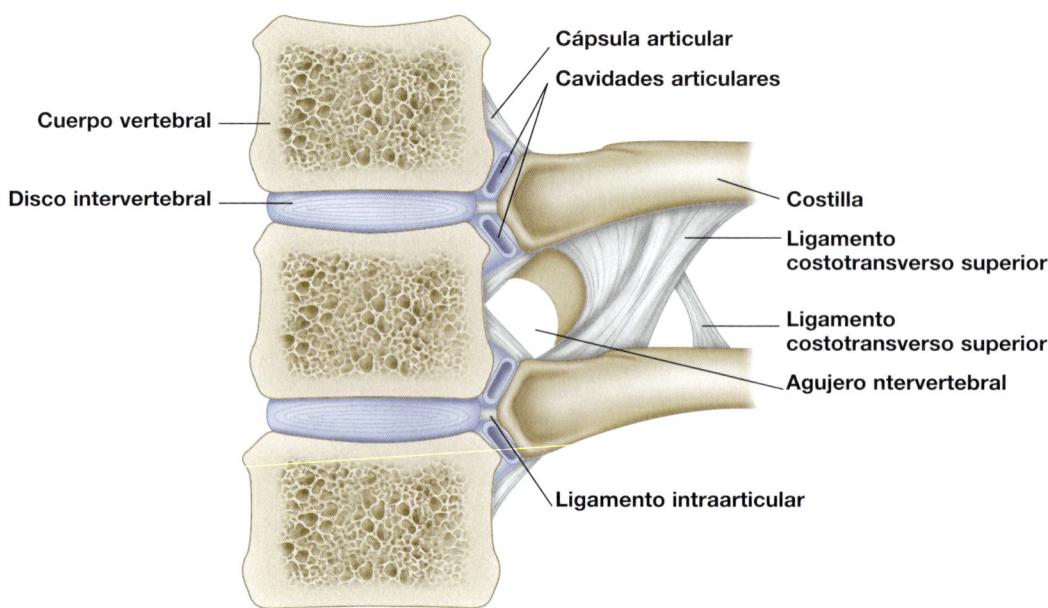

Figura 7.8. Las cabezas de las costillas se insertan en las apófisis transversas en su camino a una compleja e interesante articulación con el disco correspondiente y los dos cuerpos vertebrales a ambos lados.

Esto significa que un movimiento completo de las costillas en la respiración sirve para hidratar los discos y mantenerlos sanos. Para muchos de nosotros, nuestra percepción de las costillas acaba en los costados y no llega hasta la espalda, donde todo el movimiento de las costillas contribuye realmente a nuestra salud a largo plazo. El trabajo que aquí se explica puede ayudar a mejorar el movimiento en la parte anterior de las costillas, y en el capítulo 8 también aparecen técnicas que ayudan a adquirir esta toma de conciencia y el movimiento donde las costillas encuentran la columna.

Músculos accesorios de la respiración

El músculo principal de la respiración es evidentemente el *diafragma*, del que hablaremos enseguida. Muchos otros músculos rodean la cesta de las costillas y favorecen (o dificultan) la respiración. Empezaremos con ellos.

Los oblicuos del abdomen sostienen las costillas pélvicas y abdominales en la pelvis y por ello aportan una base estable a la zona inicial del movimiento diafragmático, aunque deben ceder en la última fase para que las costillas suban. En opinión del autor, la tensión de la posición del recto del abdomen no facilita ni completa la respiración, pero existen tantas teorías sobre la "forma correcta de respirar" como personas que las apoyan.

El cuadrado lumbar es una extensión directa del diafragma desde la duodécima costilla hasta la pelvis y puede limitar la respiración profunda en la espalda si está muy tenso o (con más frecuencia) si la fascia es demasiado corta.

El serrato posterosuperior y el serrato posteroinferior se suelen considerar asistentes de la respiración. Los elementos musculares de estos retináculos miofasciales son tan diminutos que nos hacen dudar de si realmente afectan mucho la respiración. Los elevadores de las costillas (que examinaremos con más detalle en el capítulo 8) también se suelen considerar asistentes de la respiración. Una vez más es dudoso que ejerzan mucha potencia motriz en las costillas –aunque, cuando sufren un espasmo, lo cierto es que nos dejan sin respiración.

Por supuesto, se pueden emplear otros músculos accesorios en la respiración si es por algún motivo dificultosa: el esternocleidomastoideo, los músculos pectorales y los músculos del erector de la columna pueden ayudar *in extremis*. Los principales músculos que asisten al diafragma, sin embargo, son los escalenos y los intercostales.

Normalmente, se considera que los intercostales juntan las costillas en la inspiración, pero, si te colocas las yemas de los dedos entre las costillas e inspiras con fuerza, echarás por tierra esta idea.

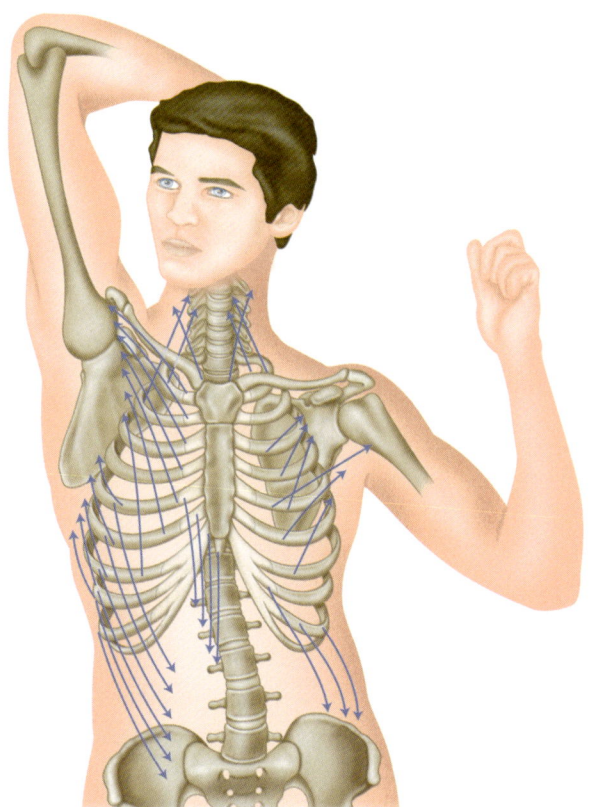

Las costillas en realidad no se acercan entre sí con una inspiración fuerte; tampoco se separan en la espiración. Si los intercostales se activan en la respiración, es para deslizar las costillas entre sí oblicuamente. Este autor sigue a Jon Zahourek (correspondencia privada) en cuanto a su forma de ver los intercostales principalmente como músculos asociados a la marcha –permitiendo y limitando la rotación del torso con cada paso.

Figura 7.9. Los numerosos músculos que rodean la caja torácica pueden asistir en la respiración si es necesario, o limitarla si están muy tensos o son muy cortos.

Esto nos deja con los escalenos. Actualmente se los considera músculos secundarios de la respiración, lo cual sitúa a los intercostales en tercer lugar. Los escalenos rodean las apófisis transversas desde la segunda vértebra cervical hasta la sexta, bajando hasta las costillas primera y segunda como una falda que rodea el cuello. En la respiración elevan las dos costillas superiores o evitan que desciendan.

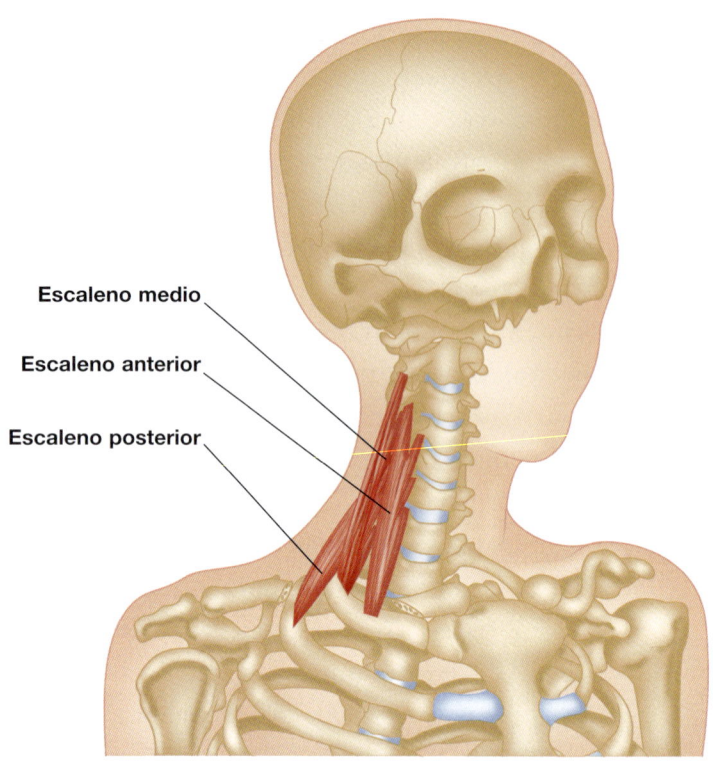

Figura 7.10. Los escalenos forman una falda alrededor del cuello desde las costillas primera y segunda. Los escalenos medio y posterior moderan el movimiento lado a lado de la cabeza, además de asistir en la respiración. El escaleno anterior puede tirar realmente de las vértebras cervicales hacia abajo y hacia delante en caso de disfunción.

En la disfunción debemos dividir los escalenos medio y posterior (que en cualquier caso no son músculos totalmente separados) del anterior. Los músculos medio y posterior son paravertebrales, por lo que actúan como "el cuadrado lumbar del cuello", creando –o más a menudo evitando/estabilizando– la flexión lateral del cuello.

El escaleno anterior discurre más anteriormente desde los tubérculos anteriores de la tercera vértebra cervical a la sexta hacia abajo y hacia delante hasta la primera costilla –por eso lo podríamos llamar "el psoas del cuello". Está diseñado de forma que el cuello es su origen y las costillas una inserción, y tira de las costillas en la inspiración. Si sacas el esternocleidomastoideo medialmente y colocas las almohadillas de los dedos en el denso y resbaladizo músculo que hay debajo e inspiras, sentirás cómo se tensa el escaleno anterior, ya sea durante toda la respiración o al menos en su parte más alta.

Desafortunadamente, el cuello no es el más estable de los órganos, sobre todo si los músculos suboccipitales empiezan a acortarse (como suele ocurrir en los patrones de ansiedad generalizada –ver capítulo 8). Con demasiada frecuencia, el escaleno anterior se acorta para bajar el cuello a las costillas; es necesario abrirlo cuando la cabeza cae hacia delante, o en su variante, cuando la caja torácica está inclinada posteriormente.

El diafragma

Esto nos conduce al diafragma, el indiscutible músculo principal de la respiración. Uno sólo tiene que llevarse el aire "que ha vaciado" de un soplido a la zona del xifoides para darse cuenta de lo inútiles que son los demás músculos de la respiración sin el diafragma.

El diafragma es un gran paraguas cuyo mango está comprimido en dos pilares que se unen a la parte frontal de la zona lumbar de la columna y cuyo borde está unido al xifoides y a todos los márgenes inferiores de las costillas. Su movimiento es notablemente similar al de una estrella de mar.

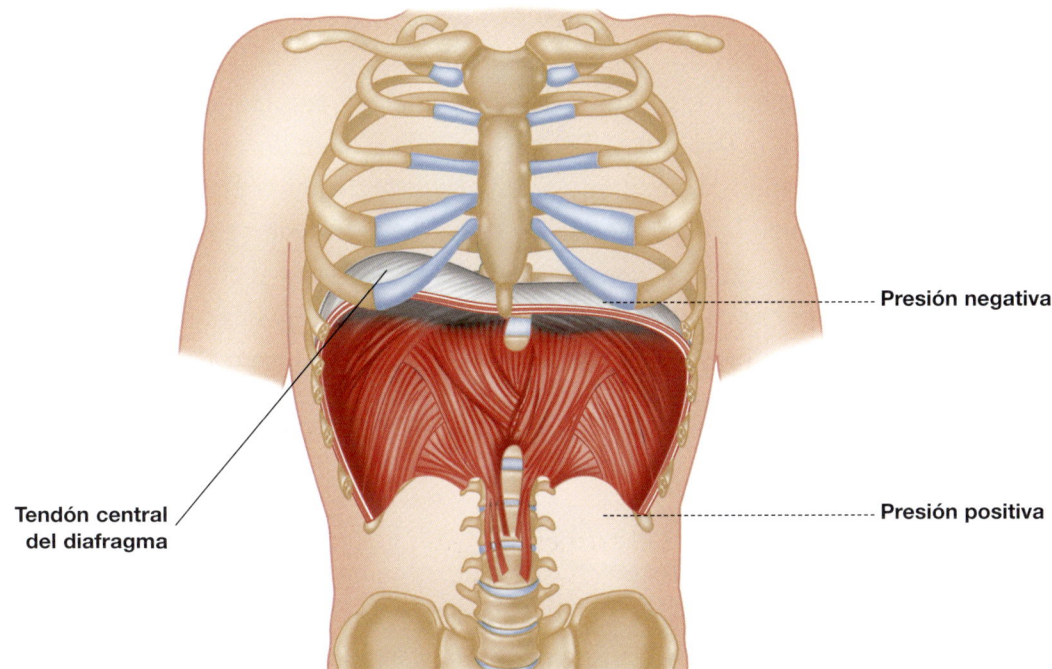

Figura 7.11. El diafragma es una cúpula doble –una debajo de cada pulmón– que desciende en la inspiración y vuelve a subir en la espiración. La presión es siempre positiva debajo y negativa encima del diafragma.

El diafragma es un músculo delgado pero sorprendentemente fuerte que está suspendido entre los órganos digestivos de la cavidad abdominal y el corazón y los pulmones de la cavidad torácica. La palabra "suspendido" es adecuada en la parte baja de la respiración, en la que la presión positiva de la cavidad inferior (que siempre es así, no importa que te mates de hambre o que te purges) se equilibra con la succión y la presión negativa de los esponjosos pulmones (que siempre tienden a bajar, no importa lo fuerte que espires).

En una criatura de cuatro patas, el diafragma se desplaza hacia delante y hacia atrás, oblicuamente a la gravedad. En nosotros se desplaza hacia arriba y hacia abajo, más o menos siguiendo la línea de la gravedad. La presión de la cavidad pélvica es enormemente positiva. No lo es tanto en la cavidad abdominal, y es negativa en la cavidad torácica, que deja al diafragma hábilmente suspendido en medio del punto cero.

Aunque antes hemos empleado la imagen del paraguas, es mejor ver el diafragma como una cúpula doble, una bajo cada pulmón, con un tendón central que va desde el centro de una cúpula hasta la otra por debajo del corazón. Esta porción central del diafragma se desarrolla con el corazón básicamente "por encima de la cabeza" en el septo transverso del embrión y se pliega hacia el pecho como la pieza única de un *origami* del desarrollo. No puede bajar muy rápido sin tirar del pericardio que rodea el corazón. Por tanto, este punto central del diafragma sólo baja un centímetro y cuarto en la mayoría de la gente, aunque los cantantes, los buceadores y los practicantes de yoga pueden entrenarlo para que se desplace cuatro veces esa distancia.

Las dos cúpulas que hay bajo los pulmones, sin embargo, descienden varios centímetros (una vez más en función de la actividad y el entrenamiento), dejando entrar el aire a los pulmones sobre cada cúpula y actuando como un pistón en el centro de la cavidad ventral para mover todos los órganos. Mientras que el corazón, a salvo en su caja protectora triangular y unido al esternón y la columna torácica, escapa de ese movimiento, el hígado y el estómago bajan juntos, los riñones suben y bajan por el psoas, y los intestinos se enrollan y desenrollan siguiendo el ritmo del diafragma. Incluso los propios pulmones rotan un poco dentro de las costillas cuando las fuerzas cambian y los abren.

El movimiento diafragmático

Es esencial entender que las fibras diafragmáticas son principalmente verticales. La mayoría de las fibras musculares del cuerpo recorren directamente una línea del cuerpo o transcurren ligeramente en sentido oblicuo respecto a ella. El diafragma se considera principalmente un músculo horizontal, pero en realidad la parte horizontal es el tendón central, el tejido conjuntivo que hay bajo los pulmones y el corazón. La mayoría de las fibras musculares se encuentran en los laterales de las cúpulas y por lo tanto actúan en su mayor parte verticalmente.

Esto coloca al diafragma en la posición única de ser un músculo que cambia regularmente el origen por la inserción en medio de su movimiento. Al principio de la inspiración, cuando las fibras diafragmáticas se contraen, el borde inferior de las costillas y la columna lumbar son el origen, y el tendón central es la inserción. El tendón central baja estirando los pulmones hacia abajo y permitiendo que entre aire en ellos. Cuando la parte superior de las cúpulas baja, los órganos del globo abdominal bajan con ellas y comprimen el abdomen. Los órganos con líquidos sólo pueden comprimirse un poco y pronto el tendón central cae contra el resistente globo lleno de líquidos. Como no puede bajar más, en este punto de la respiración el origen y la inserción se invierten. El tendón central, apoyado en el abdomen, se convierte en el origen, y las fibras verticales, que continúan contraídas, tiran del borde inferior de la cesta de las costillas hacia arriba. En la mayoría de los patrones respiratorios, los escalenos ayudan desde abajo para levantar las costillas superiores.

Puedes sentir este desplazamiento en ti mismo o en otra persona si colocas las manos en las costillas sexta a novena (el lugar donde te es cómodo colocar las manos en los costados) y escuchas unos cuantos ciclos respiratorios. Los patrones respiratorios cambian, pero en la mayoría de las personas hay dos fases distintas de inspiración. En la primera fase, las costillas están más quietas, y en la segunda fase suben (y salen hacia fuera, figura 7.12) con más fuerza.

La transición puede ser más gradual o incluso más imperceptible en las personas con una respiración entrenada para cantar o practicar yoga, pero te darás cuenta de que se mueven de forma diferente al final de la respiración que al principio de ésta.

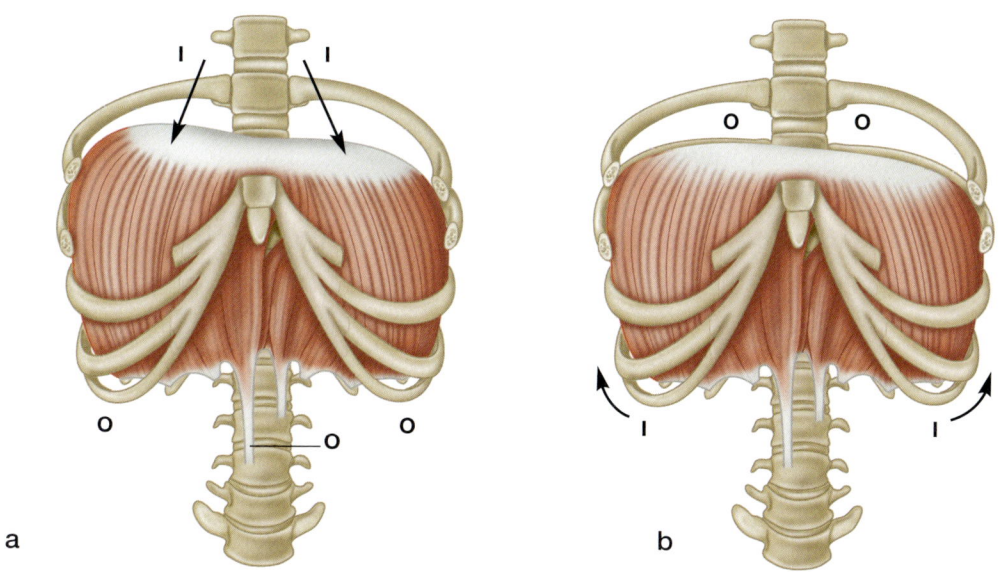

Figuras 7.12a y b. El diafragma cambia su origen y su inserción en medio de su contracción; a) al principio las costillas forman el origen y los centros de las cúpulas bajan; b) en la segunda mitad de la inspiración, el tendón central se convierte en origen y la contracción del diafragma eleva las costillas.

Este segundo movimiento del diafragma en el que se elevan las costillas es principal y paradójicamente responsable de la expansión de la cesta de las costillas tanto por los lados como por delante y por detrás –tanto del movimiento del "asa de cubo" de las costillas hacia los lados como del movimiento de "brazo de bomba" de las costillas al alejarse de la zona torácica de las costillas por delante. El diafragma por sí mismo tira de las costillas hacia arriba y hacia dentro; la caja se expande de estas dos formas debido a la forma y el movimiento de las costillas, no porque los músculos dispuestos por fuera tiren de ellas hacia fuera y hacia arriba, ni siquiera aunque puedan ayudar. El movimiento principal que potencia la inspiración pertenece al diafragma.

Se dice que la espiración es un proceso natural de retroceso elástico de los pulmones que no requiere acción en absoluto, pero pocas personas inspiran sin contracción en nuestra ajetreada sociedad occidental. ¿Quién tiene tiempo para esperar una espiración natural? Analiza a tus clientes en busca de contracciones excesivas en la espiración y haz lo posible para que espiren más suavemente y con menos esfuerzo.

El otro problema de la espiración con el que nos solemos topar, aunque es difícil de ver, es que el diafragma se relaja completamente en la parte más baja de la espiración. Muchas personas, sobre todo si están ansiosas, tienden a sufrir siempre cierta tensión en el diafragma, por lo que éste nunca se relaja por completo, nunca expulsa todo el aire. Le harás un gran servicio al cliente en todos sus sistemas de regulación –neurales y orgánicos, así como musculoesqueléticos– si sigues su respiración y utilizas las manos para ayudar a una relajación completa del diafragma.

La respiración fluye hacia dentro y hacia fuera del cuerpo aproximadamente veinte mil veces al día. No es una exageración llamarla el río de la vida, aunque a veces se parece más a una marea que retrocede y fluye. En cualquier caso es un movimiento esencial y central sobre el que se construyen muchos otros. Las pequeñas anomalías del patrón respiratorio –que se repiten muchas veces al día, muchos días seguidos, justo en medio de la línea anterior profunda y el cuadro de los órganos– pueden producir muchos desequilibrios. El caso contrario también es cierto: modificar la respiración de modo que siga un ritmo más equilibrado puede hacer que desaparezcan diversos problemas cuando el cuerpo se corrige.

Lectura corporal del abdomen, el tórax y la respiración

Así pues parece que hay tantas opiniones sobre la respiración como maestros que hablan sobre ella. Lo que constituye una perfecta respiración no parece ser una idea fija y dictaminada, sino la capacidad para reunir las necesidades y demandas de una actividad concreta, ya sea correr una maratón, practicar yoga o ver la televisión. Nuestra idea de una respiración perfecta es que simplemente esté presente y se sienta en todo el tronco: delante, detrás y a los lados.

Está claro que las costillas están diseñadas para moverse a modo de brazo de bomba las cuatro superiores, a modo de asa de cubo de la séptima a la décima, y la quinta y la sexta en una combinación de ambas hacia arriba y hacia fuera. Los hombros también deben moverse hacia arriba y hacia fuera de forma relajada con una inspiración completa al mismo tiempo que las costillas.

Un análisis completo del ciclo de la respiración requiere tiempo y la capacidad para comparar a personas reales, lo cual es limitado en este contexto, pero te animamos a que observes ciertos elementos. Nuestro objetivo es que el tronco tenga el diafragma, el principal músculo de la respiración, alineado sobre el diafragma inferior del suelo pélvico; cuanto mejor comunicados estén, más saludable será su interacción recíproca. En el capítulo 6 equilibramos la

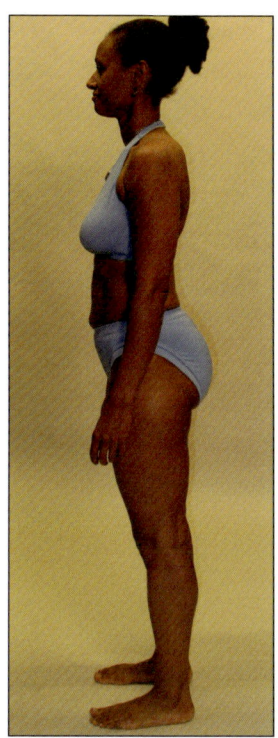

pelvis sobre los pies y ahora lo que queremos es poner el diafragma encima. Para ello es necesario el equilibrio en las partes anterior y posterior, en los cuatro pilares o cuerdas mencionadas anteriormente, lado a lado entre las dos líneas laterales y el esternón y la sínfisis pubiana mediante el equilibrio de la "X" abdominal de los oblicuos.

Figura 7.13. En la estructura de esta mujer se observa que su suelo pélvico apunta hacia arriba y hacia delante, y su diafragma, hacia abajo y hacia delante. El punto de unión de lo que deberían ser dos fuerzas opuestas se encuentra justo delante de su abdomen. Debemos aportar más reciprocidad a esta relación equilibrando los cuatro pilares descritos, así como alargar y liberar los flexores de las caderas.

Otro problema frecuente que puede limitar la respiración es la banda horizontal que a menudo se desarrolla a la altura de la quinta costilla. Consiste en una serie de bandas descritas por Schultz y Feitis (1996) que se muestran en la figura 7.14.

Esta línea es una identación natural, porque marca la transición entre las inserciones del recto del abdomen y el pectoral mayor, pero el tejido debería aún moverse sobre las costillas, tanto al respirar como en el movimiento activo. Realiza una valoración básica de esta zona pidiendo a tu cliente que levante los brazos por encima de la cabeza y los estire hacia atrás (todo lo que pueda siempre que le resulte cómodo y seguro) o que se incline hacia ambos lados. En estas pruebas no es la amplitud del movimiento lo que nos interesa, sino la calidad del movimiento del tejido sobre el esqueleto.

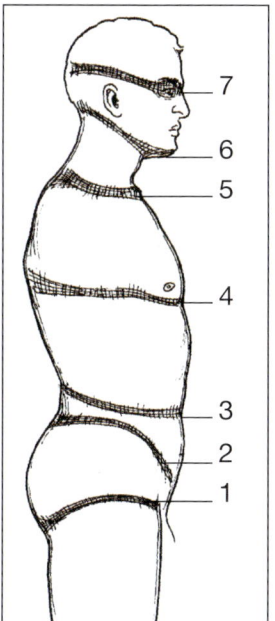

Figura 7.14. Las bandas horizontales descritas por Schultz y Feitis.

Otro patrón frecuente es el de las inclinaciónes de la caja torácica hacia un lado. Para ello tendrás que elevar y elongar el lado más corto, estirando el tejido de los oblicuos del abdomen y alcanzando las capas más profundas del tejido para llegar al cuadrado lumbar corto si es necesario. El psoas mayor también puede estar involucrado en las inclinaciones del tórax y tirar de la duodécima costilla y el diafragma hacia el lado más corto.

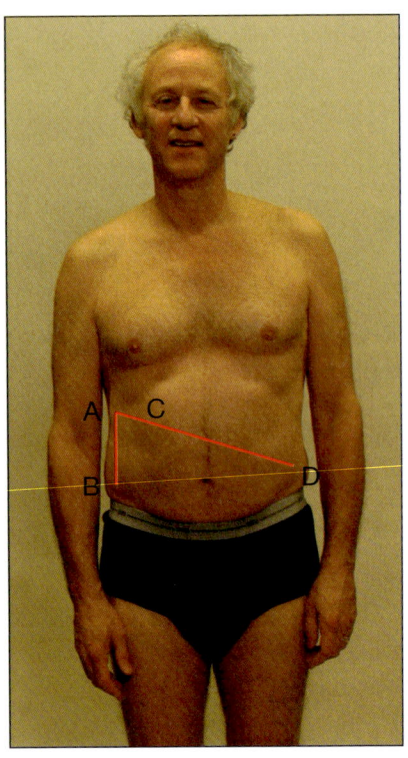

El psoas mayor también se ve implicado a menudo en las rotaciones de la caja torácica y tira de ella alejándola del lado acortado. Antes de entrar en este tejido profundo, sin embargo, debemos tratar el nivel más superficial de los oblicuos, alargando la diagonal desde una espina ilíaca anterosuperior hasta las costillas del lado opuesto del tronco.

Figura 7.15. Este hombre muestra (A-B) una inclinación derecha de la caja torácica, así que trabajaríamos para elevar su tejido lateral derecho (y luego seguiríamos con su psoas y su cuadrado lumbar derecho) y expandir el izquierdo. También parece mostrar una rotación hacia la izquierda, ya que la línea desde su arco costal derecho respecto a su EIAS izquierda (C-D) parece más corta que la misma línea del lado opuesto.

Técnicas para el abdomen y el tórax

Recto del abdomen y fascia esternocostal (LAS)

Como parte de la línea anterior superficial, la fascia del recto del abdomen es continua con el esternocleidomastoideo. Por tanto, podría tirar de la cabeza hacia delante en un desplazamiento anterior si se tira de ella hacia abajo debido a una inclinación anterior de la pelvis o a causa de una tensión excesiva del abdomen o incluso, como en este modelo, de los flexores de la cadera.

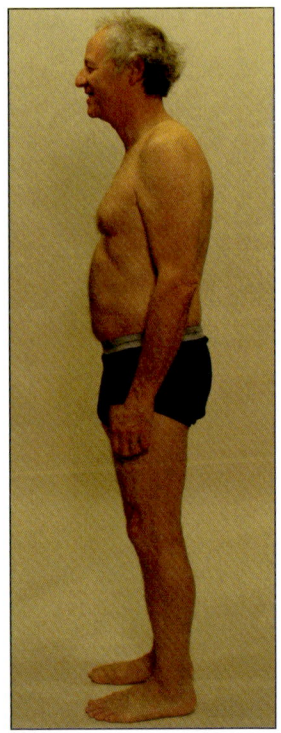

Figura 7.16. En la vista de perfil del mismo modelo observamos que el tejido de encima del esternón cae, incluso hasta la parte anterior de la pelvis. Si seguimos la línea del cuerpo hacia arriba, observamos su relación con el desplazamiento anterior de la cabeza.

Comienza la manipulación por encima del vello púbico, o más arriba si es más apropiado para tu cliente. Flexiona los dedos para penetrar en la capa del recto del abdomen y luego estíralos y utiliza los extensores de los dedos para asir el tejido y alejarlo de la pelvis. Si bajas los codos, podrás permanecer al nivel del músculo sin profundizar más en el abdomen, lo cual causaría dolor y un pinzamiento de los tejidos subyacentes más frágiles.

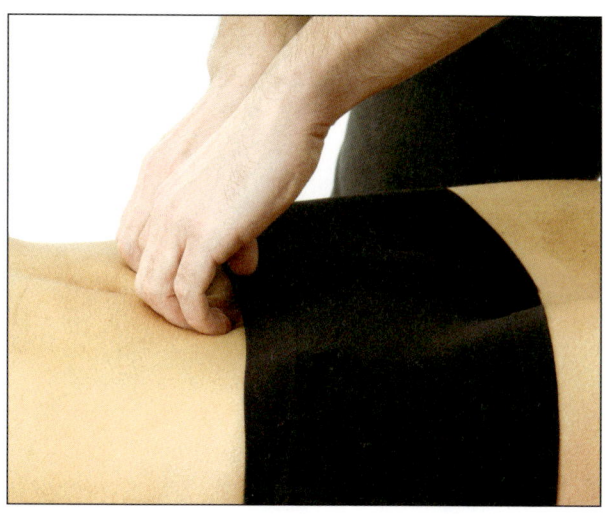

Figura 7.17. Al estirar los dedos y dejar caer los hombros, crearás una acción de recogida con la que tratarás el tejido al nivel adecuado.

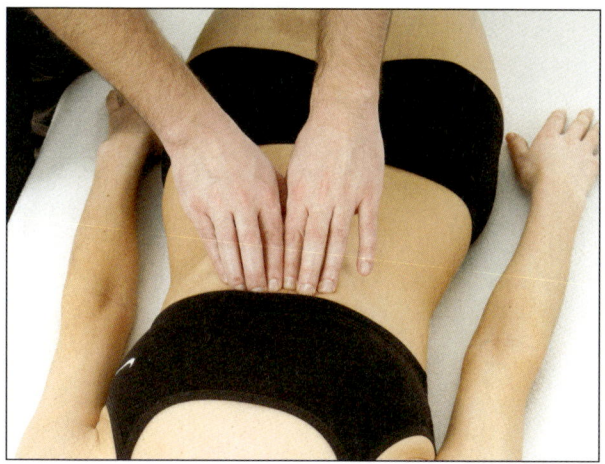

Figura 7.18. Continúa la manipulación a lo largo del recto del abdomen, liberando y volviendo a asir el tejido adiposo cuando éste limite tu capacidad para mantener la conexión.

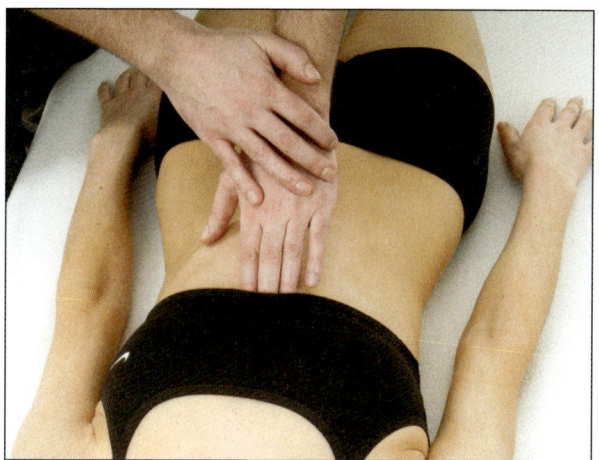

Figura 7.19. Si dejas caer los hombros de nuevo para asir el tejido que hay sobre las costillas, evitarás la presión sobre los huesos o los cartílagos. Evita la apófisis xifoides, pero sigue la manipulación a lo largo del esternón.

La elevación de estos tejidos aportará beneficios a mucha gente. El hecho de desarrollar esta manipulación desde cerca de la inserción púbica todo el camino hasta arriba del esternón puede aportar mucha información sobre su estructura. Rara vez podrás realizarlo con una manipulación continua, ya que el tejido adiposo tiende a levantarse, y en las mujeres la tira del sujetador constituirá una barrera –así que levanta las manos y vuelve a levantar el tejido un poco más abajo de donde lo dejaste.

Trabajar por debajo de la tira del sujetador puede sobrepasar los límites de tu código profesional. Si es así, evítalo. Sin embargo, una vez la intención ha quedado clara con la cliente y ella sabe que el tejido del pecho no será invadido, lo más probable es que se sienta cómoda con esta técnica.

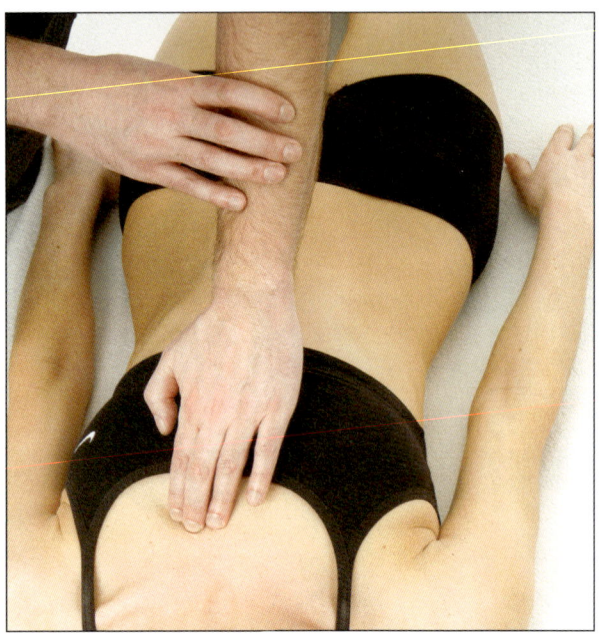

Figura 7.20. Trabaja a lo largo del esternón y el tejido que hay a ambos lados para liberar las articulaciones esternocostales.

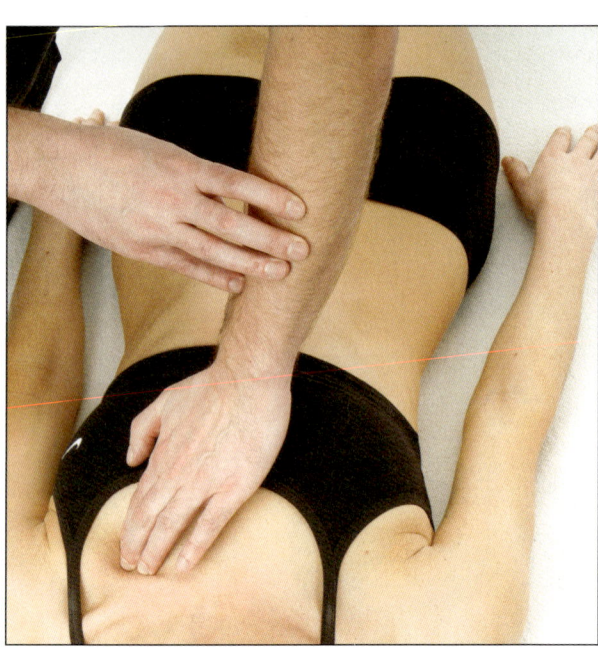

Figura 7.21. Al llegar arriba del esternón, desplazar la mano hacia el brazo puede ayudar a abrir el pecho. No sigas hasta la garganta.

Tórax tumbado de costado (L lat)

Para levantar el tejido lateral de un lado acortado, profundiza en el tejido justo por encima de la altura de la cresta ilíaca y, bajando los codos, mueve la capa profunda hacia arriba. Sube tu contacto por encima de la caja torácica, y con cuidado de no presionar muy fuerte en la parte lateral de las costillas ni simplemente rozar la piel y el tejido adiposo, utiliza la sensibilidad de tus manos para asir las capas de miofascia que hay entremedias y levantarlas.

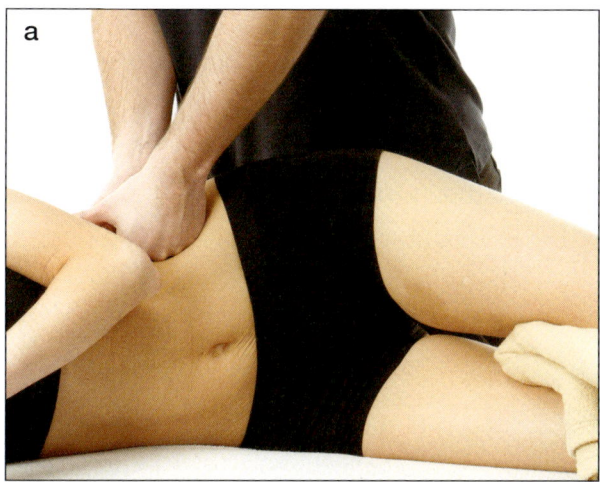
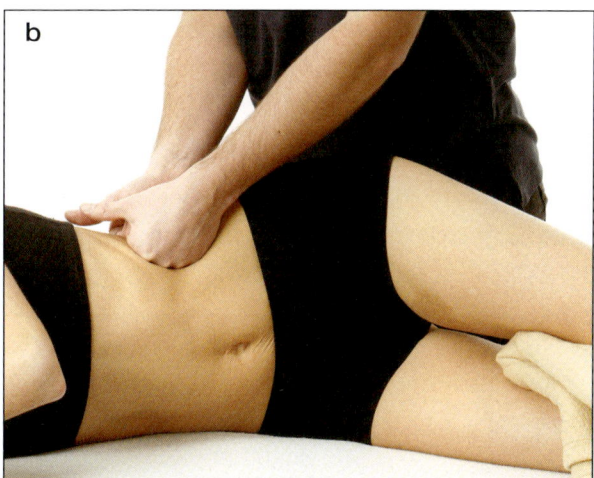

Figuras 7.22a y b. Con la acción de excavar de los antebrazos se puede levantar el tejido miofascial y alargar la línea lateral.

El tejido de la cara lateral opuesta más larga podría ser el "lado largo bloqueado" y por tanto necesitar una manipulación transversal en lugar de longitudinal. Esta extensión del tejido también es muy útil para los clientes con un movimiento limitado de las costillas en la inspiración.

Cuando se trabaja en el tórax es necesario levantar los hombros para rodear la parte superior del cliente y utilizar el dorso de los puños sin apretar con los brazos cruzados. Una alternativa consiste en utilizar la base de las manos para asir el tejido del cliente y dejar caer el peso del cuerpo hacia la camilla de masajes para realizar la manipulación. Hay que animar al cliente a que respire durante toda la intervención para mantener una presión positiva en el tórax contra la cual trabajar, con lo que se consigue una mejor retroalimentación y unos resultados más efectivos.

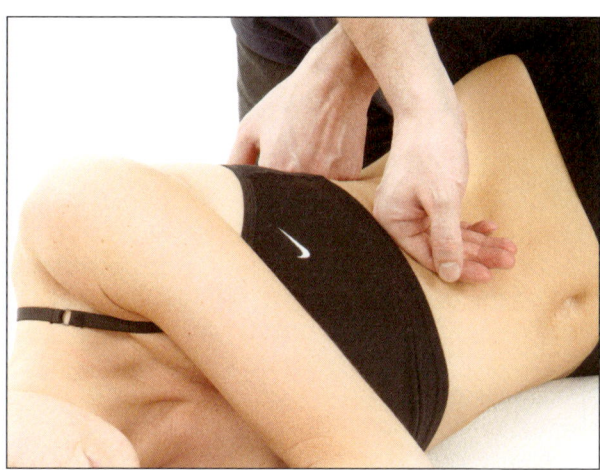

Figura 7.23. La expansión del tejido del lado largo bloqueado ayuda a liberar cualquier restricción que pueda haberse desarrollado debido al bloqueo miofascial. Si pides al cliente que "respire con tu contacto", puedes abrir el tejido más, ya que el trabajo se realiza desde dentro en lugar de forzar el tejido desde el exterior.

Oblicuos "X" externos e internos (L esp)

Con el cliente en supinación pero con las rodillas flexionadas, comienza el agarre medialmente y un poco por encima de la EIAS. Utiliza el mismo método de contacto con el tejido que antes para la fascia del recto –extendiendo los dedos hacia la capa fascial–, pero esta vez dibuja un ángulo de manipulación hacia las costillas opuestas siguiendo la línea de los músculos oblicuos interno y externo y finalmente su conexión en el serrato anterior.

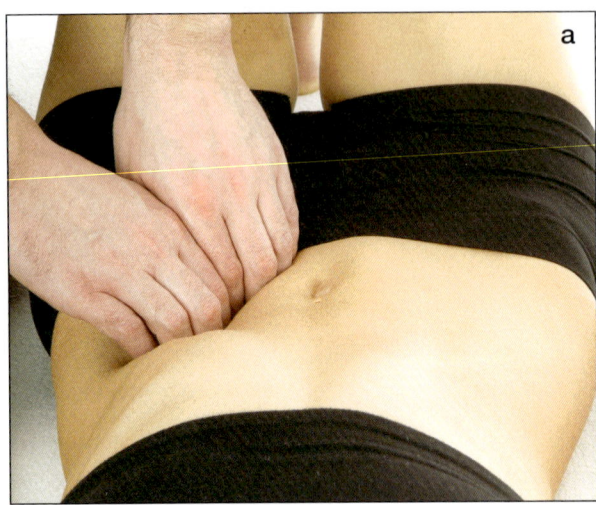 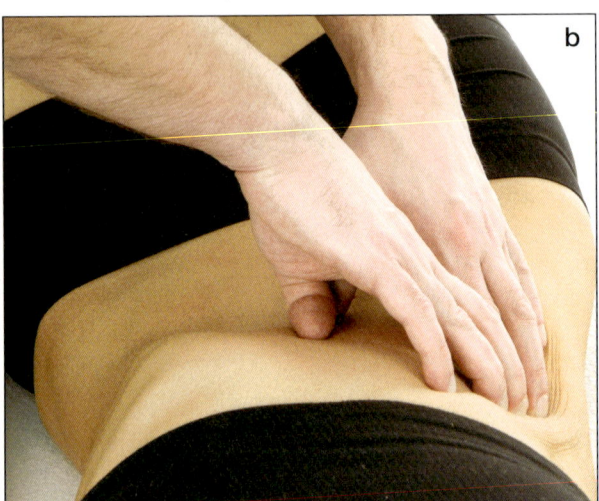

Figuras 7.24a y b. Para los oblicuos, comienza tu contacto medialmente a la EIAS. Tu manipulación debe dirigirse hacia el margen costal opuesto y el serrato anterior.

La técnica puede realizarse de forma pasiva, con sólo la respiración actuando con el movimiento, o el cliente puede dejar caer las rodillas hacia donde tú estás; esto ayudará a alejar la EIAS de las costillas opuestas. Otra posibilidad sería colocar al cliente con el brazo cruzado sobre el mismo lado en el que tú estás para crear un estiramiento al llevar las costillas hacia el lado contrario a la EIAS.

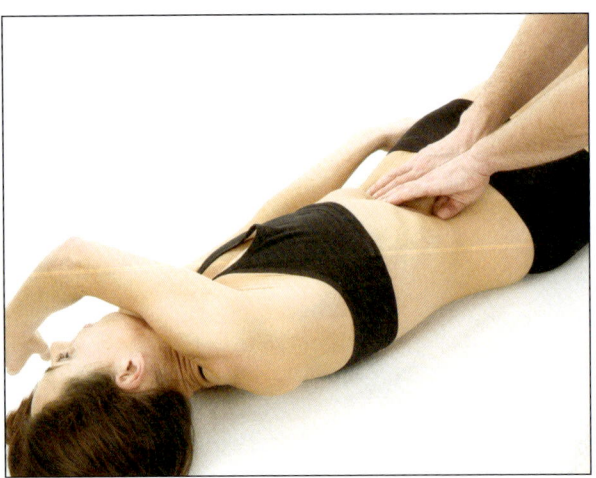

Figura 7.25. Para facilitar el estiramiento, el cliente puede dejar caer las rodillas al mismo lado desde el que estás trabajando o alejar el brazo de ti. Extiende la manipulación por encima de las costillas hasta el punto de contacto de los oblicuos externos y el serrato anterior (si te sientes cómodo, aquélla se podría extender más hacia el tejido del serrato anterior).

Asegúrate de completar la manipulación siguiéndola todo el camino hasta el punto donde se encuentran el serrato anterior y los oblicuos externos, y en función del patrón del cliente, lleva la manipulación al tejido de su músculo estabilizador del hombro.

Oblicuos interno y externo tumbado de lado (L lat)

El tejido de los costados del cuerpo suele sufrir desequilibrios si hay problemas en las partes anterior y posterior del cuerpo. Podemos trabajar las líneas de los oblicuos para crear más longitud en cualquiera que parezca corta. Utilizando la técnica de los dedos enrollados como hemos explicado previamente (como con el recto del abdomen y la "X" de los oblicuos), puedes trabajar las fibras del oblicuo interno desde la EIPS hacia la parte delantera de las costillas mientras el cliente estira el brazo superior hacia delante. Esta técnica sirve para corregir patrones más frecuentes en los que la caja torácica desciende por detrás de la pelvis.

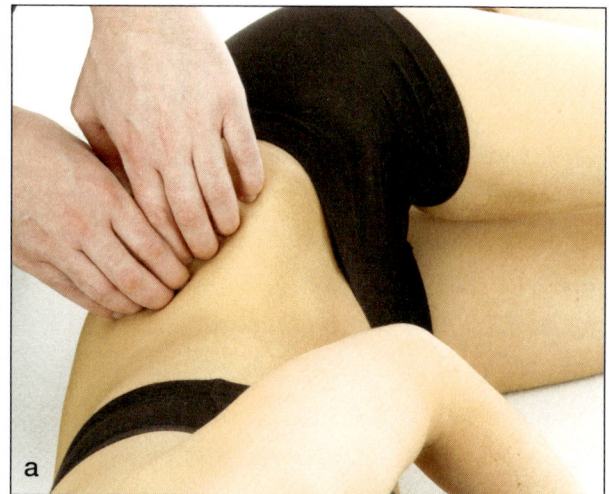 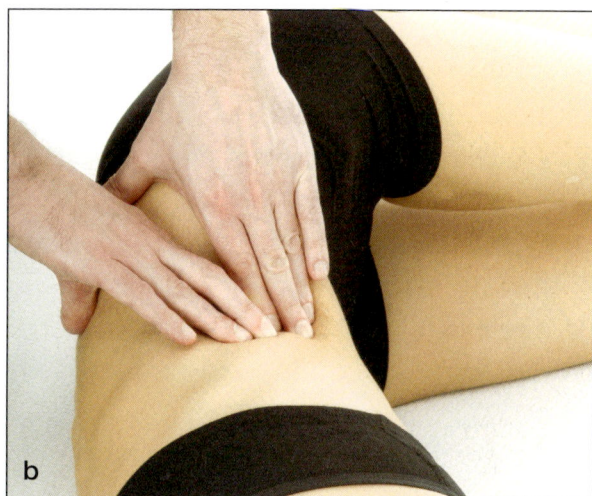

Figuras 7.26a y b. Pide al cliente que flexione las caderas para ayudar a estabilizar la pelvis mientras tira hacia delante con el brazo superior.

Para contactar con los oblicuos externos utiliza la misma técnica, pero empieza desde encima de la EIAS hacia la parte posterior de la caja torácica mientras el cliente echa hacia atrás el brazo superior. Esto sirve para tratar los patrones menos frecuentes en los que la caja torácica se ha colocado por delante de la pelvis.

Podrás conseguir más precisión haciendo contacto con la capa adecuada, del mismo modo que en la técnica de la "limpieza de los bordes del ilion (L lat)" que aparece en el capítulo 6, página 143.

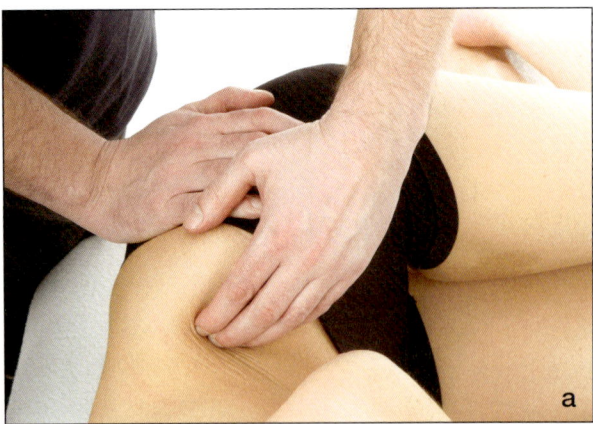 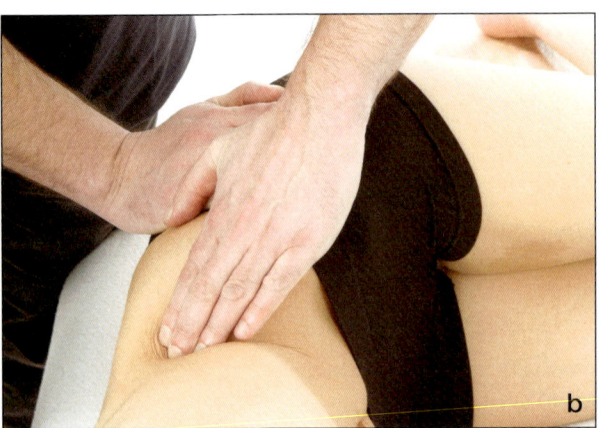

Figuras 7.27a y b. Coloca tu cuerpo o la mano con la que no manipules detrás de tu cliente para estabilizar la pelvis mientras el cliente se echa hacia atrás.

Elevación del rafe lateral (SPS y L lat)

Con el cliente doblado hacia delante sobre el banco, arrodíllate detrás y mete las yemas de los dedos en el tejido lateralmente a los músculos erectores. Pide a tu cliente que se levante lentamente hasta quedar sentado mientras tú elevas el tejido, deslizando los dedos hacia la duodécima costilla. Este movimiento es ideal para corregir cajas torácicas con inclinación posterior cuando esta línea de la fascia se acorta. Normalmente es necesario repetir muchas veces esta técnica en una sesión o a lo largo de varias sesiones para liberar la pesada fascia del rafe lateral.

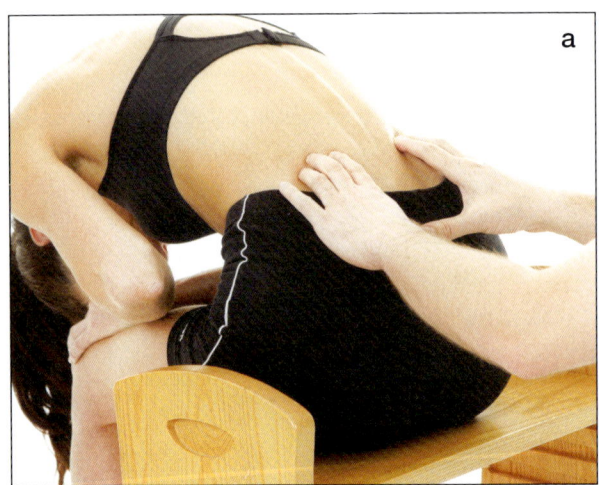 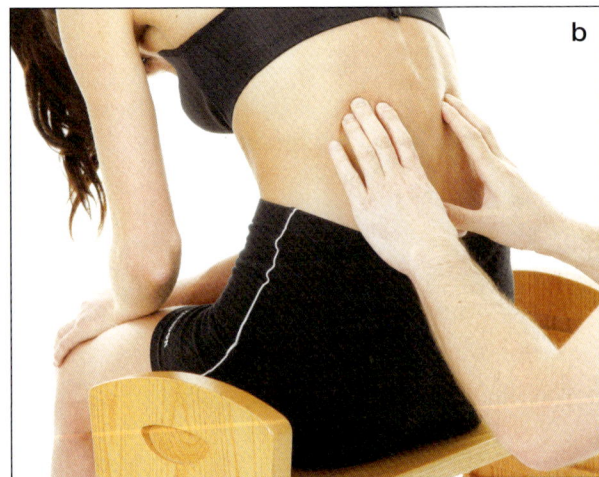

Figuras 7.28a y b. Arrodíllate detrás del cliente sentado y pídele que ruede hacia delante. Luego ase el tejido lateralmente al erector de la columna con los dedos y, con los dedos y las muñecas estirados, levanta lentamente el tejido mientras tu cliente se va incorporando hasta quedar sentado. Coloca las manos y los dedos de modo que al desenrollarse permitan que tu cliente se siente derecho con facilidad, sin mostrar hiperextensión en la columna lumbar.

Línea de la quinta costilla y el intercostal (L lat)

La banda de Schultz (figura 7.14), que suele aparecer a lo largo de la quinta costilla, puede abrirse a lo largo del costado utilizando una técnica de extensión suave (figura 7.29). Pide al cliente que respire hacia esa zona entre tus manos cruzadas para facilitar la liberación del tejido.

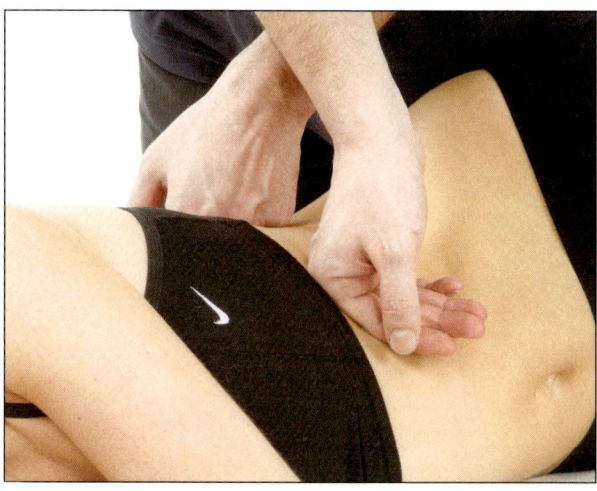

Figura 7.29. Los dorsos de las manos pueden emplearse para moldear la caja torácica asiendo la primera capa del tejido que se sienta bloqueada o tensa. Cuando el cliente respire hacia las costillas laterales, el tejido puede extenderse dejando caer el peso corporal sobre la parte superior de las manos.

Para trabajar con más precisión a través de la banda de la quinta costilla y para liberar la zona que hay entre las costillas y valorar los intercostales que parezcan mostrar limitaciones, coloca las yemas de los dedos entre las costillas. Esta vez puedes penetrar en las capas más profundas del tejido, ya que cuentas con la ventaja de tener esa herramienta más precisa, pero debes limpiar la zona capa por capa, desde la más superficial hasta la más profunda.

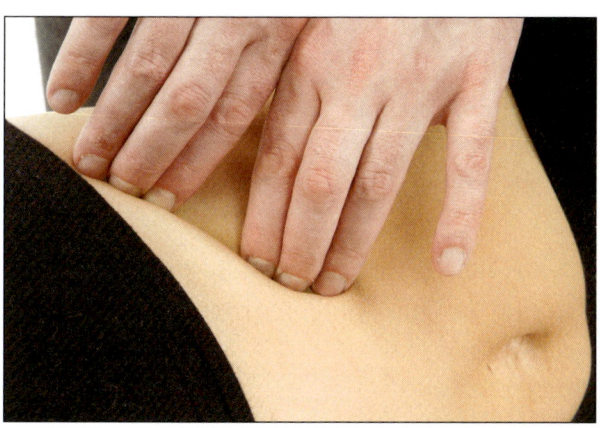

Figura 7.30. Mete los dedos entre las costillas y pide a tu cliente que respire hacia tus dedos (esto puede servir como simple ejercicio de toma de conciencia también para tu cliente). Cuando aumente la presión pulmonar, puedes deslizar los dedos por el tejido intercostal, extendiendo las yemas de los dedos y enrollando las articulaciones metacarpofalángicas de tus índices para lograr una mayor precisión con menos esfuerzo.

Esta técnica puede ser útil no sólo para los problemas respiratorios, sino también en los casos de rotaciones limitadas al caminar, ya que permite que las costillas se muevan de nuevo, devolviendo a la caja torácica la capacidad para abrirse y cerrarse mientras se camina (ver "Músculos accesorios de la respiración", página 172).

Limpieza del arco costal (LAS y L lat)

A menudo se forman adherencias y limitaciones en la zona del arco costal. Las capas de fascia profunda de los músculos abdominales se unen a éste, las capas superficiales pasan por encima y las extensiones miofasciales del diafragma se le unen profundamente por lo tanto, existen muchas direcciones diferentes de fuerza a varios grados de profundidad. El tejido también se manipulará en diferentes direcciones en función de la inclinación o el desplazamiento de la caja torácica.

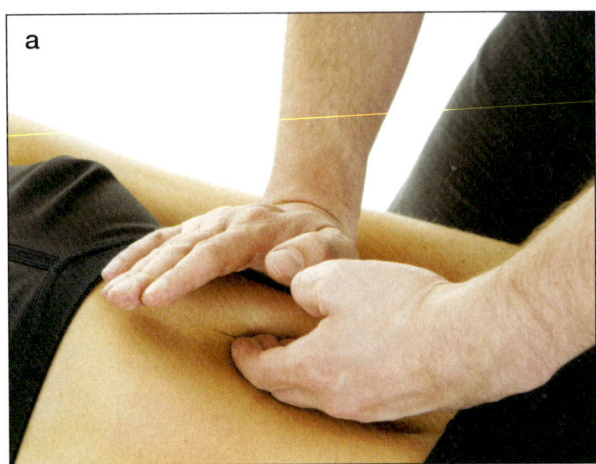 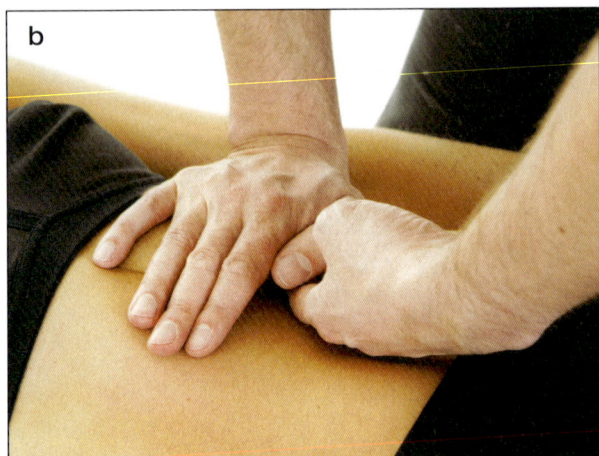

Figuras 7.31a y b. La mano superior se levanta ligeramente (a) para ilustrar la posición. Luego sostiene las costillas, (b) presionando el tejido hacia los dedos de la mano inferior, que pueden entonces recoger el tejido en dirección anterior o posterior.

Con las técnicas del recto del abdomen y la "X" abdominal, ya habrás limpiado gran parte del tejido superficial, lo cual te permitirá trabajar ahora a lo largo de las inserciones del arco. La dirección más frecuente hacia la que moverse es hacia atrás, debido a la mayor incidencia de la inclinación posterior del tórax, que proyecta las costillas inferiores hacia delante.

Utiliza la mano "de la cabeza" para sostener las costillas desde arriba, haciendo presión ligeramente para soltar un poco el tejido; los dedos de la mano "del pie" podrán entonces asir el tejido y moverlo hacia atrás siguiendo la línea del arco.

Liberación del diafragma (LAP)

Con las mismas posiciones de manos (figuras 7.31a y b), empleando esta vez un poco menos de presión, los dedos de la mano de trabajo podrán penetrar bajo las costillas anteriores en sentido lateral al recto del abdomen y enrollarse en la cara anterior del arco. Hasta dónde llegues dependerá de lo abierto que esté el tejido, pero probablemente no será a las propias fibras musculares, sino a las inserciones fasciales del diafragma.

Asegúrate de curvar los dedos bajo el arco enrollándolos fuera de éste y no profundizando en ángulo desde el abdomen, ya que así podrías pinzar el tejido visceral. Pide al cliente que te avise si siente un dolor punzante o intenso o cierta quemazón, que pueden indicar que estás pellizcando el tejido visceral.

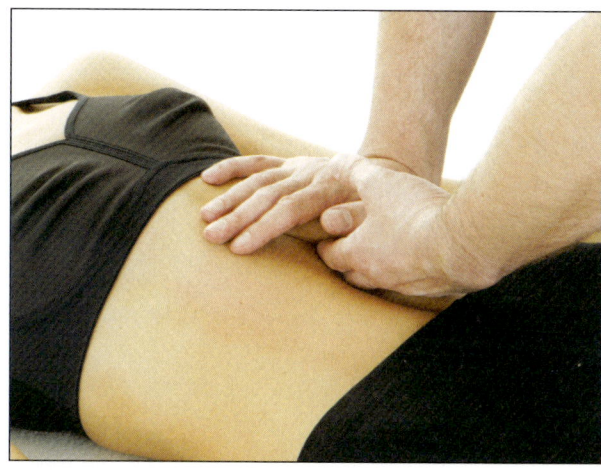

Figura 7.32. Fíjate en el pequeño ángulo del antebrazo, el cual permite que los dedos de la mano de la manipulación sean casi paralelos a la caja torácica y, por tanto, no presionen el abdomen.

Cuando tengas las manos en posición, podrás simplemente mover el tejido en la dirección necesaria desplazando el brazo para guiar tu muñeca hacia delante o hacia atrás. La fascia del diafragma también tendrá que moverse hacia arriba; extiende los dedos hacia arriba por la superficie anterior de la caja torácica o hacia abajo flexionando las yemas de los dedos en el tejido y retirando lentamente la mano de debajo del tórax.

El objetivo de estas técnicas no es una respiración "perfecta", sino un libre y suave flujo que facilite el resto de nuestras actividades. Recuerda, como practicante, que tu propia respiración debe ser libre y suave mientras trabajas. Es poco probable que consigas que la respiración de tu cliente sea relajada si tú resoplas o contienes la respiración durante el proceso de estas técnicas. Estarás invirtiendo bien tu tiempo si estás totalmente relajado durante el desarrollo de estas técnicas, no sólo en términos de tu longevidad y la salud de tu vida laboral, sino también respecto a los resultados que obtendrá tu cliente.

Fomento de la espiración

A veces nos es necesario equilibrar la espiración con la inspiración en aquellas personas que parecen inspirar más de lo que espiran, lo cual rara vez desinfla totalmente la caja torácica. Pide al cliente que se tumbe de costado y, de pie detrás de él, coloca tu mano cefálica alrededor del omóplato, el acromion y la clavícula de la parte más superior de la cintura escapular. Tu otra mano abarca la cara lateral de la caja torácica justo debajo del nivel del tejido pectoral si trabajas con una mujer. Esta posición te permitirá bajar las costillas superiores a través de la cintura escapular haciendo presión con la mano superior y las costillas medias e inferiores utilizando las caras tenar e hipotenar de la mano inferior por turno.

Pide al cliente que inspire y, cuando espire, baja lentamente las diferentes secciones de las costillas por turno, comenzando por las costillas superiores, siguiendo por las costillas medias y acabando por las inferiores. Detente cuando la espiración se haya completado y luego opón una suave resistencia a la expansión de las costillas en la siguiente inspiración. Sigue el orden inverso, costillas inferiores, medias y superiores, para liberar poco a poco gran parte de la presión, pero no toda, con el fin de mantener cierto grado de fuerza interior en los pulmones cuando se vuelvan a inflar.

Cuando tu cliente vuelva a espirar, intenta intensificar la espiración aflojando un poco el movimiento de las costillas antes de soltarlas para permitir la inspiración. Este ciclo puede realizarse cuatro o cinco veces, siendo cada espiración cada vez más completa.

Nota. No realices esta técnica si tienes dudas sobre la salud de las costillas y la zona costal, y/o la presencia de osteoporosis u osteopenia.

La columna vertebral

8

Detrás de la cavidad ventral se encuentra el complejo anatómico de la columna rodeado por la cavidad dorsal. Como nos estamos centrando en la anatomía miofascial, aprovecharemos la oportunidad para señalar sólo unas cuantas características destacadas de la distribución de huesos y ligamentos de la columna, junto con los músculos que los estabilizan y los mueven.

La columna vertebral se divide en dos secciones, anterior y posterior: los cuerpos y discos anteriores a la médula espinal y el arco neural que discurre alrededor y detrás de la columna.

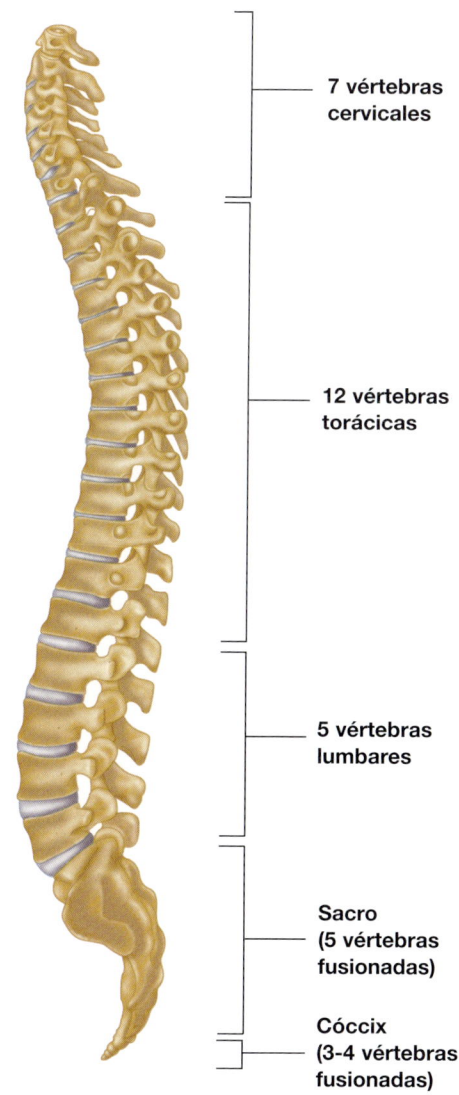

7 vértebras cervicales

12 vértebras torácicas

5 vértebras lumbares

Sacro (5 vértebras fusionadas)

Cóccix (3-4 vértebras fusionadas)

Figura 8.1. La médula espinal divide la columna en una columna anterior (los cuerpos y discos del notocordio original) y una rama posterior (el arco neural, repleto de sus numerosas apófisis).

La columna anterior: la primacía de los discos

Si consideramos primero la columna anterior de los discos y cuerpos, la mayoría de los textos sobre anatomía comienzan con la idea de que la columna es una serie de vértebras con discos entre sí. Lo contrario es lo siguiente: la columna es una serie de discos con vértebras entre sí. Esta aparentemente absurda distinción tiene su sentido: considerados tanto filogenética como ontogenéticamente, los discos vienen primero. La columna original era un largo disco: una túnica dura que constaba de una serie de capas de tejido con fibras discurriendo en varias direcciones: fibras en espiral a la izquierda, fibras en espiral a la derecha, fibras longitudinales y fibras circunferenciales. Pegado a todas estas capas hay un centro líquido carnoso que actúa como una fuerte armadura en forma de látigo para facilitar el movimiento en medio de los primeros cordados.

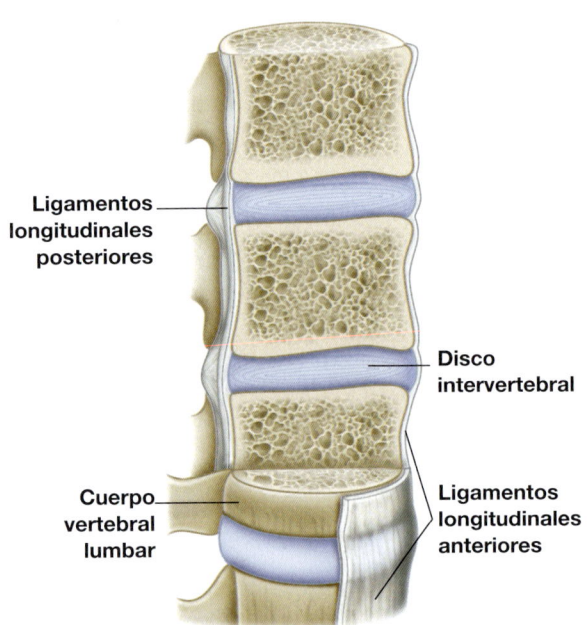

Ligamentos longitudinales posteriores

Disco intervertebral

Cuerpo vertebral lumbar

Ligamentos longitudinales anteriores

Los cuerpos de los vertebrados se desarrollan a raíz de este largo disco (conocido como *notocordio*). La red miofascial de colágeno de la túnica anular de los discos continúa siendo de colágeno dentro del hueso del cuerpo vertebral y por eso los discos no "se deslizan". Los discos pueden deteriorarse, pues el centro carnoso presiona contra las paredes anulares para crear presión en los nervios, pero el disco en realidad no puede moverse en relación con las vértebras porque el cuerpo vertebral y el disco están hechos del mismo material fibroso original.

Figura 8.2. El disco intervertebral es una pieza de construcción antigua que puede sufrir desgaste y desgarros en la vida cotidiana, así como los impactos de una lesión.

Los discos y cuerpos están cubiertos por la parte anterior de la columna por el largo, cohesivo y fortísimo ligamento longitudinal anterior (LLA). El LLA discurre desde la rabadilla hasta la base del occipucio, uniendo toda la columna y evitando la extensión excesiva que podría dañarla. El LLA se puede acortar si se mantiene en una posición corta durante mucho tiempo (como en una cifosis), y puede ser entrenado para que sea más largo con fuertes aperturas espinales como las que se practican en la postura del puente del yoga.

Un ligamento más o menos igual de fuerte pero más estrecho discurre por detrás de los cuerpos y discos vertebrales, el ligamento longitudinal posterior (LLP). El LLP se encuentra entre los discos y la médula espinal, y evita las flexiones perjudiciales. También evita que los discos se expandan hacia atrás contra la médula, aunque los traumatismos graves pueden a veces romper este ligamento y dejar que el material discal provoque daños realmente importantes en la médula.

Las zonas del disco que no se están limitadas ni por el LLA ni por el LLP son las que más probabilidades tienen de sufrir una intrusión (figura 8.2). Desafortunadamente, estos dos cuadrantes, izquierda y derecha, son zonas por las que los nervios espinales salen de la médula al resto del cuerpo. Estas raíces y astas nerviosas tienen, por tanto, más probabilidades de sufrir presión por una extrusión discal.

La parte anterior de la columna, si es que se puede considerar por separado, sería básicamente una serie de carretes redondos con discos blandos pero fuertes entremedias. Por lo tanto, podría moverse en cualquier dirección –flexión, extensión, flexión lateral, rotación, circunducción–, incluso con una pequeña extensión o flexión axial (como una lombriz de tierra).

La columna posterior: los cabestrillos y las flechas

No es tan versátil en cuanto al movimiento la parte posterior de la columna –el arco neural y las numerosas apófisis unidas a él que proporcionan inserciones para los músculos y los ligamentos. Las formas de las facetas (carillas) articulares que hay entre las vértebras permiten o anulan ciertos movimientos, como veremos a continuación.

El arco neural está compuesto por dos series de "costillas" –las costillas transversas y las posteriores– presentes en el antiguo protopez. Las costillas posteriores se doblaron sobre sí mismas hasta formar un arco y se unieron por detrás hasta formar la apófisis espinosa. Esta apófisis aún muestra una bifurcación en las vértebras de algunas personas, más a menudo en la C2, el axis.

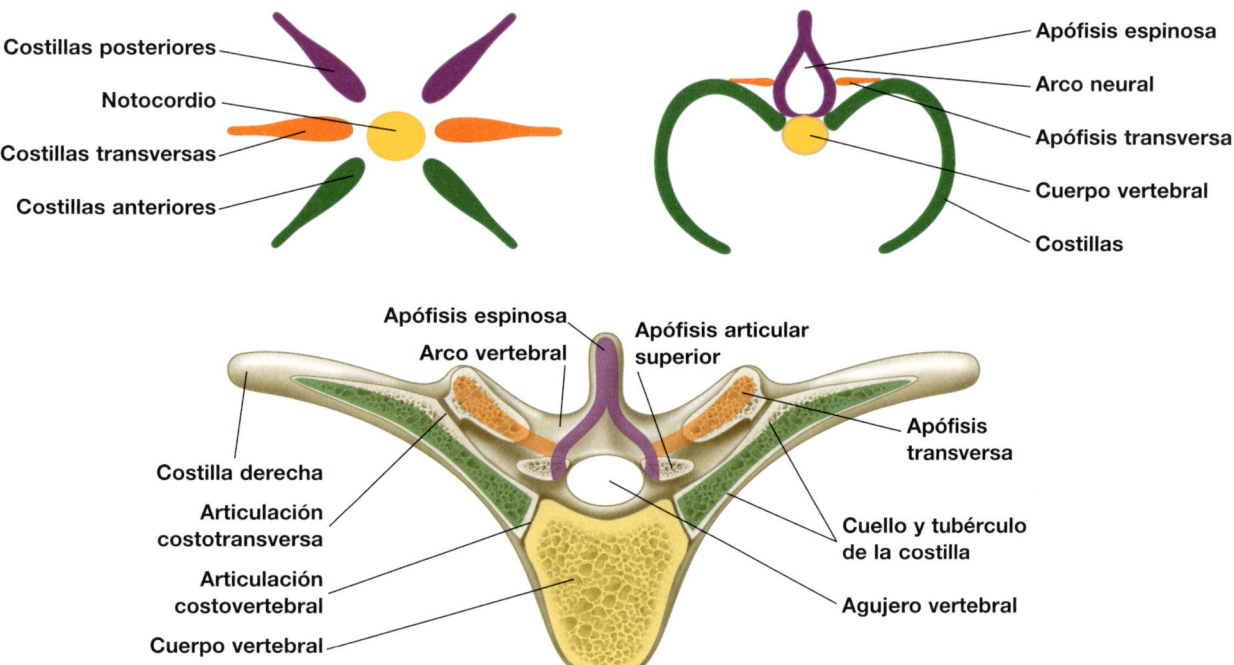

Figura 8.3. Dos de las tres series originales de costillas han convergido para formar el arco neural, las apófisis espinosas y las apófisis transversas que forman lugares principales de inserción muscular en la columna.

Las costillas transversas laterales formaron las apófisis transversas. En nuestra columna, estas apófisis transversas separan la parte del arco neural que hay entre el cuerpo y la apófisis transversa (el *pedículo*) desde la parte que hay entre las apófisis transversa y espinosa (la *lámina*).

Las demás apófisis que sobresalen de las vértebras son placas superpuestas de los apófisis articulares. Las dos facetas articulares superiores sobresalen y se sitúan sobre las facetas articulares interiores de la vértebra inferior. Esta disposición limita la movilidad de la columna, pero favorece enormemente la estabilidad y los movimientos suaves.

Tensegridad

Esta disposición también contribuye enormemente a la elasticidad de la columna. En nuestra opinión, los huesos de la columna básicamente "flotan" unos encima de otros. Esto se observa claramente en la parte anterior: cada cuerpo flota sobre el disco que tiene debajo. En la parte posterior, el hecho de que las facetas articulares se superpongan como placas ofrece a las cápsulas ligamentarias de estas articulaciones la posibilidad de actuar como cabestrillos, en los que cada vértebra sucesiva es capaz de "flotar" colgando del borde superior de la faceta articular de la vértebra inferior a ella.

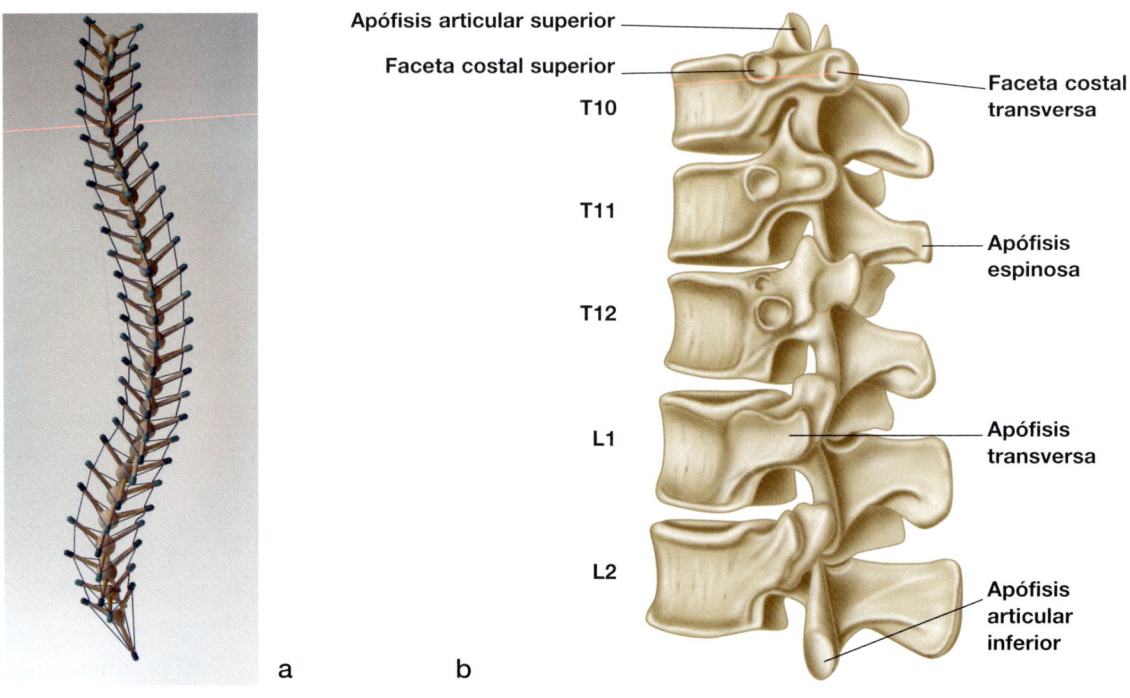

Figuras 8.4a y b. En (a) observamos un mástil de tensegridad dispuesto en forma de columna. Es esencial para este tipo de mástil tener un puntal que baje desde el miembro de compresión (hueso) superior y un puntal que suba desde el miembro de compresión inferior, con un miembro de tensión (cable, goma o tejido conjuntivo) que una a ambos. Se puede observar la disposición en el modelo, así como en la anatomía (b), en la que la faceta articular superior llega por debajo a la faceta articular inferior de la vértebra superior y ambas descansan en el cabestrillo de la cápsula ligamentaria de la articulación (modelo y fotografía cortesía de Tom Flemons, www.intensiondesigns.com).

El nombre dado a esta clase de mecánica en la que los puntales de compresión aislados flotan en equilibrio en un mar de tensión es *tensegridad* (como expusimos en el capítulo 1), denotando que la integridad de estas estructuras está determinada por el equilibrio relativo entre los miembros de la tensión. Según el grado de ligereza con el que flotan los huesos vertebrales, todos los músculos dispuestos a lo largo de la parte posterior de la columna tienen varias funciones posibles:

1. Tirar de la columna en extensión y crear las curvas secundarias (volveremos sobre esto cuando hablemos de los músculos en la página 197).

2. Ajustar la tensegridad en cuanto a dirección, rotación y "pre-tensión" (este último término se refiere a la tensión de toda la tensegridad de la columna para que sea más firme y elástica y pueda recibir más carga sin colapsarse o relajarse en su movilidad máxima).

3. Tirar en conjunto de las apófisis espinosas (de modo que se tira de las facetas hacia el cabestrillo y luego se transfiere la elevación a la parte anterior de la vértebra como un brazo de bomba, levantando la vértebra del disco inferior a ella, minimizando la presión ejercida a través de los discos).

En la disfunción, el exceso de tensión en los músculos (incluidos los músculos de la parte anterior de la columna como el psoas mayor) tirará en conjunto de las vértebras colapsando esta tensegridad flotante en una columna de ladrillos. Finalmente, a los discos no les parece bien que se les pida que actúen como ladrillos y se derrumban. La tensión asimétrica creará rotaciones y flexiones laterales que ejercen presión contra los discos y las facetas en zonas concretas. Con muy poca tensión la columna cae hacia delante, lo cual simplemente hace que la tensión se desplace hacia otro lado, a las costillas, las extremidades y la pelvis.

La dirección de las facetas

Además de "depender de la tensión", las facetas articulares se alinean en planos concretos que permiten o anulan el movimiento. En las vértebras lumbares (para ser breves, veremos cada sección en conjunto), las facetas se superponen en el plano sagital. Esta disposición permite fácilmente la flexión, la extensión y la flexión lateral, pero limita enormemente la rotación; cuando las vértebras lumbares intentan rotar, las facetas chocan entre sí. Aunque las articulaciones sacrolumbares permiten un poco más de rotación, el resto de las vértebras lumbares juntas presentan sólo cinco grados de rotación. Ésta puede aumentar ligeramente flexionando la columna lumbar antes de rotarla, ya que la flexión hace que las facetas se separen; la hiperextensión (lordosis lumbar) limita la rotación todavía más, empujando en conjunto las facetas lumbares.

Esta disposición crea un fuerte movimiento de bisagra en la parte inferior de la espalda (piensa en cómo se mueve un delfín) para transferir fuerza de las piernas al torso sin que se desperdicie esa fuerza en el movimiento rotacional.

De repente, en la T12, la dirección de las facetas cambia del plano sagital a un plano mucho más cercano al frontal o coronal. El esternón por delante y los procesos espinosos por detrás limitan seriamente la flexión y la extensión de la zona torácica de la columna, pero esta forma de las facetas permite un movimiento rotacional significativo dentro de la cesta de costillas.

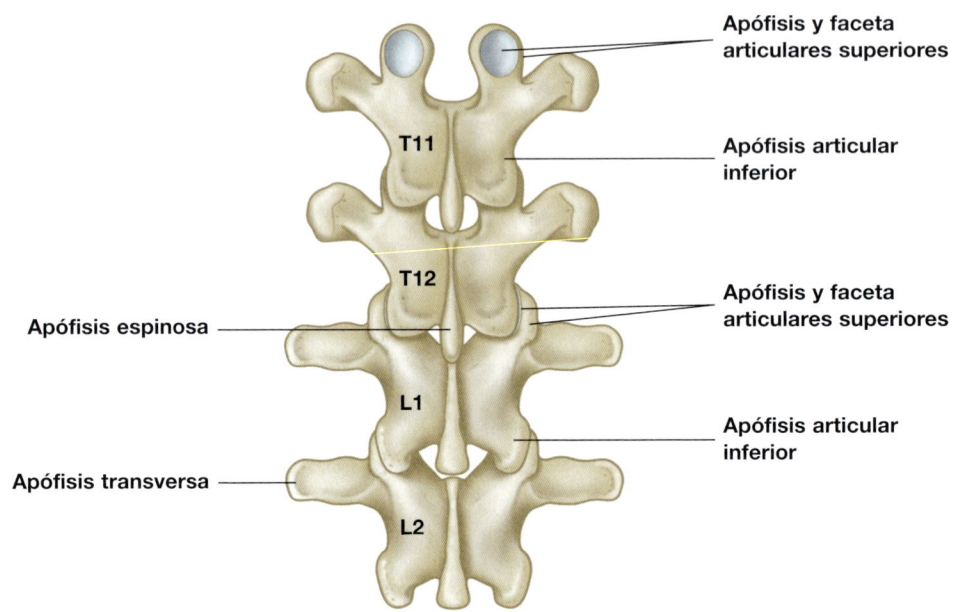

Figura 8.5. Por debajo de T12, las facetas lumbares se sitúan justo en el plano sagital, lo cual permite todos los movimientos excepto la rotación. Por encima de T12 se encuentran cerca del plano frontal, lo cual permite la rotación y la flexión lateral, pero limita la flexión y la extensión.

Esta orientación coronal inclina lentamente hacia la horizontal a medida que subimos por la columna torácica, de modo que cuando alcanzamos la zona cervical el plano de las facetas se aproxima a las líneas transversa u horizontal. Este proceso se completa al llegar a las articulaciones atlantoaxial y atlantooccipital, ambas muy cercanas al plano horizontal. Estas facetas cervicales, por tanto, permiten todo tipo de movimiento –flexión, extensión, flexión lateral y rotación–, por lo que nuestra cabeza con sus teleceptores es máximamente móvil.

De este modo, se observa una progresión de los ángulos de la faceta articular desde oblicuo en la parte inferior hasta sagital, frontal, oblicuo y horizontal a medida que subimos por la columna. Mientras que la parte anterior de la columna es en potencia totalmente móvil, la parte posterior limita, y por tanto dirige, el movimiento.

Si pasamos ahora a las apófisis más grandes que sostienen los músculos de la columna, veremos la serie de apófisis espinosas que recorren la parte posterior y la serie de apófisis transversas que recorren las partes izquierda y derecha. Éstas están unidas por ligamentos entre y a lo largo de las propias apófisis: los ligamentos intertransverso, interespinoso y supraespinoso.

El patrón de los músculos

Tres músculos básicos de un solo segmento cruzan estas apófisis:

1. Los músculos intertransversos, que expresan el patrón de apófisis transversa a apófisis transversa; estos músculos crean la flexión lateral en tensión concéntrica y la evitan en tensión excéntrica.
2. Los músculos interespinosos, que van de apófisis espinosa a apófisis espinosa, uniendo así las apófisis espinosas en extensión vertebral o dejan caer la columna hacia la flexión cuando se relajan.
3. Los rotadores, que van de una apófisis espinosa a la apófisis transversa de la vértebra inferior; estos músculos crean y modulan la rotación.

Éstos son los músculos más profundos y más cortos de la columna. No son muy potentes, pero neurológicamente *establecen* el tono y el patrón de activación de los músculos más grandes y más potentes superficiales a ellos. Estos últimos básicamente siguen los mismos patrones que los músculos profundos; sólo los superficiales más grandes atraviesan progresivamente un mayor número de segmentos vertebrales.

Estos músculos más profundos de un solo segmento son parte de la capa profunda de los músculos de la columna colectivamente llamados *transversoespinosos*. Este término engloba esos músculos reducidos al lomo alargado del músculo que ocupa el surco que hay entre las apófisis transversas y espinosas a ambos lados de toda la columna. Esto incluye los tres grupos musculares citados anteriormente, así como los rotadores largos, que del mismo modo van de apófisis espinosa a apófisis transversa, pero cubren dos segmentos en lugar de uno.

Los mal llamados elevadores costales asisten a los rotadores largos y cortos, y disscurren en la misma dirección, hacia abajo y hacia fuera, desde la apófisis transversa hasta la zona proximal de la costilla. Mal colocados para "elevar las costillas" como su nombre implica, estos músculos asistan a los rotadores en la creación del giro de la columna y las costillas entre sí. Los elevadores costales, igual que los rotadores, tienen uno corto que cubre un segmento y uno largo que cubre dos segmentos.

Los músculos multífidos presentan el mismo patrón que los rotadores –hacia abajo y hacia arriba de la apófisis espinosa hasta las apófisis transversas de los tres o cuatro segmentos vertebrales inferiores a ellos. El semiespinoso repite este patrón, pero en cinco o seis segmentos vertebrales. Aunque el patrón es el mismo, que cubra más segmentos significa que la orientación de estos músculos más largos es más vertical, y la acción se centra cada vez más en la extensión para estos músculos exteriores. Los pequeños, como su nombre indica, tienen más que ver con la rotación. Los multífidos se extienden por los segmentos sacros de la columna, anclando fuertemente el grupo transversoespinoso a la pelvis.

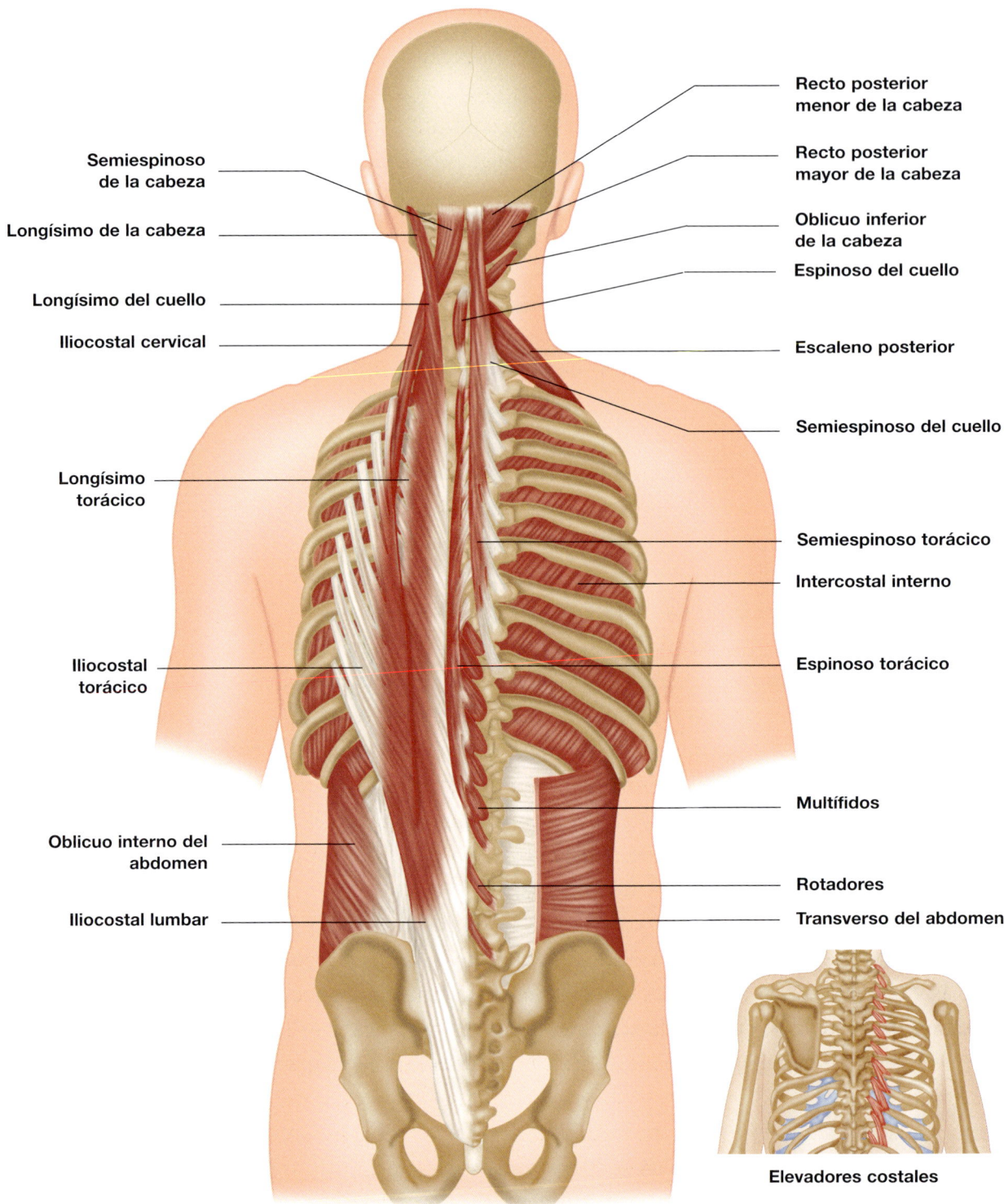

Semiespinoso
de la cabeza

Longísimo de la cabeza

Longísimo del cuello

Iliocostal cervical

Longísimo
torácico

Iliocostal
torácico

Oblicuo interno del
abdomen

Iliocostal lumbar

Recto posterior
menor de la cabeza

Recto posterior
mayor de la cabeza

Oblicuo inferior
de la cabeza

Espinoso del cuello

Escaleno posterior

Semiespinoso del cuello

Semiespinoso torácico

Intercostal interno

Espinoso torácico

Multífidos

Rotadores

Transverso del abdomen

Elevadores costales

Figura 8.6. El músculo espinoso más profundo (y más corto) muestra el patrón que siguen los erectores supracentes más largos. Los elevadores costales en realidad tendrían que llamarse "rotadores laterales" o algo así porque son más activos a la hora de ayudar a los rotadores a girar la columna que para elevar las costillas al respirar. El grupo erector de la columna lo componen músculos muy miofasciales en los que predominan las fibras de contracción lenta que trabajan todo el día para evitar que nos hagamos una pelota. Los más mediales son los espinosos y los semiespinosos. En medio están los cables de los largos. En el exterior, cerca del ángulo de las costillas, se encuentran las complejas y pequeñas fundas de los iliocostales.

El erector de la columna

Las capas exteriores de los musculos son expresiones más largas de estos mismos patrones. Si consideramos el erector de la columna desde la zona medial hasta la lateral, los músculos espinosos (y los semiespinosos del cuello, como veremos más adelante) mantienen juntas las apófisis espinosas a lo largo de muchos segmentos. Este pequeño músculo –cuya parte más prominente no mide más de uno o dos centímetros de anchura– se encuentra justo lateral a las apófisis espinosas. Es más fácil sentirlo alrededor de la T8 y se puede seguir hacia arriba o hacia abajo unos cuantos centímetros.

El complejo de los longísimos es quizás el grupo muscular que más trabajo da, y con frecuencia se encuentra como una serie de cables perfectamente palpables que discurren paralelos a la columna a unos cinco centímetros a cada lado de las apófisis espinosas. Cuanto más "amontonados" estén estos cables, menos se diferenciará el movimiento de la columna. Aunque estos músculos expresan el patrón de la apófisis transversa y la apófisis espinosa de la columna, cuantos más segmentos de cada fascículo de músculos se crucen, más vertical será la línea, lo cual asegura que se trata principalmente de un erector de la columna, no de un rotador como sus homólogos más profundos.

El músculo más lateral de la columna es el iliocostal. Éste corre desde la cresta ilíaca posterior y sube por las costillas justo lateralmente a la apófisis transversa, pero medialmente al ángulo de las costillas. Este músculo continúa el patrón de los intertransversos, pero en este caso une las costillas en lugar de ir de apófisis transversa a apófisis transversa. Este músculo, más involucrado en la flexión lateral, así como en la extensión de la columna, normalmente puede sentirse como una serie de pequeños tendones mediales al ángulo de las costillas. Una vez más, alrededor de la T8 se encuentra el lugar donde más fácilmente se puede palpar el músculo, que puede seguirse luego superior o inferiormente desde ese punto. En sentido inferior, la masa muscular se pliega con la del longísimo de la región lumbar.

Estos músculos están rodeados de varias láminas de la fascia toracolumbar. Esto es fundamental para la transferencia de tensión desde los músculos hasta las vértebras de la parte inferior de la columna y el abdomen, y contralateralmente, de un lado de las costillas hasta la cadera opuesta, a través de la línea media lumbosacra. Esta transferencia de carga oblicua se realiza en parte con independencia de los músculos, que corren verticalmente, y llevan muchos tendones verticales en su interior. Estos músculos contienen tanta fascia, de hecho, que son como la cinta adhesiva que tienen en la oficina de correos: duros, fibrosos y muy fuertes. En ellos predominan las fibras musculares resistentes de contracción lenta, ya que deben permanecer ligeramente "encendidos" todo el día y media noche para evitar que nos quedemos doblados en el suelo.

Con todas las láminas que recubren los músculos de los hombros, los retináculos del serrato posterior y la fascia toracolumbar, así como el fuerte complejo de la fascia profunda y los tendones intramusculares, estos fuertes y gruesos músculos se prestan a la repetición del trata-

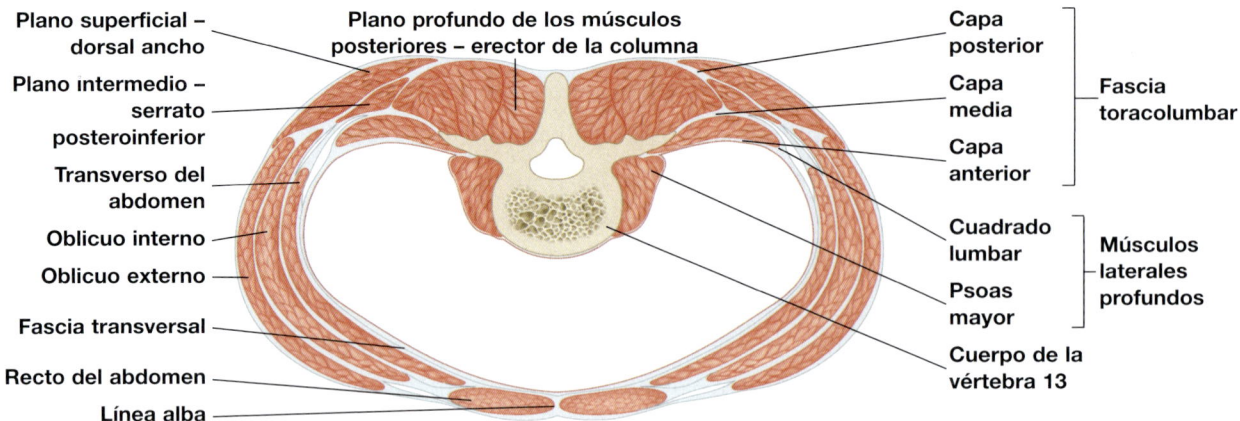

Figura 8.7. Los músculos del grupo erectores de la columna están totalmente recubiertos por la fascia toracolumbar, con láminas que recorren estos músculos superficial y profundamente. Los músculos serratos posteriores –básicamente retináculos de los erectores– se encuentran en la capa exterior. Tanto la capa exterior como la interior están conectadas a los músculos abdominales. Esta fascia también transfiere tensión de las caderas a las costillas y los hombros contralaterales, y viceversa.

miento. El trabajo de espalda que se muestra en este libro, junto con sus muchas variantes, está diseñado para aplicarse muchas veces e ir abriendo progresivamente capas más profundas de estos músculos hasta lograr que desempeñen su función plenamente.

El cuello

Los patrones musculares que hemos descrito anteriormente continúan en el cuello. Éste es, sin embargo, más complicado y requiere más delicadeza a la hora de tratar sus músculos, de menor tamaño, los muchos compartimentos viscerales que lo atraviesan y sus perfectamente ajustadas y pequeñas vértebras cervicales. Al cuello, por lo tanto, dedicaremos su propia sección y las correspondientes técnicas se deben practicar con suavidad y muchísimo cuidado.

Podríamos considerar el cuello como tres *cilindros* de fascia. El *cilindro exterior* contiene las grandes vainas que rodean el músculo. Éste contiene otros dos cilindros: el *cilindro visceral* en la parte anterior y el *cilindro motor* posterior que rodea las vértebras por detrás del otro. Pellízcate suavemente la laringe y muévela hacia la izquierda y hacia la derecha para ver lo fácilmente que se mueve el cilindro visceral dentro del cuerpo. Prueba a hacer lo mismo pellizcándote por la parte posterior del cuello para mover el cilindro motor y verás lo duro que está y cómo se autorregula en comparación con el "pasivo" cilindro visceral.

Dedicaremos la exposición del cuello al cilindro superficial y al complejo del cilindro motor. Los músculos del cilindro visceral, que son el complejo del hioides y los músculos relacionados que hay bajo la lengua, los dejaremos para otro volumen.

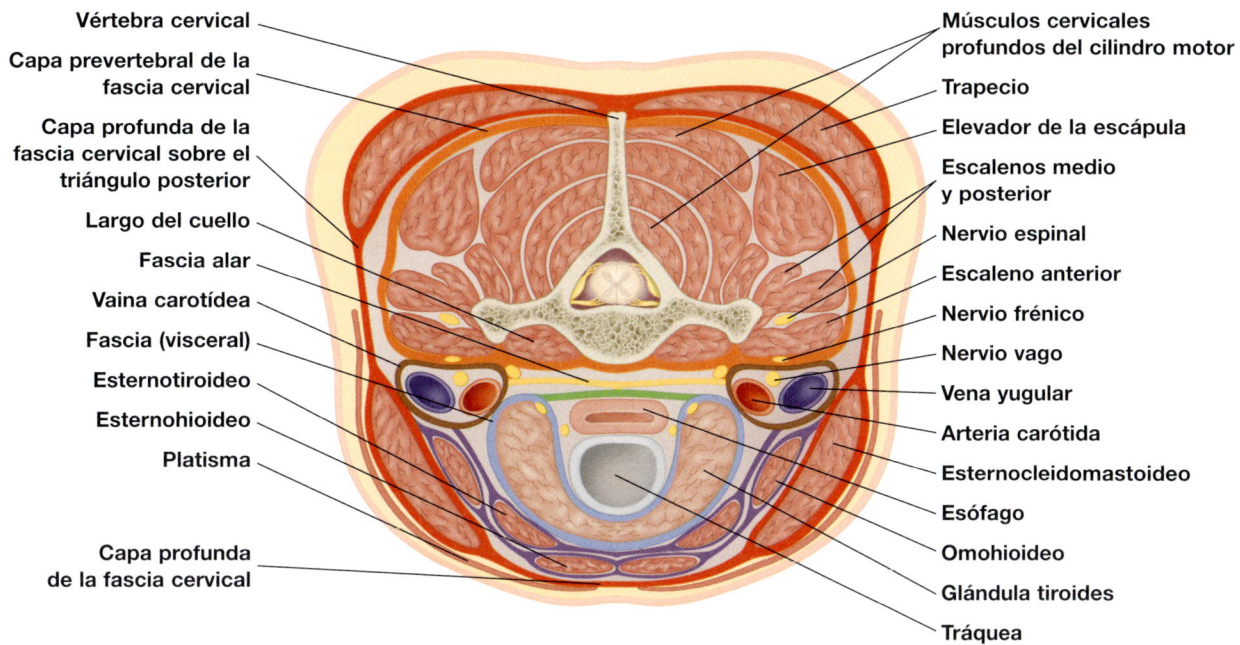

Figura 8.8. La fascia del cuello básicamente consta de tres cilindros: uno superficial que rodea todo el cuello y contiene un "cilindro visceral" anterior y un "cilindro motor" posterior que rodea las vértebras cervicales con un complejo de protección y motivación.

El cilindro superficial: trapecio y esternocleidomastoideo

Aunque se puede encontrar el platisma en la piel del cuello (el músculo horrible que hace que la piel que hay entre la barbilla y el pecho sobresalga), los que principalmente protegen y mueven el cuello se encuentran en la capa bilaminar de la fascia superficial del cuello. El trapecio, que nace en los procesos espinosos y el ligamento nucal y se encuentra dentro de la fascia, envuelve la parte posterior del cuello. El trapecio es, por supuesto, un músculo del hombro, tratado en el capítulo 9 por su relación con el brazo, pero también sirve para proteger y girar el cuello.

La porción más alta del trapecio es la parte occipitoclavicular –que va desde la cara posteromedial del occipucio hacia abajo y hacia delante, hasta el tercio lateral de la clavícula. La sección inferior al trapecio –la porción cervicoacromial– va desde las apófisis espinosas cervicales hasta la punta del omóplato. Estas dos partes son rotadores contralaterales (como el esternocleidomastoideo) de la cabeza sobre los hombros y también elevadores de los hombros. A veces, sin embargo, su función se desarrolla en otra dirección (podríamos considerarlo una *disfunción*), y el hombro se ve involucrado en la estabilización del cuello y la cabeza. Este error funcional tan común involucra al hombro apendicular en la función axial de la estabilidad de la cabeza, lo cual allana el terreno para que muchos sufran una lesión de hombro.

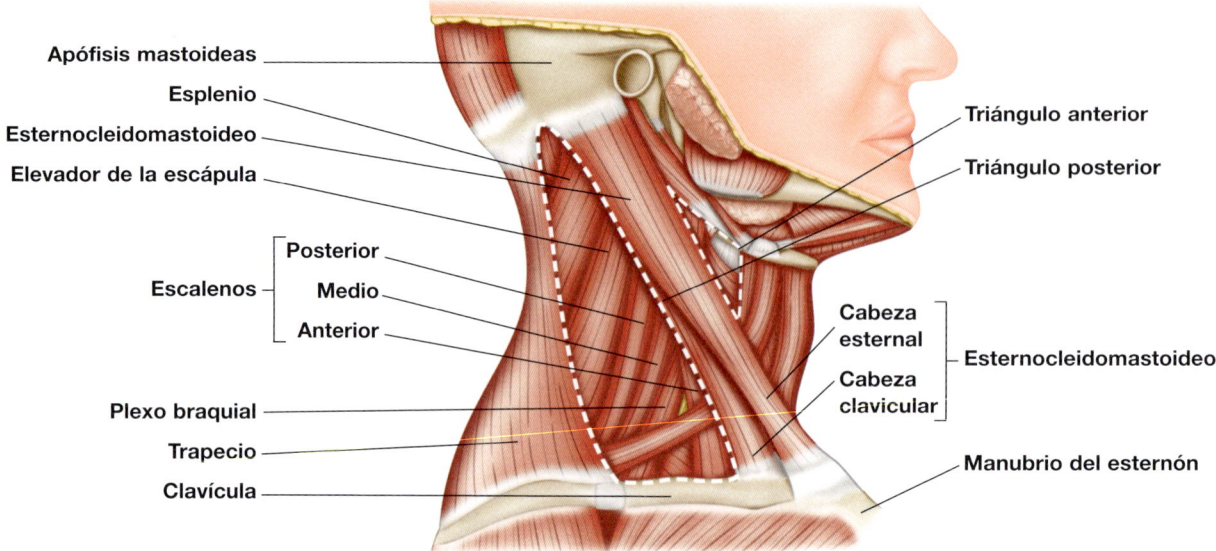

Figura 8.9. El esternocleidomastoideo y el trapecio nacen como un mismo músculo –es el crecimiento de la clavícula lo que los separa. Ésta crea un triángulo largo y delgado entre los dos, una ventana miofascial a través de la cual alcanzamos el cilindro motor. A veces, el trapecio se utiliza como sustituto disfuncional del esternocleidomastoideo.

El esternocleidomastoideo cubre las partes lateral y anterior del cuello. El esternocleidomastoideo es un rotador contralateral de la cabeza, pero a menudo sirve como músculo postural que, en caso de disfunción, ayuda a tirar de la cabeza hacia delante y hacia abajo. El esternocleidomastoideo y el trapecio se encuentran en la misma envoltura miofascial. La fascia tiene que moverse en casi todo el mundo hacia arriba y hacia atrás para contrarrestar la caída hacia delante y hacia abajo.

Estos dos músculos empiezan siendo, de hecho, uno solo en el embrión y se dividen en dos cuando se desarrolla la clavícula. Las inserciones inferiores del esternocleidomastoideo de dos cabezas son la cabeza fácilmente palpable que llega al esternón y la cabeza más ancha y lateral que llega al tercio medial de la clavícula.

Por tanto, el borde anterior del trapecio y el borde de salida del esternocleidomastoideo están separados por el tercio medio de la clavícula por abajo. Por arriba, en el occipucio lateral y los huesos temporales posteriores, los dos músculos son bastante contiguos y sus fascias se pliegan entre sí (además de subir hasta el cráneo para plegarse con la fascia epicraneal). El triángulo oblicuo largo y delgado que se crea entre los dos es una "ventana" a los escalenos y otros músculos del cilindro motor dentro de esta funda circundante superficial.

El cilindro motor

El cilindro motor consta de trece músculos aproximadamente que se insertan en la torre apilada de vértebras cervicales, principalmente en las apófisis transversas. Éstos pueden agruparse como: (1) los músculos largos de la parte anterior, (2) los escalenos y el elevador de la escápula (omóplato) en el lateral y (3) los músculos esplenios, que envuelven los músculos espinosos en la parte posterior.

Al considerarlos por separado, el largo del cuello y el largo de la cabeza recorren la parte anterior del cuello. Cuando se acortan flexionan el cuello o, lo que es igualmente importante, evitan la hiperextensión. Por tanto, estos músculos tienen que ser tonificados en el caso de hiperextensión de la curva cervical (lordosis cervical, común en muchas posturas con inclinación hacia delante de la cabeza) o elongados en el caso de curvatura reducida o inversa (hipolordosis cervical).

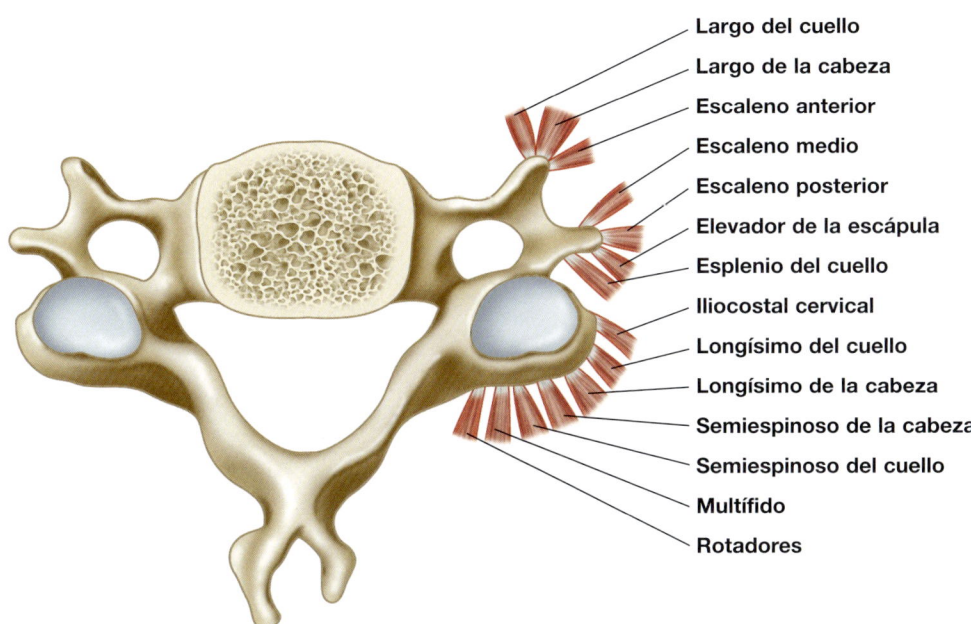

Largo del cuello
Largo de la cabeza
Escaleno anterior
Escaleno medio
Escaleno posterior
Elevador de la escápula
Esplenio del cuello
Iliocostal cervical
Longísimo del cuello
Longísimo de la cabeza
Semiespinoso de la cabeza
Semiespinoso del cuello
Multífido
Rotadores

Figura 8.10. Muchos músculos completan el espacio de unión a las apófisis transversas (principalmente) de las vértebras cervicales. Éstos son: (1) el largo del cuello, (2) el largo de la cabeza, (3) el escaleno anterior (fíjate en el surco posterior de este músculo para los nervios braquiales), (4) el escaleno medio, (5) el escaleno posterior, (6) el elevador de la escápula, (7) el envolvente esplenio del cuello, (8) el iliocostal, (9) el longísimo, (10) el semiespinoso, (11) los multifidos y finalmente (12) los rotadores.

Coloca al cliente tumbado boca arriba, siéntate en la cabecera de la camilla y busca estos músculos con cuidado. Inclinado de forma que tus codos queden abiertos y tus dedos se apunten entre sí, coloca las yemas de los dedos con las palmas de las manos hacia abajo bajo el borde de salida del esternocleidomastoideo y levántalo con el lado de la uña de tus dedos. Sentirás, si profundizas en el esternocleidomastoideo, el duro tronco miofascial del cilindro motor, concretamente los escalenos. Desliza las yemas de los dedos por el espacio frontal de los escalenos, entre los cilindros motor y visceral. De este modo permitirás que todo lo del cilindro visceral esté seguro. Desiste si algo provoca la estimulación del plexo braquial o si a tu cliente se le pone la cara colorada como un tomate.

Si mantienes los codos abiertos y te deslizas directamente por delante de los escalenos, podrás sentir los bultos de las apófisis transversas bajo las almohadillas de tus dedos. El largo del cuello (que baja por todo el pecho hasta la parte anterior de la T4) y el largo de la cabeza estarán colocados medialmente respecto a estas apófisis transversas y los sentirás saltar bajo tus dedos a la mínima que se levante la cabeza. En los casos de hiperextensión postural, la presencia de tus dedos sólo ayudará al cliente a encontrar sus músculos largos y activarlos. Si son cortos y el cuello muestra una curvatura reducida o inversa, utiliza los dedos como herramienta para alargarlos.

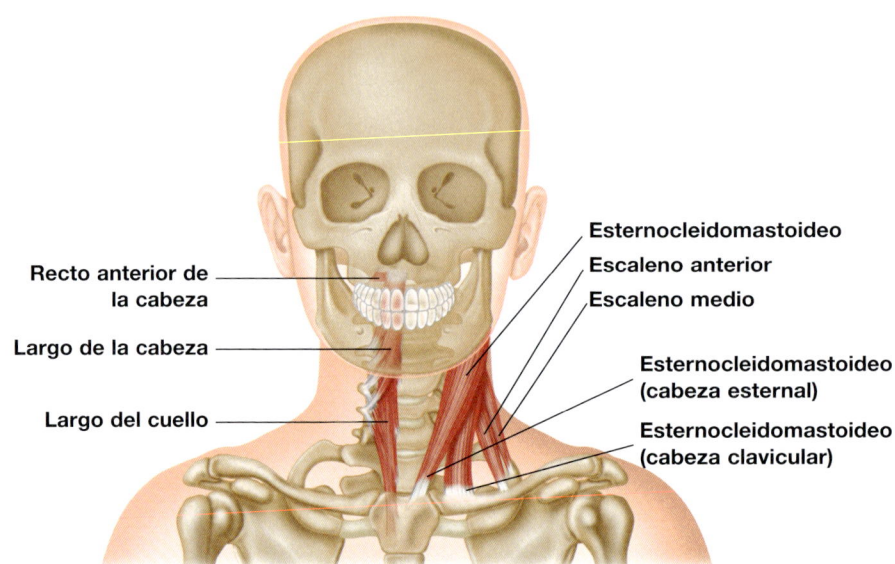

Figura 8.11. Los músculos largos, que recorren la parte anterior del cuello, deben contraerse para evitar que el cuello caiga en hiperextensión, pero deben estar relajados si el cuello se mantiene en flexión. Los escalenos medio y posterior limitan y crean el movimiento de lado a lado del cuello. El escaleno anterior que hay en medio es único para elevar las costillas superiores en la respiración o (en caso de disfunción) tirar de las vértebras inferiores del cuello hacia abajo y hacia delante.

Lateral a las apófisis transversas se encuentra la "falda" de los tres músculos escalenos. El plexo braquial (y la arteria braquial) emerge entre los escalenos anterior y medio, por lo que debes palpar con delicadeza y cuidado. Dicho esto, los escalenos proporcionan un soporte lateral mayor al cuello, además de ser músculos fuertes y altamente fasciales.

Para el escaleno anterior, coloca las manos de nuevo en el borde posterior del esternocleidomastoideo, cerca de la clavícula. Una vez más eleva el esternocleidomastoideo con las uñas y desliza las yemas de los dedos por debajo de la cabeza clavicular. El escaleno anterior es una banda densa, de alrededor de un centímetro y medio de ancho, que se encuentra debajo de la cabeza clavicular del esternocleidomastoideo. Se activará en la fase de inspiración, a veces durante toda la respiración, a veces sólo en su parte más alta. Este músculo –o, más correctamente, *complejo miofascial*– está diseñado para tirar hacia arriba de las dos costillas superiores en la respiración. Desafortunadamente, esta fuerza que se ejerce hacia arriba y hacia abajo en las costillas se convierte, cuando éstas son más fijas, en una fuerza hacia abajo y hacia delante en las vértebras cervicales inferiores. Emplea las técnicas de este libro para restaurar la función adecuada de la parte inferior del cuello y las costillas superiores.

Los escalenos medio y posterior son músculos que no están totalmente separados, así que los trataremos como uno. Trabajan juntos como el "cuadrado lumbar" del cuello para evitar el movimiento excesivo de lado a lado de la cabeza. La fascia de estos músculos también llega hasta el hombro y puede verse implicada cuando los hombros están desnivelados.

Es fácil encontrar el escaleno medio: es el músculo más lateral del cilindro motor y puede sentirse como el músculo más prominente (bajo el esternocleidomastoideo y el trapecio) cuando se "rasguea" el lateral del cuello como si fuera una guitarra; en esta guitarra se aprecia una especie de cuerda distinta y prominente. El escaleno anterior se encuentra detrás y justo medialmente al escaleno medio, así que, si metes la punta de un dedo por detrás, el medio levanta a su ayudante, el escaleno posterior.

El elevador de la escápula se encuentra fácilmente justo detrás del escaleno posterior. Coloca las puntas de tres dedos detrás de los escalenos, cruza la otra mano y mantén el omóplato bajado. Pide a tu cliente que levante el omóplato contra la resistencia de tu mano y el elevador de la escápula sobresaldrá hacia tus dedos. Una vez así, puedes seguirlo con facilidad bajo el trapecio hacia el vértice de la escápula o subiendo hasta las apófisis transversas posteriores a las uniones del escaleno.

Posterior al elevador de la escápula, los músculos esplenios –de la cabeza y del cuello– envuelven los músculos espinosos que ya hemos expuesto (ver página 197). El iliocostal es el más lateral y llega hasta el cuello, pero no hasta la cabeza. El longísimo está conectado a todo el cráneo y se inserta en la apófisis mastoides por debajo del esternocleidomastoideo y el digástrico. Los músculos semiespinosos y multífidos, unidos en un cordón vertical, pueden rasguearse a unos dos centímetros y medio de la apófisis espinosa, en el centro de la nuca. Este sostén principal de la cabeza soporta mucha tensión (carga excéntrica) en las posturas con la cabeza inclinada hacia delante.

En el nivel más profundo se encuentra el suboccipital, un grupo de músculos pequeños, pero importantes. Son el recto posterior menor de la cabeza, el recto posterior mayor de la cabeza, el oblicuo superior de la cabeza y el oblicuo inferior de la cabeza. Existen otros dos músculos en este grupo, el recto lateral de la cabeza y el recto anterior de la cabeza, que son difíciles de localizar y de tratar, y los dejaremos para un futuro volumen.

Estos músculos forman una estrella situada en la prominente apófisis espinosa de la segunda vértebra cervical (el axis) que puede sentirse fácilmente como la primera apófisis espinosa debajo del occipucio, mientras que el atlas no tiene prácticamente ninguna apófisis espinosa. Si colocas los pulgares bajo el occipucio a cualquier lado de esta apófisis espinosa, con los dedos a un lado de la cabeza para evitar que se mueva, y ruedas en círculo los ojos (abiertos o cerrados, no importa), sentirás que el tono de estos músculos cambia bajo tus pulgares. Estos músculos tienen un número elevado de husos y están integrados en los ojos. Al mover los ojos, estos músculos "escuchan" ese movimiento y ajustan la columna en consecuencia. Éste es el mecanismo que emplea un gato para aterrizar sobre las patas, estirando la columna rapidísimamente tras localizar la horizontal con los ojos y el oído interno.

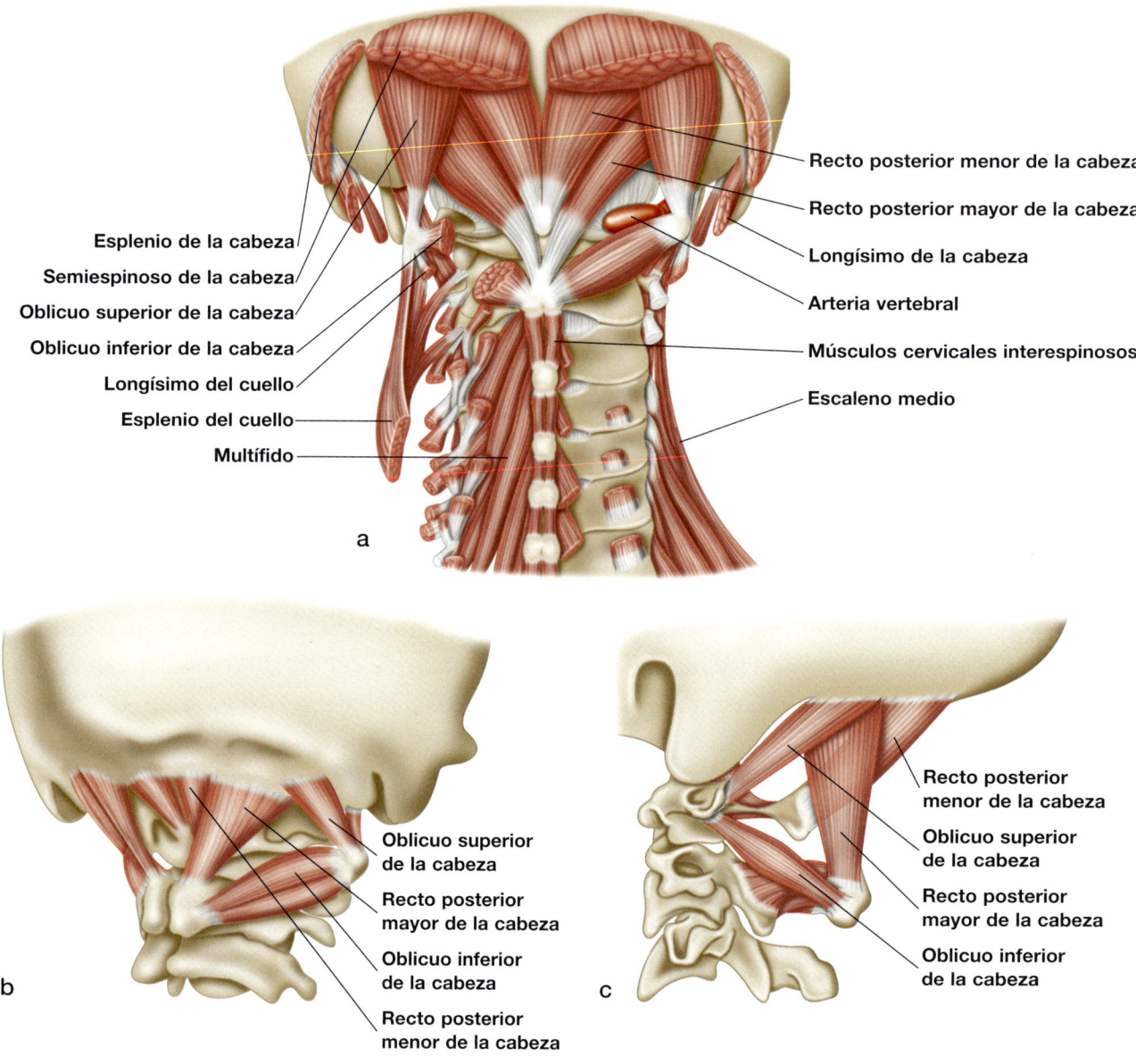

Figuras 8.12a, b y c. En (a) se observa el grupo suboccipital desde atrás, una vista que presentan todos los libros de anatomía. Una vista oblicua (b) muestra cómo los músculos corren en direcciones diferentes para crear distintos momentos de la rotación. En (c) podemos ver cómo el recto posterior menor de la cabeza y el oblicuo superior de la cabeza tiran hacia abajo y hacia delante en el occipucio del mismo modo que tiran del occipucio hacia el atlas –una anomalía que suele observarse en los patrones de ansiedad, la miopía y situaciones postraumáticas.

La retracción de estos músculos produce un movimiento hacia delante del occipucio sobre el atlas y lleva la cabeza a la hiperextensión. Esta retracción es una respuesta muy frecuente al miedo y normalmente se encuentra en pacientes con ansiedad. Cuando el oblicuo superior de la cabeza es corto unilateralmente, se produce una rotación postural del cráneo sobre el cuello. Es muy común que el oblicuo inferior de la cabeza sea corto unilateralmente, ya que siempre acompaña a la rotación de la columna, lo cual requiere la compensación de la articulación atlantoaxial y produce tensión parcial en el oblicuo inferior de la cabeza.

Para localizar el oblicuo inferior de la cabeza, coloca la yema del dedo en el "torno" que hay justo detrás y debajo de la apófisis mastoideos, entre la parte superior del esternocleidomastoideo y la parte superior del trapecio. Sigue hacia el centro del cuello a 45º, por el esplenio y el multífido subyacente, hasta el oblicuo inferior de la cabeza. Coloca los pulgares o las palmas de las manos en la cabeza del cliente y dile que se gire hacia un lado y luego hacia el otro contra tu resistencia. Sentirás que el oblicuo inferior de la cabeza se contrae en el lado hacia el que se realiza el giro. También sentirás la diferencia (si la hay, aunque es algo muy común) entre los tonos permanentes de cada lado.

Los otros tres músculos –recto posterior menor de la cabeza, recto posterior mayor de la cabeza y oblicuo superior de la cabeza– pueden sentirse a lo largo de la parte posterior del occipucio. Sentado junto a la cabeza en supinación del cliente, desliza las manos bajo el cráneo de modo que el occipucio se apoye cómodamente en la curva de la palma de tu mano y tus dedos queden libres bajo del cuello. Flexiona los dedos y pasa seis dedos –del segundo al cuarto de cada mano (deja los meñiques extendidos sobre la camilla)– por la base del occipucio. Para colocarte correctamente, los dedos anulares deben casi tocarse por el medio, justo en el ligamento nucal, y las puntas de los índices deben permanecer aún en la parte posterior del occipucio (no a un lado con la apófisis mastoides). Las yemas de los dedos deben apuntar hacia atrás, hacia ti, no hacia el techo. Debes penetrar por debajo del occipucio todo lo que puedas, como si fueras a engancharlo y levantarlo de la camilla.

En esta posición, el recto posterior mayor de la cabeza se situará bajo la yema de tu dedo medio (y normalmente se siente como una cuerda distinta o un montículo si intentas rasguearla con este dedo). Los otros dos músculos, el recto posterior mayor de la cabeza y el oblicuo superior de la cabeza –que nacen más profundos y corren hacia abajo y hacia delante desde ahí– no se distinguen normalmente. Si el dedo medio se sitúa en el recto posterior mayor de la cabeza, las yemas de los otros dos dedos se colocarán automáticamente en la posición adecuada.

Es difícil sobreestimar el efecto que puede tener la liberación de estos músculos en el movimiento de la columna, la liberación del sacro, la disminución de los dolores de cabeza, el alivio de la visión, la corrección de la postura de inclinación de la cabeza hacia delante, la relajación de la respuesta al miedo, el dolor de cuello y la movilidad de la cabeza. Estos múscu-los son el eje funcional de la línea anterior superficial y el centro de la Técnica de Alexander.

La armadura vertebral flota en este mar de componentes del tejido laxo grandes y pequeños. La complejidad de la columna exige respeto, cuidado y años de meticulosos estudios, pero no debemos tener miedo a trabajar en el tejido laxo de la columna, ya que encontraremos liberación para muchos patrones profundos.

Lectura corporal de la columna

La columna es una pieza maravillosa de la ingeniería biológica rodeada de una serie de cables de soporte a los que llamamos músculos (pero que son en realidad miofascia) y que permiten una gran amplitud del movimiento. Es una de las razones más comunes por las que la gente se presenta ante nuestra puerta. Nuestro objetivo consiste en ayudarles a recrear sus curvas naturales y equilibradas, reducir cualquier inclinación lateral y finalmente realinear las rotaciones. Nuestro trabajo seguirá ese orden de progreso, empezando con los problemas de delante hacia atrás, luego las flexiones o inclinaciones de lado a lado, seguidos por la resolución de cualquier rotación. Como puede ser un poco complicado, hemos escogido un par de historias de casos sobre las cuales trabajar.

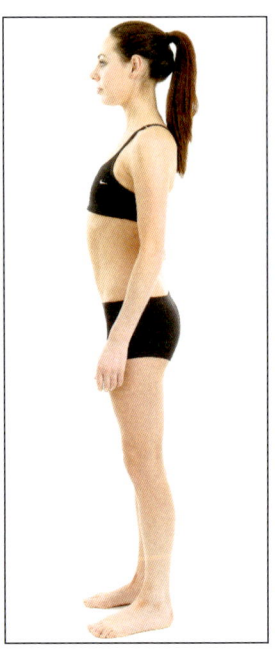

Figura 8.13. Lectura de las curvas de la columna. Al observar a nuestra modelo, advertimos una larga inclinación posterior en las vértebras lumbares que se extiende hasta las vértebras torácicas medias y superiores. El desplazamiento anterior de su cabeza se consigue con una fuerte inclinación anterior de las vértebras torácicas y las cervicales inferiores.

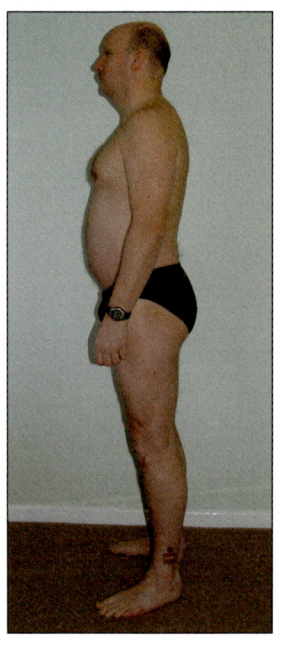

Figura 8.14. Este modelo muestra una inclinación posterior similar en las vértebras lumbares, pero seguida luego de una larga inclinación anterior desde la zona torácica media hasta la zona cervical inferior.

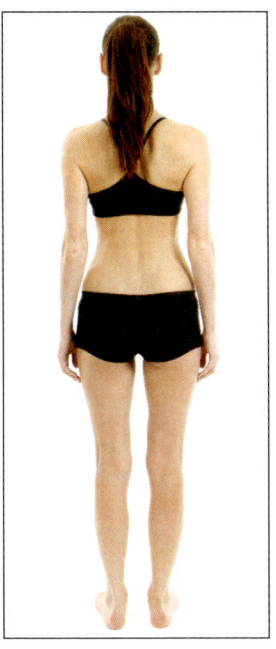

Figura 8.15. La vista posterior revelará las inclinaciones y flexiones de la columna. En este caso, observamos una inclinación a la izquierda de las vértebras lumbares, la cual se corrige lentamente mediante una inclinación a la derecha (tapada en este caso por el pelo) en la zona torácica superior. Desafortunadamente, el pelo de la coleta no nos deja apreciarlo.

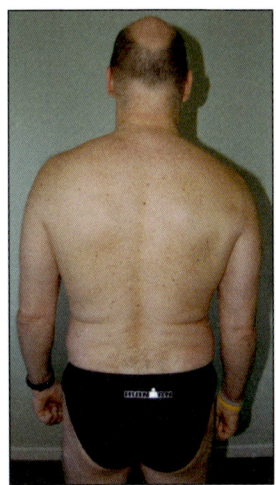

Figura 8.16. Este plano más cercano muestra una fuerte y larga inclinación de la columna desde aproximadamente la T12 hasta la T3, tras la cual la columna se inclina de nuevo hacia la izquierda en la parte inferior del cuello para conseguir una posición de la cabeza más vertical.

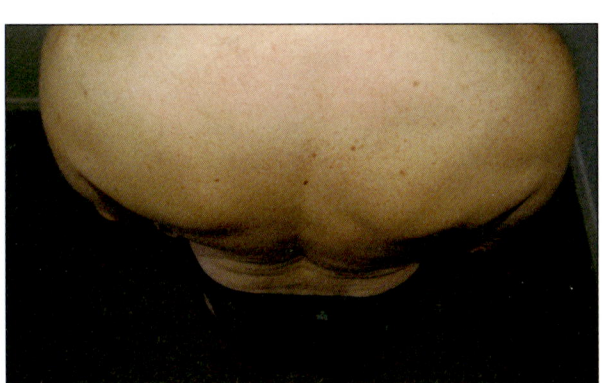

a

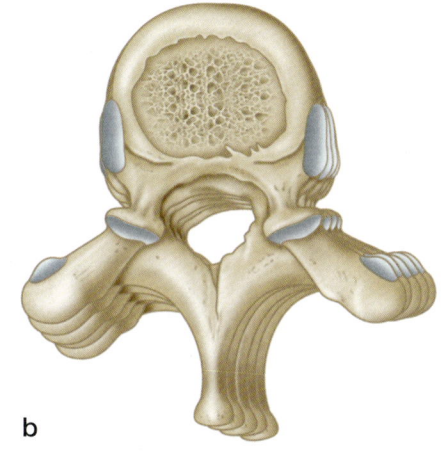

b

Figuras 8.17a y b. Si miramos la espalda del modelo hacia abajo, observamos que los erectores de la derecha son más posteriores que los de la izquierda en la zona torácica media a inferior. A menos que el cliente esté realizando un ejercicio o movimiento de fuerte flexión lateral, esto podría indicar razonablemente que la posición de la columna por la cual existe una rotación gradual de las vértebras provoca que las apófisis transversas de la derecha, en este caso, empujen los erectores en sentido posterior, como muestra la figura 8.17b.

Técnicas para la columna

Erector de la columna: toques dorsales (LPS)

Los erectores, evidentemente, están involucrados en todas las posiciones diferentes de la columna y del tórax, pero el primer plano en el que trabajaremos el equilibrio será el sagital con el fin de tratar los diferentes grados de flexión y extensión, y equilibrar las curvas principal y secundarias de la columna.

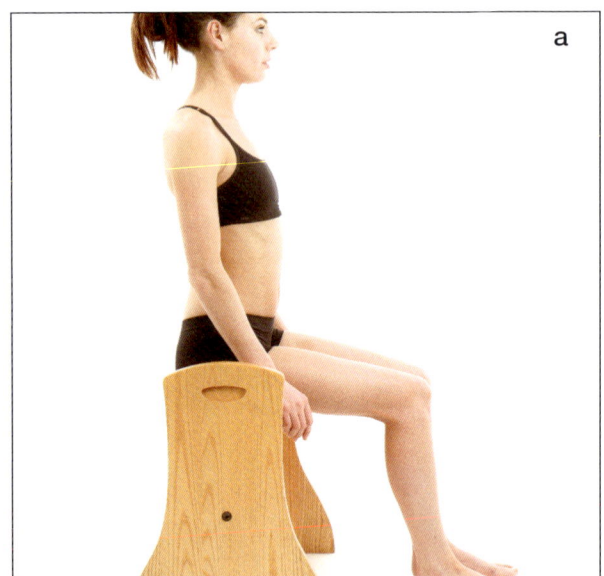

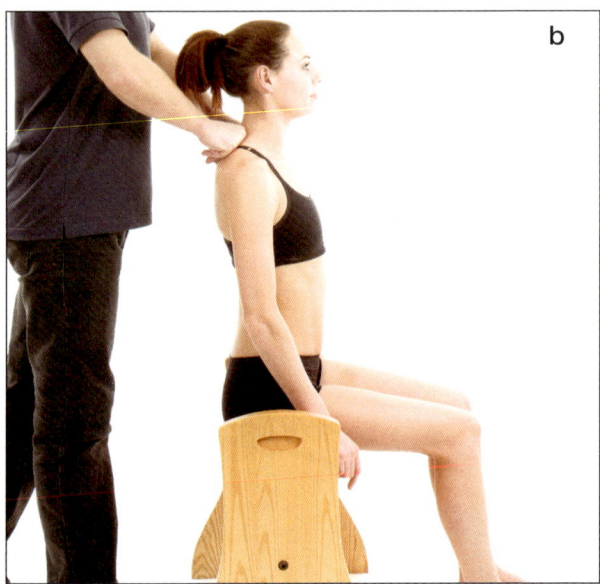

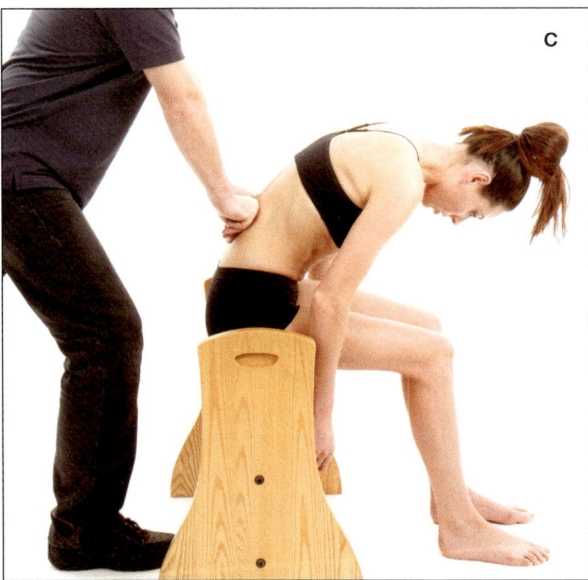

Figuras 8.18a, b y c. Tras sentar al cliente correctamente, haz que se enrolle lentamente hacia delante (c), una vértebra cada vez, mientras bajas el tejido del erector de la columna. Cada repetición de la manipulación puede ser un poco más profunda, con lo que se trabaja progresivamente en los vientres de los erectores.

Cuando la columna se flexiona y los erectores son restringidos fascialmente, los erectores tienden a emigrar en sentido lateral desde las apófisis espinosas. Lo contrario ocurre cuando la columna se mantiene en una extensión postural relativa: la miofascia de los erectores se mueve medialmente hacia las apófisis espinosas.

Experimenta flexionando la zona torácica de tu columna mientras estás leyendo esto y luego estírate para volver a levantarte. Siente cómo el tejido de la espalda se expande cuando te flexionas y se mueve medialmente cuando te estiras. Aunque otros elementos miofasciales también necesiten corrección, es útil, y a veces eficaz por sí mismo, echar el tejido erector hacia atrás hasta su lugar de apoyo más natural.

Para preparar el tejido y facilitar el equilibrio de los planos miofasciales anterior/posterior, comienza con unos simples toques dorsales. Sienta al cliente en un banco o un taburete adecuados, con las caderas ligeramente más altas que las rodillas –al menos no por debajo– y los pies separados la distancia de las caderas y adelantados respecto a las rodillas. Explícale el procedimiento correcto para enrollarse hacia delante, vértebra por vértebra, llevando la cabeza por delante de las rodillas para que no caiga en el abdomen.

Déjale practicar una o dos veces mientras realizas una valoración visual o palpatoria de cualquier zona limitada de la columna, donde las apófisis espinosas no se separen una de otra.

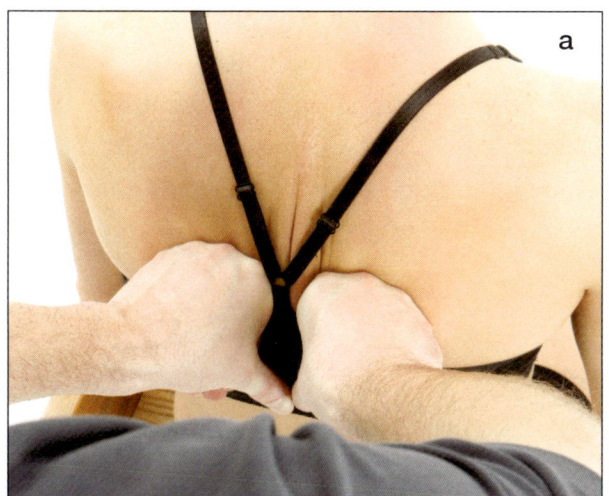
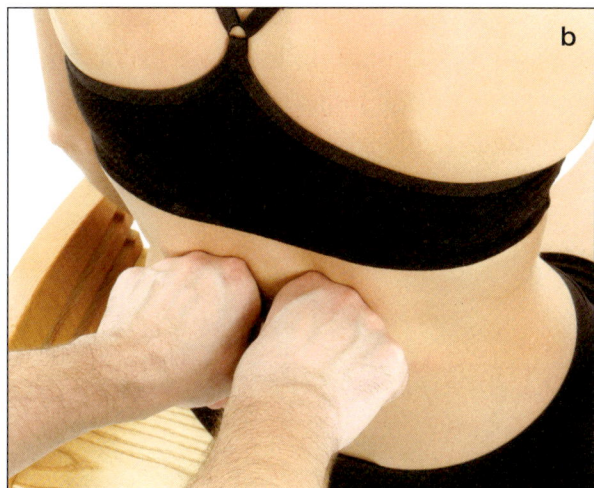
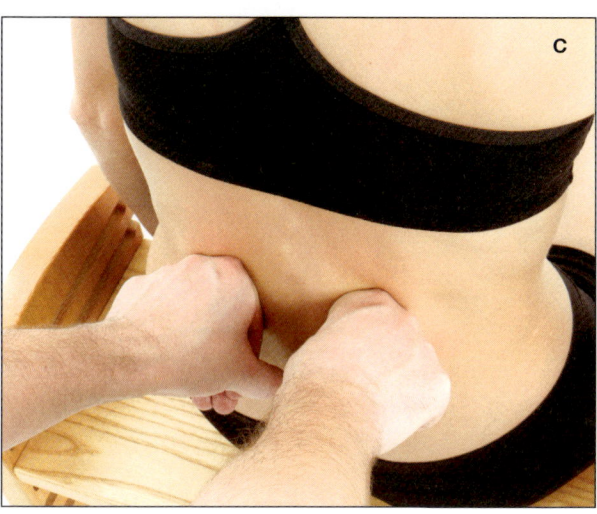

Figuras 8.19a, b y c. Para corregir la migración medial o lateral de los erectores y su tejido asociado, el tejido puede ser movido medial (a) o lateralmente (b y c).

Luego coloca los nudillos de los dedos índice y anular de modo que deslicen el tejido de ambos lados de la columna con el movimiento del cliente. La intención es abrir el tejido que rodea los erectores, bajando la fascia profunda y preparando el tejido para un trabajo más específico.

Tras calentar y preparar el tejido, el siguiente paso consiste en trabajar con la migración del tejido. Si se ha movido lateralmente a causa de una flexión excesiva (o inclinación anterior) de la columna, muévelo medialmente. Si está adherido medialmente, intenta separarlo de las apófisis espinosas. En el caso de Rachael, ella sólo precisa el movimiento hacia medial de los erectores de la zona torácica superior (por favor, fíjate en que, para aportar una mejor claridad visual, la técnica se muestra en un nivel inferior) y luego, debido a su larga inclinación posterior, el resto del tejido erector se puede mover lateralmente.

Erector de la columna: flexiones dorsales (LPS)

Cuando la columna se inclina hacia un lado acorta el erector de la columna en el lado al que se inclina (o el erector acortado produce dicha inclinación). Si volvemos a mirar las inclinaciones de las columnas de los modelos de las figuras 8.15 y 8.16, veremos que los erectores derechos de la región torácica media son más cortos y están más separados de la columna. Los erectores de la izquierda deben, por tanto, ser más largos y estar más cerca de las apófisis espinosas. Si lo que queremos es corregir este patrón, tendremos que remodelar las conexiones miofasciales invirtiendo esta relación. Lo conseguiremos moviendo el tejido lateral medialmente, y el tejido más medial, lateralmente.

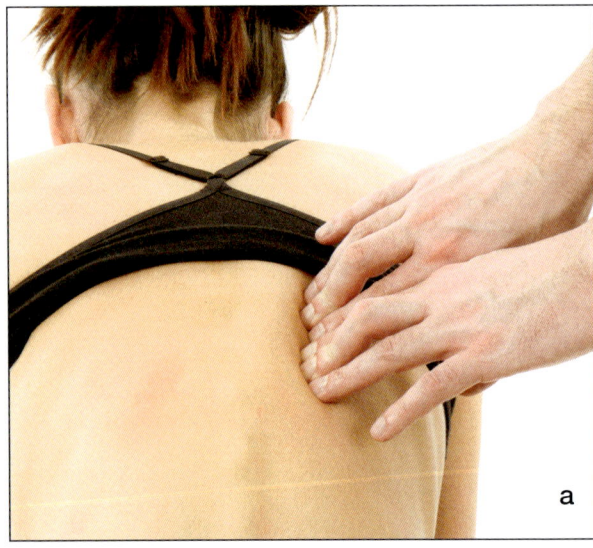

Figura 8.20. Con el cliente sentado en el banco, haz que se incline hacia delante, apoyando los codos en las rodillas, y engancha el tejido lateral a los erectores cortos.

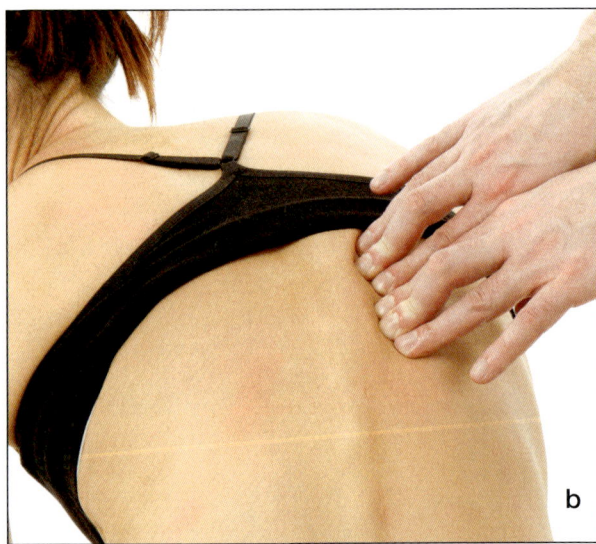

Figura 8.21. Pide al cliente que se incline hacia el lado contrario mientras tú ases el tejido para moverlo medialmente.

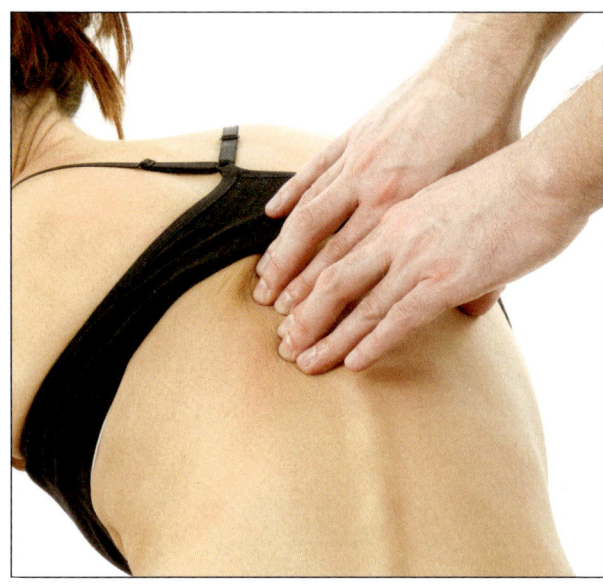

Figura 8.22. Libera y vuelve a asir el tejido del otro lado de la columna, esta vez medial al tejido del erector de la columna, y manipula los músculos lateralmente mientras el cliente vuelve a doblarse hacia el lado contrario.

Esta técnica también podría realizarse con el cliente en posición prona sobre la camilla, estirándose hacia un lado de su cuerpo para elongar el lado opuesto mientras tú manipulas el tejido del mismo modo que antes. Esta técnica en posición prona está bien para abrir el tejido al principio, pero obtendrás una mejor integración de la nueva posición y el movimiento si trabajas en un banco; por tanto, es mejor terminar la manipulación en un banco tras hacer cualquier trabajo en la camilla en posición prona.

Rotaciones de la columna

Las diferentes partes de la columna tienen diferentes capacidades de rotación en función de la naturaleza de sus articulaciones vertebrales, como ya hemos mencionado. A los que estéis interesados en avanzar en esta área de trabajo, os animo a que leáis y estudiéis más; la bibliografía está llena de valiosas referencias. Debemos dejar claro que no estamos ajustando o manipulando la columna igual que en la fisioterapia, la osteopatía o la quiropráctica, sino que simplemente utilizamos el tejido laxo como la propiedad elástica de la tensegridad vertebral para suavizar tanto la relación interósea como la tensión intraósea.

También queremos señalar y recordar que leemos el cuerpo en relación consigo mismo y no de acuerdo con las normas particulares de nadie de la mecánica de la columna. Según nuestra experiencia, el cuerpo suele variar sus leyes y seguir su propio camino a lo largo de la vida ignorando los principios que *debería* seguir. Trata cada columna según su gloriosa individualidad. Las rotaciones de la columna serán mantenidas por los músculos espinosos profundos, los de la capa más profunda del contrachapado del tejido de la espalda. Estos músculos oblicuos cortos tirarán de las apófisis espinosas hacia una de las apófisis transversas de la vértebra inferior, tendiendo a girar la columna hacia el lado opuesto.

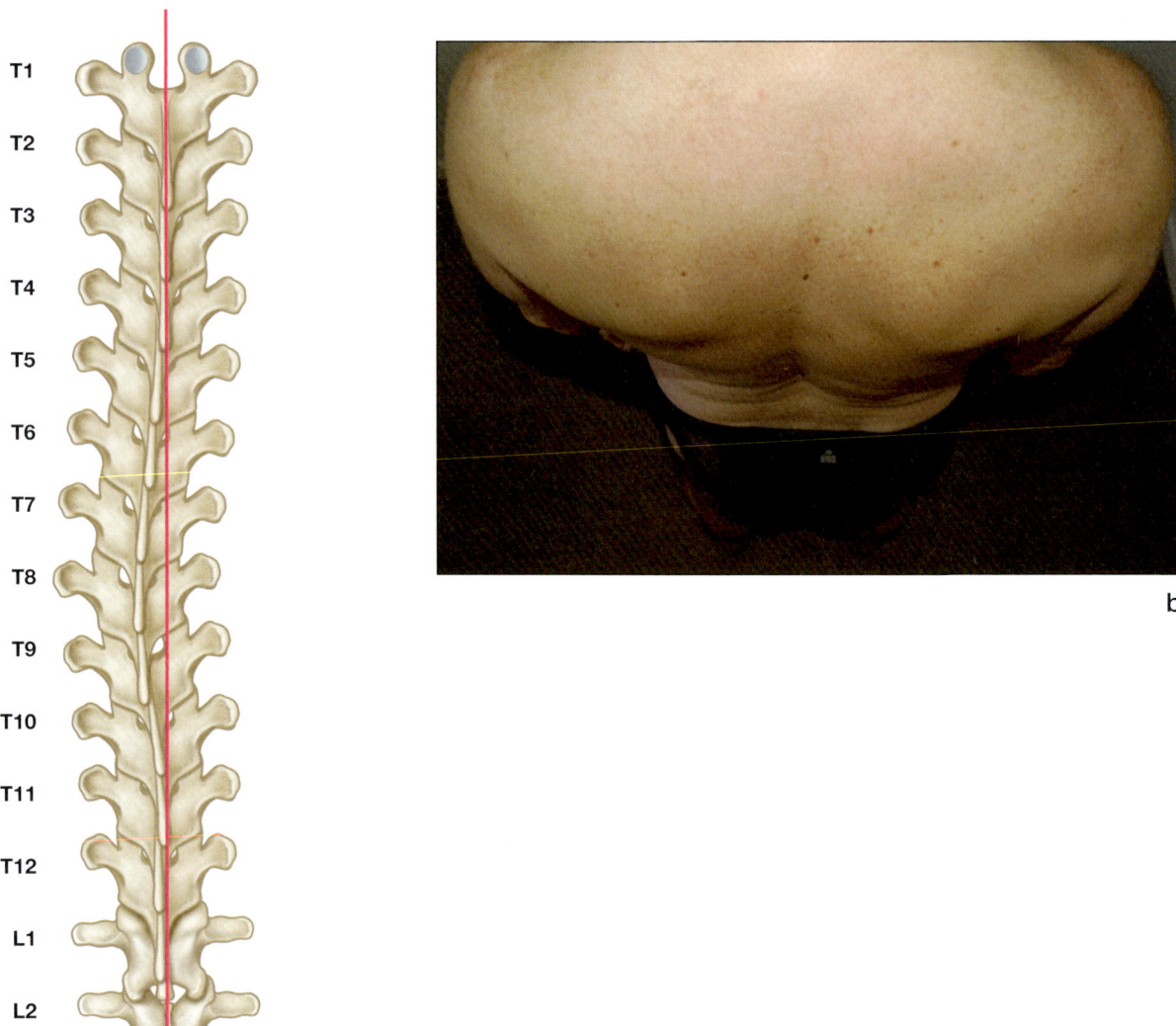

Figuras 8.23a y b. Si volvemos a mirar hacia abajo la espalda de nuestro modelo, veremos a que la rotación comienza en L2 y continúa aproximadamente hasta T3, donde la columna y los erectores parecen perder cualquier rotación. Para devolver a la columna su posición neutra, tendremos que rotarla en ambas direcciones. En (b) observamos que la rotación alcanza un ápex en T8 con su apófisis espinosa más desviada de la línea media y entonces las vértebras superiores van volviendo poco a poco hacia la línea media.

En el caso del modelo anterior, con su rotación hacia la derecha podemos ver que hay una progresión de la rotación (¿adviertes su diferencia con la inclinación más larga y más evidente?). Empieza en las vértebras lumbares superiores y llega a la T7 o la T8, antes de corregirse poco a poco. Esto significa que los segmentos vertebrales están rotados a la derecha entre la L1/L2 y la T7/T8; pero luego, mientras la rotación se autocorrige, debe ir rotando a la izquierda entre la T7/T8 y la T2/T3.

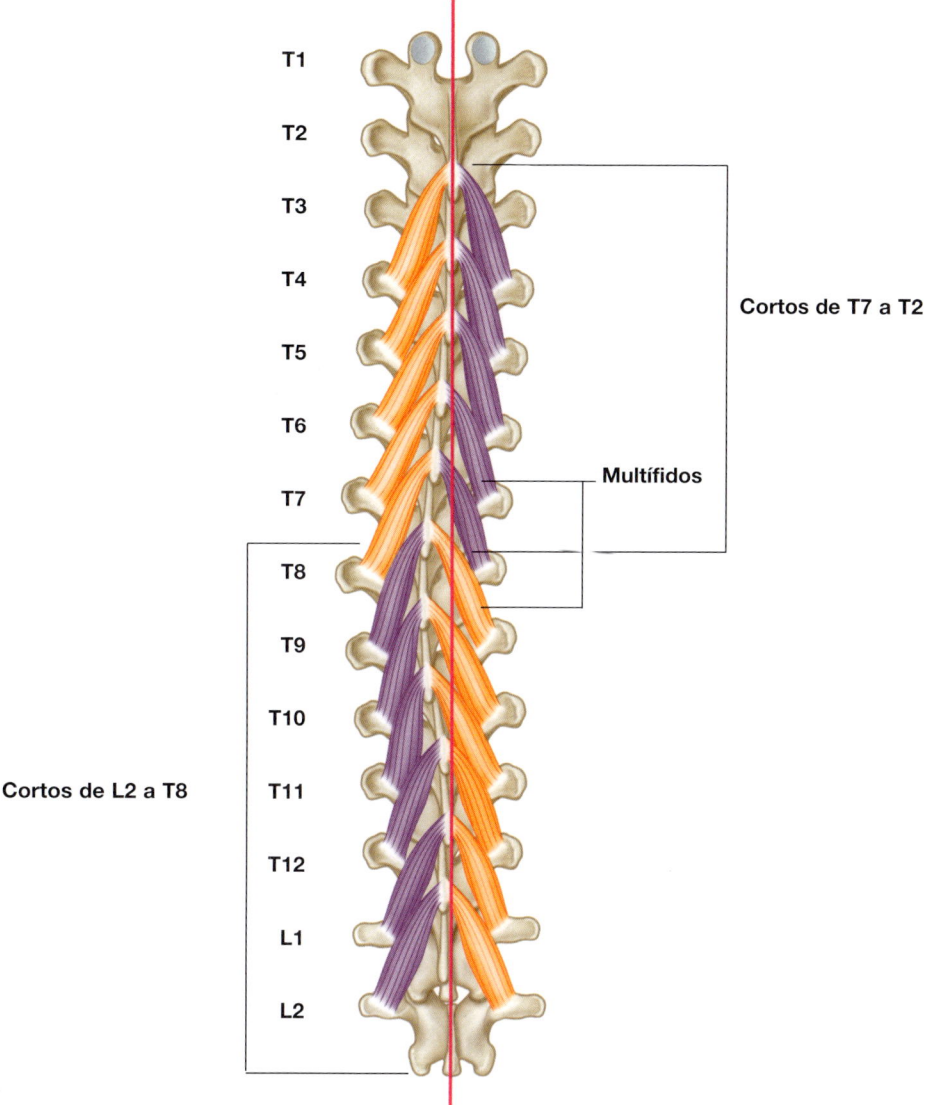

Figura 8.24. Para mayor claridad, los multífidos se han representado como músculos de una articulación sólo para mostrar cómo los rotadores de la columna son cortos en la izquierda hasta la altura de T8, punto tras el cual rotan en la otra dirección y por tanto se acortan en el lado opuesto.

Si continuamos con esta historia de caso, las apófisis espinosas de L1 se conectan con las apófisis transversas de las vértebras de los segmentos inferiores dos, tres y cuatro. Así pues, con el fin de ajustar estos cables tensores, tendremos que comenzar la manipulación a ese nivel, cuatro segmentos por debajo del inicio de la rotación. Continuaremos de la misma manera, comenzando la manipulación cuatro segmentos por debajo y liberando el tejido hacia arriba y hacia la apófisis espinosa en cuestión.

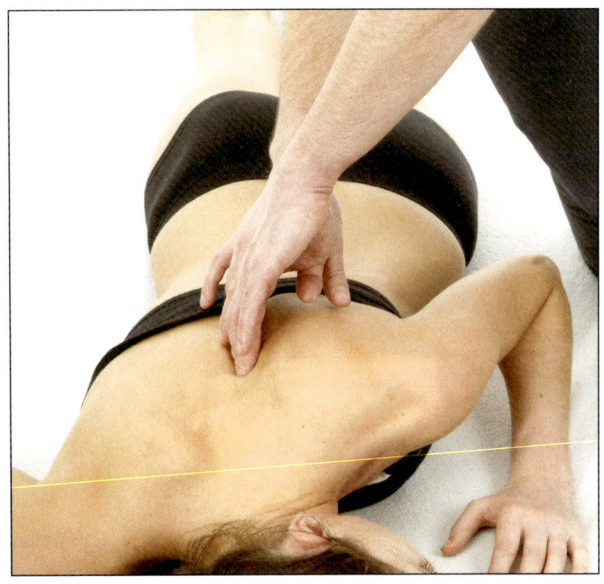

Figura 8.25. De pie junto a los multífidos cortos, hunde los dedos en los músculos profundos de la columna, penetrando en el "valle" palpable que hay entre la apófisis espinosa y el erector de la columna. Píde a tu cliente que se ponga la mano debajo del hombro del mismo lado y que empuje para girar esa zona en la dirección contraria a la rotación. Cuando el cliente se gire, elonga los multífidos moviendo el tejido medial y superiormente, con cuidado de no presionar la apófisis espinosa.

Por tanto, repetiríamos la manipulación hasta el punto en el que la rotación empieza a autocorregirse y, como ya hemos visto, aquí es donde las vértebras están rotadas en dirección contraria a las otras. Nuestra última manipulación para corregir la rotación hacia la derecha se acercará a T7 desde la izquierda en este ejemplo. Entonces tendremos que cambiar de lado para empezar con T6 desde los segmentos vertebrales inferiores para corregir la rotación izquierda compensatoria (figuras 8.26a y b).

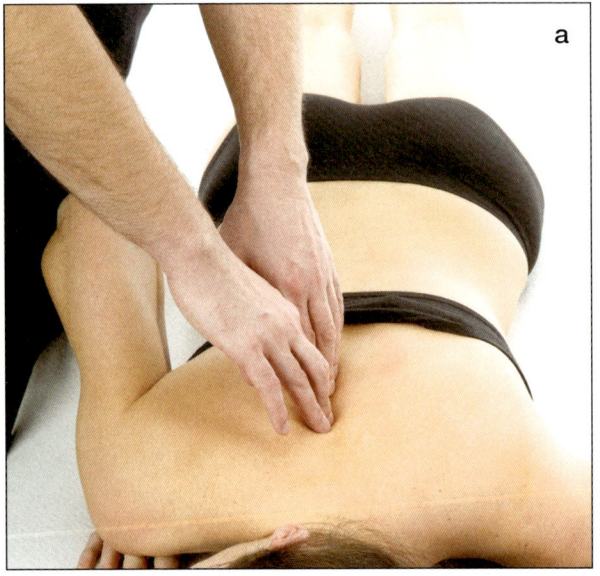
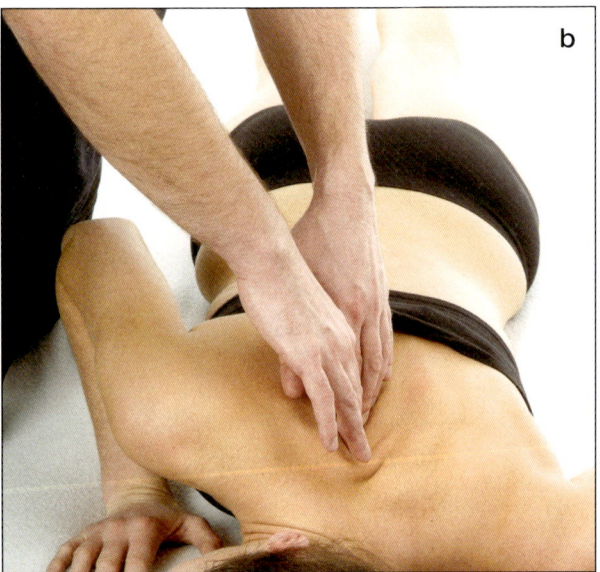

Figuras 8.26a y b. Comenzando cuatro segmentos por debajo del principio de la rotación, ase los rotadores espinosos profundos y elóngalos hacia la apófisis espinosa de la vértebra rotada hacia la izquierda mientras el cliente se gira hacia el lado desde el que estás trabajando empujando con la mano el torso para realizar la rotación.

Como con las inclinaciones laterales, este trabajo puede realizarse sobre un banco, pero la técnica general sigue siendo la misma. Colocando las manos a los lados del tronco, tu cliente puede bloquear ciertas zonas para limitar la rotación con el fin de centrarla en otros niveles.

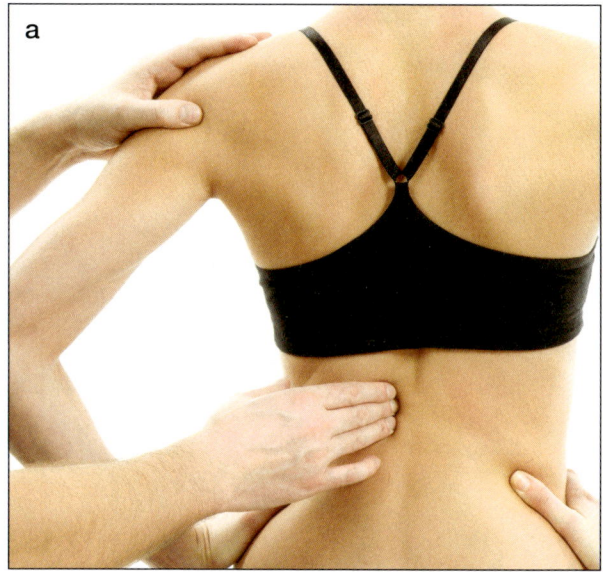 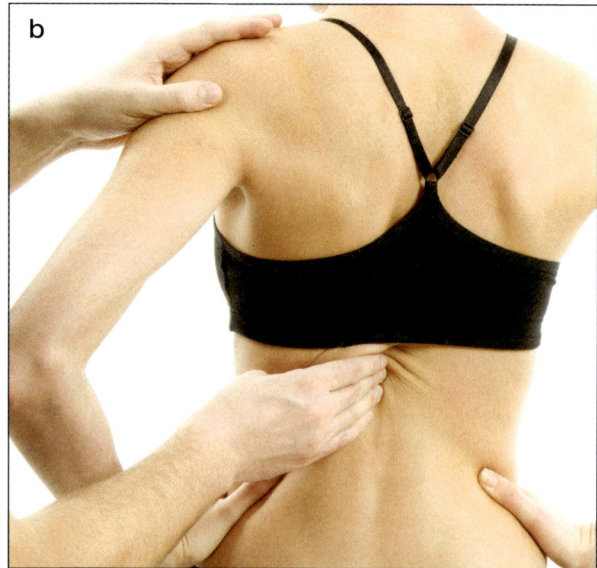

Figuras 8.27a y b. Arrodillado a un lado del cliente, utiliza los dedos exactamente igual que con el método en posición prona, empujando el tejido hacia arriba y hacia dentro mientras el cliente rota. Esta posición puede ser especialmente útil para las rotaciones torácicas cuando el romboides y el trapecio pueden permanecer relajados.

Fascia toracolumbar tumbado de costado (LFP, LPSB y LPS)

La fascia toracolumbar desempeña un importante papel en la estabilidad de la parte inferior de la espalda, una cuestión que se ha investigado mucho. La liberación de esta restricción puede ser vital para restaurar de la salud de la espalda.

Te puedes sentar en la camilla para utilizar las yemas de los dedos de la mano de la manipulación o quedarte de pie para emplear suavemente el puño de la misma mano. Empuja el tejido grueso, a menudo limitado, de las zonas lumbar y sacra hacia arriba y pide al cliente que incline lentamente la pelvis hacia atrás ("que baje el trasero"). Trabaja varias secciones diferentes para cubrir perfectamente las zonas. La efectividad del estiramiento creado por el movimiento del cliente será más fuerte cerca del vértice del sacro y disminuirá a medida que vayas subiendo. Debes sentir en qué momento las vueltas no justifican más el trabajo extra que tienes que realizar.

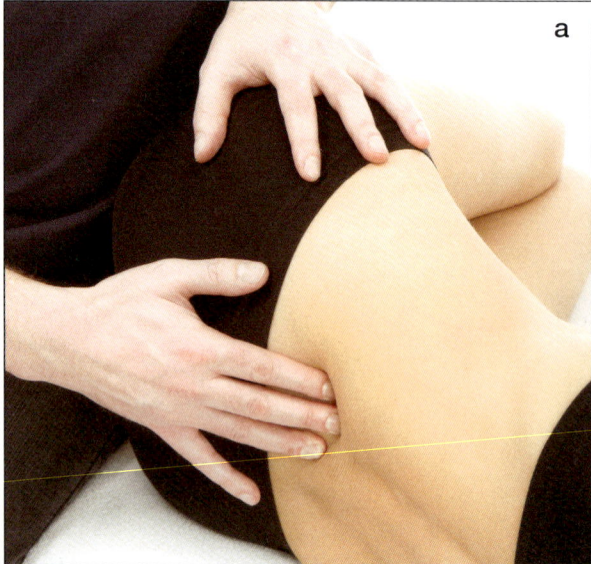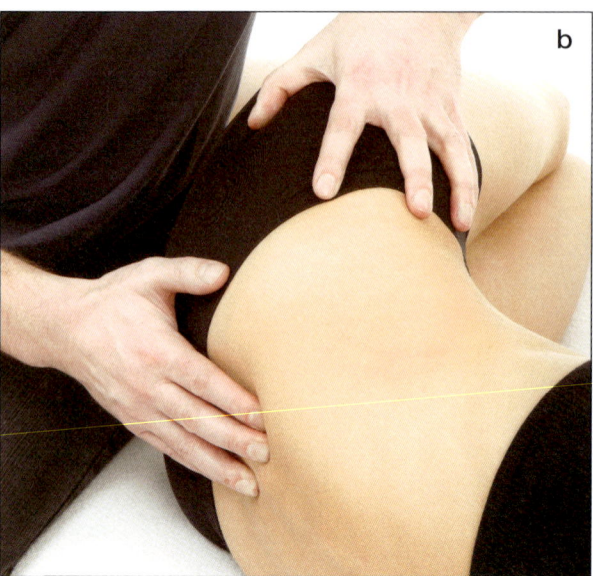

Figuras 8.28a y b. Mantén los dedos estirados (o sustitúyelos por un puño suelto) y emplea la mano que no manipula para guiar la pelvis del cliente y su ritmo mientras éste "baja el trasero".

El cliente estará reeducando muchos músculos, por lo que esta técnica ofrece muchos beneficios secundarios al fortalecer, coordinar y aportar conciencia sobre los numerosos músculos que rodean y controlan la pelvis. La técnica también puede emplearse para presentar muchas formas de estabilizar el centro, por ejemplo, haciendo que el cliente agarre su transverso del abdomen cuando realice el movimiento.

Puede que te cueste hacerlo con los dedos al principio, así que podrías empezar con los dedos en el sacro y luego cambiar al puño para la parte inferior de la espalda.

Cuadrado lumbar tumbado de costado (Llat y LAP)

El músculo cuadrado lumbar está involucrado en la mayoría de los dolores de espalda. Como la fascia cubre el hueco que hay entre el ilion y la duodécima costilla y se inserta en cada una de las vértebras lumbares, se verá enormemente afectada –y afectará la posición de– por las tres regiones óseas.

Familiarízate con la alineación de las tres capas diferentes del cuadrado lumbar y verás que puede producir tres direcciones distintas de fuerza. Las fibras verticales estarán más implicadas en la extensión dorsal o flexión lateral, pero las fibras en ángulo tirarán de las vértebras lumbares hacia el ilion (fibras iliolumbares inferiores) o de la duodécima costilla hacia las vértebras lumbares (fibras lumbocostales superiores). Esto es importante para tratar los desplazamientos laterales del tórax respecto a la pelvis, la clase de patrón que uno observaría en padres que llevan a sus hijos sobre una cadera y dejan la mano dominante libre para realizar varias tareas. Imita este patrón tú mismo y sentirás lo que ocurre en las vértebras lumbares de un lado y en la duodécima costilla del otro. Si desplazas la caja torácica hacia la izquierda, ¿sientes cómo se acercan las vértebras lumbares al ilion izquierdo mientras que la duodécima costilla baja y se acerca a las vértebras lumbares por la derecha?

El tipo de trabajo realizado en la fascia que rodea el cuadrado lumbar será muy diferente en función del patrón postural del cliente. En una lordosis lumbar o postura de militar, aquélla se tendrá que llevar hacia la línea media en lugar de estirarla, pero en una pelvis inclinada hacia delante o un tórax inclinado hacia atrás habrá que abrir esta zona para suavizar cualquier aumento de la curva lordótica de las vértebras lumbares.

Para localizar la fascia del cuadrado lumbar, dobla los dedos sobre el borde del ilion y, empezando más o menos por la línea media, camina hacia atrás. Sin alejarte demasiado, deberías sentir un "filo" en el tejido profundo; esto debe ser la posición lateral de la fascia del cuadrado lumbar. Orienta el dedo a lo largo del filo y engancha el tejido hacia arriba. Pídele a tu cliente que estire lentamente la pierna superior hacia la punta de la camilla. Un cliente más consciente de sus movimientos podría conseguir el mismo efecto simplemente inclinando la pelvis, alejando la tuberosidad isquiática de las costillas.

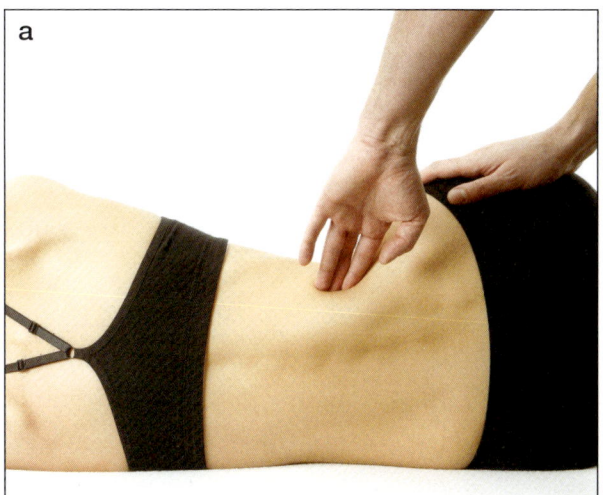 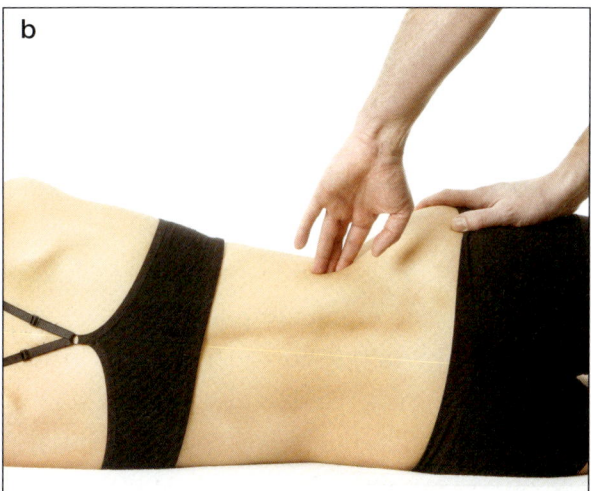

Figuras 8.29a y b. Llevar el tejido hacia la cabeza ayudará a liberar la parte inferior del cuadrado lumbar mientras el cliente estira la pierna superior.

Al engancharlo hacia arriba, aislarás el estiramiento de la parte inferior del tejido, las fibras iliolumbares. Con el fin de abrir las fibras lumbocostales superiores, baja el ángulo de tu manipulación. Con el mismo movimiento desde el cliente, podrás facilitar el estiramiento trabajando en la misma dirección pero forzando más la posición superior del cuadrado lumbar.

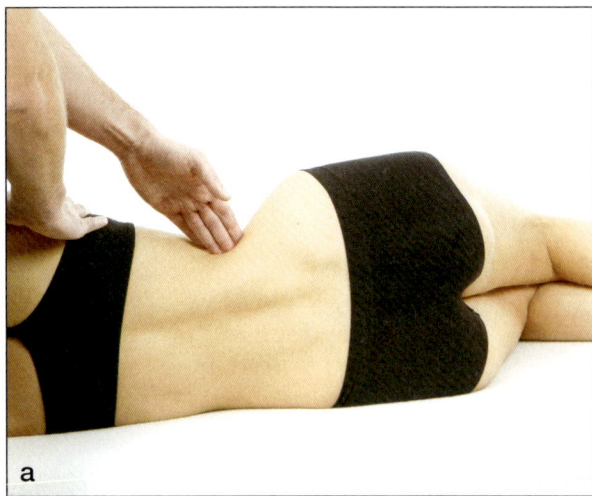
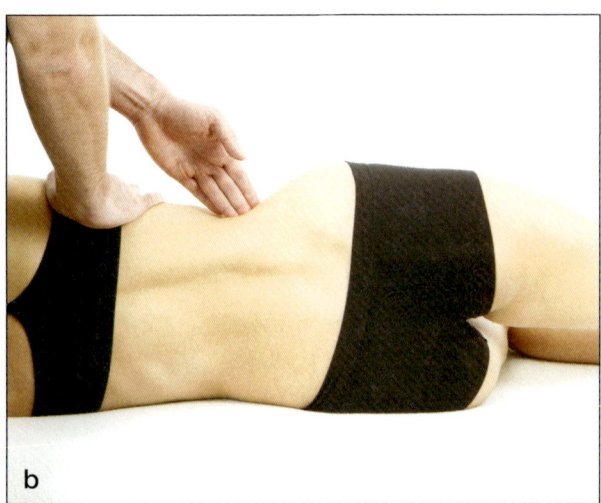

Figuras 8.30a y b. El empleo de una dirección caudal ayudará a aislar la liberación en las fibras superiores del cuadrado lumbar. La mano que no trabaja puede emplearse para guiar la pelvis y/o ayudar a ampliar el estiramiento. Aquí se muestra apoyada sobre la caja torácica y podría actuar como impulso de la respiración hacia las costillas laterales, lo cual también ayudará a aumentar el estiramiento.

Puede ser importante aislar ambas posiciones cuando se intenta elongar toda la zona lumbar, y por eso se puede obtener mejores resultados si se trabaja en ambas direcciones en los dos lados. En los desplazamientos laterales de la caja torácica sobre la pelvis se obtienen mejores resultados si se trabaja de forma diferente en los dos lados.

Cuadrado lumbar sentado (Llat y LAP)

A menudo es más instructivo, y más efectivo, colocar al cliente sentado en un banco para trabajar la parte inferior de la espalda. Asegúrate de que el banco que empleas tiene la altura adecuada para que el cliente pueda colocar los pies planos sobre el suelo con las rodillas ligeramente más bajas que las caderas (no lo coloques en el borde de una camilla alta de modo que le cuelguen los pies, ya que el resultado será que se le acortarán los flexores de las caderas). No utilices una silla o un taburete con ruedas y, obviamente, encuentra una superficie que permita que ambas tuberosidades isquiáticas estén niveladas.

Con los codos abiertos utiliza los dedos o los nudillos para manipular la porción lateral del cuadrado lumbar y mover el tejido en sentido inferior, es decir, hacia el ilion, enganchándolo ligeramente en sentido posterior. Pide al cliente que se incline lentamente hacia un lado y quizá que rote ligeramente mientras tú mantienes el bloqueo de la fascia.

Ésta es una técnica dura y puede requerir la fuerza tanto del brazo como de la mano. Recuerda mantener los brazos abiertos para que puedas utilizar los músculos del pecho. Utiliza sólo pequeños movimientos de tu cliente mientras tú creas la fuerza y la sensibilidad necesarias para tratar la zona correcta.

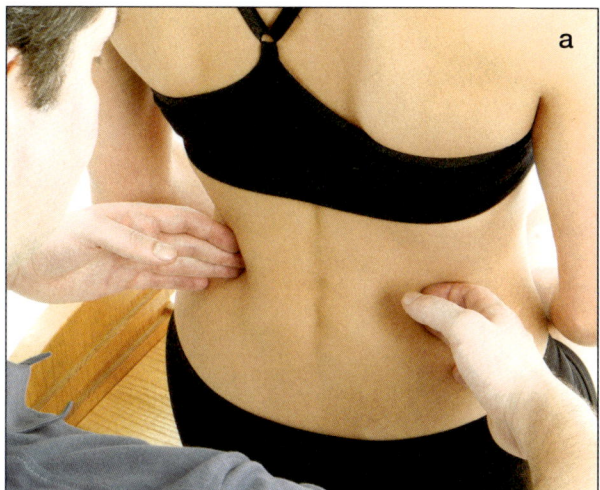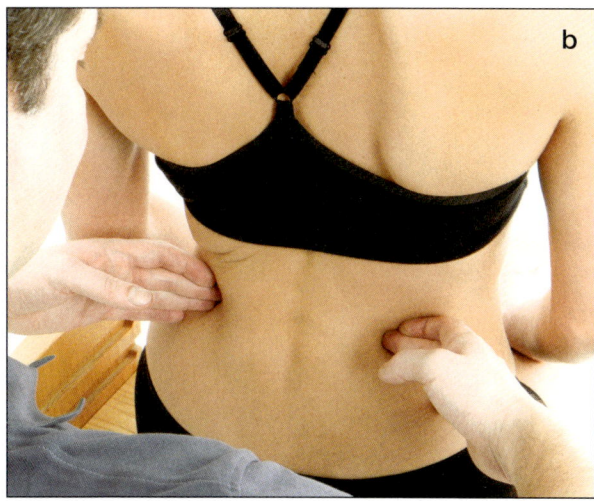

Figuras 8.31a y b. Localiza el borde fascial del cuadrado lumbar en ambos lados y, bloqueando un lado, pide a tu cliente que se doble y quizá realice una pequeña rotación para abrir también el tejido. El tejido se manipula en sentido inferior, y las imágenes muestran cómo se libera el tejido del lado derecho.

Éste es quizás un método más efectivo para aislar el estiramiento en las fibras superiores del cuadrado lumbar, ya que puedes limitar el movimiento con más eficacia. La parte inferior del cuadrado lumbar suele ser más difícil de tratar con el cliente tumbado de costado, como anteriormente.

Equilibrio del psoas (LAP)

El psoas mayor puede verse involucrado en cierto número de patrones relacionados con la posición de la pelvis y el tórax. Como es un músculo triangular, las fibras mediales inferiores pueden ayudar a crear y mantener el aumento de la curva lordótica, mientras que las fibras laterales inferiores pueden disminuir la curva normal ayudando a crear un patrón de lordosis lumbar. Un acortamiento unilateral puede causar la inclinación del tórax hacia ese lado y quizá, finalmente, la rotación desde éste.

Para trabajar un lado cada vez, hunde los dedos en el abdomen medialmente hacia la EIAS. Recuerda mover un poco de piel y el tejido adiposo en sentido lateral antes de empezar para no estirar este tejido superficial al penetrar en la fosa ilíaca. Ahora sigue el contorno de la superficie anterior del ilion y ésta te guiará al profundizar y, finalmente, al moverte medialmente.

Esta forma de localización del psoas también puede ayudarte a valorar la relación entre el psoas mayor y el ilíaco, ya que a veces se adhieren entre sí a través de la fascia ilíaca. En estos casos es útil dedicar tiempo a diferenciarlos "sumergiendo" los dedos en el septo para separarlos.

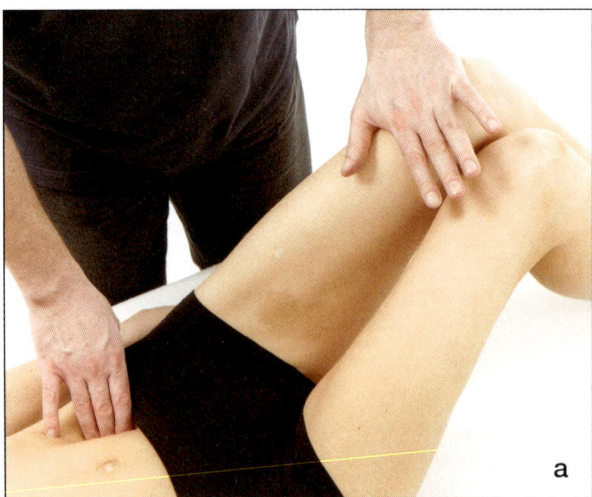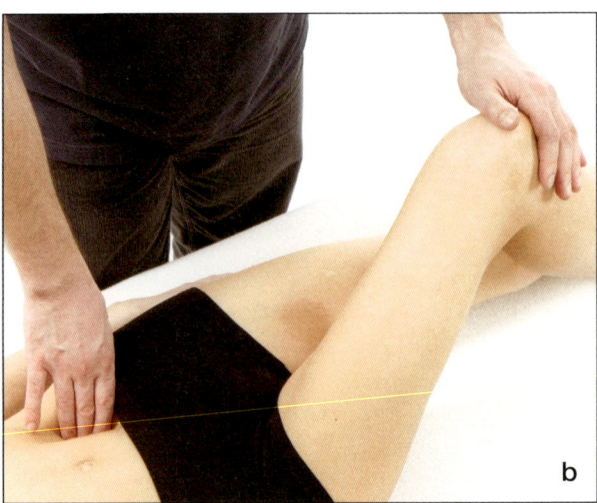

Figuras 8.32a y b. El psoas mayor se puede tratar como se ha descrito en el capítulo 6, página 158, manipulando el muslo y la pelvis.

Entonces puedes centrarte en el tejido del psoas mayor. Para confirmar que lo has localizado, pide al cliente que levante el pie de la camilla. Sentirás cómo se contrae el músculo bajo tus dedos. Si no lo sientes directamente, quizá tengas que moverlo un poco medialmente. Una vez que hayas hecho el contacto, puede que el cliente te diga que no puede realizar el movimiento. Esto tal vez indique que el débil músculo que estás presionando se lo impide.

Las fibras laterales son las que más probabilidades tienes de alcanzar primero. Si debes acceder a las fibras mediales, mantén el contacto con la masa del músculo mientras ruedas por encima para alcanzar las fibras inferiores. Esto ayudará a apartar cualquiera de los frágiles vasos del camino antes de que presiones con más firmeza el músculo. En cualquier caso, simplemente puedes subir un poco el tejido y pedirle al cliente que deslice lentamente el talón por la camilla para estirar la cadera mientras limitas la elongación de las fibras apropiadas.

Para trabajar bilateralmente, utiliza ambas manos para localizar el psoas mayor en ambos lados guiándote del mismo modo que antes y asegurándote de que ejerces la misma presión con ambas manos. Pide al cliente que empuje un poco con los pies y suba el sacro y las vértebras lumbares. Luego ase la fascia del psoas suavemente mientras él vuelve a bajar vértebra por vértebra. Utiliza ambas manos para guiar la elongación del tejido y asegurarte de que es uniforme.

Cuando trabajes con el psoas mayor, pide al cliente que te informe si siente cualquier molestia como calor, gases o un dolor agudo. Podrías pellizcar sin querer algún tejido intestinal de camino al psoas mayor; para soltarlo, simplemente emplea un ángulo distinto. Presta atención a las apendicectomías y otras cirugías abdominales y actúa en consecuencia si están presentes evitando la zona, trabajando primero de forma superficial para liberar cualquier tejido cicatrizal o simplemente prestando más atención al penetrar.

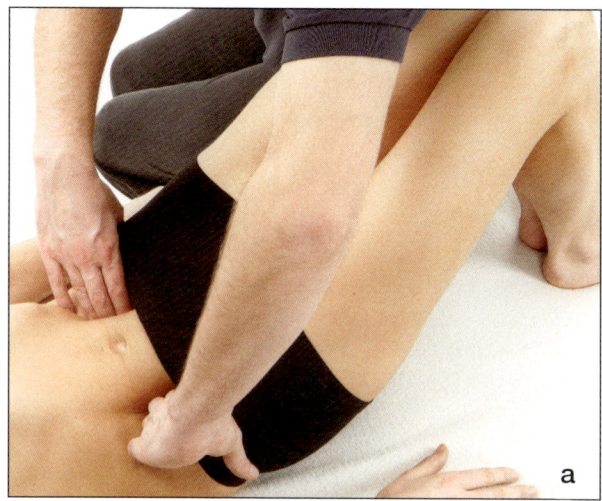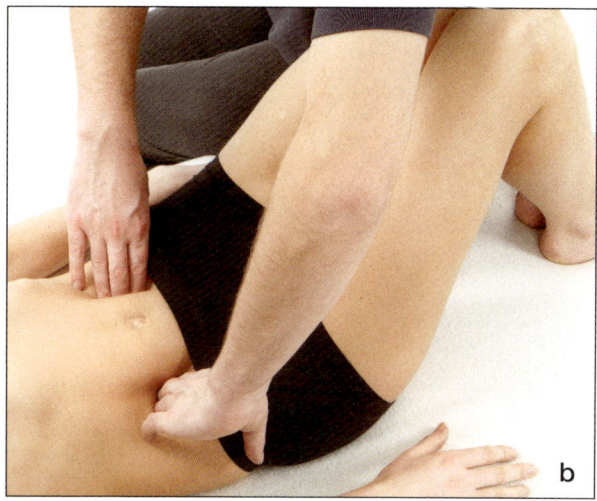

Figuras 8.33a y b. Haz que tu cliente enrolle la pelvis empujando con los pies. Ase el psoas mayor de ambos lados y luego controla la elongación del tejido mientras el cliente va desenrollando las vértebras una por una hasta tumbarse en la camilla.

Lectura corporal de la cabeza y el cuello

La cabeza, en su posición ideal, tendría el centro de gravedad por encima del tórax. Esto permitiría que todos los cables tensores de soporte realizaran las tareas que les han sido asignadas sin cargarse con el trabajo extra de actuar como puente levadizo de la cabeza. Muchas referencias recomiendan que la oreja y la cabeza del húmero estén alineadas verticalmente. Sin embargo, esto puede crear confusión, debido a la movilidad independiente de la cintura escapular. La cintura escapular, en el mejor de los casos, no se ve involucrada en la estabilización del cuello y la cabeza.

En nuestro ejemplo (figura 8.34), los hombros están hacia atrás (desplazados posteriormente) para servir de contrapeso a la cabeza, desplazada hacia delante. La cabeza del húmero entonces va hacia delante con la rotación medial del omóplato. También parece ligeramente anterior la articulación glenohumeral.

Observamos cómo todos los tejidos que viajan en una dirección anteroinferior a posterosuperior se acortarán (esternocleidomastoideo, porción anterior del trapecio superior, escaleno anterior y el recto posterior menor de la cabeza y el oblicuo superior de la cabeza), mientras

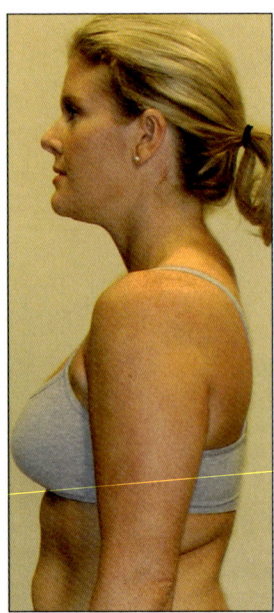

que ocurre lo contrario en la parte anterior de la zona superior de la garganta y alrededor de la unión cervicotorácica. En este caso observamos que la línea del esternocleidomastoideo es casi vertical en vez de describir un ángulo hacia atrás y hacia arriba respecto a la apófisis mastoides.

Figura 8.34. Esta cliente muestra una clara posición anterior de la cabeza en relación con el tórax, pero si utilizamos una plomada veremos que la oreja y la cabeza del húmero no están tan desalineadas.

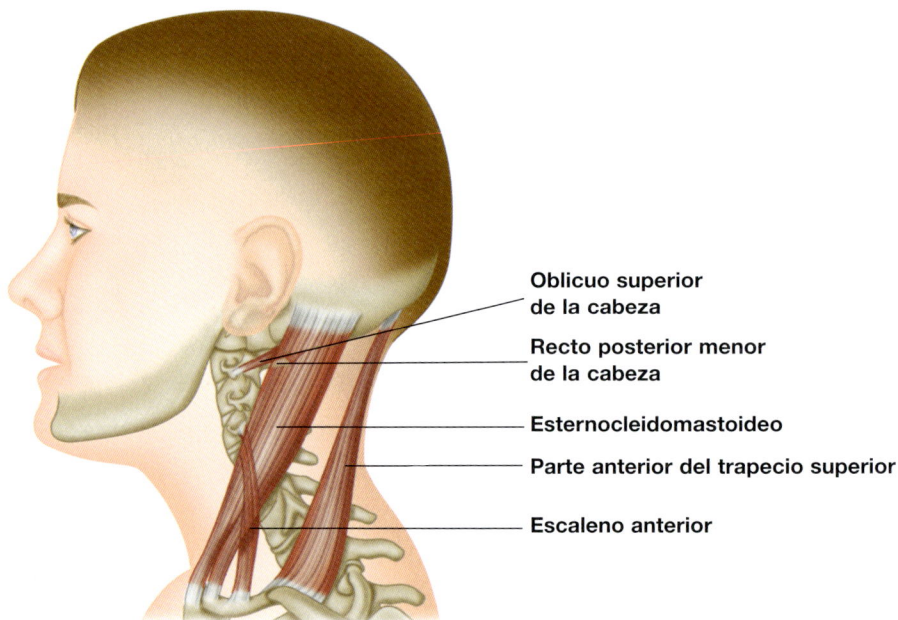

Figura 8.35. Aquí vemos con más claridad los tejidos laxos que se acortan debido al desplazamiento anterior de la cabeza.

Cuando vemos inclinaciones laterales del cuello, nos fijamos particularmente en los escalenos medio y posterior del lado corto, pero deberíamos primero dirigirnos al tejido más superficial del trapecio ipsolateral y al esplenio de la cabeza. En estos casos, la cabeza suele autocorregirse inclinándose en la dirección opuesta desde el cuello para mantener los ojos orientados hacia el horizonte. Para corregir este patrón tendremos que incluir un trabajo de elongación del suboccipital y el esplenio de la cabeza sobre este lado.

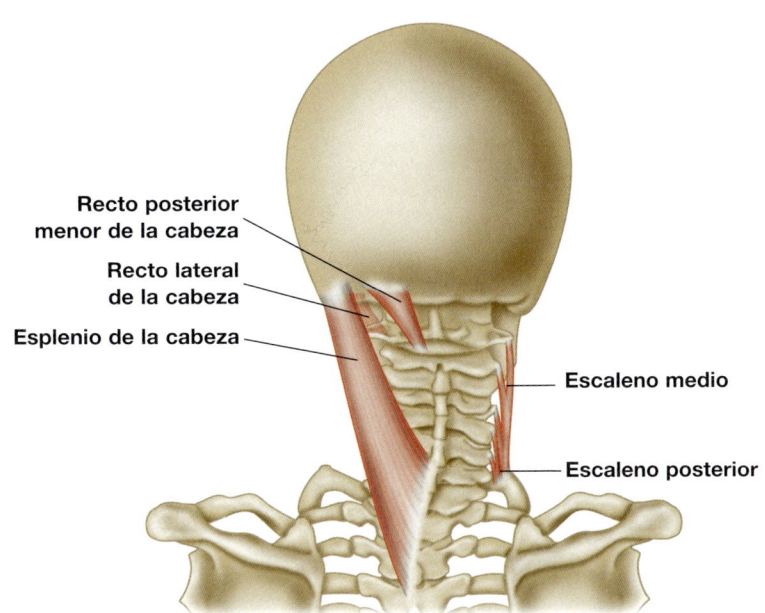

Recto posterior
menor de la cabeza

Recto lateral
de la cabeza

Esplenio de la cabeza

Escaleno medio

Escaleno posterior

Figura 8.36. En las inclinaciones lado a lado podemos ver el desarrollo de otro patrón en "X" que concuerda con el acortamiento y la elongación del tejido a cada lado de la línea media.

Técnicas para el cuello

Esternocleidomastoideo (LAS y Llat)

El mayor del grupo de músculos que conspiran para tirar de la cabeza y el cuello hacia delante y hacia abajo en un desplazamiento anterior, el esternocleidomastoideo, es un importante cable tensor de la cabeza. Debido a su proximidad a la vena yugular y la arteria carótida, muchos terapeutas se ponen nerviosos cuando se acercan a él, lo cual está justificado porque estas estructuras son delicadas y vitales y hay que tener muchísimo cuidado. Sin embargo, el esternocleidomastoideo situado sobre ellas suele requerir una elongación como primer paso importante para conseguir el equilibrio en la movilidad del cuello y la cabeza.

Esta primera manipulación está diseñada para abrir la fascia que rodea el músculo, empujándolo posteriormente en el proceso. Comienza de pie en el lado que vas a trabajar y pide al cliente que gire la cabeza como si estuviera atada en un poste o tuviera el palo de un pirulí en medio de la cabeza (utiliza la imagen que quieras o la que más sentido tenga para el movimiento de tu cliente). También puedes guiarlo moviéndole la cabeza con la mano superior, con los dedos abiertos para animarlo a que mantenga la cabeza en contacto con la misma parte de la camilla al girar –que no es lo mismo que girar la cabeza haciéndola rodar por la camilla.

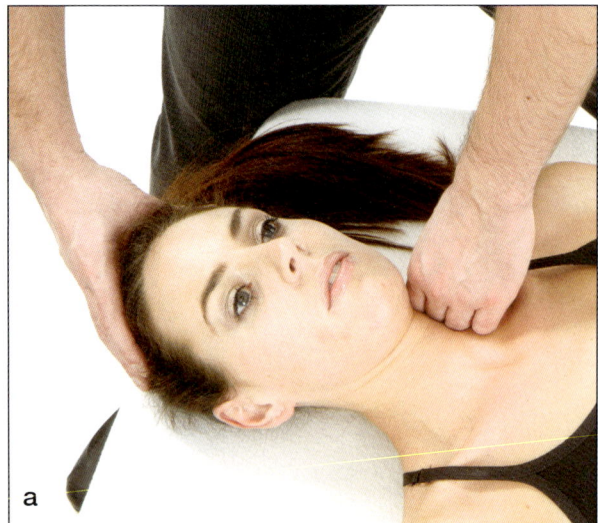

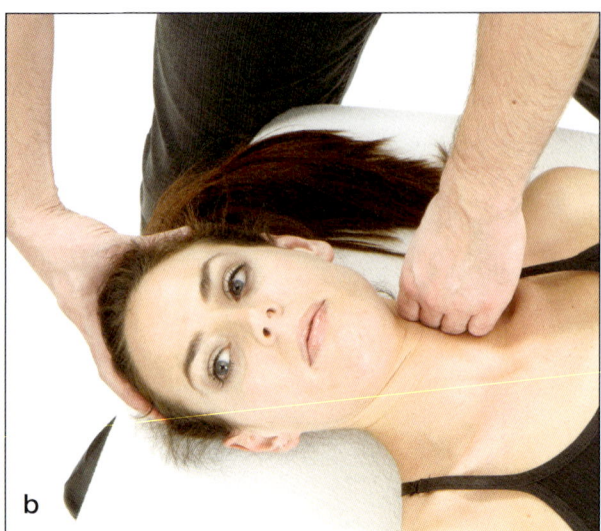

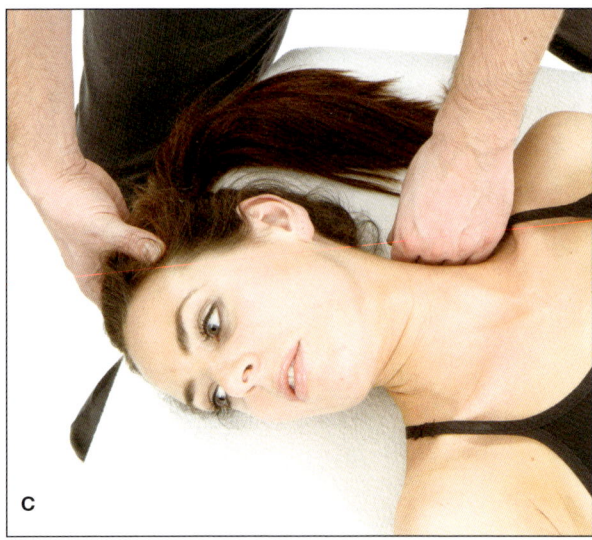

Figuras 8.37a, b y c. Asegúrate de que tu manipulación se mantiene en el nivel del esternocleidomastoideo y la cara anterior del trapecio superior, rodando el puño suavemente por la circunferencia del costado del cuello para mover el tejido del cilindro superficial hacia atrás.

Manipula con los nudillos medios (articulaciones interfalángicas proximales) el borde anterior del esternocleidomastoiodeo, el fuerte músculo amarillo (figura 8.38). Lentamente rueda el puño por el contorno del cuello, manteniendo el agarre del tejido en el nivel de la fascia cervical profunda y, por tanto, trabajando también la parte anterior del trapecio superior. Las claves para realizar correctamente este movimiento tan importante son prestar atención a las vísceras (hasta que el cliente haya alcanzado al menos 30° de rotación), mantener una amplia zona de contacto con una presión consistente en los tejidos superficiales y hacer el trabajo directo alrededor del ecuador del cuello. Los terapeutas cuyas manos sean pequeñas y tengan que manipular un cuello grande tendrán que hacerlo en dos partes, una a la altura de la apófisis mastoides y otra cerca de la clavícula.

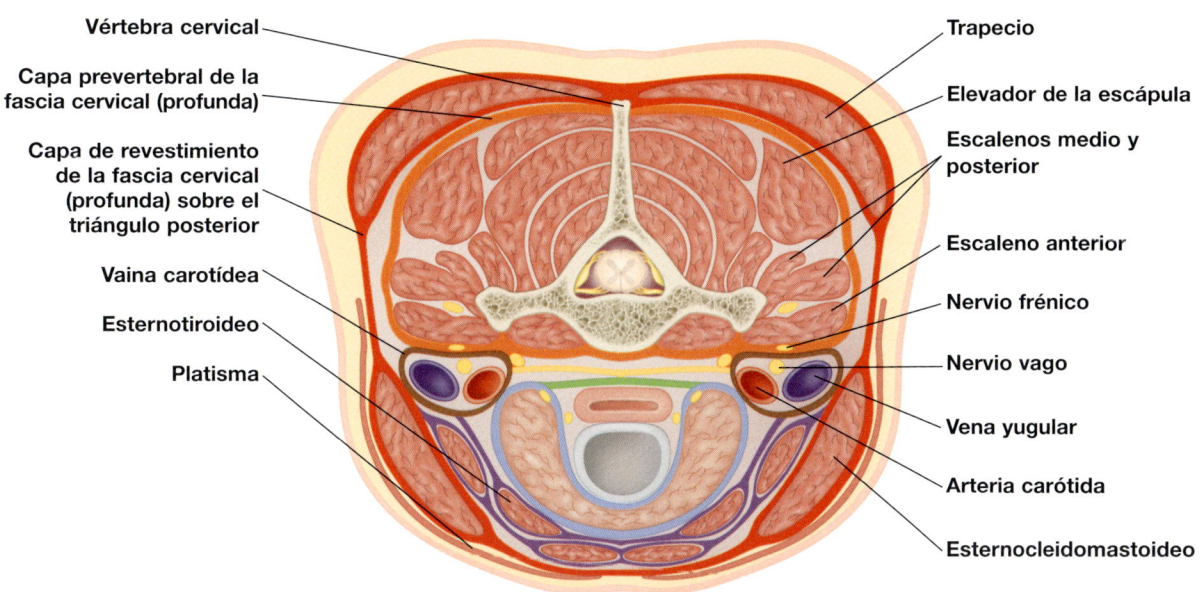

Vértebra cervical

Capa prevertebral de la fascia cervical (profunda)

Capa de revestimiento de la fascia cervical (profunda) sobre el triángulo posterior

Vaina carotídea

Esternotiroideo

Platisma

Trapecio

Elevador de la escápula

Escalenos medio y posterior

Escaleno anterior

Nervio frénico

Nervio vago

Vena yugular

Arteria carótida

Esternocleidomastoideo

Figura 8.38. La presión empleada en ambas técnicas es suficiente para llegar a la capa fascial del esternocleidomastoideo y el trapecio superior; no se debe profundizar más en el tejido para evitar los vasos subyacentes. Con la cabeza rotada, como en la figura 8.39, las apófisis transversas deben estar en la línea inferior del esternocleidomastoideo, y por tanto, empujando la vena y la arteria anteriormente desde la línea de tu presión.

Con la cabeza del cliente totalmente girada hacia un lado, puedes alcanzar el esternocleidomastoideo con un puño suelto y relajado en toda su longitud. En esta posición, los vasos sanguíneos más delicados ya no estarán a tanta profundidad en el músculo y se puede trabajar con seguridad. Si no estás seguro de la historia sanitaria de tu cliente, si no es capaz de girar el cuello completamente o si tiene en su historia mareos, desvanecimientos, visión doble o confusión, lo más prudente es omitir esta técnica hasta que un médico haya comprobado si tiene una insuficiencia vertebrobasilar.

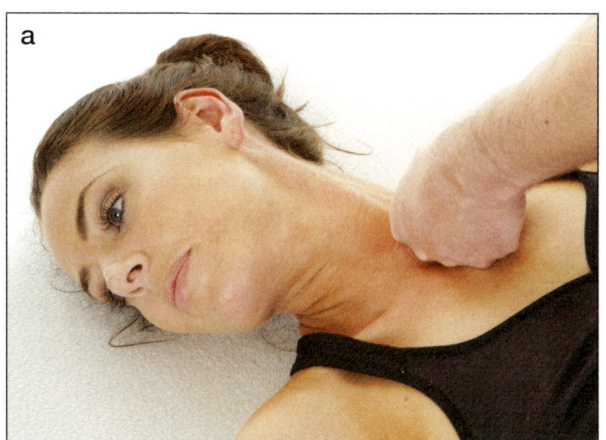
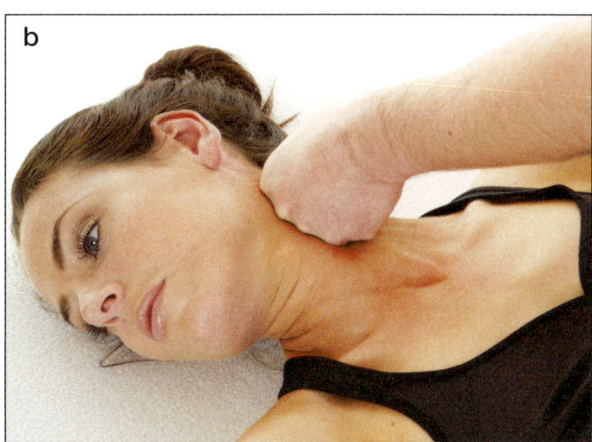

Figuras 8.39a y b. Alcanza con cuidado la capa del esternocleidomastoideo con los nudillos proximales y guía el tejido hacia arriba, hacia la apófisis mastoides, procurando no pasar de la capa muscular; trabaja anteriormente a ésta o presiona en la apófisis estiloides, que se encuentra entre la apófisis mastoides y la oreja.

Alcanza el tejido por el extremo inferior con los nudillos proximales (articulaciones metacarpo-falángicas) y deslízalos hasta las apófisis mastoides. La técnica puede extenderse por encima del hueso si resulta cómoda, pero quizá sea más agradable para el cliente que pases a los dedos cuando trabajes en el cráneo. La intención es primero elongar y liberar la fascia del esternocleidomastoideo y después liberar cualquier adherencia de su tejido al cráneo, soltando el cuero cabelludo hasta el asterión (punto craneométrico entre los huesos parietal, occipital y temporal).

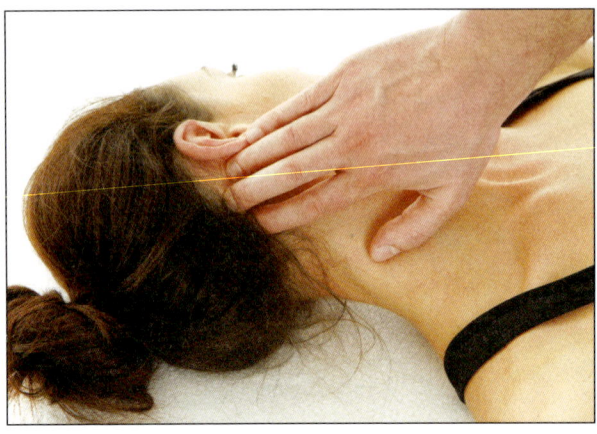

Figura 8.40. La liberación puede extenderse hasta la fascia del cuero cabelludo para asegurar también la liberación y la maleabilidad de todos los tejidos que se encuentran alrededor y por encima de la apófisis mastoides.

Rodamiento del trapecio (LPSB)

Con el cliente sentado, ponte de pie a un lado y coloca el puño suelto ligeramente por delante del borde anterior del trapecio y el otro hacia el plano posterior de la cresta del hombro. Después, simplemente rueda con el puño hacia atrás y hacia abajo, sirviéndote del cuerpo todo lo que puedas. El objetivo es hacer rodar el tejido de toda la delgada capa de trapecio (parte del cilindro superficial), pero especialmente la parte anterior, posteriormente para mejorar la posición del hombro y el cuello. El cliente puede aumentar el estiramiento bien inclinando la cabeza para alejarla de ti, bien volviéndola hacia ti.

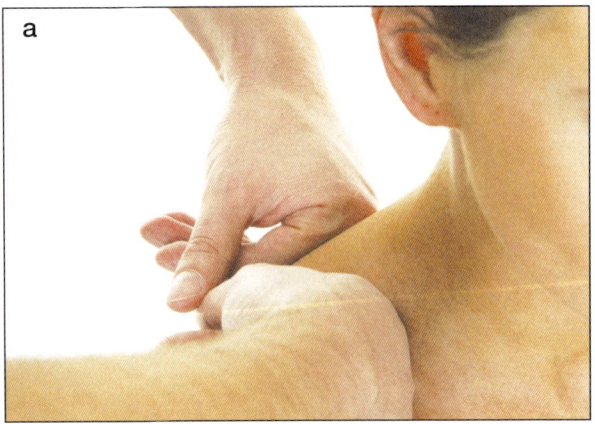 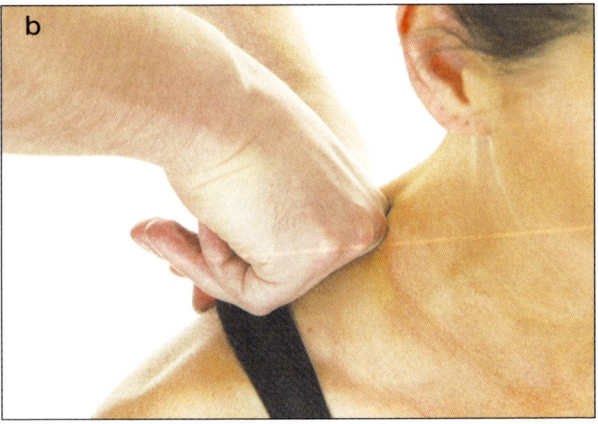

Figuras 8.41a y b. El puño anterior alcanza la zona nterior del trapecio superior; el puño posterior empieza su manipulación justo por detrás de la línea central, y ambos guían el tejido posteriormente.

Apertura del trapecio (LPSB)

Con el cliente en supinación, el terapeuta puede aislar fácilmente un estiramiento hacia diferentes partes del trapecio superior. Si se bloquea cualquier parte de la "caperuza" de este músculo con un puño suelto, la cabeza puede llevarse hacia el lado opuesto pasiva o activamente para obtener estiramientos de tejidos muy específicos. Para centrarnos en la parte anterior, hay que emplear una rotación ipsolateral. La flexión lateral directa será mejor para la cresta del músculo, y puede levantarse ligeramente la cabeza hacia la flexión para facilitar el estiramiento posterior. En esta posición podemos centrarnos en cualquier elemento del trapecio superior que requiera una mayor atención.

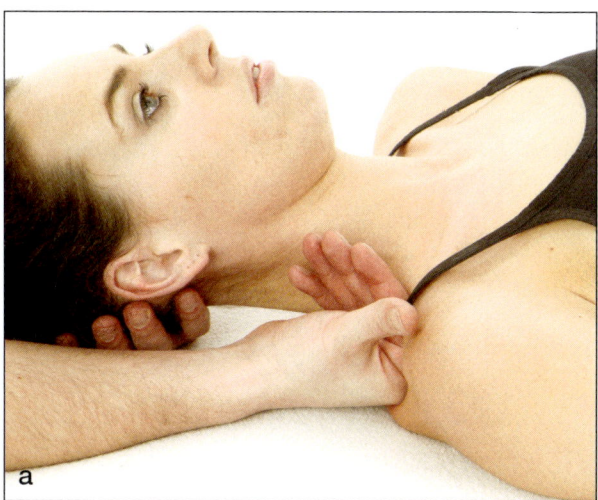 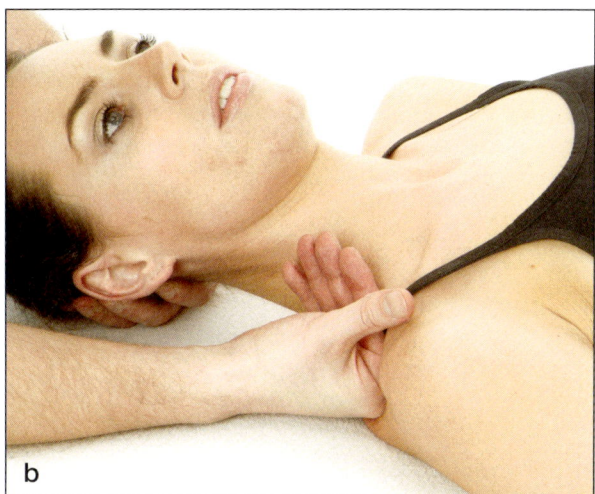

Figuras 8.42a y b. Utiliza un puño suelto para bloquear el tejido y deslizar la cabeza del cliente hacia la flexión lateral. Se puede añadir la rotación y/o la flexión para aumentar la precisión de la técnica.

Apertura de la región suboccipital y el esplenio de la cabeza y del cuello (LPS/L esp)

Si caminas por la vida con la cabeza un poco más adelantada que tú, ejercerás una tensión extra en los tejidos de la nuca y crearás mucha restricción en el tejido que rodea la base del occipucio. Emplearás bien el tiempo si lo dedicas a abrir esta zona y a prepararla para un trabajo más profundo en los suboccipitales. Varios músculos se unen a lo largo de las líneas nucales –el trapecio, el erector superior de la columna, el esplenio de la cabeza–, y todos soportarán algo de tensión en sus respectivas conexiones miofasciales a lo largo de la base del occipucio. Puedes limpiarlas alcanzando cada vez capas más profundas con las yemas de los dedos y haciendo que el cliente gire la cabeza para empujar el tejido contra la resistencia de tus dedos.

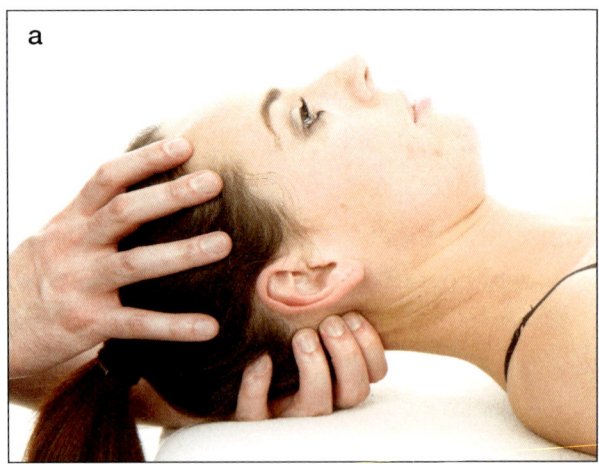
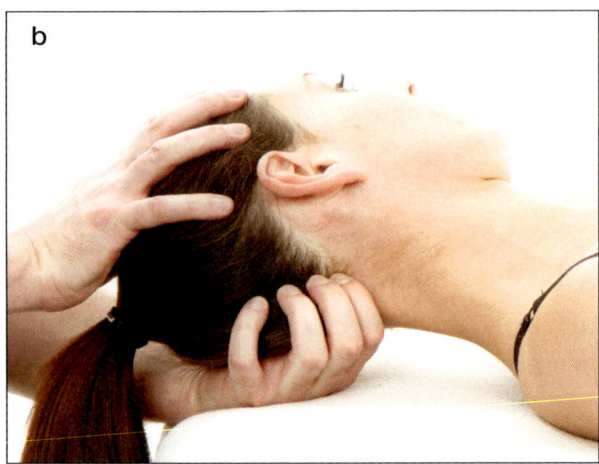

Figuras 8.43a y b. Comenzando por la apófisis mastoides, ase el tejido que hay a lo largo de las líneas nucales y retén el movimiento de ese tejido mientras el cliente gira la cabeza hacia el lado contrario. Coloca los dedos de modo que tires del pelo lo menos posible, pero mantenlos en la línea nucal para obtener los mejores resultados.

También puedes liberar el tejido en sentido inferior colocando las yemas de los dedos a lo largo del nivel de las líneas nucales y estirando lentamente los dedos para bajar el tejido.

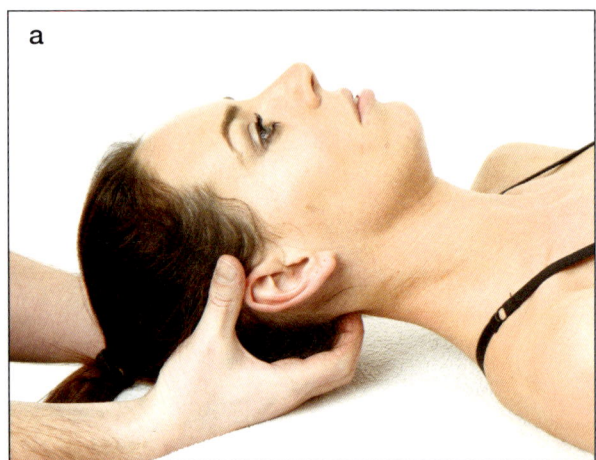
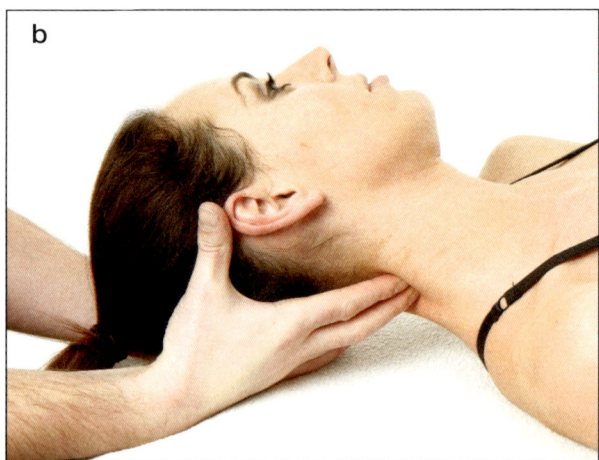

Figuras 8.44a y b. Con los dedos enrollados, las yemas penetran en las uniones occipitales de los músculos esplenios y empujan hacia abajo mientras el cliente gira la cabeza hacia el lado contrario. El cliente puede ayudar inclinando suavemente la cabeza hacia abajo para aumentar el estiramiento del tejido. Esta técnica requiere una fuerza de extensión en los dedos que se consigue con el tiempo.

Los músculos esplenios pueden verse involucrados en inclinaciones y rotaciones de la cabeza hacia el mismo lado y desplazamientos hacia el lado opuesto. Por este motivo quizá tengas que trabajar ambos lados por separado.

Suboccipitales (LPS)

Este grupo de pequeños músculos es extraordinariamente importante para la propiocepción. Controlan y evalúan constantemente el equilibrio de la cabeza sobre las vértebras cervicales, sirven para mantener los ojos y las orejas orientadas hacia el horizonte o cualquier cosa que requiera su atención y se contraen anticipándose a cualquier cambio del centro de gravedad.

Si observamos los suboccipitales desde un lado (figura 8.12c), obtenemos una mejor vista de sus funciones por separado. El recto posterior mayor de la cabeza discurre ligeramente en sentido lateral desde la apófisis espinosa de C2. Sin embargo, es bastante vertical en comparación con el recto posterior menor de la cabeza, más pequeño, que transcurre desde la C1, más profunda, hasta la inserción occipital. Se encuentra en un ángulo similar respecto al oblicuo superior de la cabeza, que transcurre de las apófisis transversas del atlas a la porción lateral de las líneas nucales. Ambos músculos se acortarán en posiciones anteriores de la cabeza. El recto posterior mayor de la cabeza y el oblicuo inferior de la cabeza se verán involucrados en rotaciones de la cabeza y C1/C2. El recto posterior mayor de la cabeza también se acortará en casos de inclinación posterior de la cabeza, como suele ocurrirle a la gente que lleva gafas, especialmente si son bifocales.

Para localizar cada uno de los suboccipitales superiores, penetra con las yemas de los dedos índices, medios y anulares profundos en el occipucio, con un dedo anular a cada lado del ligamento nucal y por debajo de la protuberancia occipital externa. Profundiza bien con los dedos y luego enróllalos hacia ti, superiormente en la superficie inferior del occipucio. Si rasgueas hacia atrás y hacia delante, seguramente sentirás el "badén" (a veces una cuerda corta) del recto posterior mayor de la cabeza, más largo y más superficial, bajo tu dedo medio. Puedes facilitar su elongación enganchando el vientre del músculo con la yema del dedo medio, bloqueando hacia abajo y pidiendo luego a tu cliente que asienta con la cabeza suavemente (inclinación anterior) para crear el estiramiento.

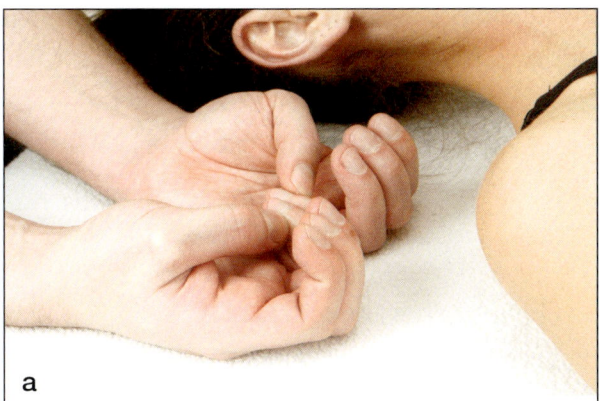 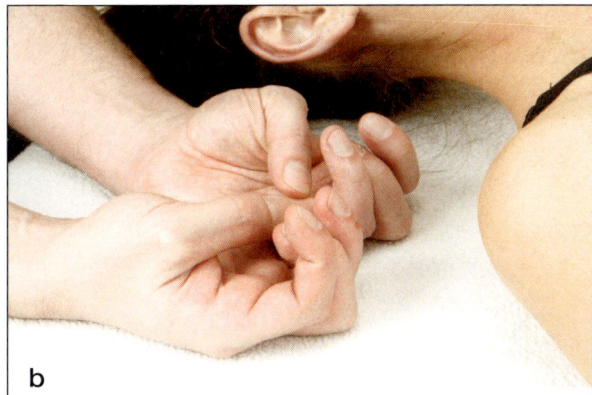

Figuras 8.45a y b. En la imagen se observa la posición de los dedos para localizar los tres suboccipitales superiores. El dedo medio baja entonces para centrar el trabajo en el recto posterior menor de la cabeza y el oblicuo superior de la cabeza.

Si alejas el dedo medio del tejido y dejas que tus dedos índice y anular profundicen y se doblen, estarás tocando el recto posterior menor de la cabeza con el dedo anular y el oblicuo superior de la cabeza con el índice. Para trabajar con estos músculos y crear una relajación más profunda del sistema, deja caer las manos sobre la espuma de la camilla para deslizar el occipucio hacia atrás sobre el atlas. Entonces (y sólo entonces) sube lentamente el occipucio para abrir la fascia acortada.

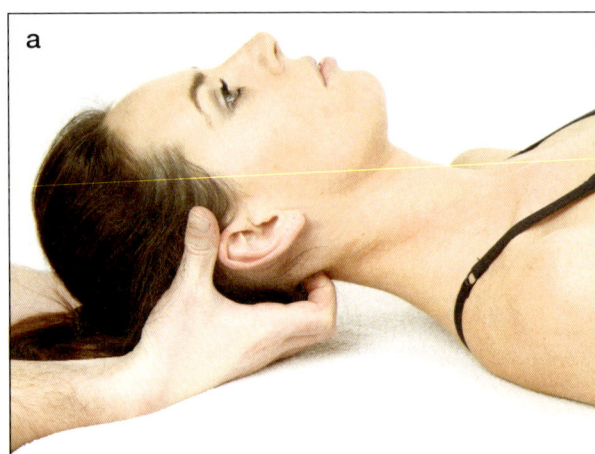 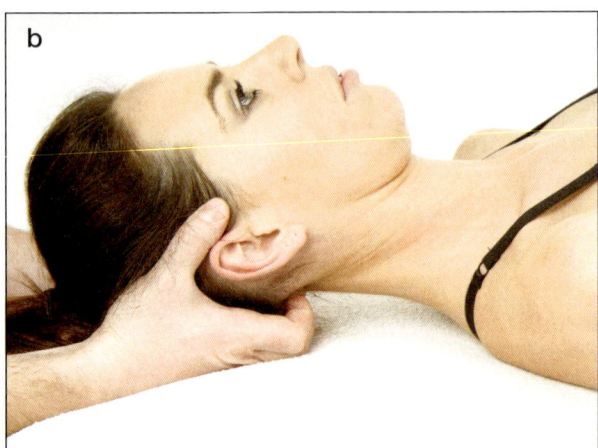

Figuras 8.46a y b. Con las yemas de los dedos en la cara inferior del occipucio, mueve la cabeza hacia abajo, hacia la camilla, y luego lentamente en sentido superior hacia la parte alta de la camilla.

Esta técnica puede realizarse por fases. Sácale el máximo partido realizando los dos movimientos previos que deben combinarse para crear una "pala" suave. Espera la relajación y tensa un poco más y vuelve a esperar que el tejido se relaje antes de aumentar ligeramente el movimiento.

Escalenos

Este grupo de importantes músculos ayuda a estabilizar el cuello desde diferentes ángulos, pero también ayudará, por tanto, a crear un abanico de patrones relacionados con el equilibrio estructural. Los escalenos anteriores tirarán del cuello hacia delante y hacia abajo, quizá con una rotación si uno de los lados supera al otro. Los escalenos medios y posteriores tirarán del cuello hacia un lado, creando una inclinación o un desplazamiento laterales.

Los escalenos anteriores están metidos, profundamente, y parcialmente ocultos, en el esternocleidomastoideo. Accede a ellos deslizando los dedos bajo el esternocleidomastoideo aproximadamente a la mitad del cuello. El lado de la uña de la punta de tus dedos debe estar contra la porción profunda del esternocleidomastoideo, y las yemas, en la zona superior de los escalenos anteriores. Ahora puedes bajar por la línea del músculo hacia la primera costilla mientras el cliente empuja con los pies (con las rodillas levantadas) y desliza la cabeza por la camilla hacia ti, aplanando la lordosis cervical para elongar los músculos que estás tratando.

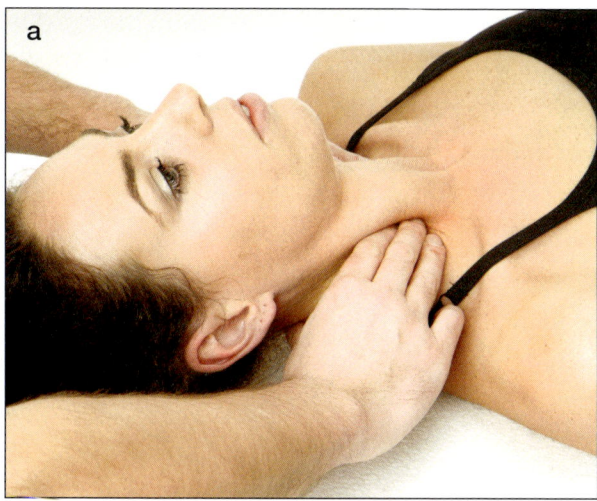
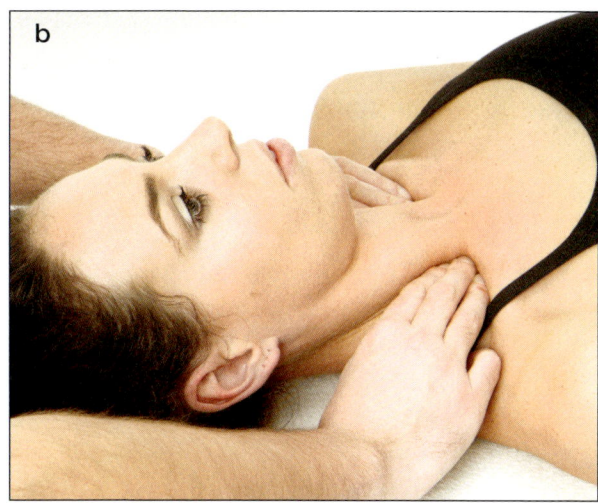

Figuras 8.47a y b. Suavemente, toca con los dedos el esternocleidomastoideo desde fuera y pide al cliente que te avise si siente cualquier tipo de sensación nerviosa. Comprueba tu posición mientras el cliente realiza una inspiración profunda sintiendo la contracción de los escalenos anteriores bajo las yemas de tus dedos. Bloquea el tejido y aguanta mientras el cliente empuja con los pies para elongar la parte posterior del cuello, deslizando la parte posterior de la cabeza por la camilla hacia ti y bajando la barbilla hacia la parte anterior de la garganta.

Se puede realizar una técnica más fuerte prendiendo la inserción distal del músculo y, pasiva o activamente, girando la cabeza del cliente hacia el mismo lado y flexionándola en sentido lateral al lado opuesto.

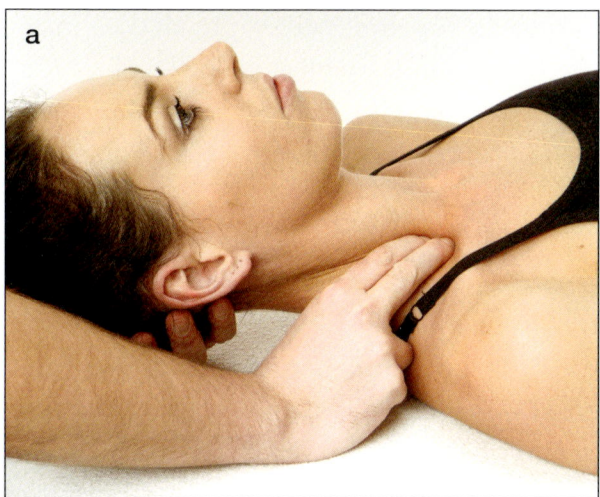
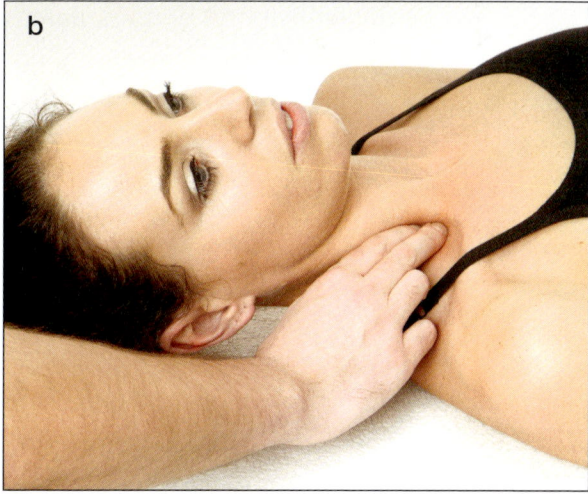

Figuras 8.48a y b. Al trabajar con un escaleno anterior cada vez, bloquea la inserción distal y rota lentamente la cabeza hacia el mismo lado y flexiónala lateralmente hacia el lado opuesto.

Para comprobar que tocas y manipulas los escalenos, tendrás que sentir que el tejido con el que haces contacto es parecido a las cuerdas de una quitarra. Puedes comprobarlo pidiendo al cliente que inspire profundamente. Los escalenos deben contraerse en el último cinco o diez por ciento de la inspiración, ya que las costillas se elevan al final (si sientes que no ocurre nada, asegúrate de que la inspiración es completa; si el cliente tiene problemas respiratorios, pueden haberse contraído antes o estar tensos previamente).

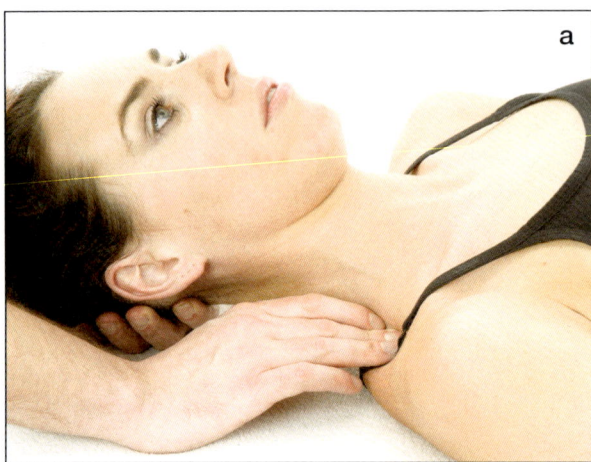 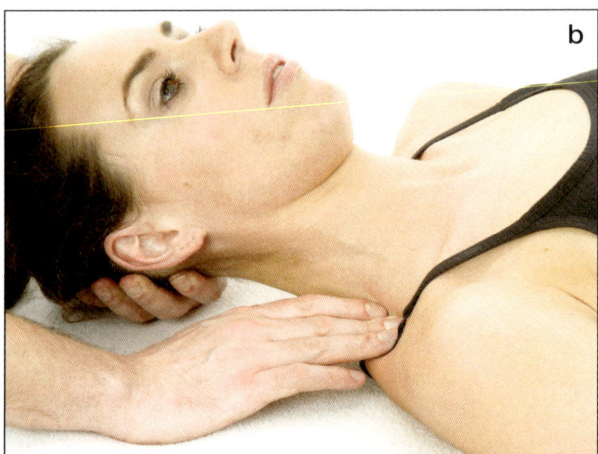

Figuras 8.49a y b. Los escalenos medios y posteriores pueden encontrarse en los trapecios. Dobla los dedos bajo el borde anterior del músculo y sentirás las cuerdas de los músculos bajando de las apófisis transversas a las costillas.

Con los dedos doblados en la porción anterior del trapecio superior, podrás prender las inserciones distales de los escalenos medios y posteriores utilizando las puntas de uno o dos dedos mientras pides al cliente que deslice la cabeza hacia el lado opuesto. Para alcanzar el escaleno posterior, una pequeña rotación de la cabeza y el cuello hacia el lado opuesto ayuda a aumentar ligeramente el estiramiento.

Nota. Fíjate en que los escalenos están íntimamente relacionados con el plexo braquial, que sale del cuello vía el espacio que hay entre los escalenos anterior y medio. Antes de trabajar esta zona advierte al cliente de que debe informarte si siente cualquier tipo de sensación nerviosa. Si esto ocurre, sabrás que estás ejerciendo presión entre los escalenos anterior y medio, así que sólo debes cambiar la posición o el ángulo de tu contacto y volver a comprobarlo. Cuando la fascia está especialmente bloqueada, es inevitable que el plexo braquial se vea involucrado en las fases iniciales de liberación de los escalenos. Si moderas la presión en concordancia con su sensación, la fascia que une el plexo a la miofascia puede ser liberada y la sensación nerviosa irá desapareciendo poco a poco.

El hombro y el brazo

9

El hombro

El hombro y el brazo humanos son únicos en el mundo animal. Hemos oído hablar mucho sobre el pulgar oponible y cómo éste creó al *homo habilis*, el "hombre habilidoso". Nuestras singulares habilidades y nuestra biopsicología, sin embargo, se basan en la forma en la que el hombro y el brazo están conectados al resto de nuestro cuerpo, no sólo en nuestro pulgar. Una similar coordinación oculomanual se observa en otros primates –como los chimpancés, que utilizan juncos para extraer termitas–, pero en los seres humanos la manipulación del mundo se ha extendido hasta el lenguaje.

La estructura de nuestro lenguaje –sujeto/verbo/complementos– seguramente se basa en el hecho de que tenemos manos que cambian y mueven esos objetos del mundo. Sería fácil imaginar que los delfines y las ballenas, cuyos cerebros son igual de grandes –con aletas en lugar de manos y los ojos a los lados de la cabeza–, construirían una sintaxis muy diferente.

Breve historia del hombro

Los hombros han controlado una gran variedad de disposiciones estructurales a lo largo de su historia. El ensamblaje de los hombros probablemente empezó siendo una aleta pectoral situada en el costado de un pez. Su función entonces consistía en estabilizar y actuar como un timón, mientras que la espina aportaría la mayor parte de la propulsión. Cuando el pez salió arrastrándose del agua (o, para ser más precisos, cuando las aguas retrocedieron y algunos peces se vieron forzados a salir), los que tenían aletas en las partes más delanteras del cuerpo sobrevivieron mejor, ya que esta posición permitió a las aletas tocar el barro y así propulsarse y moverse, preservando su estabilidad en el mundo "aéreo".

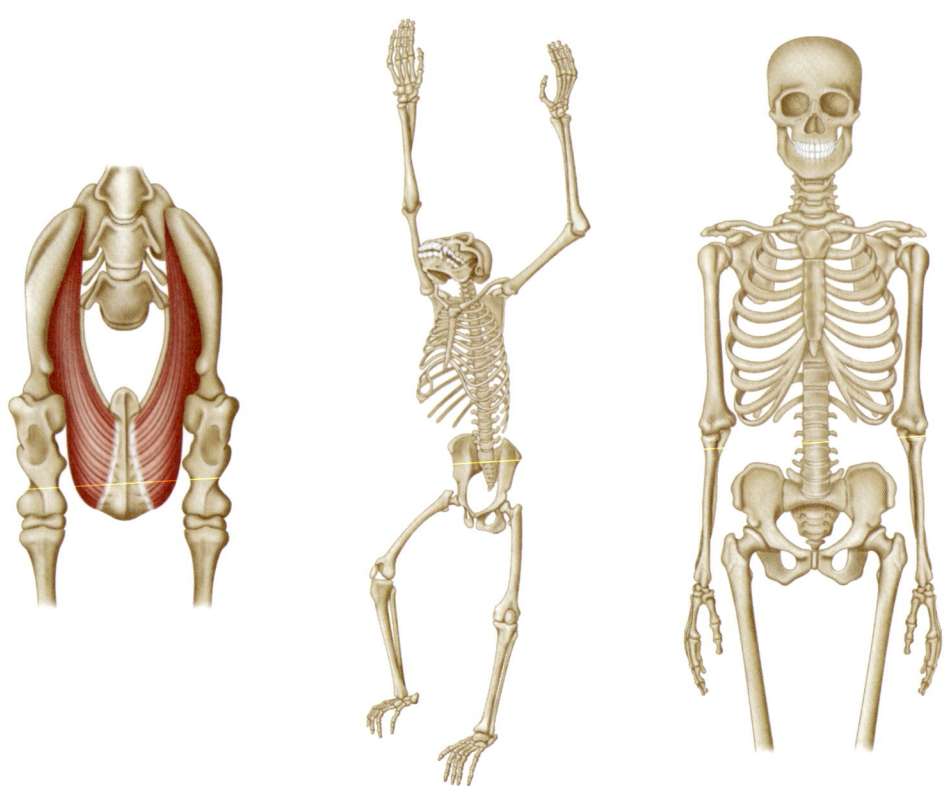

Figura 9.1. La historia del hombro es muy variada –desde una aleta, para soportar la mayoría de nuestro peso corporal en compresión, para soportar nuestro peso en tensión y, finalmente, para que el tronco soporte su propio peso.

Si no somos muy exactos zoológicamente, podemos ver una línea general de desarrollo desde estos humildes principios. En los anfibios todo el brazo tiende a estar plano en el suelo, como si nos tumbáramos sobre el vientre con los brazos extendidos hacia los lados y las palmas de las manos hacia abajo. El brazo extiende la "aleta" en ese mundo y permite que la acción de la columna se extienda en el entorno para aumentar la tracción y el apalancamiento.

En el caimán y otras especies semejantes, el brazo se ha doblado por el codo, de modo que la parte superior del brazo se estira hacia fuera y la inferior hacia abajo, con lo que la "palma de la mano" se apoya en el suelo junto al tronco. Su motivación es más precisa que la pata del anfibio, pero como sale hacia el lado, el caimán aún no puede levantar el torso del suelo durante mucho tiempo.

En los patrones predominantes de los mamíferos se observa que los hombros se prolongan y se flexionan horizontalmente para colocar el brazo estirado por debajo del cuerpo, lo cual facilita que se levante el torso del suelo. Esta "popular" disposición –que muestran los caballos, los gatos, los perros, los leones, etc.– hace que el hombro se convierta en la principal articulación para soportar peso. En estos animales, la pata delantera suele ser, por tanto, bastante recta en comparación con la pata trasera, la cual suele estar flexionada en un ángulo mayor para que el mecanismo sea más conveniente a la hora de saltar o arrancar con potencia. El hombro se encuentra justo encima de una pata delantera estirada, por lo que puede soportar el peso de una parte superior del cuerpo de buen tamaño.

Para que este patrón funcione, la caja torácica se apoya en un cabestrillo compuesto principalmente por el serrato anterior y la fascia responsable, la cual corre desde el borde medial del omóplato por debajo de las costillas. Esta disposición no requiere una clavícula; de hecho, molestaría, ya que un gato necesita tener la escápula lo más cerca del centro del cuerpo que sea posible. Si pasamos al gorila, la caja torácica de la mayoría de los cuadrúpedos es en comparación más estrecha de derecha a izquierda y profunda de delante hacia atrás.

Los monos de los árboles, supuestamente de nuestro árbol genealógico, utilizaban los mismos huesos y músculos, pero unidos a la clavícula para crear una forma completamente diferente de soporte –concretamente, soporte del peso corporal en tensión colgados de una rama con el brazo. En esta "nueva" disposición, el grado del movimiento útil mejora al alejarse el hombro de la línea central con la caja torácica y la escápula desplazadas por la clavícula. La fascia del brazo se conecta por arriba de un modo diferente para transmitir la tensión de sección a sección sin estirar demasiado los ligamentos de la articulación.

En el hombro del caballo, el peso recae principalmente sobre los huesos, mientras que los tejidos laxos actúan como estabilizadores (parecido a nuestra pierna). En el gibón, la tensión se transfiere principalmente por los tendones de los tejidos laxos (lo cual explica que las conexiones del tejido laxo que vamos a analizar en nuestros brazos –con una disposición muy similar de huesos y músculos– sean tan diferentes de las conexiones de nuestras piernas).

Nuestros hombros humanos son otro mecanismo en el que se emplean los mismos huesos y músculos. Se colocan como una percha sobre la caja torácica, además de colgar de la cabeza y la columna, pidiendo apoyo postural en lugar de ofrecerlo. Cuando trabajan o actúan, muestran una gran destreza en su tensión o compresión en una gran variedad de posiciones: agarrar un martillo o una raqueta, sujetar un violín o una espada de esgrima, hacer un lazo o levantar una barra de halterofilia, ensancharse para hacer el salto del ángel o colocarse ante el teclado de un ordenador.

Fuerzas de compresión del hombro

Aunque el hombro humano está diseñado para funcionar así, la complejidad de la articulación y su gran movilidad, que permite que la cintura escapular se coloque de tantas formas diferentes, también facilitan un malposicionamiento postural –la principal causa subyacente de las lesiones de hombro o cuello. Así pues, en este capítulo nos centraremos en la posición correcta de la escápula, que es la clave de muchas de las disfunciones que son una plaga para nuestra sociedad.

La escápula es sólo uno de los doce puntos de elección más o menos (articulaciones) entre las puntas de los dedos y las costillas y la columna del esqueleto axial. Tanta movilidad crea muchas posibilidades de desuso. Por tanto, antes de entrar en detalles con los músculos de la escápula, sigamos el flujo de la fuerza de compresión por el brazo para ver que biomecánicamente el brazo es mucho más largo de lo que parece.

Mientras que entre los huesos del brazo y el resto del esqueleto del caballo no existe ninguna "articulación" formal, en nuestro brazo la adición de una clavícula crea una conexión axioapendicular en la articulación esternoclavicular, en la parte superior del manubrio del esternón. Ponte las yemas de los dedos en la parte superior del esternón y mueve la cintura escapular en círculo para sentir la circunducción de esta articulación de poca carga.

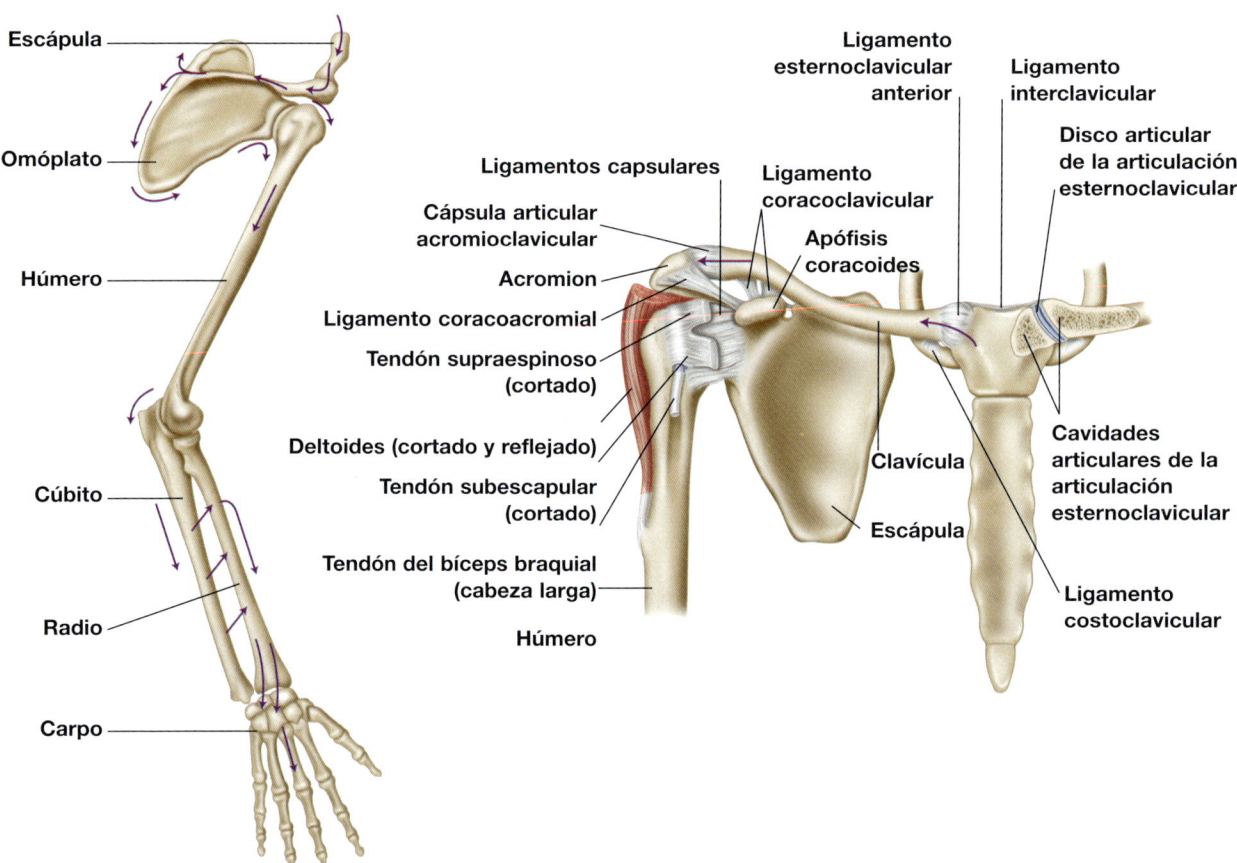

Figura 9.2. La fuerza sube o baja por el hombro y el brazo de una forma enrevesada que tenemos que entender para poder tratar las secuelas de lesiones por compresión del brazo.

Desde aquí, seguimos la clavícula hasta la articulación acromioclavicular (que puede sentirse como un pequeño valle a unos tres centímetros hacia dentro desde la punta del hombro), que transfiere la fuerza hacia el acromion de la escápula. Pero, si seguimos el hueso desde aquí, nuestros dedos (y la fuerza) vuelven por la espina escapular al borde medial, donde vamos tanto hacia arriba como hacia abajo a lo largo del borde para unirnos en la pala del hueso y los músculos del manguito de los rotadores que la acompañan hasta atravesar la articulación glenohumeral hasta el húmero.

El húmero es recto hasta el codo, pero entonces empieza a complicarse de nuevo. El húmero llega directamente al cúbito, pero el cúbito tiene muy poco contacto con los huesos carpianos de la muñeca (lo que se conoce formalmente como articulación radiocarpiana). En lugar de eso, la fuerza se transmite desde el cúbito vía la membrana interósea al radio y desde el radio hacia la primera hilera de tres carpianos, luego hacia la segunda de cuatro carpianos y luego a la mano. Compáralo con la pierna, en la que el peso se transfiere directamente desde el fémur a la tibia y al astrágalo, lo cual convierte al peroné en un puntal extra que no soporta peso.

Así pues, las fuerzas que recorren el brazo –aparte de nuestro empuje muscular o en forma de impacto– recorren un tortuoso camino que absorbe golpes y distribuye la tensión por el sistema. La malposición del hombro altera este delicado sistema, que entonces dirige el golpe hacia tejidos que no están preparados para manejarlo y que por tanto corren más riesgo de lesionarse. La movilidad de la escápula y su papel crucial en la transferencia de fuerza en un circuito del húmero a la clavícula, o viceversa, la convierten en una clave frecuente para restablecer la integridad del hombro.

Los músculos de la cintura escapular

Obviamente, la longitud fascial y la tensión neuromuscular de los músculos que sostienen todos estos huesos van a determinar el posicionamiento de los huesos, así que vamos a centrar nuestra atención en estos músculos. Dedicaremos más tiempo a los músculos centrales del hombro –los que mantienen una posición subyacente– y menos a los músculos de coordinación más conocidos y superficiales del trapecio, el dorsal ancho, los pectorales y los deltoides.

La clavícula, esa pieza de última hora única para los simios y nosotros, sólo tiene tres músculos que la conectan con el esqueleto axial: el subclavio, la porción occipitoclavicular del trapecio y la cabeza clavicular del esternocleidomastoideo. Si empezamos por el último, la cabeza clavicular del esternocleidomastoideo no afecta mucho la posición de la clavícula, ni la postura ni la acción, ya que se inserta muy cerca del eje de la articulación esternoclavicular. Principalmente sirve para mover el cuello y la cabeza, y su inserción clavicular es prácticamente tan inamovible como la esternal. Por tanto, el esternocleidomastoideo puede ser ignorado tranquilamente como músculo del hombro.

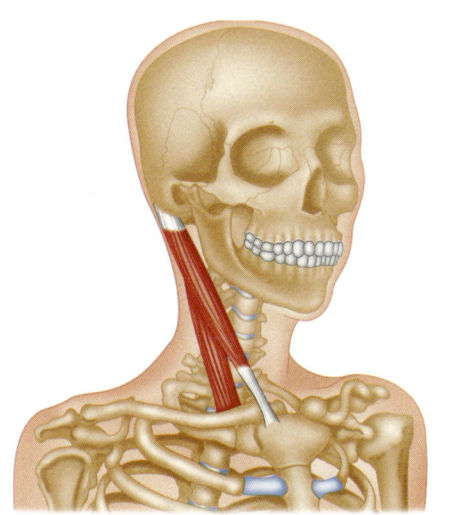

Figura 9.3. El músculo esternocleidomastoideo afecta muy poco el hombro debido a la cercanía de su inserción en la articulación esternoclavicular.

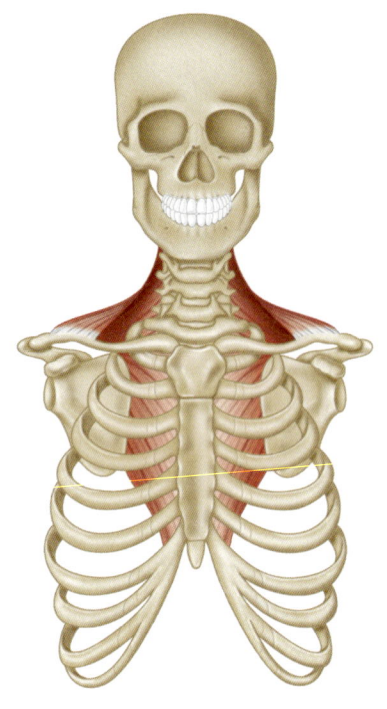

El borde anterior del trapecio, sin embargo, es otra historia. Unido al extremo distal de la clavícula, el trapecio es evidentemente uno de los principales encargados de mover la cintura escapular. Este borde anterior del trapecio eleva el extremo exterior de la clavícula, como cuando nos encogemos de hombros. La tensión constante en este músculo aporta a la clavícula una característica forma de "V" (en lugar de la "correcta" línea recta) cuando se observa desde el frente o puede acabar tirando de la cabeza hacia atrás.

Figura 9.4. El trapecio, por otro lado, eleva con fuerza la punta exterior de la clavícula con su borde anterior.

El subclavio suele clasificarse como depresor de la clavícula, pero ¿con cuánta frecuencia se deprime la clavícula? Un vistazo al subclavio nos lo muestra casi paralelo al eje largo del hueso. Esto sugiere que el principal objetivo del subclavio es reforzar la articulación –un ligamento muscular, si lo prefieres, que amarra la clavícula en su articulación superficial con el esternón.

El subclavio debería permitir cierto deslizamiento en la articulación esternoclavicular. Si está demasiado tenso muscular o fascialmente (lo más frecuente), verás que las escápulas se elevan cuando lo brazos de extienden ampliamente. Si el subclavio está demasiado suelto muscular o fascialmente (algo extraño que a menudo determina una lesión), la clavícula no será estable y otros músculos que rodean el omóplato tendrán que tensarse para compensar.

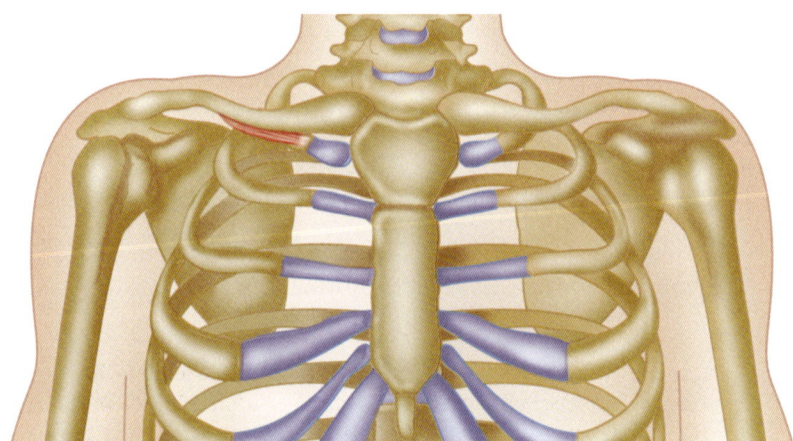

Figura 9.5. El músculo subclavio amarra la clavícula.

Si volvemos la atención a la escápula móvil que descansa sobre la caja torácica, advertimos muchos más músculos que provienen de todas direcciones y sostienen la escápula en diversos radios de tensión: el elevador de la escápula, el romboides menor, el romboides mayor, las nueve digitaciones del serrato anterior, el pequeño omohioideo, el pectoral menor, a veces el dorsal ancho y el trapecio subyacente tirando desde tres direcciones diferentes a la vez. La escápula se sostiene y se mueve de forma pasiva dentro del equilibrio de todos estos músculos; pero ¿cómo podemos entender todas estas tensiones en competencia?

La "X" escapular

Al observar todos los músculos que sostienen la escápula al esqueleto axial (veremos los músculos que sostienen la escápula al húmero –como el manguito de los rotadores– más adelante en este capítulo), podemos ver una "X" de músculos principalmente responsables de la posición escapular. Si aprendes a ver y tratar la fascia de esta "X", no te costará mucho conseguir que la escápula descanse en su biomecánicamente sólida posición.

Aunque las personas son diferentes, la mejor posición de descanso para la escápula se consigue cuando el borde medial es paralelo a las apófisis espinosas, sobre el ángulo de las costillas y vertical cuando se observan desde el lado (es decir, como un precipicio, no como un tejado).

Una pata de esta potente "X" la conforman los romboides y el serrato anterior. Los romboides (consideraremos juntos al mayor y al menor) amarran el borde medial del omóplato a las apófisis espinosas de las vértebras torácicas superiores y las vértebras cervicales inferiores, tirando del borde medial hacia arriba y hacia dentro. El serrato anterior tira del borde medial hacia abajo y hacia fuera, hacia las costillas laterales. De hecho, se podría decir que en realidad es una gran tira de músculo –el músculo "romboserrato"– en la que flota el borde medial de la escápula.

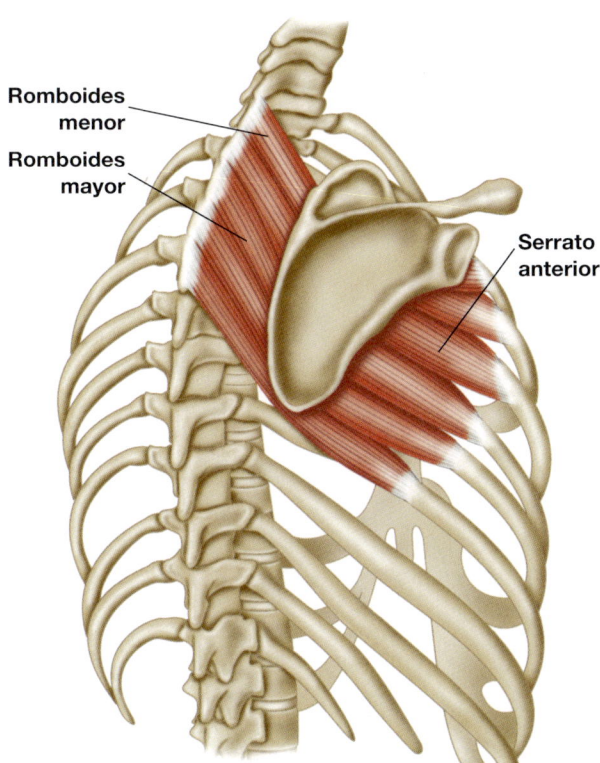

Romboides menor

Romboides mayor

Serrato anterior

Figura 9.6. Los dos romboides y el serrato anterior en realidad forman un cabestrillo miofascial que mantiene la escápula en su sitio.

Si el serrato anterior se carga de forma concéntrica o se bloquea en posición de acortamiento, la escápula estará baja y lateral en la caja torácica –piensa en un levantador de pesas o en alguien con una columna cifótica. En este caso, los romboides serán sobreestirados, cargados de forma excéntrica o bloqueados en una posición elongada. Estos romboides estarán llenos de puntos gatillo y dolencias, pero será el serrato anterior el que precise un trabajo de elongación. Si los romboides están cargados de forma concéntrica, el serrato anterior estará sobreestirado y las escápulas serán más mediales que el ángulo de las costillas. Este patrón con frecuencia, pero no siempre, acompaña a una curvatura torácica caída o *lordosis lumbar*.

En ocasiones uno ve el patrón de ambas partes del romboserrato bloqueado en corto, normalmente como parte de una línea espiral corta, a la que pertenece el romboserrato. En estos casos la escápula se sitúa alta en la espalda y toda la cintura escapular parece pequeña para el cuerpo. Estos clientes precisan un trabajo de liberación en ambos lados de la ecuación romboides-serrato.

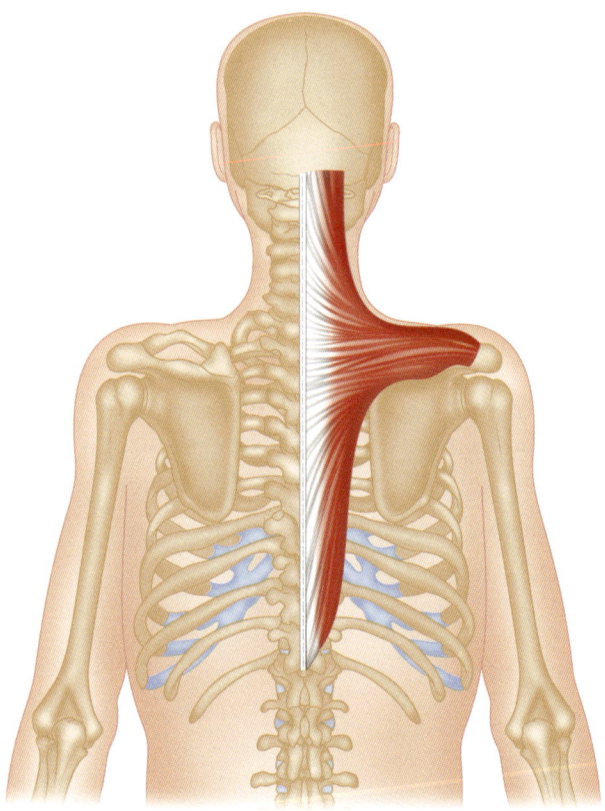

Si esta pata de la "X" escapular desarrolla la opción arriba y adentro o abajo y afuera, la otra pata debe desarrollar la opción abajo y adentro o arriba y abajo. La parte de abajo y adentro es fácil de observar; el triángulo inferior del trapecio de T5 a T12 tira hacia abajo y hacia dentro donde la cintura escapular encuentra el borde medial. El dorsal ancho tiene a veces una conexión fascial en el ángulo inferior de la escápula, lo que puede ayudar en estos casos a mantener la escápula también hacia abajo y hacia dentro.

Figura 9.7. El trapecio inferior tira hacia abajo y hacia dentro del borde medial de la escápula. A veces, el dorsal ancho también facilita este movimiento si está conectado a la escápula.

¿Es cierto, sin embargo, que ningún músculo puede tirar hacia arriba y hacia fuera del acromion? Ninguno puede, pero si recorremos el hombro como la correa de una mochila, descubriremos que el pequeño pero potente pectoral menor tira hacia abajo y hacia dentro por delante, lo cual tiene el mismo efecto sobre la escápula: la levanta de las costillas, tira de alto en sentido lateral, la acerca a las costillas y la inclina hacia delante.

Éstos son todos elementos del término común *protracción*, aunque haríamos bien en separar estos elementos para especificar las opciones de tratamientos para el pectoral menor concretamente y el complejo escapular en general.

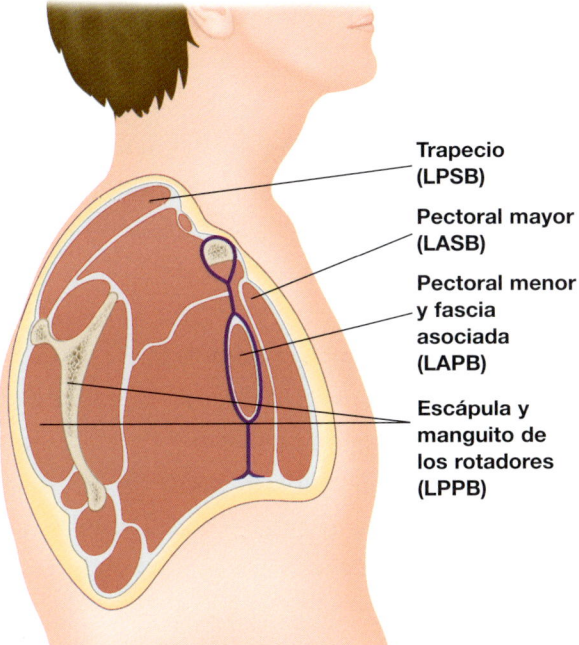

Trapecio
(LPSB)

Pectoral mayor
(LASB)

Pectoral menor
y fascia
asociada
(LAPB)

Escápula y
manguito de
los rotadores
(LPPB)

El pectoral menor amarra el omóplato desde delante, insertándose por dentro en las costillas superiores (en muchos libros son de la tercera a la quinta costilla, aunque en la práctica suele ser de la segunda a la quinta) y por fuera en la apófisis coracoides. Ésta es un pequeño pulgar de hueso pegado a la parte delantera de la pala de la escápula para ofrecer un punto de inserción a los flexores del brazo y el pectoral menor. Cuando funciona perfectamente, el pectoral menor ofrece un pivote de contención a la escápula para el movimiento creado por los músculos superficiales de mayor tamaño.

Figura 9.8. El pectoral menor une la escápula a la parte anterior de la caja torácica.

Con demasiada frecuencia, sin embargo, este músculo no funciona correctamente y es miofascialmente corto (se encuentra en la fascia clavipectoral, una vaina casi tan grande como el pectoral mayor suprayacente) o está muscularmente contraído. Cualquier tipo de acortamiento puede afectar la capacidad del hombro para flexionarse plenamente (como en la gente mayor que tiene problemas para llegar a un estante alto) y puede afectar negativamente la respiración, además de tirar de la escápula y levantarla por encima de la caja torácica.

Desde el punto de vista del entrenamiento muscular, la solución al desequilibrio de esta pata de la "X" consistiría en tonificar el trapecio menor con varios tipos de ejercicios de remo. Esta idea es buena para casi todo el mundo que conduzca o esté sentado frente al ordenador una cantidad de tiempo considerable, pero nosotros te animamos a considerar primero el estiramiento y la apertura de la zona del pectoral menor antes de entrenar el trapecio; así conseguirás que el ejercicio sea más positivo a la hora de cambiar la postura y más fácil de mantener. En las poblaciones industrializadas occidentales en las que estamos acostumbrados a trabajar es extraño observar el patrón contrario –en el que el trapecio inferior es demasiado corto y el pectoral menor está demasiado estirado. Además de estos cuatro, existen otros *radios* musculares alrededor del centro escapular. El omohioideo es difícil de palpar y demasiado pequeño para afectar mucho cualquier función o posición del hombro. El elevador de la escápula, sin embargo, contribuye a menudo a la tensión escapular.

Nuestros clientes llegan quejándose de que sufren tensión y se señalan la parte superior de los hombros. El punto de inserción del elevador de la escápula en el ángulo superior de la escápula, es casi universalmente una zona dolorosa cuando unos dedos la examinan. Vale la pena preguntarse por qué la tensión se sitúa aquí. Para hallar la respuesta, tendremos que girar el cuerpo hacia un lado y mirar la posición de la cabeza.

Si el cuello está estirado y la cabeza está equilibrada por encima de la caja torácica, existe un complejo de dos músculos axiales que pueden sostener y rotar la cabeza: los músculos esplenios y los esternocleidomastoideos, asistidos y guiados por los músculos más profundos y más pequeños del cilindro motor, por el complejo del suboccipital justo en medio.

Si –por motivos de ansiedad, miopía o lesión– la cabeza empieza a irse hacia delante, este complejo de músculos axiales se desequilibra y pierde su capacidad para mantener la cabeza en posición y móvil sobre el cuello. En estos casos son reclutados los músculos del hombro para estabilizar la cabeza y liberar el cuello, lo cual crea problemas de tensión tanto en el cuello como en el hombro. La corrección de este problema libera la tensión parásita del cuello y el hombro que establece la fase de larga duración de la enfermedad degenerativa cervical y las lesiones de hombro.

Si observamos el cuello desde el lado, podemos ver el equilibrio "adecuado" de las fuerzas entre los dos grupos de músculos de los esternocleidomastoideos, los esplenios de la cabeza y los cervicales. Pero también podemos ver una "X" similar que se forma desde los músculos del hombro: el borde anterior del trapecio puede absorber el esternocleidomastoideo, y el pobre elevador de la escápula, en las posturas de inclinación de cabeza hacia delante, se convierte en "evitador de la inclinación hacia delante de la cabeza", sufriendo una constante tensión porque tiene que sostener la pesada cabeza, no sólo levantarla de la escápula como su nombre indica.

La solución a este patrón tan común (similar al que Janda [citado en Chaitow, 2006] llamó *síndrome cruzado superior*) consiste en liberar la parte delantera del cuerpo que se ha acortado permitiendo que la cabeza se eche hacia atrás por encima del cuerpo. Debemos enseñar al cliente a estabilizar y mover la cabeza con el complejo axial y no con el elevador de la escápula y el trapecio, los cuales ya tienen bastante trabajo manteniendo el hombro elevado.

Desde el hombro hasta la punta de los dedos, organizaremos nuestro recorrido anatómico según los meridianos miofasciales del brazo.

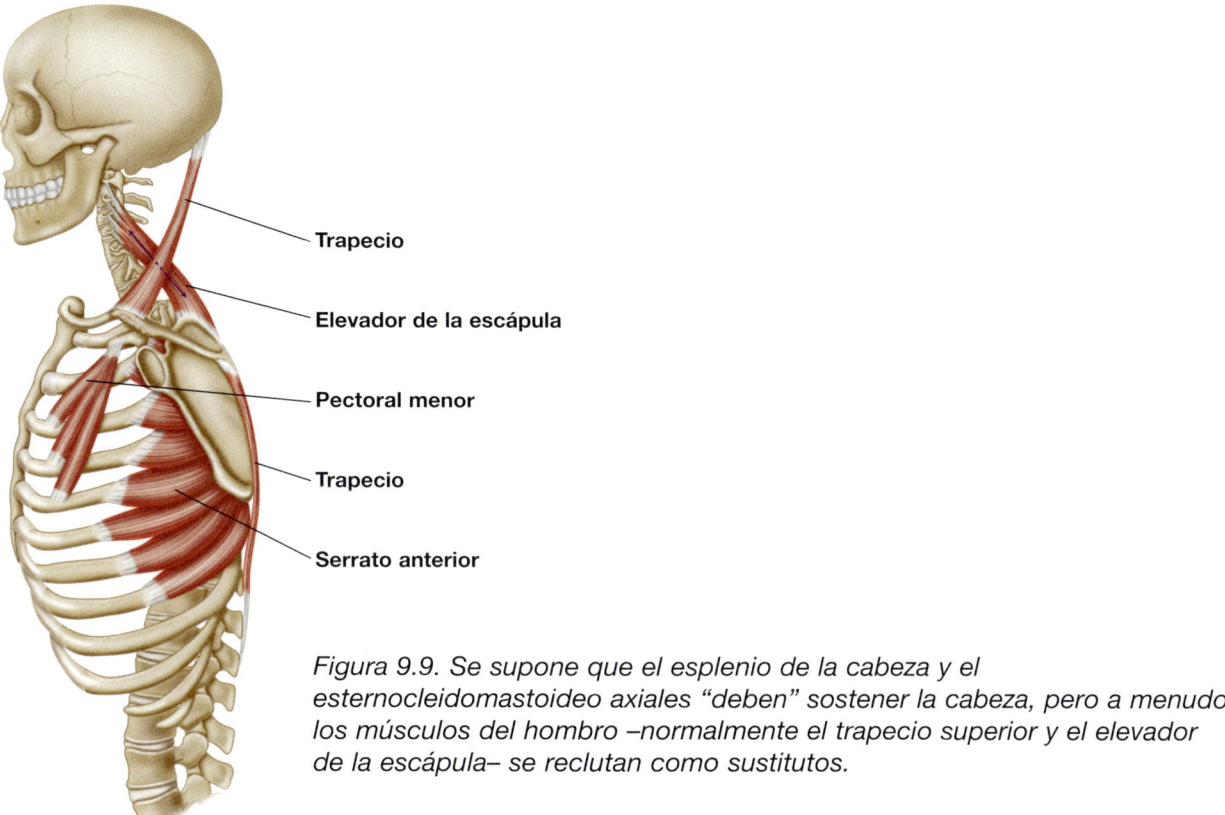

Figura 9.9. Se supone que el esplenio de la cabeza y el esternocleidomastoideo axiales "deben" sostener la cabeza, pero a menudo los músculos del hombro –normalmente el trapecio superior y el elevador de la escápula– se reclutan como sustitutos.

Las líneas de los brazos

Aunque los brazos y las piernas se hacen eco entre ellos, la anatomía del brazo es más compleja que la de las piernas debido a la movilidad extra del brazo. Con el fin de hacer esta complejidad más manejable, explicaremos la anatomía del brazo según cuatro continuidades miofasciales, como cadenas cinéticas, que atraviesan el brazo desde la columna y las costillas hasta los dedos. Existen muchos detalles de la anatomía del brazo que no podemos incluir porque inundarían el libro. Sin embargo, podemos aprovechar estas líneas para observar los trazados generales del brazo, a los que puedes añadir más detalles si lo consideras necesario.

Las cuatro líneas de los brazos: anterior superficial, anterior profunda, posterior profunda y posterior superficial, recorren la longitud del brazo desde el centro axial hasta las puntas de los dedos. Reciben sus nombres en función de su relación con la axila: la línea anterior superficial de los brazos (LASB) comprende el pectoral menor de la parte delantera del pecho. La línea anterior profunda de los brazos (LAPB) comprende el pectoral menor y el subclavio de la fascia clavipectoral, en la parte delantera de la axila, en el pectoral mayor. La línea posterior profunda de los brazos (LPPB) coprende todo el manguito de los rotadores, por detrás de la axila. La línea posterior superficial de los brazos (LPSB) comprende el trapecio, por encima del manguito de los rotadores, justo detrás de la axila.

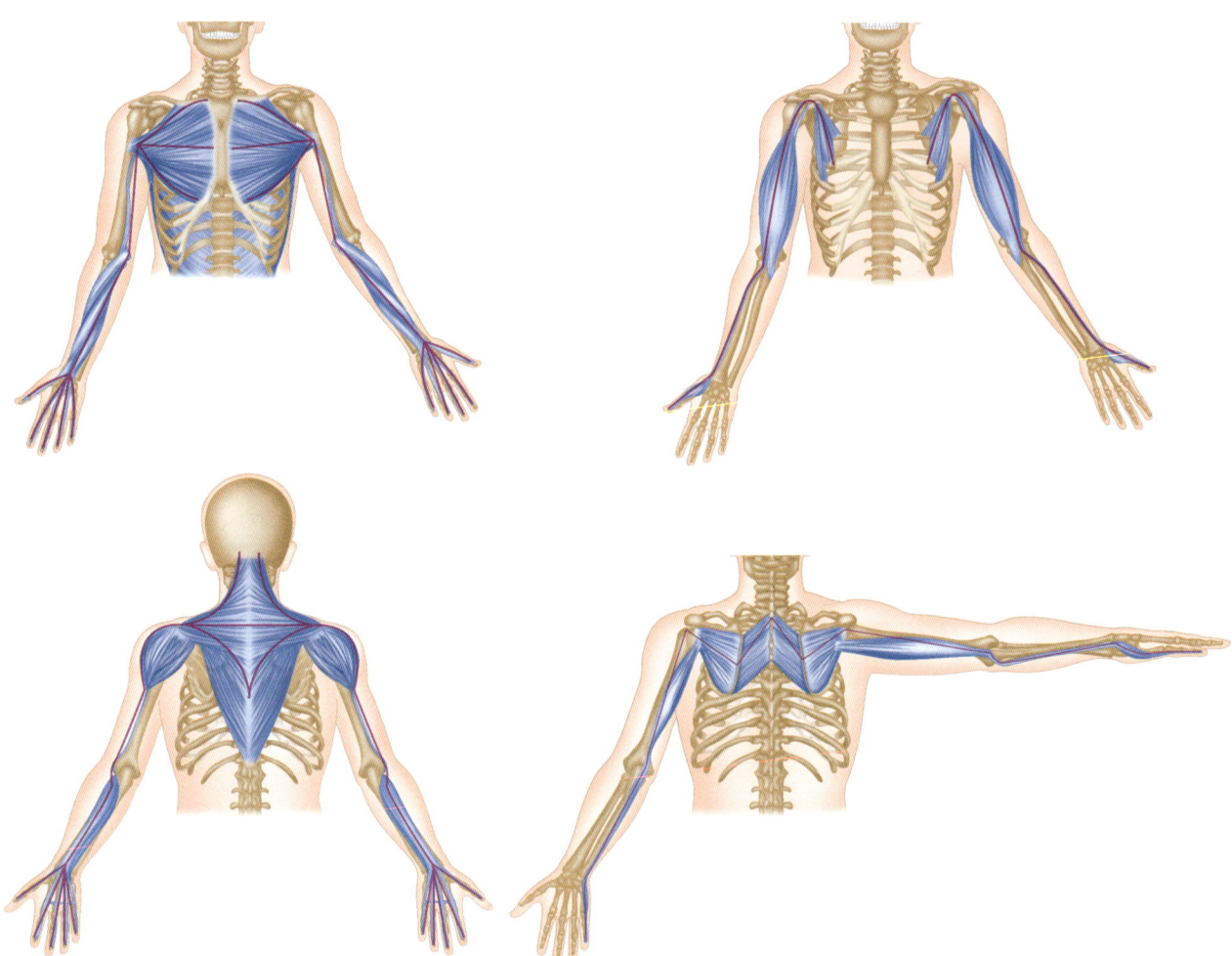

Figura 9.10. Las cuatro líneas de los brazos están dispuestas de modo que pasan por ambos lados de la axila en su camino a las cuatro "esquinas" de la mano.

Empecemos por la LASB. Mantén el brazo hacia un lado, con el codo hacia abajo y la palma de la mano hacia delante. La LASB recorre ahora la parte anterior de tu brazo. Comprueba tu propio cuerpo mientras te explicamos cómo localizarla. La LASB empieza (o acaba, como quieras) en las almohadillas de los cinco dedos y sigue hacia la palma de la mano con todos los flexores de los dedos superficiales y profundos que atraviesan el túnel carpiano y llegan a la parte inferior del brazo. (Es interesante que los músculos de más largo alcance aquí sean los más profundos, mientras que en otras partes del cuerpo los músculos más largos suelen estar en la superficie, subyaciendo los más cortos.)

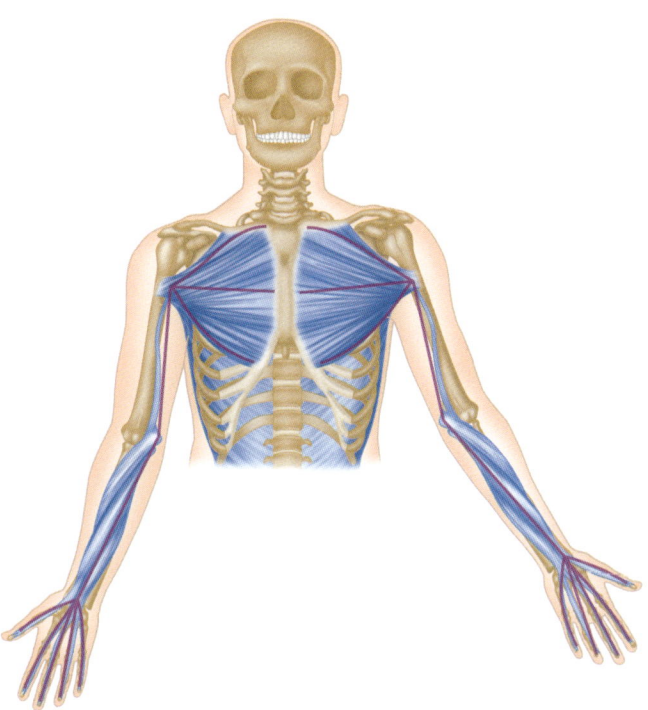

Figura 9.11. Línea anterior superficial de los brazos.

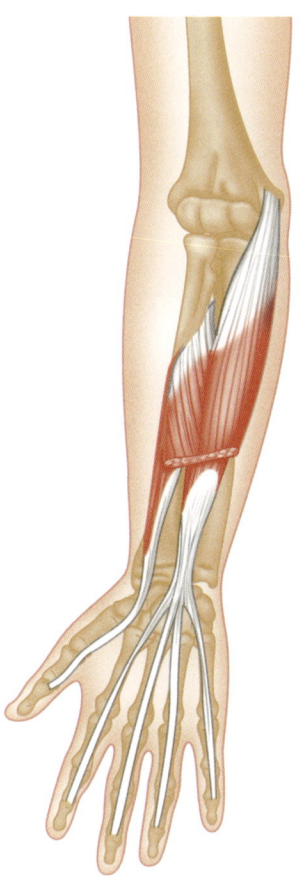

Aquí incluimos los flexores de la muñeca, el flexor cubital del carpo y el flexor radial del carpo, que se unen con estos flexores de los dedos para juntarse en el tendón flexor común, fácilmente observable en el epicóndilo medial del húmero del interior del codo. Rasguea cerca de esta marca ósea y sentirás una cuerda que sube por la parte superior del brazo. Esta cuerda es parte del septo intermuscular medial, una tira fascial que separa el bíceps braquial y los flexores del tríceps braquial. Esto proporciona la conexión fascial desde los flexores de las manos y los dedos de la inserción distal del pectoral mayor y el dorsal ancho.

Figura 9.12. Los numerosos flexores del antebrazo –como los flexores superficiales de los dedos– se unen en el epicóndilo medial del húmero.

También te preguntarás qué hace el "músculo más ancho de la espalda" en las líneas anteriores de los brazos, pero el dorsal ancho se inserta en la parte anterior del húmero y está pues conectado a esta línea. Resulta que el dorsal ancho comienza su vida embriológica en la parte anterior del cuerpo (ventral) y migra posteriormente durante el desarrollo, así que en esta locura hay cierto método. Prácticamente, los dos músculos juntos –el dorsal ancho y el pectoral mayor– ofrecen a la LASB un amplio origen en la caja torácica, la espalda e incluso la cadera. Esto nos procura muchísimas formas de control sobre el brazo, especialmente a la hora de lanzar o recibir.

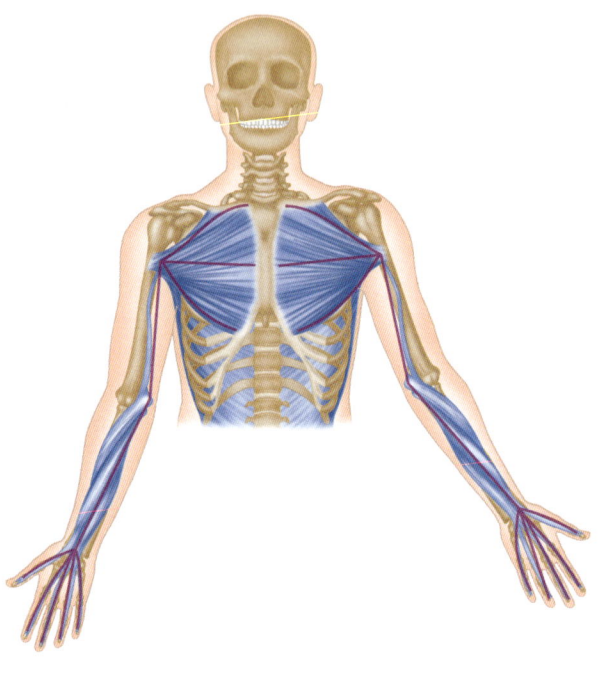

Figura 9.13. La LASB tiene un origen amplio en la caja torácica, lo cual ofrece el máximo control a la hora de lanzar o manipular con los brazos.

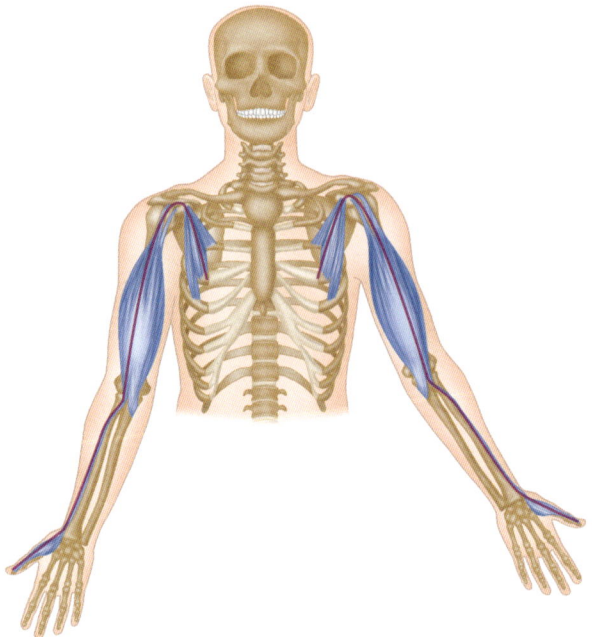

Pasemos ahora a la LAPB. Ésta se visualiza más fácilmente abriendo el brazo con el codo apuntando hacia atrás y la palma de la mano hacia el suelo. Con la otra mano agárrate el pulgar. Esta línea va desde el pulgar, por los músculos tenares de la base del pulgar, a lo largo de la fascia de la parte exterior del radio. Desaparece en la "carne" de los flexores y los extensores, sólo para resurgir en la parte interior del codo con el bíceps braquial.

Figura 9.14. Línea anterior profunda de los brazos.

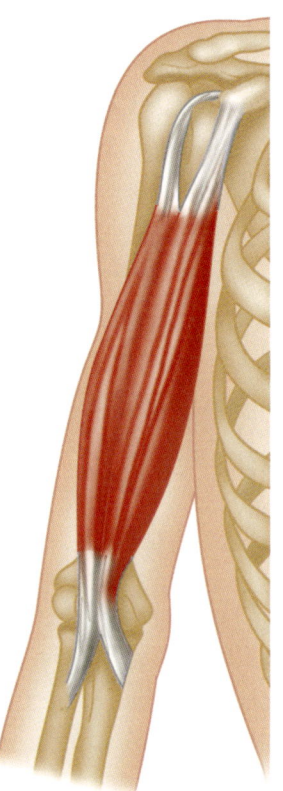

Busca el tendón del bíceps braquial en la parte interior del codo y fíjate en que se entierra en el brazo para unirse con el radio. Hay dos músculos a cada lado del tendón que forman una "V" a su alrededor: el pronador redondo y el supinador. Estos dos músculos, que básicamente controlan el ángulo del pulgar a través del radio, están incluidos en esta línea.

El bíceps braquial sube por la superficie interior del brazo y se divide en dos cabezas. La cabeza larga rodea la cabeza del húmero y se inserta en la parte superior de la articulación del hombro; lo veremos más adelante. La cabeza corta sube hasta la apófisis coracoides de la escápula. Hay dos músculos por debajo del bíceps braquial. El músculo braquial cruza sólo el codo y sobresale por debajo del bíceps braquial a cada lado de su tendón cuando se flexiona el codo contra resistencia. El coracobraquial cruza sobre el hombro y actúa principalmente para aducir el codo contra el cuerpo. Las personas cuyo codo está más cercano al torso que la muñeca tendrán que trabajar en este músculo.

Figura 9.15. El bíceps braquial, con sus dos cabezas y sus dos "pies", es en realidad un músculo de intersección entre tres de las líneas de los brazos, pero forma parte principalmente de la LAPB.

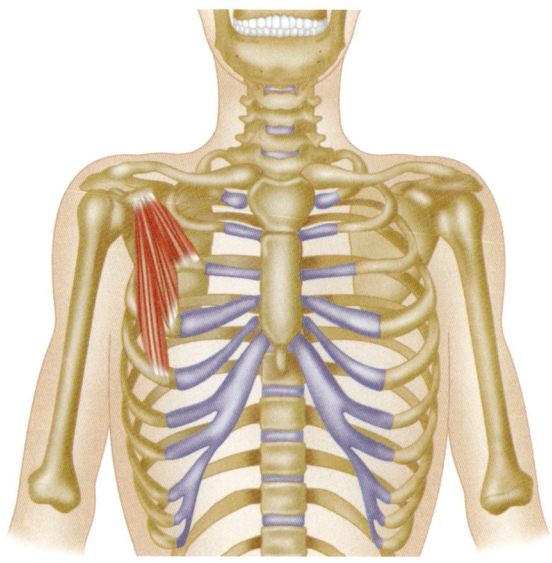

El último eslabón de la cadena de la LAPB es el pectoral menor, que va desde la apófisis coracoides (y está fascial y fuertemente unido por esta inserción al bíceps y al coracobraquial) hasta la tercera a la quinta costilla por delante. Si lo observamos fascialmente, veremos que el pectoral menor está emparedado en la mucho mayor fascia clavipectoral que también rodea el subclavio. Ya hemos cubierto estos importantes músculos antes.

Figura 9.16. El pectoral menor, la unión entre la parte apendicular de la LAPB y la axial, desempeña un importante papel en esta línea y en la función del hombro en general.

La línea LAPB controla el pulgar, el cual controla el agarre. También estabiliza el brazo de modo que la LASB pueda dar impulso a una pelota (o a nosotros mismos si estamos en las barras paralelas o saltando una pared). Es muy importante que los fisioterapeutas realicen este trabajo en el pulgar (la liberación del punto gatillo) para mantener esta línea abierta y conectada, sin ejercer demasiada presión en la base del pulgar.

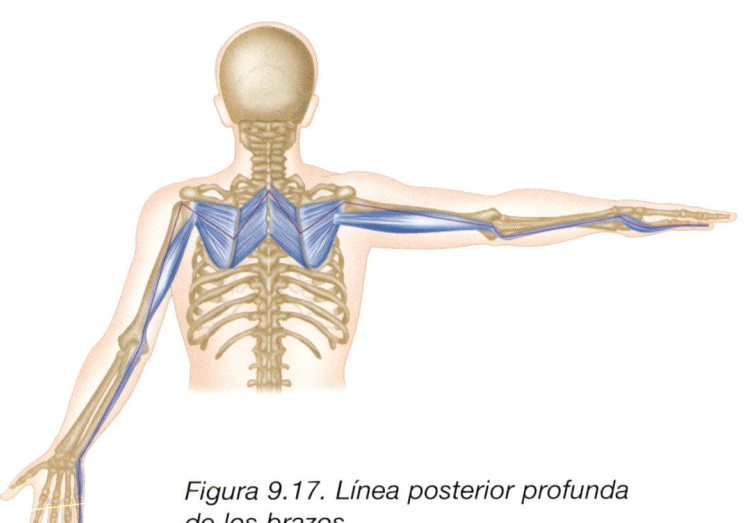

Si la LPPB es el borde anterior del "ala" del brazo que controla el agarre y lucha contra el embate del viento, la LPPB es su complemento, controlando el borde de salida y estabilizando la parte exterior del brazo. La LPPB es la más fácil de visualizar sacando el brazo hacia fuera lateralmente con el codo apuntando hacia atrás y la palma de la mano hacia abajo; la LPPB se dispone ahora a lo largo del lado posterior del brazo.

Figura 9.17. Línea posterior profunda de los brazos.

Si comenzamos distalmente, la fascia del lateral del dedo meñique llega hasta los músculos hipotenares por el exterior de la base de la mano. La línea continúa subiendo por la fascia del cúbito hasta el olécranon, donde se une con el tríceps braquial. Este grupo muscular sube por la parte posterior del brazo hasta el extremo exterior de la escápula. Aquí llegamos al *"sandwich* escapular" del manguito de los rotadores, del que hablaremos enseguida. Los últimos eslabones de la cadena son el elevador de la escápula y el romboides, de los que ya hemos hablado.

La estructura y la función del manguito de los rotadores requieren un poco de atención aquí. La pala de la escápula es muy delgada; simplemente aporta una gran zona de inserción para los músculos grandes y fuertes que a la vez refuerzan la cápsula del hombro y "dirigen" el brazo, del mismo modo que el cuerpo controla el ojo.

El hombro es la articulación más movible del cuerpo. Si cortas la cápsula para romper la junta hermética, podrás sacar el húmero casi dos centímetros de la cavidad glenoidea de la escápula. Esta movilidad requiere la correspondiente estabilidad, por lo que los tendones del supraespinoso, el infraespinoso, el redondo menor y el subescapular se doblan hacia los ligamentos capsulares aportando el soporte ajustable que puede soltarlos y permitir el pleno movimiento del hombro, o tensarlos para reforzar la estabilidad de la articulación. La cápsula por sí misma es débil en su parte anterior (razón por la cual tu hermano mayor es tan persuasivo cuando te retuerce el brazo por la espalda) y la articulación no está reforzada por un músculo inferior (razón por la cual los jugadores de fútbol americano se ponen hombreras).

Los cuatro músculos del manguito cubren las partes posterior, superior y laterales de la cabeza del húmero. El redondo menor y el infraespinoso cubren la parte de atrás y ayudan al deltoides posterior en la rotación lateral del húmero o en la resistencia de la rotación medial (un trabajo duro si tenemos en cuenta el número y la fuerza de los rotadores mediales del hombro). Es difícil ignorar el infraespinoso, con su resbaladiza cobertura fascial y suficiente masa como para cubrir toda la parte inferior de la escápula, aunque vale la pena encontrar el diminuto redondo menor, ya que éste amarra el húmero posteriormente. Busca debajo del tendón del infraespinoso, a medio camino entre el borde posterior del acromion y el pliegue de la axila por la espalda. Rasguea para encontrar un músculo pequeño y fuerte, normalmente del tamaño del meñique del cliente o de un lápiz grande.

El supraespinoso se clasifica también como un rotador lateral, aunque principalmente ayuda en la abducción sosteniendo la cabeza del húmero dentro de la articulación para que el deltoides (y el trapecio posterior) realice la abducción con suavidad. Por tanto, se encuentra en lo alto de la articulación y rellena el hueco que hay encima de la columna. Este hueco tiene unos dos centímetros de profundidad; así que, si quieres despertar o estirar realmente el supraespinoso, es necesario que penetres en esta fosa para tener algún efecto sobre el músculo. Normalmente no basta un par de pasadas sobre su superficie.

El subescapular cubre toda la parte anterior de la escápula y es el único rotador medial del grupo. Es un músculo multipennado con muchos tendones, así que no esperes suavizarlo completamente. Sin embargo, suele sufrir mucha tensión muscular, e incluso a menudo la fascia puede estar unida al serrato anterior subyacente, por lo que merece la pena dedicar tiempo a liberarlo para que funcione plenamente.

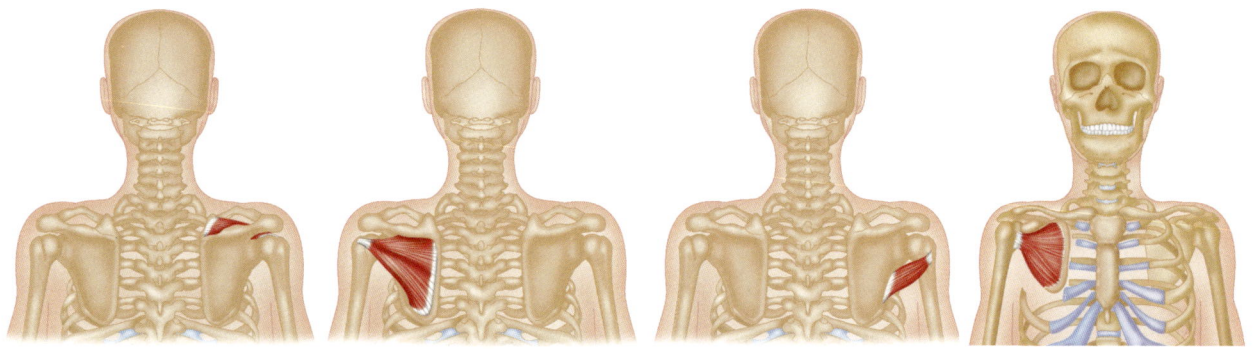

Figura 9.18. Los cuatro músculos del manguito de los rotadores "dirigen" el brazo del mismo modo que el cuerpo dirige el ojo al objeto que requiere su atención; de izquierda a derecha, supraespinoso, infraespinoso, redondo menor y subescapular.

Los cuatro músculos controlan juntos la cabeza del húmero igual que los cuatro músculos que rodean el ojo lo "dirigen" hacia el objeto que requiere su atención. Este papel fundamental requiere tanto fuerza como libertad. El tiempo dedicado al manguito de los rotadores compensará por sus resultados tanto de curación como de prevención.

Nuestra última línea del brazo, la LPSB, puede visualizarse abduciendo el brazo con el codo hacia abajo y la palma de la mano hacia delante. La línea transcurre desde las uñas de los dedos por el dorso de la mano con todos los extensores, pasa bajo el retináculo extensor y sube los músculos extensor cubital del carpo y extensor radial del carpo hasta unirse al tendón extensor común del epicóndilo humeral lateral. El tendón puede sentirse fácilmente en la parte posterior del antebrazo, cerca del codo.

El septo intermuscular lateral, que de nuevo separa los flexores y los extensores en la parte exterior, no es tan fácil de encontrar como su complementario medial, pero por otra parte se puede analizar desde el epicóndilo hasta el extremo del deltoides. El deltoides corre desde un punto del tubérculo del deltoides hasta el borde lateral de la clavícula, el acromion y la espina escapular. El trapecio completa la línea al ser la continuación del deltoides hacia toda la columna torácica y cervical del occipucio a T12. Esta línea aporta el movimiento complementario a la LASB, activa en un revés de tenis y en cualquier levantamiento. Es la parte superior de nuestra "ala".

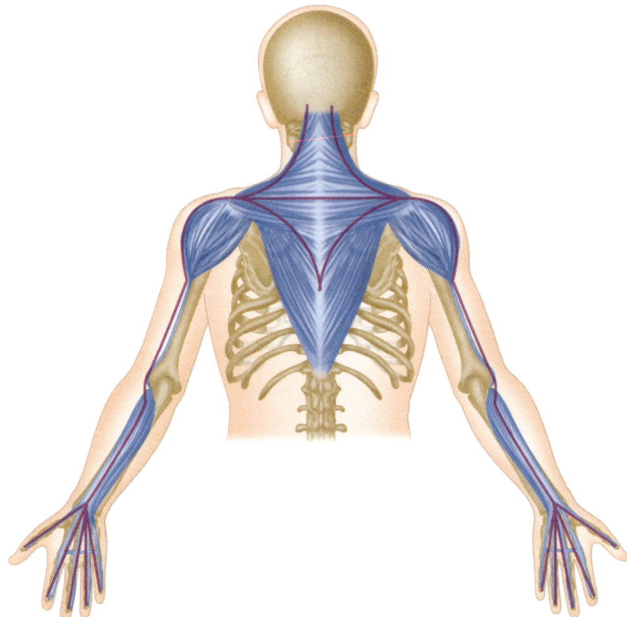

Aunque esperamos que las líneas te ayuden a visualizar la anatomía del brazo de manera organizada, si parecen incompletas es porque lo están. Debido a la estabilidad variable del brazo y a su necesidad de movilidad, algunos músculos, partes de músculos o estructuras fasciales deben entrecruzarse de una línea a otra. Para acabar el capítulo, enumeramos algunas estructuras "de cruces".

Figura 9.19. Línea posterior superficial de los brazos.

El bíceps braquial es quizás el mejor ejemplo: no sólo tiene dos cabeza, sino también dos "pies", por lo que presenta dos cruces en un músculo. La cabeza corta la incluimos en la LAPB, pero la cabeza larga sube por encima de la cabeza del húmero hasta el supraespinoso y así conecta la LAPB a la LPPB. En su extremo del "pie", el bíceps braquial tiene la aponeurosis bicipital, que se desprende hacia el grupo flexor. De este modo conecta la LAPB a la LASB (y por tanto sirve para llevar objetos pesados, como las maletas).

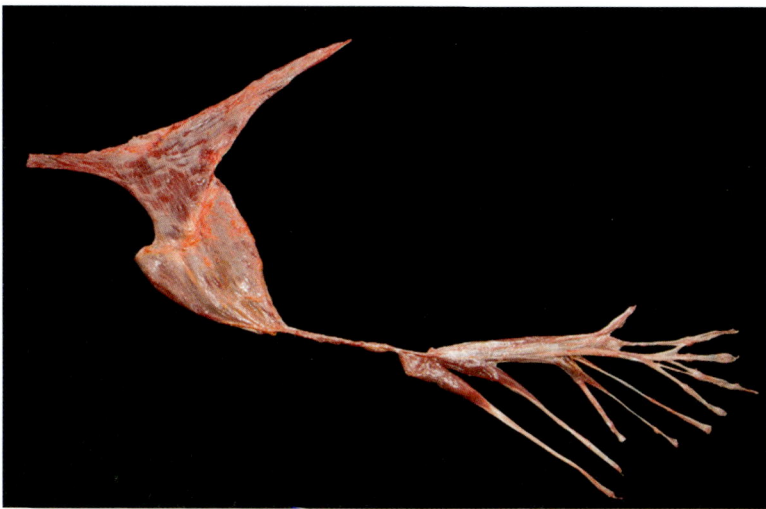

Figura 9.20. Esta disección de la LPSB muestra claramente la continuidad de la fascia de músculo a músculo. La mayoría de los anatomistas meten el bisturí hacia abajo y distinguen entre los músculos. Nosotros cortamos con el bisturí de lado para ver cómo están unidos.

El músculo braquiorradial atraviesa la LPSB y la LAPB, y el pronador cuadrado une las dos líneas profundas del brazo por la muñeca. Estas y otras estructuras permiten el suave funcionamiento de las muchas articulaciones del brazo en las diversas posiciones necesarias para arreglar el fregadero, jugar con tu hijo o remar en un bote. Los brazos son un invento maravilloso. Al haberse liberado de tener que sujetar el peso del cuerpo, sirven para coger cosas altas y abrazar, para escribir o curar de la forma en que sólo el cerebro humano ha aprendido a usar las manos.

Lectura corporal de los hombros

La cintura escapular puede ser difícil de examinar debido a sus muchos planos de movimiento. Si los analizamos por separado, empezaremos a tener una idea de cómo se combinan para formar los miles de patrones que se observan por la calle.

Para empezar, pueden desplazarse hacia arriba o hacia abajo. Normalmente, esto se puede leer observando la línea de las clavículas, que suelen ser paralelas respecto al suelo. Recuerda que tenemos que leer las partes del cuerpo en relación con otras partes, por lo que el mejor modo de leer esta parte con coherencia consistiría en comparar las clavículas con la línea del esternón, ya que tienen más conexiones con la caja torácica que con el suelo. Si la caja torácica está inclinada, también debe estarlo la cintura escapular para mantener el ángulo de 90° entre la clavícula y el esternón.

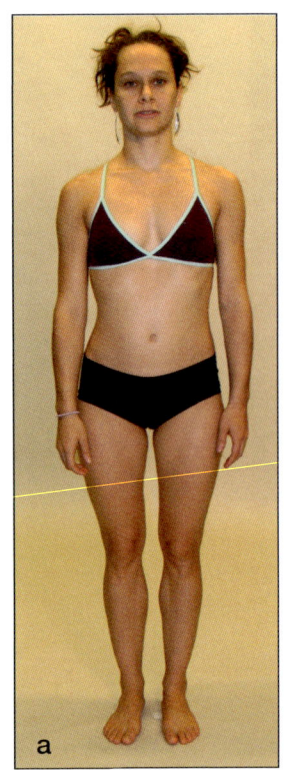

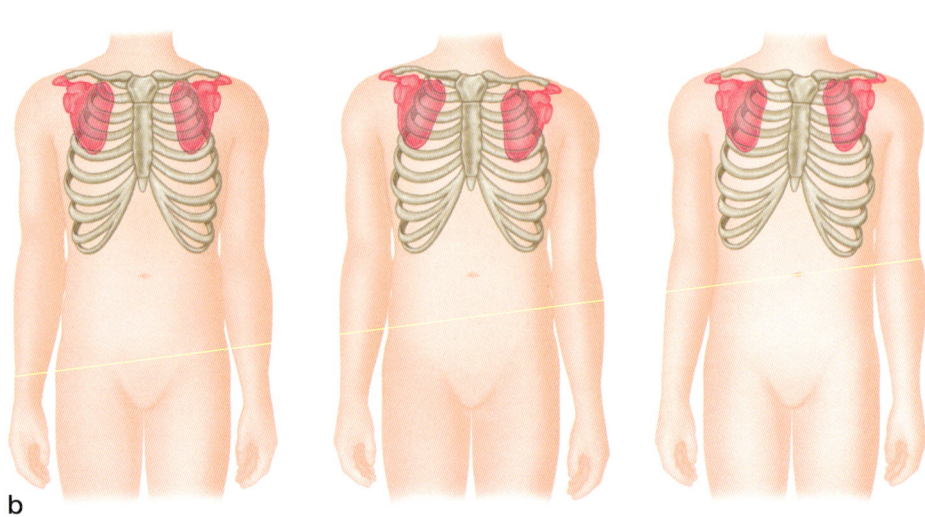

Figuras 9.21a y b. Por ejemplo, en (a) podemos ver que el hombro derecho está desplazado hacia abajo y el izquierdo desplazado hacia arriba respecto al suelo; pero cuando observamos la caja torácica, advertimos que está inclinada hacia la derecha. Por tanto, el principal problema está en la caja torácica y el tejido laxo que la conecta con la pelvis, no en el tejido laxo de los hombros. En (b) observamos unos hombros equilibrados con las costillas, inclinados hacia la izquierda en relación con las costillas y, finalmente, unos hombros que parecen relativamente equilibrados respecto al suelo, pero que en realidad están inclinados hacia la derecha en relación con el tórax.

En un desplazamiento superior real, obviamente, nos dirigiríamos a los elevadores del hombro, el trapecio superior y el elevador de la escápula. Sin embargo, también podríamos tratar el desequilibrio del cabestrillo *romboserrato*, una pata de la "X" que explicábamos antes. El romboides ayudaría a elevar la cintura escapular, y el serrato anterior la bajaría. Este patrón es fácil de observar si lo miramos desde atrás.

En un desplazamiento inferior tendríamos que trabajar el subclavio y los numerosos depresores del hombro. Sin embargo, con frecuencia debemos también asegurarnos de que la cintura escapular recibe el apoyo de las costillas por debajo, ya que un motivo común de la caída de hombros es un desplazamiento lateral de la caja torácica hacia el otro lado. Siéntelo tú mismo relajando los hombros, dejando que descansen sobre el tórax, y luego mueve la caja torácica hacia un lado. La mayoría sentirán que el hombro sin apoyo cae desde la oreja.

Los hombros también pueden desplazarse anterior y posteriormente. También podemos interpretar esto según el equilibrio de la "X" escapular. El pectoral menor y el serrato anterior se acortarán en un desplazamiento anterior, mientras que el romboides y el trapecio inferior se elongan, y viceversa con un desplazamiento posterior.

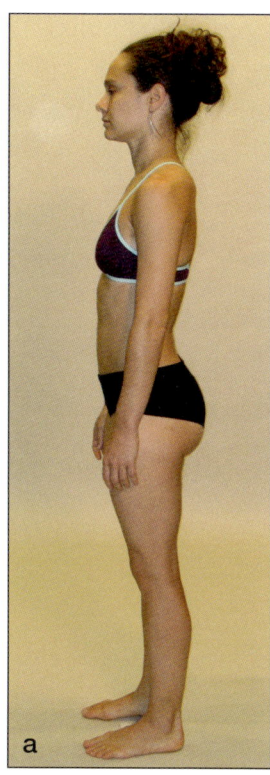

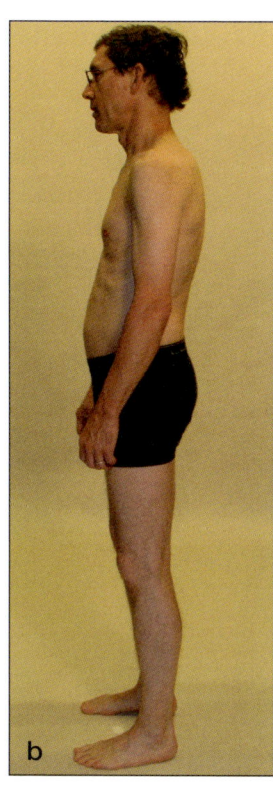

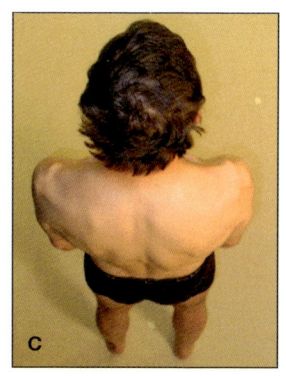

Figuras 9.22a, b y c. Para leer desplazamientos anteriores o posteriores, tenemos que examinar la relación de los centros de gravedad de la cintura escapular y la caja torácica. El centro de gravedad de la caja torácica estará aproximadamente a medio camino entre la parte inferior del esternón y la columna, mientras que en la cintura escapular puede considerarse el punto medio de la "V" creada por la espina de la escápula y la clavícula. En nuestra primera modelo observamos una buena relación entre las dos, pero en el segundo se ve claramente que la cintura escapular está desplazada hacia delante desde el centro de gravedad de la caja torácica. Esto se observa perfectamente cuando se mira desde arriba y se obtiene otra vista de la "V" que forman las dos líneas de huesos.

El siguiente eje de movimiento es la rotación, cuando la escápula gira medial o lateralmente (este último movimiento está limitado por la presencia de la caja torácica, así que no es tan frecuente). La vista superior de nuestro segundo cliente (figura 9.22c) nos ofrece un ejemplo de rotación medial de la escápula. Aunque normalmente viene acompañada de un desplazamiento anterior del hombro, también puede darse con un desplazamiento posterior, como se observa en nuestra tercera modelo (figura 9.23).

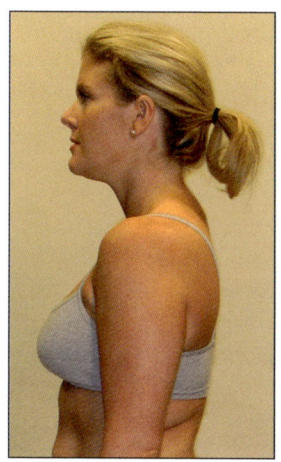

Figura 9.23. Como ya hemos visto, los hombros de esta modelo están caídos hacia atrás (desplazamiento posterior) para servir de contrapeso a la cabeza, inclinada hacia delante y con rotación medial, con el fin de facilitar el uso de los brazos por delante del cuerpo. Si queremos liberar satisfactoriamente el patrón de sus hombros, tendremos que alinear lo mejor posible la cabeza y el cuello con la caja torácica.

Nuestro último eje de movimiento es la inclinación. Ésta se puede medir mirando el ángulo que dibuja el borde medial con las costillas y la columna. La inclinación puede darse en dos planos: medial/lateral, una variación de la relación de paralelismo que deberían tener el borde medial del omóplato y la columna (suponiendo que la columna esté lo suficientemente derecha, figura 9.24), y anterior/posterior, lo cual se valora según el ángulo que formen la escápula y las costillas subyacentes.

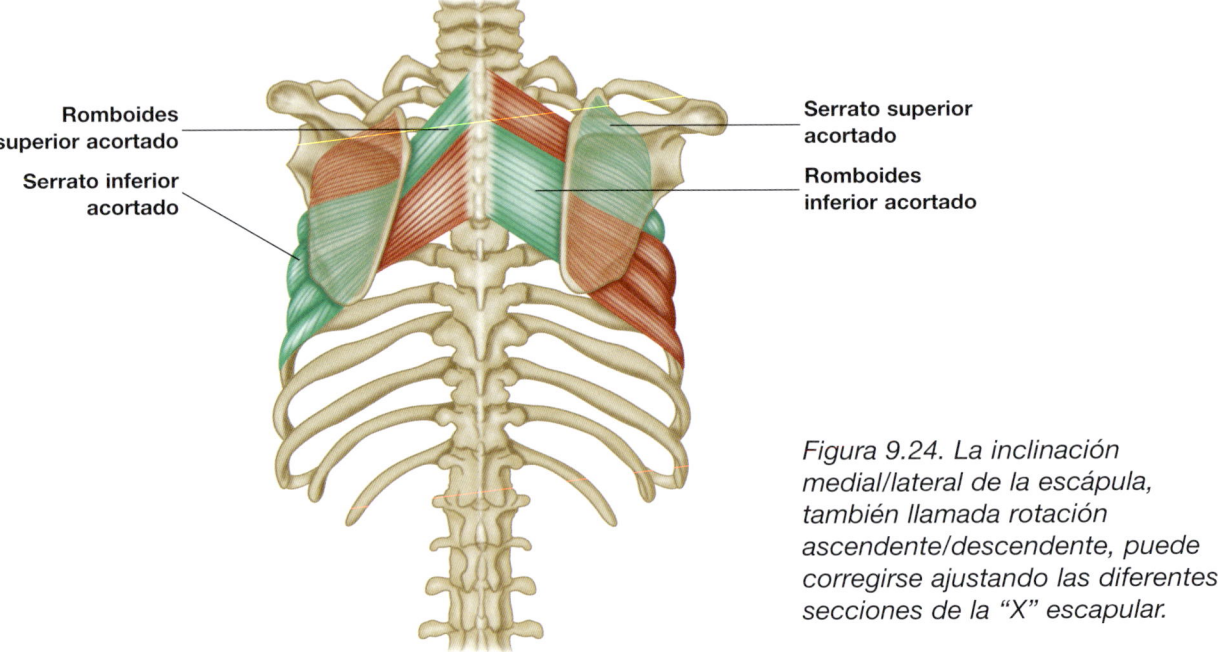

Romboides
superior acortado

Serrato inferior
acortado

Serrato superior
acortado

Romboides
inferior acortado

Figura 9.24. La inclinación medial/lateral de la escápula, también llamada rotación ascendente/descendente, puede corregirse ajustando las diferentes secciones de la "X" escapular.

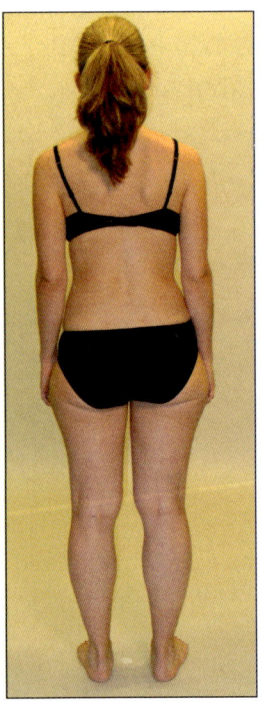

Figura 9.25. En la imagen se observa una inclinación lateral de ambos hombros, ya que la porción inferior de los bordes mediales está más cerca de la columna. Por tanto, lo beneficioso sería trabajar los romboides inferiores y al serrato superoanterior.

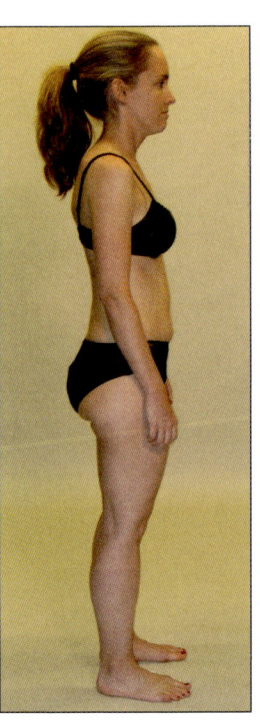

Figura 9.26. En esta modelo vemos una ligera inclinación anterior de la escápula en bipedestación, pero también vemos que su caja torácica está inclinada hacia atrás. Si corregimos la caja torácica (puedes inclinar el libro hasta que el tórax esté vertical), también tendremos que trabajar un poco la parte anterior de la cintura escapular (pectoral menor) para corregirla.

Técnicas para el hombro y el brazo

Pectoral mayor y fascia esternocostal (LAS y LASB)

De pie a un lado del cliente, utiliza los dedos o un puño suelto de la mano cercana al cliente para levantar el tejido de la quinta costilla hacia arriba. Tendrás que trabajar a ambos lados del esternón. Con los clientes masculinos de mayor tamaño, debes utilizar ambos puños a la vez. En las mujeres sólo tendrás que usar dos o tres dedos, especialmente al pasar por debajo de la parte central del sujetador (asegúrate de explicar exactamente adónde vas y por qué para obtener el permiso de la cliente antes de comenzar la técnica).

Comienza por encima de la apófisis xifoides y dirige la manipulación hacia la unión proximal de la clavícula. Con dos o tres pasadas cubrirás las zonas superficiales, cercanas y ligeramente laterales del esternón, dependiendo de la amplitud de la herramienta que estés utilizando. Aunque las manipulaciones generales de elevación son buenas, también tendrás que trabajar mucho en el detalle de las articulaciones esternocostales a cada lado del esternón.

La manipulación puede extenderse para incluir la porción clavicular del pectoral mayor siguiendo la línea inferior hasta la clavícula. Aunque ambos lados del pecho pueden trabajarse desde el mimo lado, es más fácil para la mecánica de tu cuerpo que cambies al otro lado para que llegues mejor a esta porción superior.

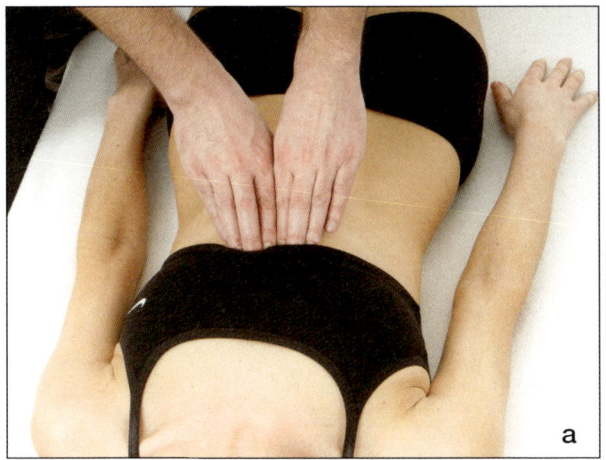 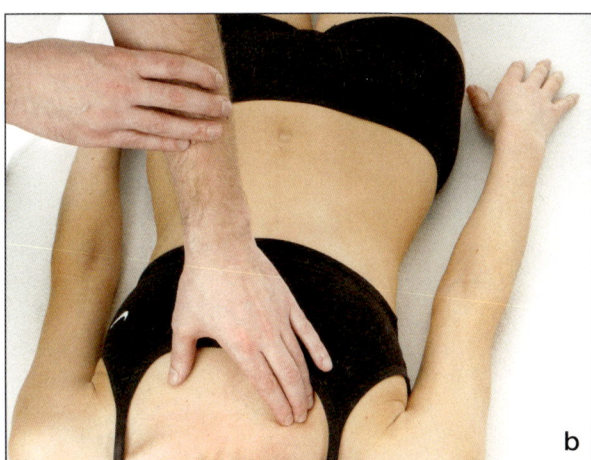

Figuras 9.27a y b. Obtén el permiso de la cliente antes de elevar la fascia a lo largo y a cada lado del esternón y trabaja hacia la parte inferior del húmero hasta la clavícula.

Subclavio (LAPB)

Con frecuencia, la zona inferior a la clavícula puede estar muy restringida, especialmente en personas que sufren problemas respiratorios. Para abrir esta zona a conciencia y obtener el acceso directo al subclavio, enrolla los dedos bajo el hueso y pide al cliente que rote el brazo hacia fuera. Así, rotará al mismo tiempo la clavícula alejándola de tus dedos.

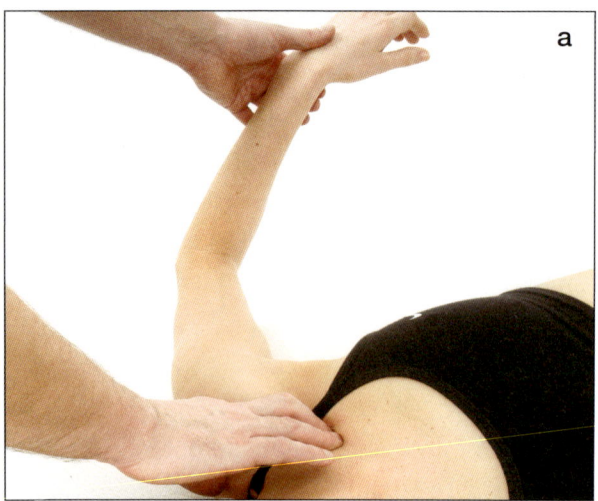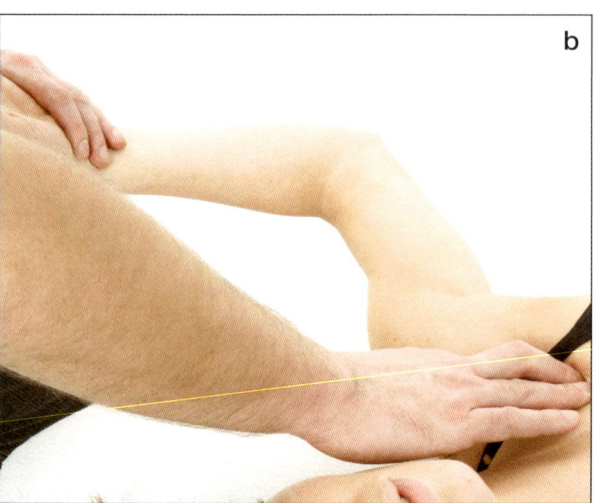

Figuras 9.28a y b. Bloquea el tejido superficial inferior a la clavícula y rota el brazo hacia fuera para enrollar la clavícula, abrir la fascia y preparar la zona para un trabajo más profundo.

Si el movimiento de la clavícula es limitado en la articulación esternoclavicular, quizá quieras trabajar directamente sobre el subclavio. Para ello acerca al cliente al borde de tu lado de la camilla y pídele que suba el brazo hacia el techo. Coloca los dedos en sentido inferior y profundamente hacia el hueso, con las almohadillas de los dedos contra él. Entonces, pide al cliente que baje lentamente el codo hacia el suelo. El codo debe superar hacia abajo el borde de la camilla para que la liberación del subclavio sea posible.

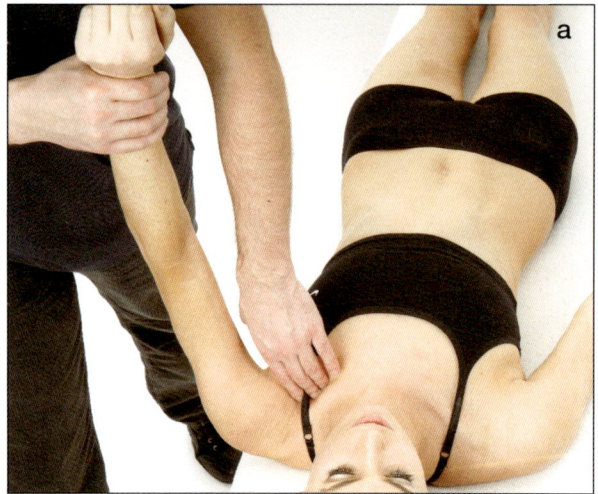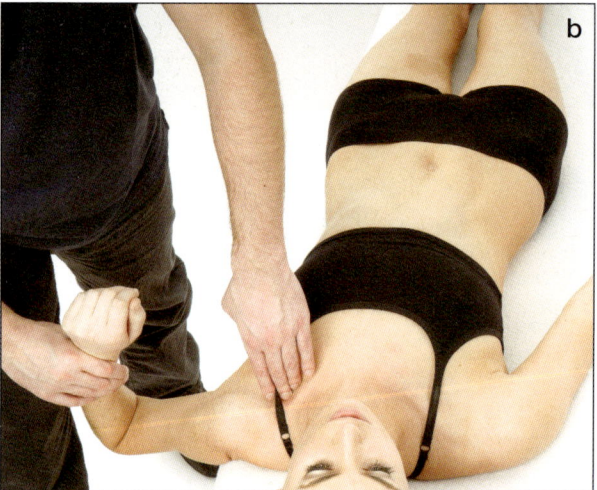

Figuras 9.29a y b. Con el brazo levantado, bloquea el subclavio y luego abduce con lentitud el brazo horizontalmente hacia el suelo.

Pectoral menor

Al trabajar en esta zona tan sensible, preferimos arrodillarnos o sentarnos a un lado del cliente, lo cual procura una mayor estabilidad y, por lo tanto, que las manos estén relajadas para penetrar en una zona tan privada para algunas mujeres. Una vez más es mejor que expliques a la cliente adónde vas y por qué y pedirle que te informe si tiene sensaciones nerviosas, ya que es muy fácil pellizcar o estirar la fascia que rodea el plexo braquial al relajar el tejido. Si esto ocurre, lo único que hay que hacer es retirarse un poco y recolocarse, quizá tomar un ángulo de manipulación ligeramente distinto. Intenta no retirarte totalmente y no te alarmes si esto ocurre. Si tocas y sueltas muchas veces el tejido, puedes distraer al cliente, igual que si observa signos de angustia en tu rostro.

El pectoral menor es uno de los muchos estabilizadores de la cintura escapular. Es un antagonista de la parte inferior del músculo trapecio y tiene (al menos) tres direcciones ligeramente diferentes hacia las que tirar de la escápula en función del número de inserciones que tenga en la caja torácica. También está envuelto por la fascia clavipectoral, que ayuda a sostener el plexo braquial en su camino hacia el brazo.

Sentado o de rodillas más o menos a la altura de la cintura del cliente, desliza los dedos de la mano "de la cabeza" profundamente hasta el borde lateral del pectoral mayor, por el lateral de las costillas (es decir, en paralelo, no dando golpecitos). Empuja con los dedos desde el hombro; la mayor relajación de los dedos permite al cliente y a su tejido una relajación más fácil y evita que se ponga a la defensiva.

Con la otra mano sujeta el brazo cogido por la muñeca, con el brazo ligeramente en abducción para permitir el acceso, y podrás guiar al cliente hacia uno de dos movimientos. Cuando tengas las fibras adecuadas del pectoral menor, el cliente puede pasar el brazo por encima de la cabeza, como cuando se nada muy despacio de espalda, o utilizar el trapecio para acercar el hombro a la línea central y la parte inferior de la espalda. Este último movimiento puede ayudar a liberar la zona débil e infrautilizada del trapecio, mientras que el anterior consiste simplemente en utilizar la técnica de "pellizcar y estirar". Ambos movimientos se pueden alterar con el fin de centrar el estiramiento en el tejido de la sección que sufra más limitación. Por ejemplo, si la escápula está más rotada medialmente, la vaina superior (tercera costilla) del pectoral menor será más corta y hay que hacer hincapié en la retracción de la escápula. Si la escápula muestra una inclinación más anterior, tendremos que centrarnos en la vaina inferior (quinta costilla) y realizar un mayor movimiento en sentido inferior bloqueando el tejido.

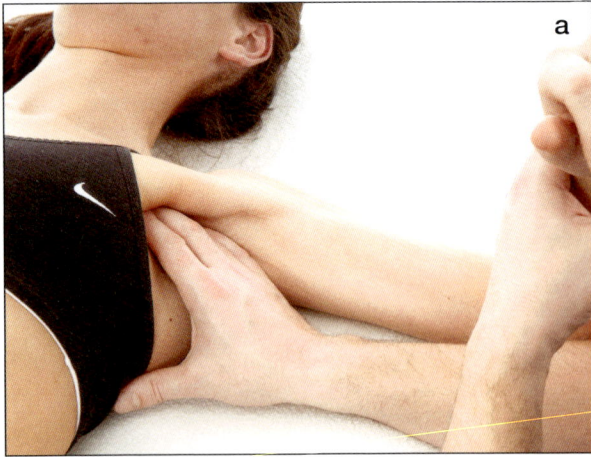
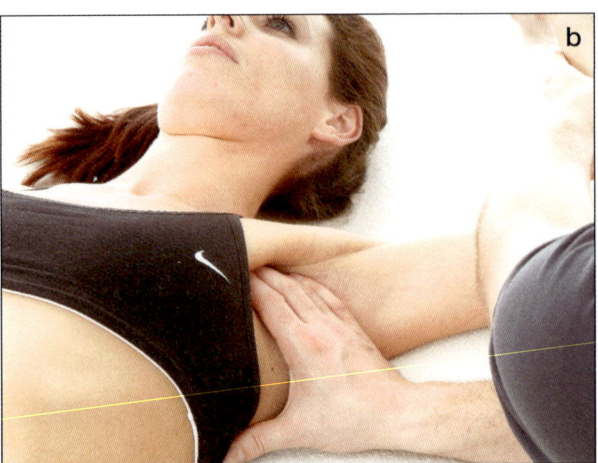

Figuras 9.30a y b. El deslizamiento entre la parte posterior del pectoral mayor y la caja torácica sirve para abrir suavemente la fascia clavipectoral con el fin de acceder y bloquear el pectoral menor. Pide entonces al cliente que eche el brazo hacia atrás (como en la imagen) o que junte las escápulas y las baje para realizar el estiramiento.

Dorsal ancho y redondo mayor: liberación escapulohumeral

Con bastante frecuencia, el húmero y la escápula pueden quedar adheridos debido a, o posiblemente causando, el acortamiento de la fascia que rodea la parte posterior de la axila. Esto puede comprobarse simplemente llevando el húmero a su abducción completa y mirando y/o sintiendo la cantidad de movimiento escapular con la abducción humeral. Si existe cualquier limitación, simplemente relaja el tejido un poco mediante la aducción suave del brazo. Penetra en la fascia del dorsal ancho y el redondo mayor que conforman la pared posterior de la axila y, con cuidado de no estirar la piel, realiza la abducción del brazo por encima de la cabeza del cliente de forma activa o pasiva.

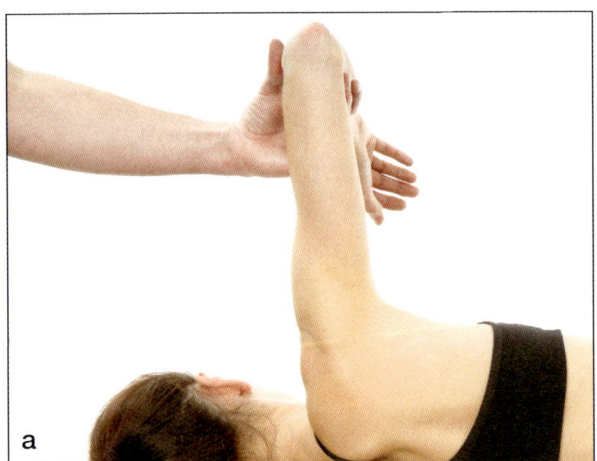
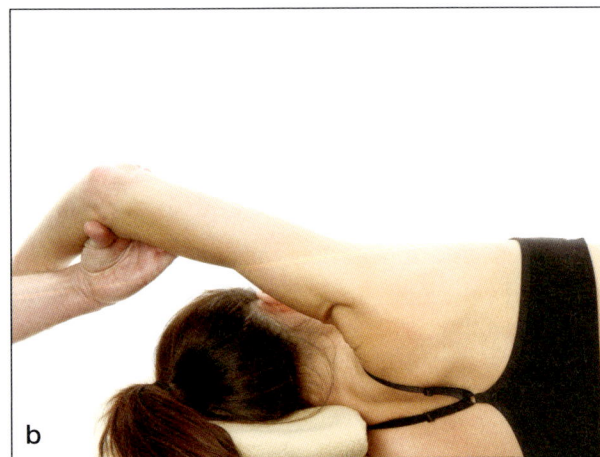

Figuras 9.31a y b. Con el cliente tumbado de costado, examina la relación entre el tronco y el húmero proximal. Busca líneas de tensión o limitación que inclinen la escápula antes de lo necesario.

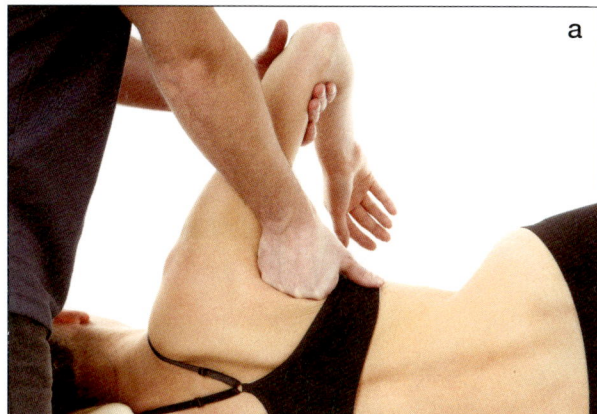
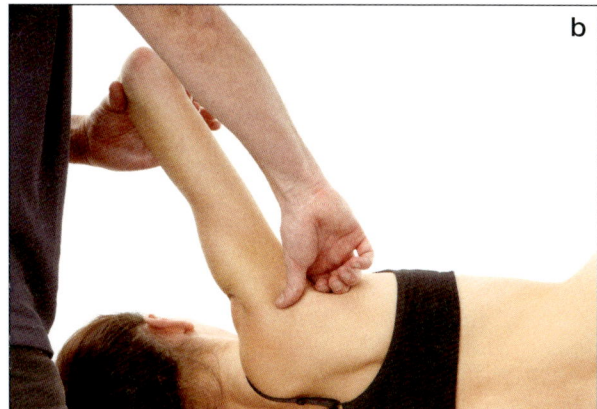
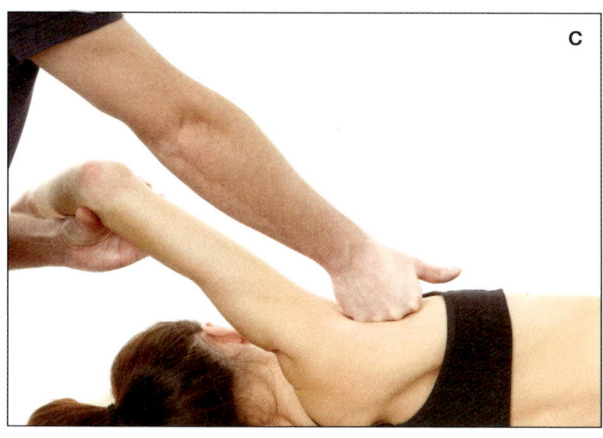

Figuras 9.32a, b y c. Con el brazo relajado, bloquea las líneas tensas con un puño suelto o los nudillos y luego realiza lentamente la abducción del húmero para estirar el tejido.

Justo igual que la articulación de la cadera, la articulación glenohumeral está rodeada por una serie de músculos con forma de abanico o secuencias de músculos que forman un patrón triangular. Desde las fibras casi horizontales del infraespinoso hasta las fibras casi verticales del dorsal ancho lateral, tenemos un amplio número de posibles vectores de fuerza. En las zonas en las que las fibras horizontales limiten la aducción horizontal anterior, las fibras más verticales del dorsal ancho afectarán la simple abducción del brazo (es decir, llevar el brazo hacia fuera al lado del cuerpo, junto a la oreja).

Este movimiento se puede valorar de pie y tanto activa como pasivamente tumbado de costado. Cuando trabajes, el ángulo del movimiento del brazo del cliente se puede alterar para igualarse a las fibras de la zona que estás tratando: cuanto más verticales sean las fibras, más puede acercarse el brazo a la oreja; para liberar las fibras horizontales, será más efectivo que el cliente eleve el brazo por delante del cuerpo. Los dos últimos movimientos pueden combinarse fácilmente en una suave secuencia simplemente alterando los ángulos y la posición de tus manos y la dirección del movimiento del húmero. Como con todas estas técnicas, es más importante hacer ajustes sensibles según los patrones del tejido del cliente que seguir de memoria unas directrices generales.

Liberación del dorsal ancho sentado (LASB)

Con el cliente en el banco, trata el dorsal ancho a lo largo de la cara lateral de la caja torácica y pide al cliente que levante los brazos hacia fuera, hacia arriba y adelante. Podrás aislar zonas especialmente tensas combinando diferentes variaciones de estos movimientos.

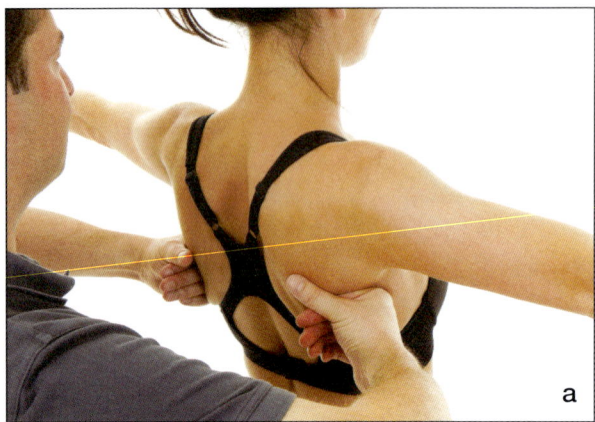

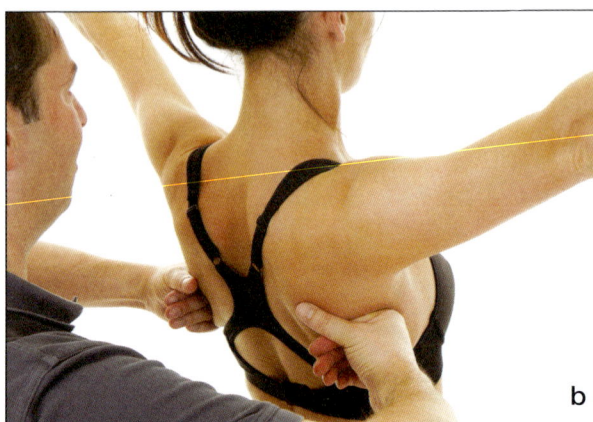

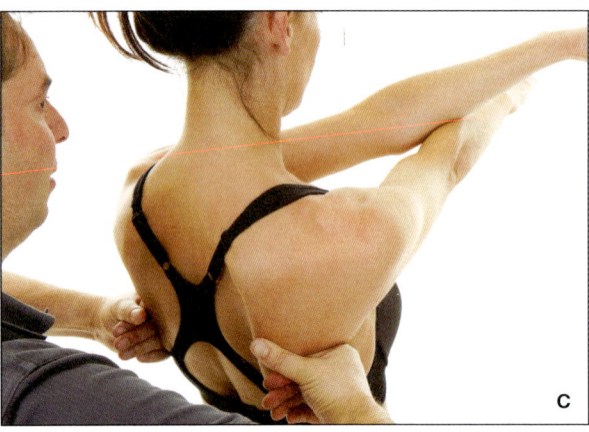

Figuras 9.33a, b y c. El bloqueo del dorsal ancho y el redondo mayor y el movimiento de los brazos del cliente con una gran amplitud puede ayudar a liberar el húmero de la escápula y el tronco.

Romboides (LPPB)

En todas las posturas excepto en la militar, es más probable que los romboides se elonguen que se acorten, pero su longitud puede variar entre las fibras superiores y las inferiores. Si aceptamos que el borde medial de la escápula debería estar paralelo a la columna en una posición neutra, entonces, si la escápula se inclina lateralmente, las fibras inferiores de este músculo se bloquearán acortadas respecto a las fibras superiores. Lo contrario ocurrirá evidentemente si la escápula está medialmente inclinada (figura 9.24).

Para aislar las secciones del romboides, trabaja desde el lado opuesto de la camilla y bloquea la sección apropiada, comenzando lateralmente a las apófisis espinosas en algún punto entre la C7 y la T5, en función de qué fibras sean las más cortas, y pasando hacia el borde medial de la escápula. Con el fin de abrir las secciones superiores, pide al cliente que estire el brazo hacia el pie mientras te deslizas por la columna. En las zonas inferiores pídele que lleve el brazo hacia un lado junto a la cabeza. Estos dos movimientos servirán para abrir las partes superior e inferior de los romboides, respectivamente.

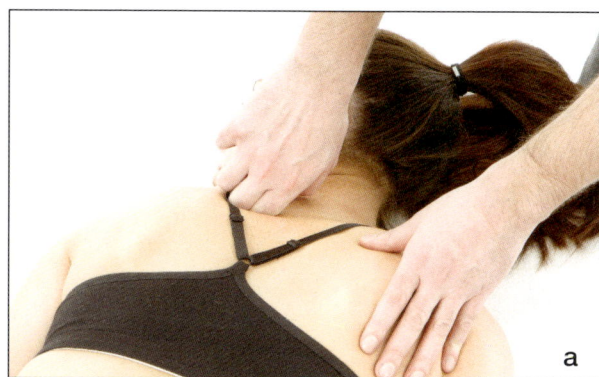 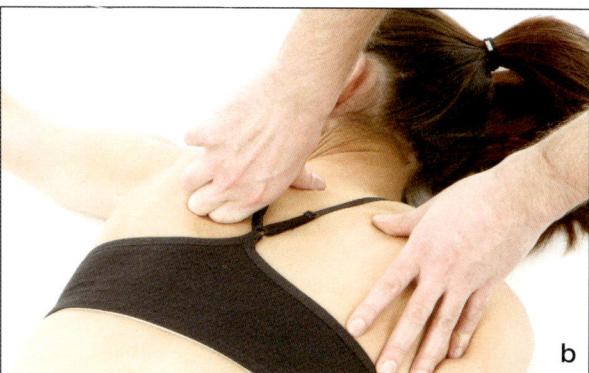

Figuras 9.34a y b. Para aislar las fibras superiores, pide al cliente que estire el brazo hacia el muslo mientras realizas tu manipulación. Para abrir la parte inferior, pídele que estire el brazo hacia un lado. Esto puede servir para invertir cualquier inclinación medial o lateral de la escápula.

Trabaja de forma transversal sobre las fibras si hay bloqueo de miofascias largas. Se puede acceder con facilidad a los romboides desde la parte alta de la camilla bajando con un puño o un codo suaves por el cuerpo.

Serrato anterior (L esp)

Se puede acceder más fácilmente a esta extensión del músculo romboides con el cliente tumbado de costado o sentado. Es un músculo confuso cuyas fibras siguen muchas direcciones diferentes y, como muchos otros, tendrá que ser tratado en distintas direcciones en función de la posición de la cintura escapular.

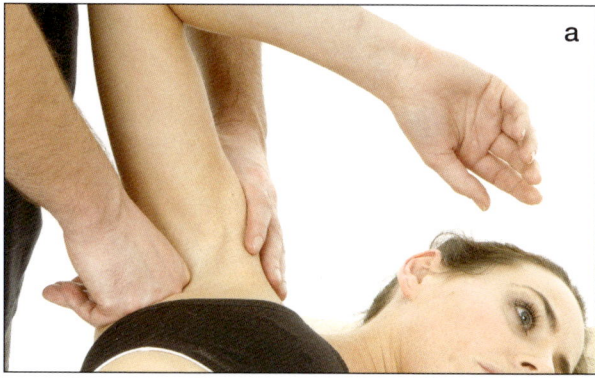 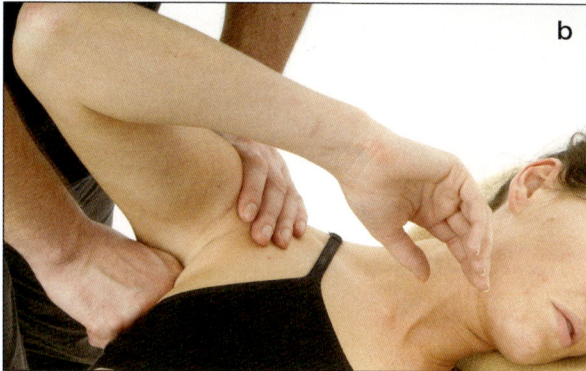

Figuras 9.35a y b. Alcanza el borde lateral de la escápula con los nudillos proximales cuidando de no presionar una costilla ni el borde del hueso. Empuja la escápula posteriormente, controlando y guiando el movimiento con la otra mano hueca sobre el acromion. Cuando tengas asido el tejido, podrás estirarlo más si el cliente inspira hacia las costillas laterales.

Las fibras superiores del serrato anterior son casi horizontales y tiran de la escápula hacia delante y alrededor del tórax, mientras que las fibras inferiores tiran en sentido inferior, lateral y, finalmente, hacia la parte anterior de la caja torácica.

Con el cliente tumbado de costado, utiliza los nudillos proximales de tu mano "del pie" suavemente a lo largo del borde lateral de la escápula. La mano "de la cabeza" puede abarcar el acromion; entre las dos manos tendrás controlada casi toda la cintura escapular. Al mover la escápula hacia atrás y hacia arriba, podrás aislar el estiramiento en las fibras inferiores. Si acercas estos dos huesos directamente hacia ti, centrarás el movimiento en las fibras medias o superiores. Al jugar con este movimiento, podrás ser bastante preciso y sutil al identificar las líneas de restricción. El movimiento se obtiene manteniendo la escápula en sentido posterior mientras el cliente inspira. Pide al cliente que "respire hacia arriba, hacia tu mano", para expandir más la caja torácica.

Sentado, puedes trabajar ambos lados simultáneamente, utilizando los nudillos proximales para levantar ambas escápulas y luego pedir al cliente que inspire. Esta vez la respiración se realizará "arriba y hacia el esternón, dejando que se levante". Tu cliente puede aumentar el estiramiento manteniendo los brazos estirados por delante y cruzados como tijeras mientras mantienes las escápulas en su sitio. Si un lado sufre más limitación que el otro, utiliza una mano para estabilizar mientras realizas el trabajo principal con la otra. Asegúrate de que mantienes los brazos abiertos y los codos levantados y de que los puños casi separan la escápula del tórax (pero sin oprimir las costillas). Los mismos pequeños cambios en el ángulo de fuerza pueden ayudar a ajustar tu dirección hacia las fibras apropiadas.

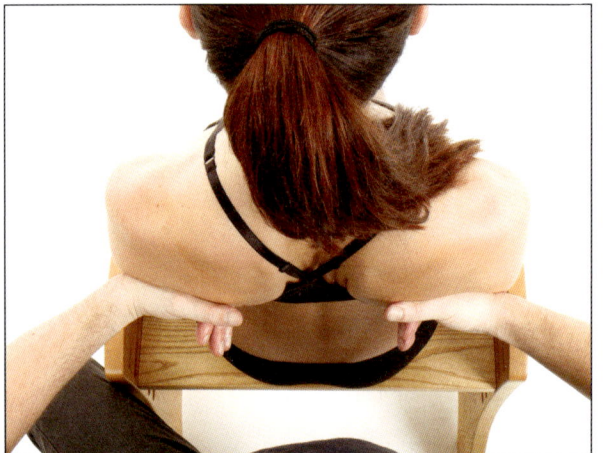

Figura 9.36. De rodillas, por detrás de tu cliente sentado, alcanza los bordes laterales de ambas escápulas y muévelos en sentido posterior alrededor de la caja torácica. Luego pide al cliente que respire hacia el esternón para abrir ambos serratos anteriores.

Trapecio (LPSB)

Muchas referencias dividen el trapecio en dos (superior e inferior) o tres (superior, medio e inferior) secciones. Nosotros preferimos considerar que tiene cuatro secciones, ya que la porción anterior que se une al tercio lateral de la clavícula desempeña una función algo distinta a las restantes. Va desde la parte delantera hasta la parte trasera del cuerpo, así que puede tirar de la cabeza hacia delante, así como rotarla hacia el lado opuesto.

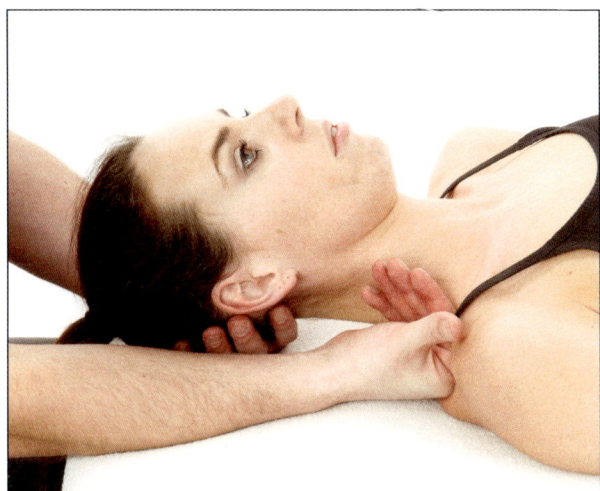 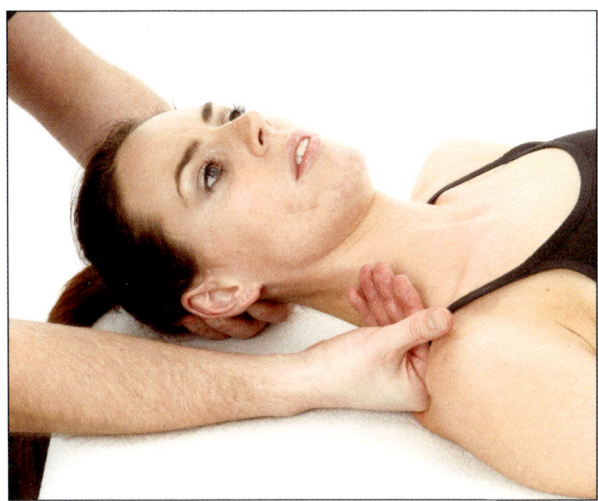

Figura 9.37. Utiliza un puño suelto para bloquear el tejido y deslizar la cabeza del cliente en flexión lateral. Se puede añadir la rotación y/o la flexión para que la técnica sea todavía más precisa.

Coloca al cliente en posición supina para trabajar con esta porción anterior. Pon una mano bajo el occipucio para guiar el movimiento y la otra con un puño suelto ligeramente anterior a la cresta del hombro (deberías palpar fácilmente el borde anterior del trapecio; tu contacto debe permanecer detrás de este borde). Cuando hayas profundizado en el tejido delgado y superficial del trapecio, el cliente puede girar la cabeza activa o pasivamente hacia el mismo lado y deslizarla hacia el lado opuesto (rotación ipsolateral y flexión lateral contralateral) mientras te deslizas a lo largo de las fibras, oponiendo resistencia al movimiento, o bloqueas en algún sitio.

La porción superior del trapecio posterior puede manipularse desde la misma posición haciendo contacto posterior en la cresta del hombro. Simplemente la flexión de la cabeza (de forma activa o pasiva, preferiblemente activa) hacia el lado opuesto puede facilitar su apertura.

Tendrás que acceder a las secciones media e inferior con tu cliente en posición prona, tumbado de costado o sentado. Parecido a lo que ocurre con los romboides, rara vez se bloquean acortados y, por tanto, lo más frecuente es que precisen una manipulación transversa para liberar la fascia de las fibras elongadas. La forma más fácil de conseguirlo consiste en colocar al cliente en posición prona con los brazos estirados hacia delante (fibras medias) o por encima de la cabeza (fibras inferiores).

Técnicas para el manguito de los rotadores

Rotadores externos: infraespinoso y redondo menor (LPPB)

Coloca a tu cliente tumbado en posición prona en un borde de la camilla para que pueda dejar el antebrazo colgado por el otro lado y el codo apoyado cómodamente en el borde. Pídele que, sin mover el codo de su sitio, levante la palma de la mano hacia el techo. Así se creará una rotación interna del brazo con la que se estirará el tejido a tratar, mientras bloqueas los dos músculos inferiores a la espina escapular.

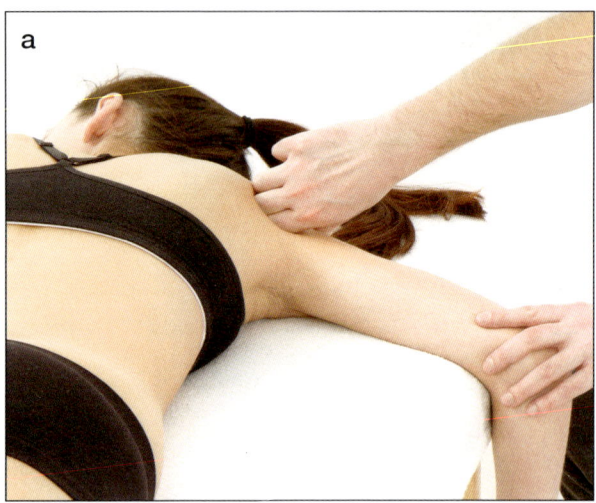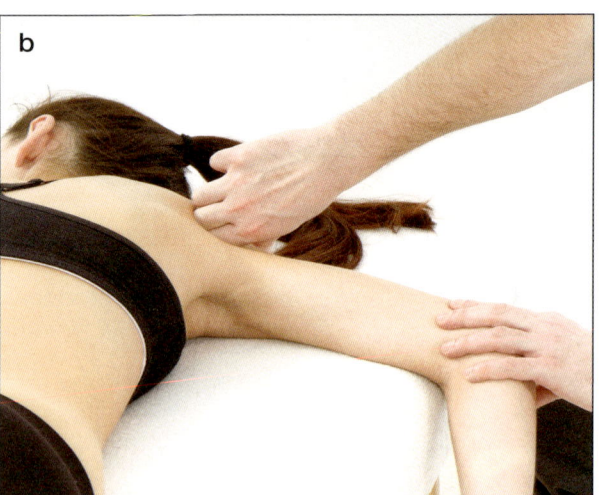

Figuras 9.38a y b. Utiliza los nudillos para bloquear el infraespinoso y el redondo menor y luego haz que el cliente rote hacia dentro el brazo levantando la palma de la mano hacia el techo. Repite este movimiento unas cuantas veces cogiendo partes ligeramente diferentes del pequeño abanico de la fascia de la parte posterior de la escápula mientras facilitas la rotación medial de la cintura escapular. Sé cuidadoso, ya que esta zona suele bloquearse acortada.

Rotador interno: subescapular (LPPB)

Hay ciertas zonas del cuerpo a las que prestamos poca atención, ya que están ocultas a nuestra vista y protegidas del tacto. El subescapular es una de ellas y tenemos que darnos cuenta de que hay que minimizar las molestias al acercarnos a él. Arrodíllate o siéntate junto al cliente para asegurarte de que tienes una base estable. Si intentas este movimiento de pie, quizás el cuerpo te pida una tensión extra para mantenerte estable. Esto podría transferirse a tu contacto, lo cual haría que estas técnicas fueran más duras de lo necesario para el cliente.

Para alcanzar este músculo de la superficie anterior (profunda) de la escápula, es más fácil acercar la cintura escapular del cliente a tu mano que hacerlo al revés.

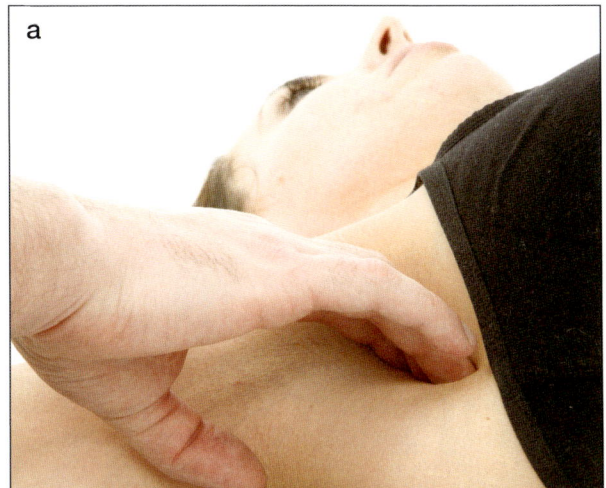

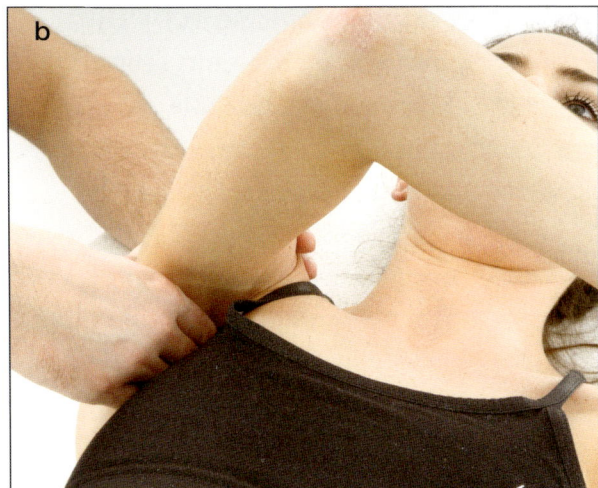

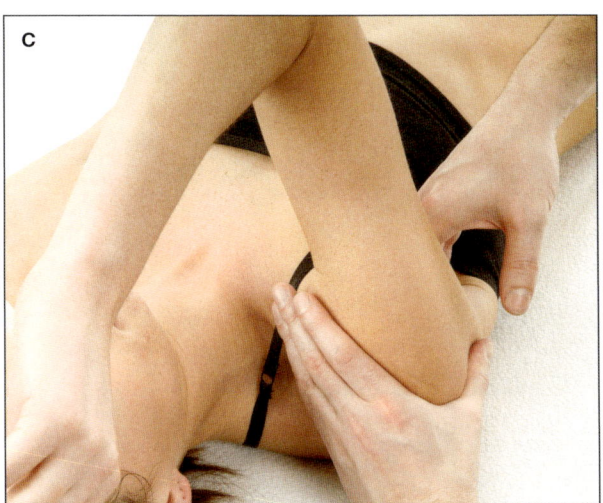

Figuras 9.39a, b y c. Introduce ligeramente los dedos en el septo que hay entre la cara anterior de la escápula y la caja torácica, abriendo el septo que hay entre el serrato anterior y el subescapular. Di al cliente que cruce el brazo por delante del cuerpo para acercar la cara anterior de la escápula (y por tanto, el subescapular) hacia las yemas de tus dedos. Aumenta la presión empujando en el acromion con la otra mano. El cliente puede rotar lentamente hacia fuera el brazo para facilitar el estiramiento.

Coloca tu mano "del pie" junto a la caja torácica, justo delante del borde lateral de la escápula. Coloca la mano "de la cabeza" sobre el acromion como guía y pide al cliente que eche el hombro hacia delante y en diagonal al cuerpo. Así pasará la escápula por encima de tus dedos.

En lugar de presionar hacia arriba y hacia dentro con los dedos para manipular el tejido, empuja la escápula del cliente hacia tus dedos presionando suavemente en el acromion con la mano "de la cabeza". De este modo, tus dedos de trabajo pueden estar lo más relajados posible al tratar la fascia que hay encima del subescapular. Una vez hayas bloqueado con seguridad el tejido, píde al cliente que rote lateralmente el brazo manteniendo el codo cerca del tronco, que mueva el dorso de la mano hacia ti. Dile que mueva el hombro y rote el brazo antes de que tú empieces.

Abductor: supraespinoso (LPPB)

El supraespinoso es un músculo grueso que se encuentra bajo el trapecio, en la depresión que hay sobre la espina de la escápula. Se adentra en el acromion por encima de la cabeza del húmero para unir lateralmente y mantener la esfera del húmero en la articulación y crear una fuerza de abducción en el brazo.

Tu cliente puede ponerse en posición prona, supina o de costado y colocar el brazo en ligera abducción para acortar el músculo mientras penetras en él con delicadeza, pero con la suficiente profundidad y con una manipulación que permita mover el tejido medialmente en la aducción del codo. Quizá los pulgares sean la mejor herramienta para este espacio, pero prueba primero con los nudillos para reservar los dedos para trabajos más delicados.

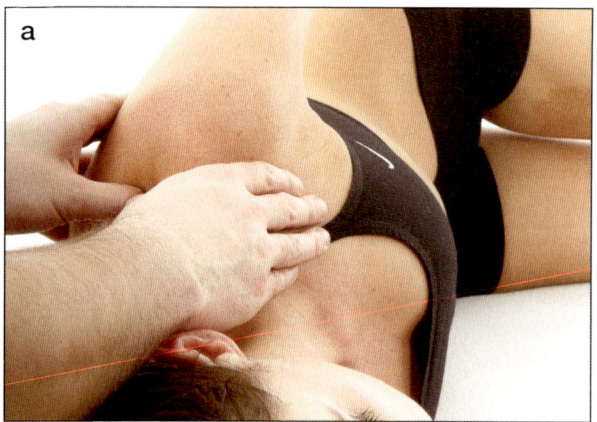 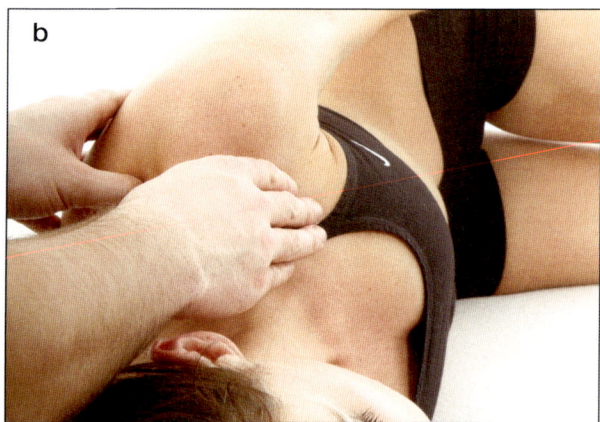

Figuras 9.40a y b. Coloca al cliente tumbado de costado con el codo apuntando hacia el techo y en abducción para poder penetrar profundamente en la fosa supraespinosa. Luego, pídele que deslice lentamente la mano por su muslo para endurecer el tejido.

Rotadores externos en posición tumbado de costado: infraespinoso y redondo mayor (LLPB)

Echa un vistazo a la relación que hay entre el húmero y la escápula del cliente al mover el brazo desde la abducción horizontal hasta la flexión horizontal (o simplemente pídele que eche el brazo hacia delante) y examina en qué momento del movimiento empieza la escápula a moverse con el brazo. Si el brazo está "atado" a la escápula por los rotadores externos, esta restricción puede aumentar la rotación medial de toda la cintura escapular. Por tanto, es esencial liberar esta zona para obtener resultados duraderos del trabajo de reubicación de las cinturas superiores.

Coloca al cliente tumbado de costado con la parte superior del brazo en abducción horizontal. Los nudillos de tu mano "del pie" pueden alcanzar el tejido del infraespinoso y el redondo mayor, mientras que la mano "de la cabeza" mantiene la escápula en el acromion. El dedo índice de esta mano superior puede actuar como fulcro para facilitar el movimiento en la articulación glenohumeral mientras el cliente se cruza el brazo por el pecho.

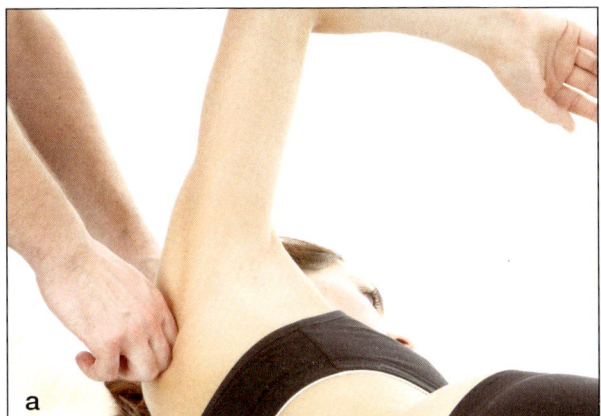
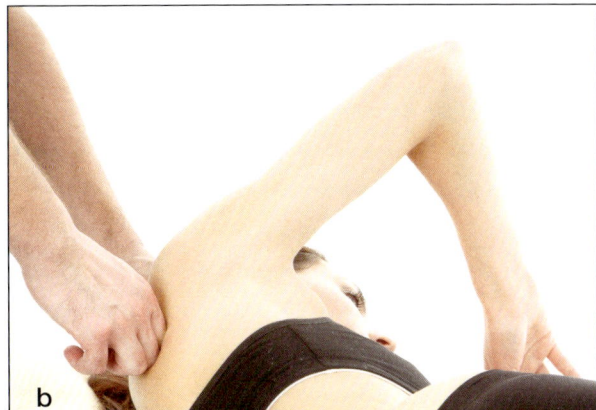

Figuras 9.41a y b. Coge el redondo menor y el infraespinoso medialmente mientras el cliente cruza su brazo por delante del cuerpo.

Apertura del compartimento flexor

Los flexores de los dedos y las muñecas se suelen utilizar demasiado y pueden ser propensos a sufrir tensión extra a causa de una cintura escapular sin apoyo. Las disfunciones comunes en esta zona son el codo de golfista y el síndrome del túnel carpiano. En ambos, el trabajo local en esta zona puede ser beneficioso, pero a menudo es necesario un equilibrio que puede conseguirse por detrás de la caja torácica y la pelvis.

Coloca a tu cliente en supinación con la mano sobre el borde de la camilla y el antebrazo apoyado, y alcanza el compartimento flexor con un puño suelto, los dedos o incluso un codo. En casos de tendinitis en la unión proximal, recomendamos trabajar hacia el codo para no causar más tensión al tejido. La dirección inversa podría ofrecer más alivio a los síntomas del túnel carpiano y para los clientes que parezcan mostrar una flexión extra en los dedos. El cliente puede flexionar y extender la muñeca. Puedes pedirle una desviación del radio o el cúbito o, simplemente, que haga círculos con la mano mientras tú manipulas.

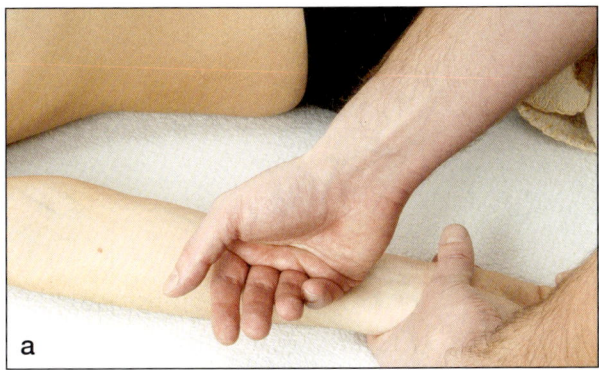
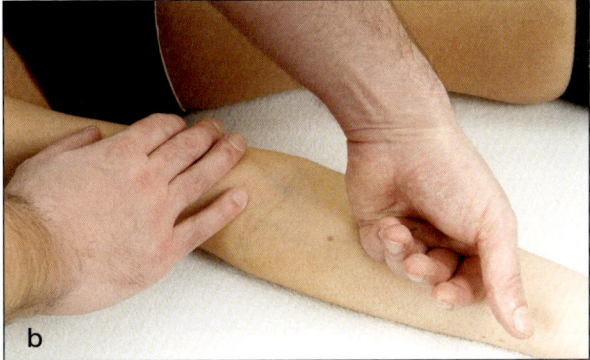

Figuras 9.42a y b. Penetra en el tejido de los flexores con un puño suelto o el antebrazo y deslízate proximal o distalmente para abrirlo mientras el cliente flexiona y extiende la muñeca y los dedos.

Apertura del compartimento extensor

Los extensores son mucho menos sensibles que los flexores y normalmente soportan mejor el contacto más fuerte del antebrazo o el codo. El posicionamiento y los movimientos del cliente son los mismos que antes con los flexores. Los extensores tienen más relación con el codo de

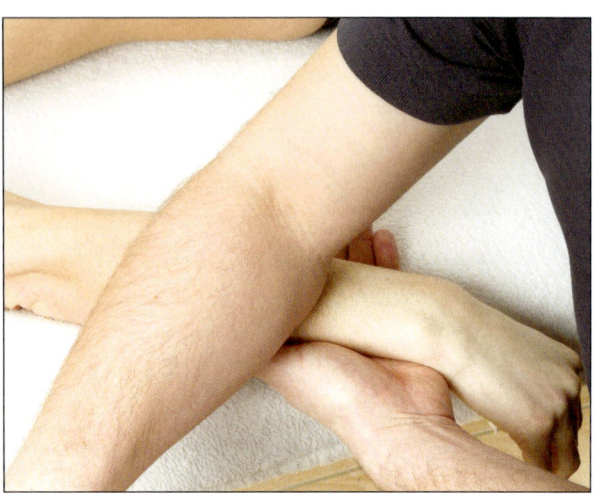

tenista, una inflamación en su inserción proximal. De nuevo, para obtener un alivio a largo plazo debes trabajar para conseguir el máximo apoyo para toda la cintura escapular y realizar una manipulación local que sirva para aliviar los síntomas.

Figura 9.43. Como anteriormente con los flexores, alcanza el tejido con la herramienta que te parezca más apropiada y mueve el tejido proximal o distalmente mientras el cliente mueve la muñeca y los dedos.

Apertura del túnel carpiano

El túnel carpiano está formado por un retináculo fuerte y tenso. Éste pasa por encima de un arco en el carpo, con los tendones flexores, los vasos sanguíneos y los nervios por debajo. Pueden surgir problemas del tipo del síndrome compartimental cuando alguno de los tendones o sus capas sinoviales se inflaman hasta crear un pinzamiento de alguno de los otros vasos. Se puede obtener cierto alivio abriendo este "techo" fascial del túnel.

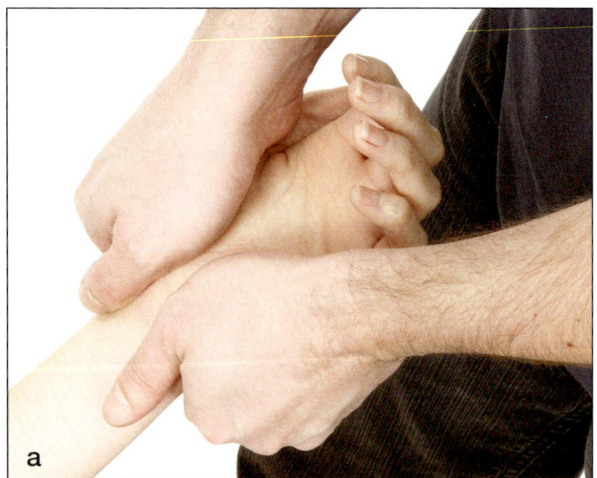
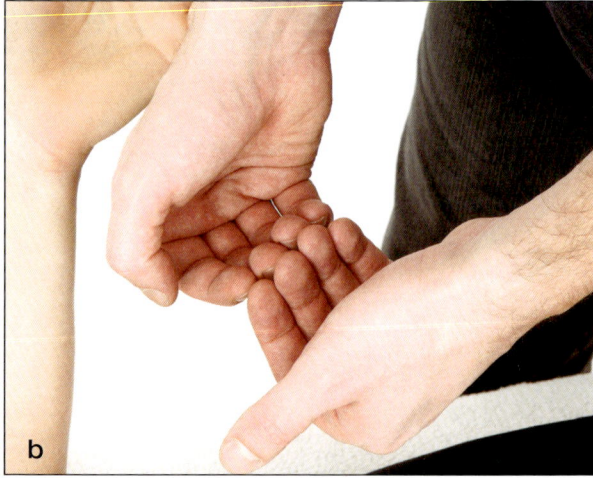

Figuras 9.44a y b. Agarra la muñeca entre la eminencia tenar y los dedos y presiona hacia abajo y hacia fuera con la base de los pulgares y hacia arriba con el resto de los dedos para intentar abrir la parte delantera del túnel carpiano.

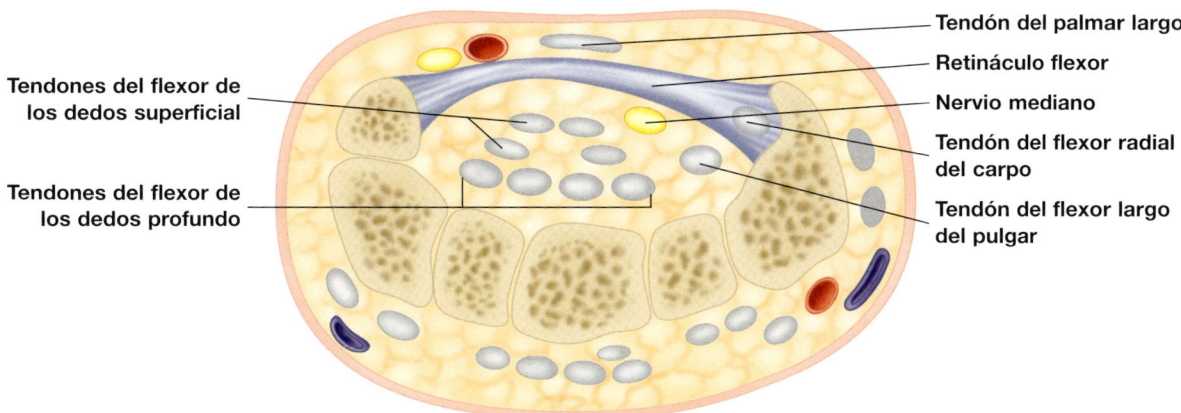

Figura 9.45. Corte transversal de la muñeca.

Utiliza las caras tenares de las dos manos para hacer contacto con los huesos carpianos laterales y luego usa los dedos sobre la cara dorsal de la mano del cliente para empujar mientras extiendes la parte delantera de la muñeca con la base de los pulgares. Tu objetivo es abrir la parte delantera del túnel carpiano con el fin de estirar el elemento miofascial del túnel carpiano gracias a la apertura y la ampliación del espacio para los tendones subyacentes.

De nuevo, sin embargo, debes prestar atención al resto del complejo escapular y asegurarte de que recibe de forma eficaz el apoyo de la caja torácica. Asegúrate de ofrecer los consejos adecuados para su posterior cuidado y control. También hay que ser delicados al examinarlo, ya que a muchos clientes se les diagnostica por error el síndrome del túnel carpiano cuando en realidad el origen de su problema es el estrecho torácico y un pinzamiento en alguna parte de su recorrido. En este campo es de especial utilidad aprender diferentes capacidades para el diagnóstico diferencial o contar con un colega de confianza al que derivar a un cliente.

Desenrollar la manga

Muchos clientes muestran un fuerte patrón de pronación del antebrazo, con el que puede parecer que la articulación superior está rotada medialmente y el dorso de la mano se presenta hacia delante cuando se está de pie. Esto tiene relación con el pronador redondo del antebrazo, pero también puede aliviarse relajando y desenrollando la capa profunda de la fascia antebraquial. Con el cliente en posición supina alcanza el tejido que hay a lo largo del lateral del radio y trabaja por todo el antebrazo hacia el cúbito.

En ocasiones algunos clientes presentan el patrón opuesto, en cuyo caso sólo es cuestión de trabajar el antebrazo posterior con el cliente en posición prona.

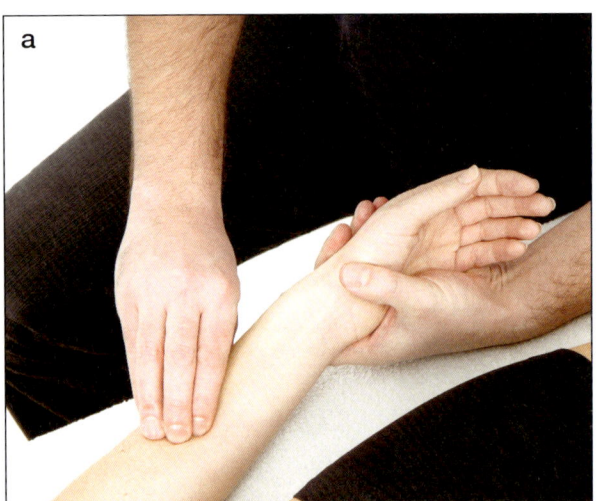 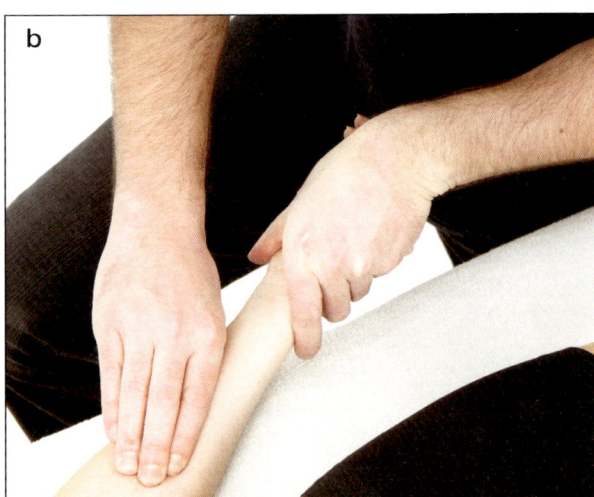

Figuras 9.46a y b. Con los dedos, manipula el antebrazo con el cliente en posición supina y la mano en pronación.

Liberación de los septos intermusculares lateral y medial

Los septos lateral y medial del brazo se unen a los tendones de los extensores y los flexores de la muñeca respectivamente, y por tanto, el trabajo en estas zonas fasciales puede ayudar a relajar muchos patrones a lo largo de las líneas de los brazos. El septo intermuscular lateral forma parte de la línea posterior superficial de los brazos, y la línea anterior superficial de los brazos pasa junto al septo medial.

Con el cliente en posición supina (figura 9.47) utiliza los dedos para acceder a las líneas faciales ligeramente proximales donde se unen con los tendones de los flexores y extensores, y luego pide al cliente que flexione y extienda el codo mientras tú extiendes el tejido.

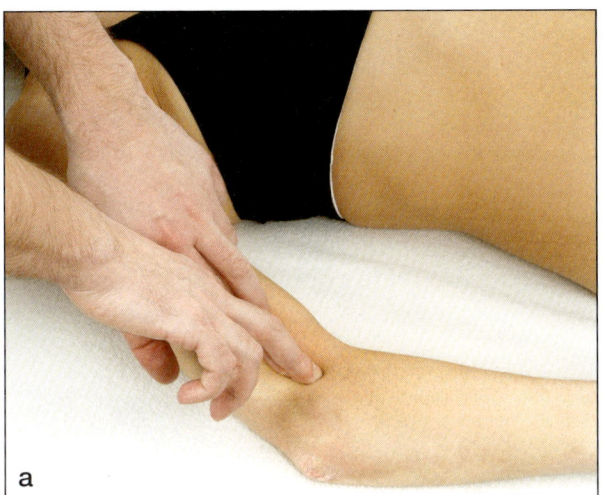
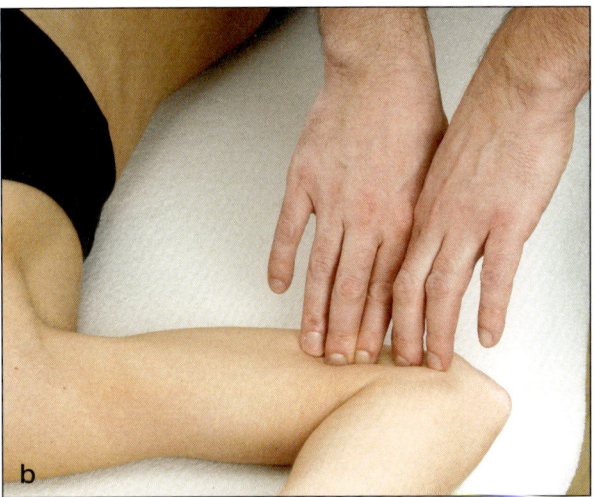
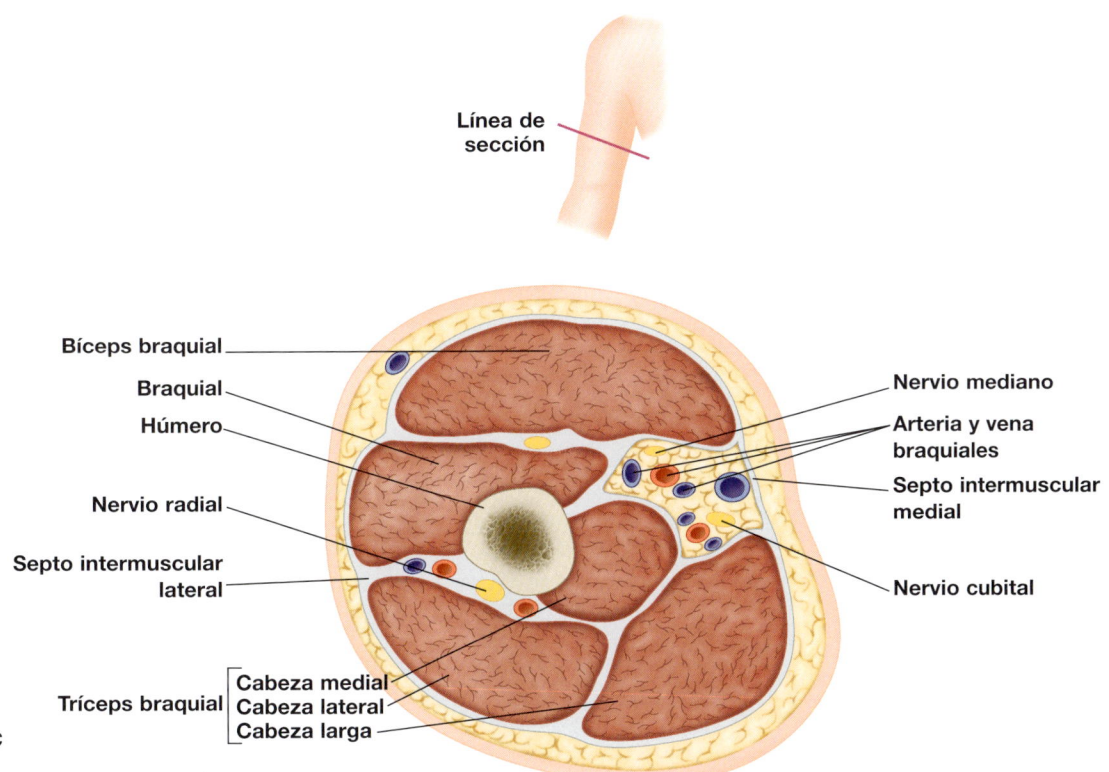

Línea de sección

Bíceps braquial

Braquial

Húmero

Nervio radial

Septo intermuscular lateral

Nervio mediano

Arteria y vena braquiales

Septo intermuscular medial

Nervio cubital

Tríceps braquial
- Cabeza medial
- Cabeza lateral
- Cabeza larga

Figuras 9.47a, b y c. Manipulación del septo lateral con el brazo junto al cliente. Para acceder al septo medial, pide al cliente que realice la aducción del brazo y la flexión del codo.

Liberación del deltoides

Debido a su forma triangular, el deltoides se verá involucrado en los patrones de rotación tanto interna como externa del húmero. Recuerda que, como sólo atraviesa la articulación glenohumeral, no influirá mucho en el posicionamiento de la cintura escapular en conjunto.

Coloca al cliente tumbado de costado y decide qué cara del deltoides parece más corta. Pon al cliente de modo que su brazo lo acorte. Alcánzalo y pídele que realice lentamente el movimiento opuesto como muestran las figuras 9.49a y b.

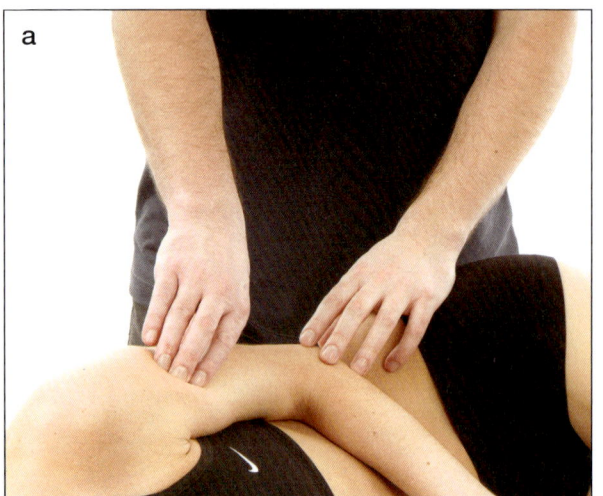
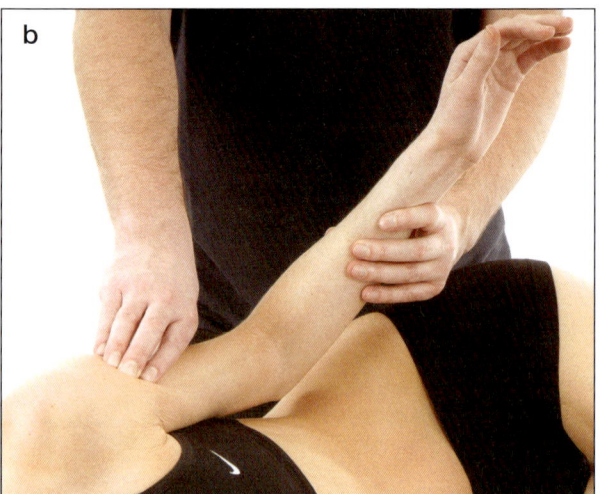

Figuras 9.48a y b. Liberación del deltoides anterior mientras el cliente realiza una rotación externa.

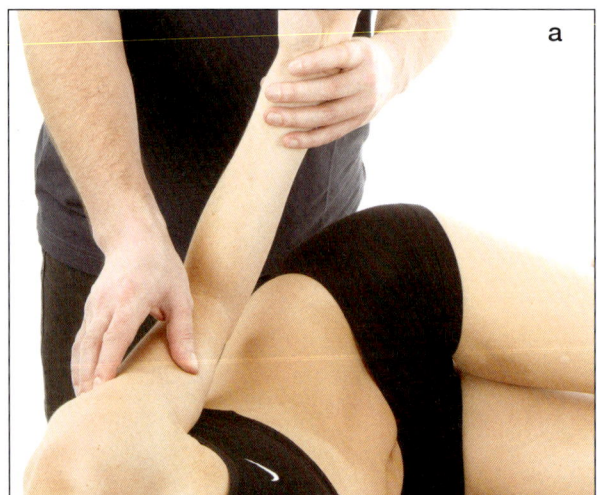
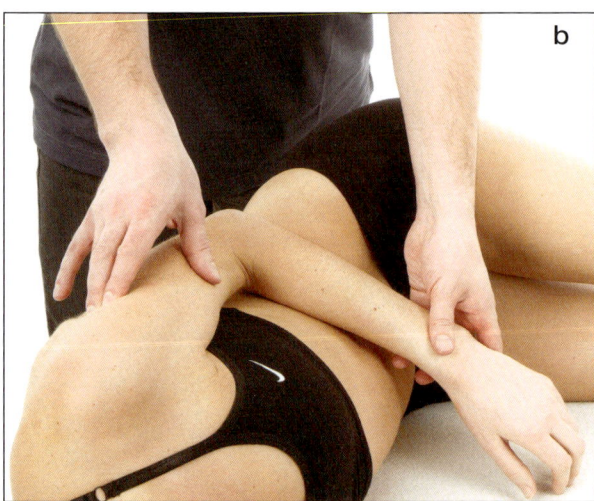

Figuras 9.49a y b. Liberación del deltoides posterior mientras el cliente realiza una rotación interna.

Tríceps braquial

Para liberar las caras superficiales del tríceps braquial, el cliente puede colocarse en posición supina con el brazo levantado mientras utilizas los pulgares para bloquear el tejido y resistir la elongación cuando él flexione el codo.

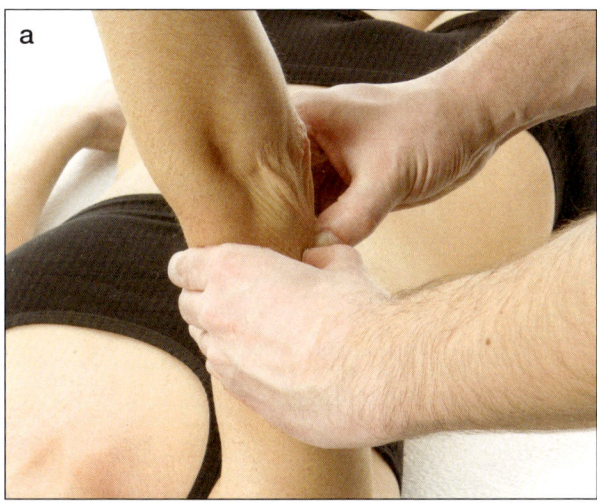
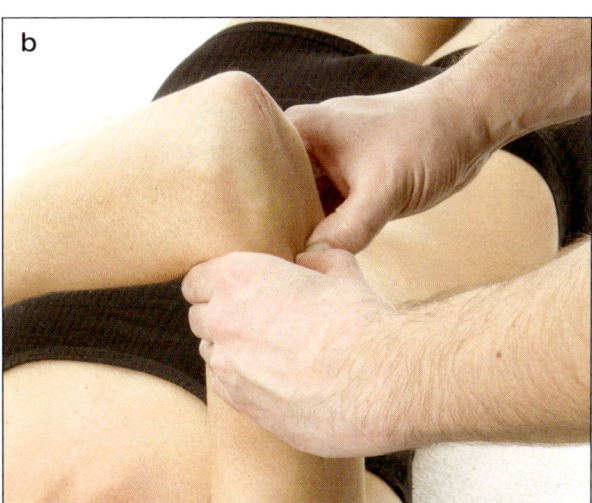

Figuras 9.50a y b. Utiliza los pulgares para alcanzar el tríceps braquial de forma proximal mientras tu cliente flexiona el codo.

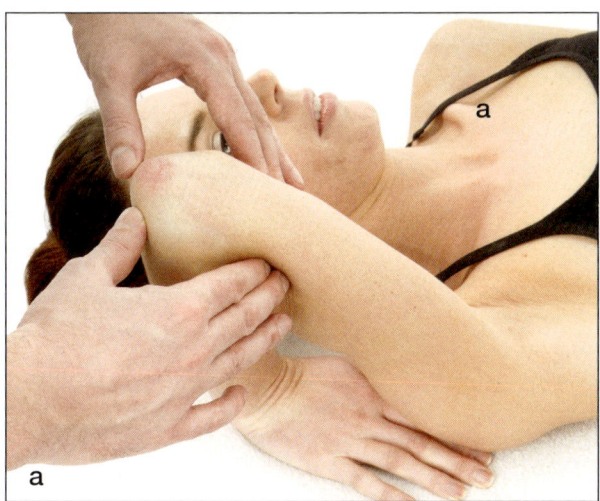
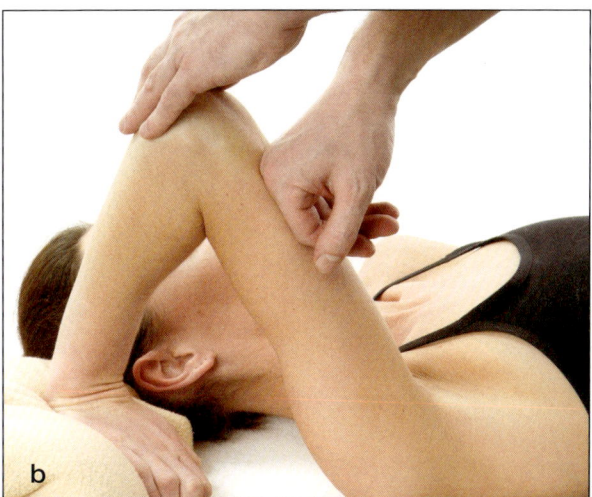

Figuras 9.51a y b. Con la mano del cliente apoyada en la camilla o un refuerzo junto a la cabeza, alcanza la zona más profundo del tejido entre tu dedos o la zona superficial con un puño suelto mientras él aleja el codo y lo relaja.

Existe una posición alternativa que ofrece más probabilidades de crear tono en los tríceps hipotónicos que tanto preocupan a algunos y que aporta más flexibilidad a la hora de acceder a las diferentes partes del tríceps braquial. Coloca las manos del cliente en la camilla a un lado de su cabeza (puedes utilizar un refuerzo si su amplitud del movimiento no es suficiente, figura 9.51b). Las fibras más profundas pueden manipularse con los dedos desde arriba, y la parte superficial, desde el lado del cliente, con un puño suelto. En esta posición, el movimiento del cliente podría consistir en echar el codo hacia arriba y atrás. Esto ayudará a abrir la parte posterior de la articulación glenohumeral, liberando la cabeza larga del tríceps braquial.

Coracobraquial

El coracobraquial es un músculo frecuentemente ignorado, pero como aductor de los brazos puede ser responsable de muchos patrones de restricción. Esto ocurre con más obviedad cuando la parte superior del brazo está demasiado cercana al cuerpo o cuando el movimiento del brazo al caminar es limitado. A menudo sufre un bloqueo en las mujeres con pechos grandes que utilizan los brazos para estabilizar o limitar el movimiento de los senos, sobre todo al correr o realizar otros deportes.

Para encontrar el coracobraquial, coloca los dedos de una mano en el interior de la parte superior del brazo y pide al cliente que realice la aducción del brazo mientras creas resistencia con la otra mano por el codo. Entonces puede relajarse mientras tú penetras en la fascia. Luego, pídele que estire el brazo hacia los pies mientras mueves el tejido hacia abajo y hacia fuera enrollando los dedos por el vientre del músculo.

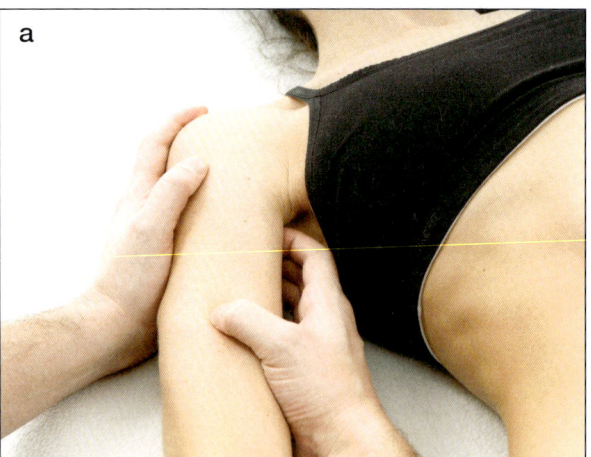 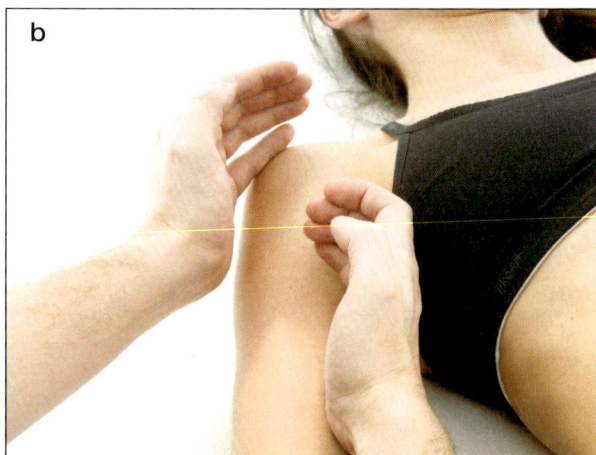

Figuras 9.52a y b. Los dedos de la mano que trabaja se enrollan en el tejido del coracobraquial y lo mueven hacia abajo mientras el cliente estira el brazo en sentido inferior a lo largo de la camilla.

Bíceps braquial

El bíceps braquial obviamente se verá acortado en personas con codos crónicamente flexionados –aquellas que parece que están constantemente preparadas para sacar una pistola de su funda. La sencilla técnica de "pellizcar y estirar" puede abrir todo el tejido superficial de la parte delantera del brazo. El cliente se tumba con el codo flexionado mientras el terapeuta manipula todo el bíceps braquial y luego extiende el codo lentamente.

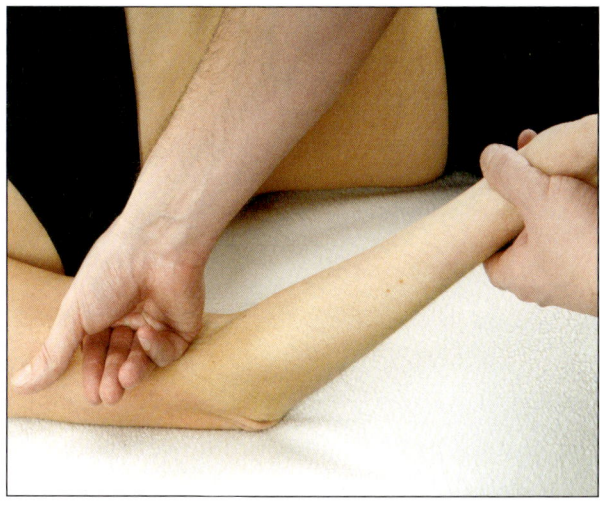

Figura 9.53. Bloqueo del tejido de la parte anterior del brazo con el codo flexionado y su posterior y lenta elongación.

Braquial

Aunque se puede obtener mucho alivio con el trabajo superficial del tejido, siempre debemos acordarnos de buscar músculos más profundos, especialmente músculos monoarticulares, ya que suelen estar más involucrados en la contención de un patrón, dejando las estructuras superficiales más libres para el movimiento. Los flexores del codo se deben tener en cuenta, ya que los braquiales pueden tener relación con gran parte del patrón. Para ser más específico en este tejido, utiliza los dedos en uno de los lados del tendón del bíceps braquial y penetra hacia dentro y hacia arriba para resistir la elongación del tejido mientras el cliente extiende el brazo.

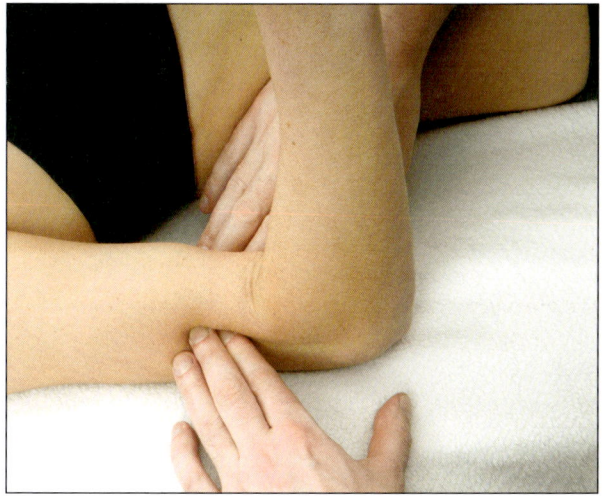

Figura 9.54. Para alcanzar los flexores más profundos del codo, utiliza los dedos con el fin de penetrar bajo el bíceps braquial y en la miofascia que rodea el braquial.

Integración

Nos hemos esforzado en recopilar, dentro de las limitaciones que supone un libro, un grupo de técnicas suficientemente completo para explicar el equilibrio estructural a través de la fascia. Por los riesgos y la complejidad anatómica que conlleva, hemos preferido reservar algunas áreas para un futuro volumen de técnicas avanzadas. Otras terapias manuales –para los tejidos articulares por impulsión o relajación, para las cavidades viscerales o craneales– están, sin duda, relacionadas con las que exponemos, pero superan el enfoque de este libro.

Algunas técnicas de entrenamiento del movimiento, como el yoga, el Pilates o el ejercicio deportivo, también ayudan a mejorar el equilibrio estructural por medio de la fuerza y la coordinación neuromusculares (además de implementar el equilibrio miofascial) y a menudo complementan este enfoque. Esperamos que este libro te haya resultado útil, aunque somos muy conscientes de que las ideas expuestas en él son sólo una parte del equilibrio humano.

Lo hemos mencionado en numerosas ocasiones, pero lo repetiremos de nuevo aquí: para presentar unas técnicas, es necesario descomponerlas y exponerlas de un modo lineal. En la práctica no dudes en adaptarlas a tu cuerpo y al de tus clientes en caso de que necesiten ser modificadas. La práctica es la única forma de eliminar los flecos sueltos, conseguir eficacia y asimilar la aplicación del método.

Ninguna técnica es buena por sí sola. Debe servir a un todo para tener valor. Desarrolla tus capacidades de evaluación visual para integrar una serie de técnicas en una sesión coherente; deben formar parte de un contexto mayor para servir mejor al cliente.

La lectura corporal no permite seguir de manera exacta el libro, sino el cuerpo del cliente –la máxima autoridad– en su viaje hacia la función plena. Para quienes aprenden mejor a través de vídeos, la mayoría de estas técnicas y otras están disponibles en nuestra página Web y otras fuentes didácticas del campo manual. Nuestras clases, impartidas en todo el mundo, ofrecen un mayor acceso a la aplicación correcta de estas capacidades; este libro es una herramienta teórica de ayuda para el estudiante, pero también está destinado a las personas que no pueden asistir a dichas clases.

El que hayas llegado a esta página demuestra tu interés por liberar a otras personas de esfuerzos y dolores. Te deseamos mucha suerte y capacidad para desarrollar esta digna tarea.

James Earls y Thomas Myers

Apéndice 1. Las líneas de las vías anatómicas

Los meridianos miofasciales individuales pueden considerarse líneas tensoras unidimensionales que pasan de un punto de inserción a otro y de un extremo a otro. Pueden considerarse planos miofasciales bidimensionales que engloban áreas más amplias de la fascia superficial. O pueden considerarse, siendo éste el caso, como un conjunto tridimensional de músculos y tejidos conjuntivos que, juntos, componen todo el volumen del sistema musculoesquelético.

Resumen de las líneas

Teniendo en cuenta estas normas, cabe distinguir doce meridianos miofasciales comunes en la postura y el movimiento humanos:

- Línea anterior superficial
- Línea posterior superficial
- Línea lateral (2 lados)
- Línea espiral
- Líneas de los brazos (4)
- Líneas funcionales (2: anterior y posterior)
- Línea anterior profunda

Las primeras tres líneas se denominan líneas "cardinales" debido a que siguen una trayectoria más o menos recta de arriba a abajo en las cuatro direcciones cardinales: anterior, posterior, izquierda y derecha.

Línea anterior superficial

La línea anterior superficial (LAS) recorre tanto el lado derecho como el lado izquierdo del cuerpo desde la punta del pie hasta el cráneo, pasando por los músculos y las fascias asociadas al compartimento anterior de la espinilla, los cuádriceps, el recto del abdomen, la fascia del esternón y el músculo esternocleidomastoideo, hasta la galea aponeurótica del cráneo. Según sus músculos y sus fuerzas de tensión, la LAS se divide en dos partes, de los dedos del pie a la pelvis y de la pelvis a la cabeza, que actúan como una parte cuando se extiende la cadera, como cuando se está erguido (ver figura 1).

En la LAS predominan las fibras musculares de contracción rápida. La LAS actúa en movimiento para flexionar el tronco y las caderas, extender la rodilla y realizar la flexión dorsal del pie. En postura levantada, la LAS flexiona el cuello inferior pero hiperextiende el cuello superior. En términos posturales, la LAS también mantiene la extensión de la rodilla y el tobillo, protege los órganos blandos de la cavidad ventral y proporciona un apoyo tensor para levantar las partes del esqueleto que se extienden por delante de la línea de la gravedad: el pubis, el tórax y la cara. Y, por supuesto, proporciona un equilibrio a la fuerza de la línea posterior superficial.

Una respuesta humana común frente a impactos o ataques, la llamada respuesta de sobresalto, puede considerarse un acortamiento de la LAS. Una contracción crónica de esta línea –frecuente como consecuencia de un traumatismo, por ejemplo– causa numerosos patrones posturales de dolor, de modo que tiran de la parte frontal hacia abajo y estiran la espalda.

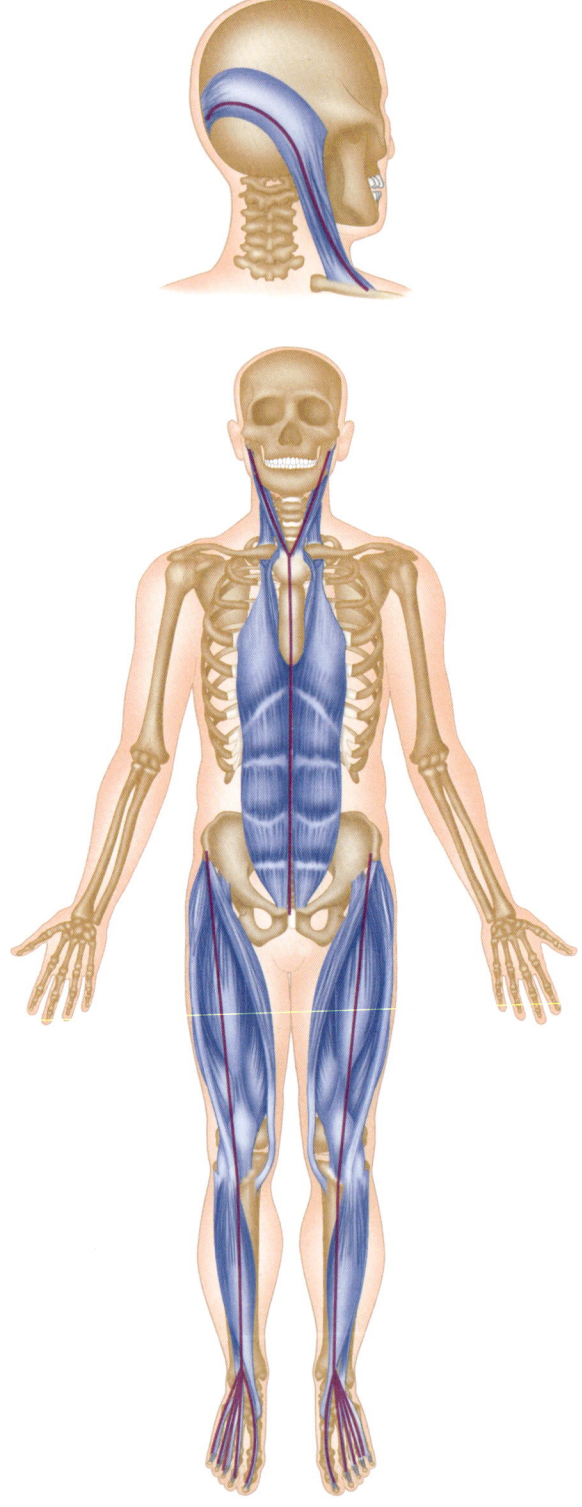

Figura 1. Línea anterior superficial (LAS).

Línea posterior superficial

La línea posterior superficial (LPS) comienza en la parte inferior de los dedos de los pies, pasa por el talón y sube por la parte posterior del cuerpo, rodeando la cabeza hasta que termina en la frente a la altura de las cejas. Al igual que la LAS, también se divide en dos partes, de los dedos de los pies a las rodillas y de las rodillas a la cabeza, que actúan conjuntamente cuando se extiende la rodilla. Comprende los tejidos plantares, el tríceps sural, los isquiotibiales y el ligamento sacrotuberoso, el músculo erector de la columna y la fascia epicraneal.

La LPS actúa en movimiento para extender la columna y las caderas y para flexionar la rodilla y el tobillo. La LPS levanta los ojos de los bebés desde la flexión embriológica primaria progresivamente hasta levantar el cuerpo a su postura erguida (ver figura 2).

En cuanto al aspecto postural, la LPS mantiene el cuerpo levantado y abarca las series de curvas primarias y secundarias del esqueleto (incluidos el cráneo y el talón en la lista de curvas primarias y la rodilla y los arcos del pie en la de las curvas secundarias). Esto la convierte en una línea claramente más miofascial que la LPS, con fuertes bandas en las piernas y la columna vertebral y un predominio de fibras de contracción lenta en la parte muscular.

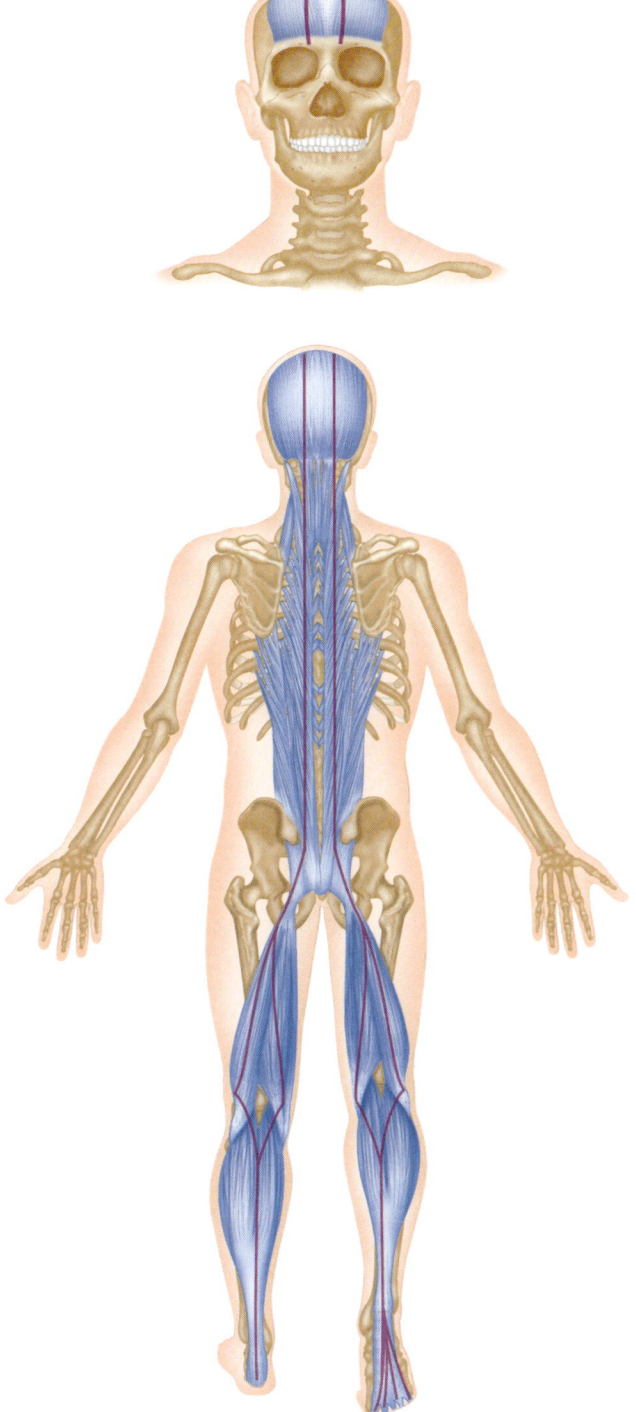

Figura 2. Línea posterior superficial (LPS).

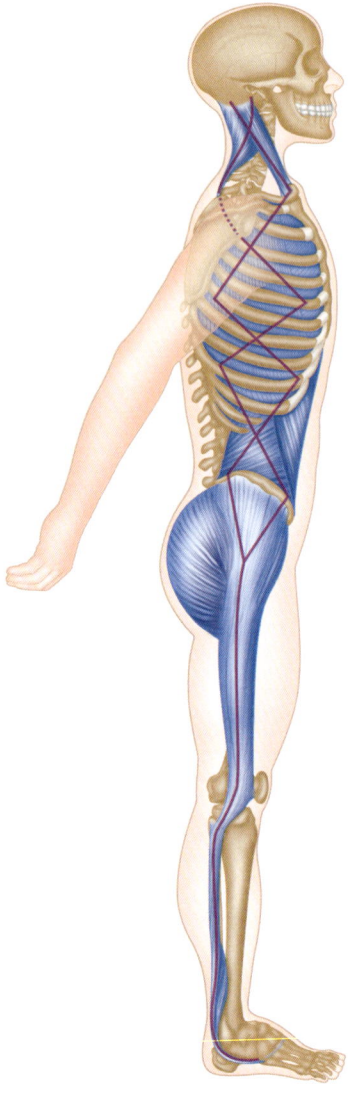

Figura 3. Línea lateral (L lat).

Línea lateral

La línea lateral (L lat) atraviesa cada lado del cuerpo partiendo de los puntos medios medial y lateral del pie alrededor del maléolo peroneo y las caras laterales de la pierna y el muslo, pasando por el tronco y siguiendo un patrón en zigzag que se extiende hasta la apófisis mastoides del cráneo (ver figura 3).

En movimiento, la L lat crea la flexión lateral de la columna, la abducción de la cadera y la eversión del pie, y actúa como un "freno" ajustable en los movimientos laterales y rotacionales del tronco.

La L lat afecta la postura como un poste de cables para equilibrar las partes izquierda y derecha del cuerpo. Además, en el movimiento humano, la L lat restringe más movimientos de los que crea, ya que dirige nuestra característica forma de movernos por el mundo gracias a flexiones y extensiones, limitando el movimiento de lado a lado que constituiría un enorme desperdicio.

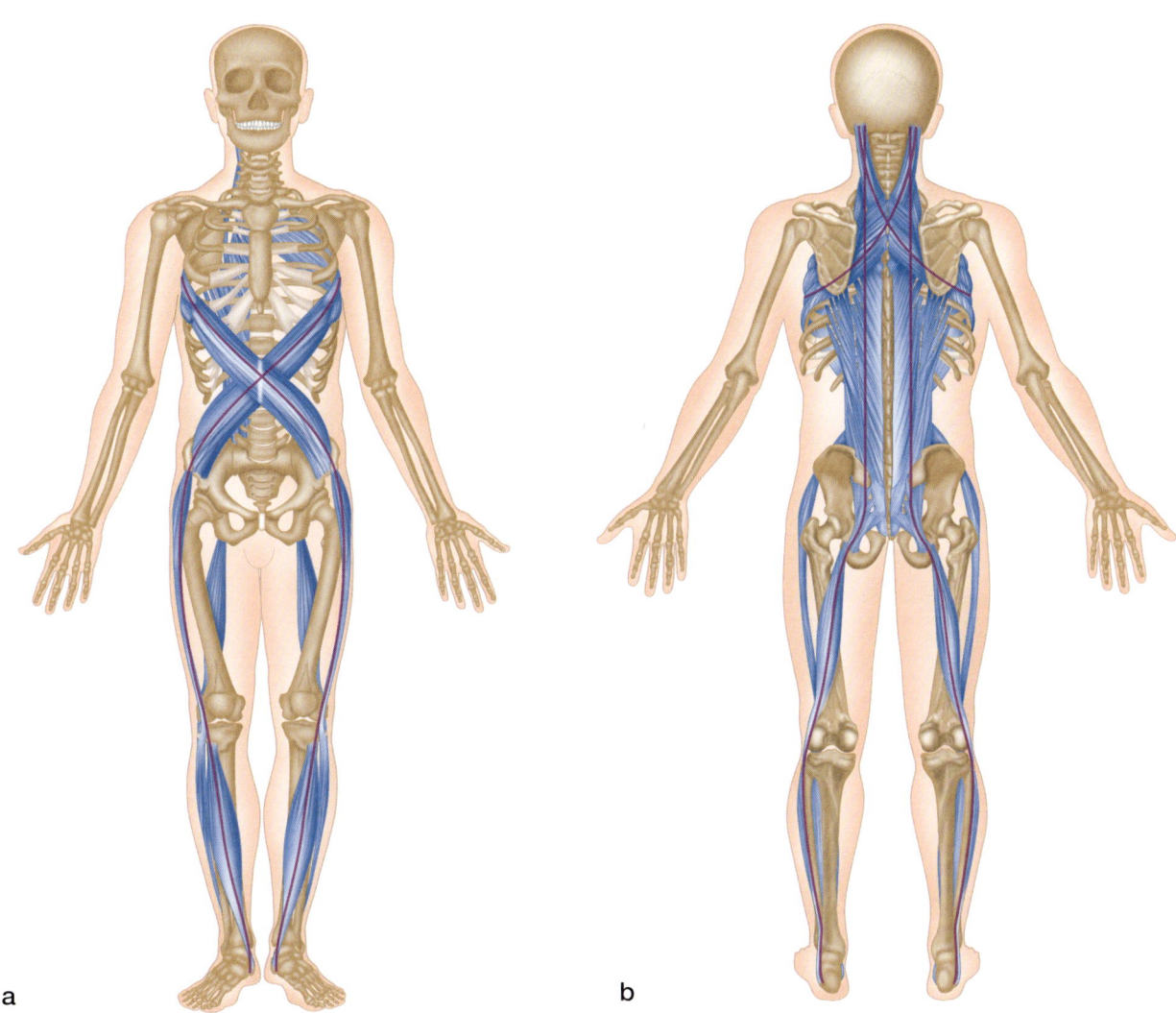

Figura 4. Línea espiral (L esp): a) vista anterior, y b) vista posterior.

Línea espiral

La línea espiral (L esp) se extiende a lo largo de las tres líneas cardinales, rodeando el tronco en forma de hélice, así como las piernas desde la cadera hasta el arco y en sentido inverso. Une un lado del cráneo por la línea media de la espalda con el hombro opuesto y después por delante del torso con el mismo lado de la cadera, la rodilla y el arco del pie, volviendo hacia arriba por la espalda hasta la cabeza (ver figura 4).

En movimiento, la L esp crea y media entre las rotaciones del cuerpo. La L esp interactúa con otras líneas cardinales en múltiples funciones.

En términos posturales, la L esp envuelve el torso en una hélice doble que ayuda a mantener la longitud vertebral y el equilibrio de todos los planos. La L esp conecta los arcos de los pies y la trayectoria de la posición de la rodilla y la pelvis. A menudo, la L esp manifiesta mayores rotaciones en la columna o el centro pélvico.

Líneas de los Brazos

- Línea anterior superficial de los brazos (LASB)
- Línea posterior superficial de los brazos (LPSB)
- Línea anterior profunda de los brazos (LAPB)
- Línea posterior profunda de los brazos (LPPB)

Las cuatro líneas de los brazos parten de las partes anterior y posterior del eje del torso hacia la punta de los dedos. Sus nombres derivan de su relación planar en la composición del hombro y son prácticamente paralelas a las cuatro líneas de las piernas. Estas líneas conectan perfectamente con las restantes líneas, concretamente las líneas lateral, funcional, espiral y anterior superficial (ver figura 5).

En movimiento, las líneas de los brazos colocan la mano en las posiciones apropiadas antes de que realicemos una tarea: examinar, manipular o reaccionar al entorno. Las líneas de los brazos actúan en alrededor de diez o más niveles de articulaciones del brazo para acercar objetos o alejarlos, empujar, tirar o estabilizar el cuerpo, o simplemente para mantener quieta alguna parte del mundo para nuestro estudio o modificación.

Las líneas de los brazos afectan indirectamente la postura, ya que no forman parte de la columna estructural. No obstante, si tenemos en cuenta el peso de los hombros y los brazos, el desplazamiento de los hombros de forma pasiva o en movimiento afecta otras líneas. En cambio, el desplazamiento estructural del tronco afecta la eficacia de los brazos en tareas concretas y puede causar lesiones.

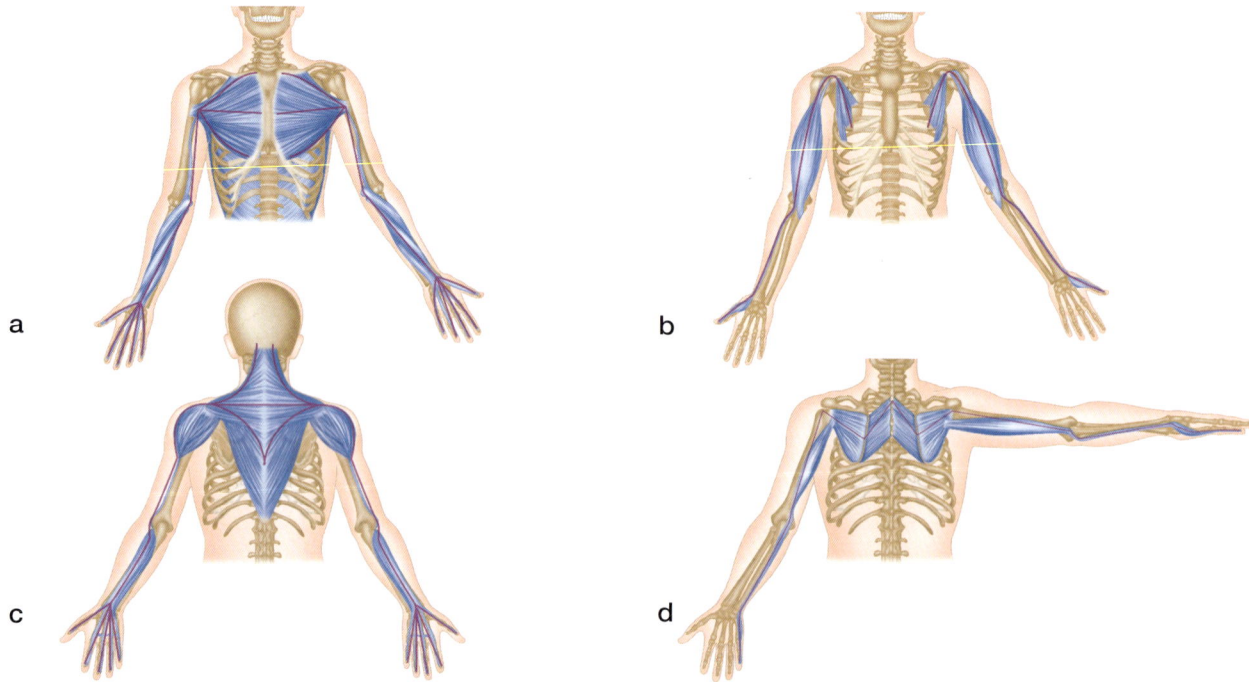

Figura 5. Las cuatro líneas de los brazos: a) línea anterior superficial de los brazos; b) línea anterior profunda de los brazos; c) línea posterior superficial de los brazos, y d) línea posterior profunda de los brazos.

Más allá de la progresión directa de los meridianos desde el tronco hasta los cuatro extremos de las manos, existen numerosos "cruces" de músculos que unen estas líneas entre sí aportando apoyo y estabilidad para proporcionar una mayor movilidad de los brazos en relación con las piernas.

Líneas funcionales

- Línea funcional anterior (LFA)
- Línea funcional posterior (LFP)

Ambas líneas funcionales se unen a las capas contralaterales alrededor de la parte anterior y posterior del cuerpo, y parten de un húmero al fémur opuesto, y viceversa (ver figura 6).

Las líneas funcionales actúan en innumerables movimientos, desde la forma de caminar hasta la práctica de los deportes más extremos. Actúan para extender las palancas de los brazos hacia la pierna opuesta, como cuando se rema en kayak o se lanza una pelota de béisbol o de cricket (o al revés al dar una patada en fútbol). Al igual que la línea espiral, las líneas funcionales son helicoidales y, por tanto, ayudan a producir movimientos rotacionales fuertes. Su función postural es mínima.

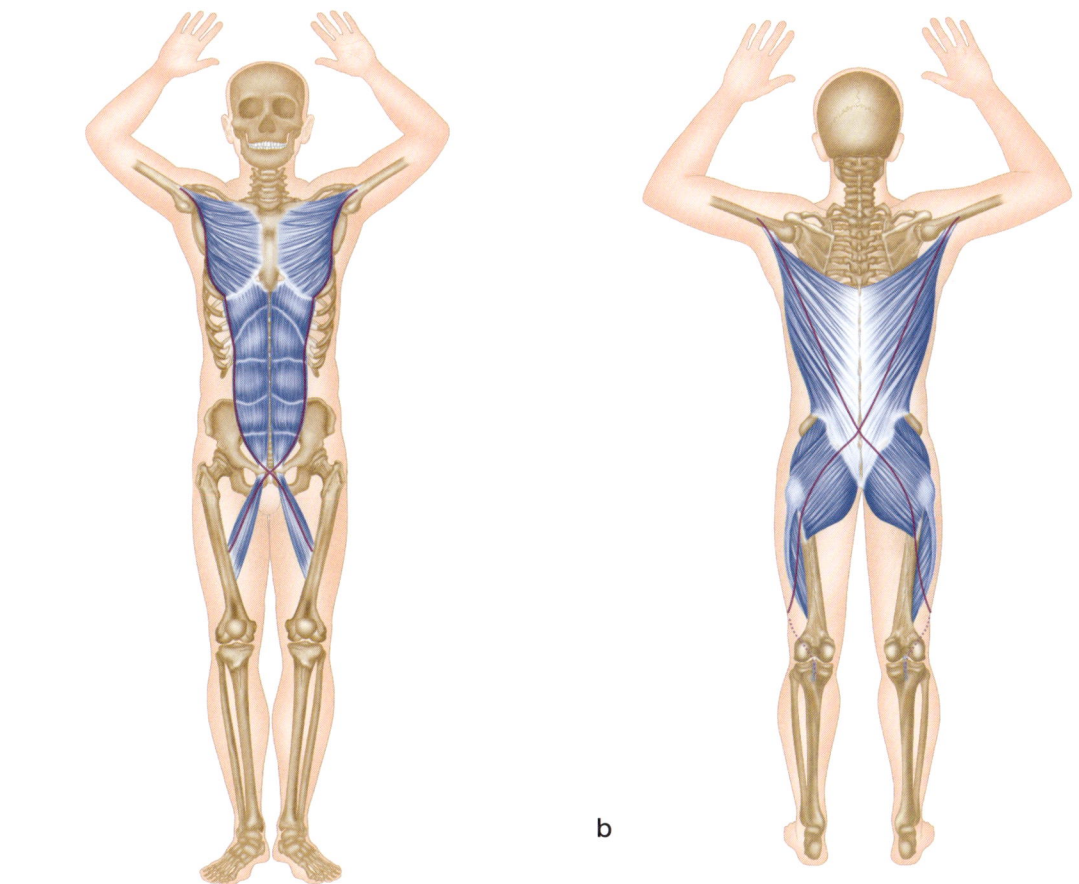

a

b

Figura 6. Las dos líneas funcionales: a) línea funcional anterior, y b) línea funcional posterior.

Línea anterior profunda

La línea anterior profunda (LAP) forma un volumen central complejo que parte del arco interior del pie, y sigue por la entrepierna hacia la pelvis y por delante de la columna hasta la parte inferior del cráneo y la mandíbula. Esta línea "central" se asienta sobre las líneas anterior y posterior del plano sagital, entre las dos líneas laterales en el plano coronal, y está totalmente envuelta por las líneas espiral y funcional. Esta línea contiene muchos de los músculos secundarios más recónditos y, debido a su posición interna, dispone de una mayor densidad miofascial que cualquiera de las líneas (ver figura 7).

Estructuralmente, esta línea está estrechamente conectada a los arcos, las articulaciones de la cadera, el apoyo lumbar y el equilibrio del cuello. Funcionalmente, conecta la inspiración y la espiración de la respiración (dictada por el diafragma) al ritmo del paso al caminar (organizado por el psoas). En el tronco, la LAP está estrechamente ligada al ganglio autónomo y, por tanto, involucrada en el equilibrio simpático-parasimpático entre el "chasis" neuromotor y los antiguos órganos de soporte celular de la cavidad ventral.

No debemos otorgar excesiva importancia a la LAP en la postura, el movimiento y la actitud. Para llevar a cabo una aplicación de prácticamente cualquier terapia manual o de movimiento, es necesaria una comprensión dimensional de la LAP. Debido a que muchas de las funciones del movimiento de la LAP son superfluas respecto a las líneas superficiales, en un principio la disfunción de la LAP apenas es visible, aunque poco a poco irá provocando problemas más graves. La restauración del funcionamiento adecuado de la LAP es, sin duda, la mejor medida preventiva en las terapias estructurales y de movimiento.

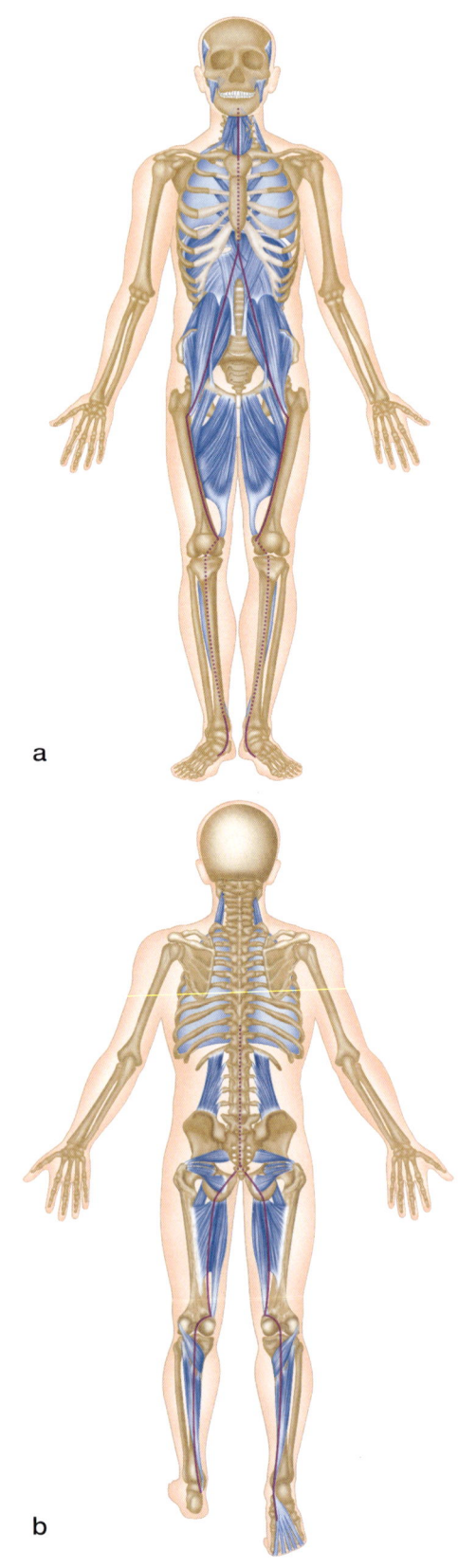

a

b

Figura 7. Línea anterior profunda (LAP): a) vista anterior y b) vista posterior.

Apéndice 2. Contraindicaciones

Las técnicas e ideas expuestas en este libro son seguras para la mayoría de los clientes cuando las llevan a cabo terapeutas manuales con un sólido conocimiento del cuerpo. Evidentemente, estas técnicas no deberían aplicarse si se padecen ciertas enfermedades, o, al menos, deberían modificarse para adaptarlas a las necesidades del cliente.

Es importante que entiendas las implicaciones de tu contacto con el cliente. Pueden ser mecánicas, fisiológicas, psicológicas o espirituales, y variarán en función de tu estilo a la hora de establecer dicho contacto y de la constitución del cliente.

El sentido común puede guiarte en la mayoría de las contraindicaciones locales y ayudarte a decidir cuándo evitar ciertas áreas. Los cortes, las heridas, los huesos rotos y los moratones, las irritaciones cutáneas o los eccemas (entre otros) pueden plantear problemas. Es útil evitar esas partes afectadas para reducir cualquier compensación en zonas de dolor y restricción. Quizá debas concentrarte más en el posicionamiento y el apoyo estructural de tu cliente cuando estés trabajando.

La idea de presentar una lista de posibles situaciones que indican que deberían adaptarse o evitarse ciertos tratamientos tiene su utilidad práctica. Sin embargo, la lista estará incompleta y diferirá en función de la formación de los terapeutas. Lo que a un terapeuta le advierte que actúe con cautela puede constituir una contraindicación para otro, o indicar a otro que aplique la técnica.

Cuándo aplicar este trabajo dependerá normalmente del estilo y la especialidad de su formación. Si, por ejemplo, estás especializado en espondilolistesis, podrás adaptar las ideas de este libro de manera útil para ayudar al cliente. Cuando tengas que consultar el diccionario médico o no consigas identificar claramente la zona anatómica afectada, probablemente será preferible dejar que otros especialistas traten a esos clientes.

Teniendo en cuenta estos aspectos, hemos decidido incluir algunas pautas de ayuda para las contraindicaciones. Agradecemos al Dr. Schleip que nos diera su consentimiento para adaptar su trabajo y confiamos en que se mantendrá dentro de los límites de su formación profesional. Si tienes cualquier duda acerca de las implicaciones de este estilo de tratamiento en tu cliente, pide consejo a algún compañero con experiencia o al médico de tu cliente. Actualmente existen numerosos foros en la red y referencias *online* que también pueden ser fuentes de información interesantes.

Los trabajos para cambiar la estructura a través de la fascia requieren a veces mucha energía por parte del cliente. Algunas afecciones pueden impedir que éste consiga soportar la terapia, así que debes tener cuidado con clientes que padezcan fibromialgia, síndrome de fatiga crónica y diagnósticos o síntomas del tipo de Epstein-Barr. Este trabajo puede serte de utilidad en concreto para resolver problemas respiratorios, aunque quizá necesites adaptar, limitar y suavizar las técnicas.

Del mismo modo, algunos clientes de edad más avanzada pueden necesitar un enfoque adaptado que dependerá de su nivel de energía y la salud de sus tejidos. Si padecen osteoporosis, es mejor optar por un cambio estructural lento con el fin de facilitar el cambio mecánico a la hora de remodelar la trabécula hacia un patrón nuevo en un período que durará meses en lugar de días y semanas. Cualquier gran cambio rápido podría alterar la dirección que siguen las fuerzas por los huesos, y cuando el tiempo para remodelar el hueso es insuficiente, los huesos quedan debilitados.

Cualquier posible debilidad (diagnosticada o sospechada) de los huesos también debe tomarse en consideración para aplicar técnicas de presión.

Existen numerosas afecciones relacionadas con el campo del trabajo manual que deben considerarse casos especiales. Algunas presentaciones clínicas contraindicadas previamente pueden tratarse si se informa al terapeuta de sus implicaciones. El trabajo manual durante y después del tratamiento para el cáncer es un ejemplo. Actualmente existen innumerables referencias y talleres formativos sobre las cuestiones a considerar.

El cáncer suele considerarse una contraindicación para proteger al terapeuta si el cáncer se extiende y que no se le culpe por los efectos en la circulación.

Asimismo, a menudo se desaconseja trabajar con mujeres embarazadas por sus riesgos de aborto o parto prematuro. En ambos casos (aunque no estamos sugiriendo en absoluto que el embarazo sea una enfermedad), se debe actuar con cuidado y respetar el cuerpo, aunque el trabajo manual ejercido de manera inteligente puede servir de apoyo al cliente.

Por supuesto, los trabajos abdominales intensos deben evitarse en mujeres embarazadas (o con posibles embarazos). A medida que avanza el embarazo, el cuerpo experimenta muchos cambios preparatorios y compensatorios que el terapeuta puede asistir y suavizar. Sin embargo, el trabajo para conseguir cambios más duraderos se realizará en el período posparto.

Entre otras, también podemos incluir las enfermedades neurológicas y psicológicas, que podrán ser una **contraindicación o una indicación en función del nivel de formación del terapeuta o sus conocimientos en otras áreas de especialización.**

Abscesos dentales. Evita trabajos intraorales en clientes con esta afección.

Arteriosclerosis. Consiste en un endurecimiento de las arterias. Debe ser tratado porque suele asociarse con la aterosclerosis y la hipertensión. No se debe realizar ningún trabajo manual en los estados avanzados. Obtén una autorización médica para trabajar con el cliente si éste se medica para tratar problemas circulatorios. La aspirina y otros medicamentos anticoagulantes (como la warfarina y la heparina) incrementan considerablemente el riesgo de dañar los tejidos.

Aterosclerosis. Es la formación de placas en las paredes arteriales. Su tratamiento es necesario para prevenir trombos (ver más adelante "embolia o trombo").

Cáncer. A menudo el tejido conjuntivo puede servir de obstáculo para que se extienda el cáncer por medio de la condensación de células cancerosas. En teoría, el trabajo intenso puede dar lugar a la metástasis de células cancerosas (a que se desplacen por el sistema circulatorio o linfático hacia otras partes del cuerpo). No obstante, se ha demostrado que casi ningún cáncer ha experimentado una metástasis de este modo, con el linfoma no-Hodgkin como excepción a esta regla, por lo que esta enfermedad constituye una contraindicación. Este trabajo no suele suponer un problema si el cliente ha estado sano en los últimos cinco años. Presta especial atención a bultos en el abdomen o nódulos linfáticos en las ingles y las axilas (los bultos en el abdomen podrían ser heces duras. Deja que el cliente lo controle: si no ve cambios después de tres días, recomiéndale que se lo analice).

Después de una mastectomía, consulta con el médico si es conveniente masajear la zona (incluso el brazo). En algunos casos no es aconsejable incrementar el flujo linfático de esa zona.

Cuando se han extraído unos nódulos linfáticos axilares o inguinales para ser analizados –o cuando se han eliminado o irradiado nódulos linfáticos–, el sistema linfático en el cuadrante afectado continúa siendo vulnerable. Cualquier intervención que estimule la circulación en el cuadrante afectado (como presionar intensamente, masajear con fuerza, aplicar calor, etc.) puede causar un linfedema o empeorar la inflamación linfedematosa donde ya estaba presente.

Deterioro de los sistemas de eliminación. Ten cuidado con los problemas de colostomías, candidiasis, riñones e hígado. Trabaja con prudencia y deja más margen entre sesión y sesión.

Diabetes. Ten cuidado con las afecciones en el tejido y la pérdida sensitiva. No realices trabajos intensos en zonas en las que se haya inyectado insulina recientemente, ya que podrían acelerar la absorción de la insulina. Ten cuidado con los moratones, a los que son propensos estos clientes.

Dispositivo intrauterino (DIU). Sé prudente con el trabajo abdominal profundo en mujeres que usan como anticonceptivo un dispositivo intrauterino. El DIU podría desplazarse y causar complicaciones.

Dolor de cabeza. Algunos tipos de dolor de cabeza se agravan con cualquier trabajo manual en las zonas de la cabeza, el cuello y los hombros. Esto se produce principalmente en clientes con las migrañas en fase aguda, probablemente debido a infecciones y/o la sobreestimulación del sistema nervioso central. Si el cliente ya ha recibido masajes como tratamiento de rehabilitación, sabrá si los trabajos en la parte superior del cuerpo le ayudan o no. Los dolores de cabeza causados por la tensión (que suelen ser bilaterales) tienden a responder más positivamente.

Embarazo. Por regla general no se debe realizar manipulaciones profundas. El riesgo de sufrir un aborto por un trabajo miofascial fuerte es mayor en los primeros tres meses (especialmente en las primeras diez semanas y si se realizan trabajos en la pelvis, el abdomen, los aductores y las partes mediales de las piernas o los pies). Más avanzado el embarazo esto es más improbable, aunque ten en cuenta que la estimulación de los puntos reflejos puede provocar un parto prematuro. Si trabajas con una cliente embarazada, plantéate que firme un documento en el que acepte recibir un trabajo profundo con conocimiento de los posibles riesgos.

Existen masajes especializados para embarazadas que los terapeutas con más experiencia son capaces de realizar respetando estas pautas.

Embolia o trombosis.

a) Los émbolos venosos suelen alojarse en los pulmones, lo que causa la embolia pulmonar.

b) Los émbolos arteriales pueden presentarse en las arterias coronarias, lo que provoca ataques al corazón; en el cerebro, lo que provoca derrames; en los riñones, y en las piernas, lo que provoca flebitis.

En el caso de la trombosis, el trabajo manual intenso suele estar contraindicado por el riesgo de desplazamiento de un trombo. Si el cliente toma anticoagulantes para prevenir la aparición de coágulos, pide la autorización de un médico antes de aplicar un trabajo intenso en el tejido que afecte el sistema circulatorio. Esta precaución es aún más importante con clientes que han sufrido embolias pulmonares o llevan un filtro de Greenfield (un filtro en la vena cava destinado a evitar que lleguen a los pulmones coágulos sanguíneos).

Enfermedades autoinmunitarias. El sistema inmunitario produce anticuerpos contra los tejidos del propio cuerpo. No trates tejidos con inflamaciones agudas.

a) Lupus: El sistema inmunitario ataca al tejido conjuntivo, principalmente en la piel, los riñones, las articulaciones y el corazón. Contraindicado en los brotes agudos.

b) Artritis reumatoide: El sistema inmunitario ataca las articulaciones y los músculos, tendones, ligamentos y vasos sanguíneos asociados. Contraindicado en estado inflamatorio (nota: en la osteoartritis el trabajo manual intenso suele tener más éxito).

c) Esclerodermia ("piel dura"): Se manifiesta por la formación de fibras de colágeno alrededor de los órganos (que pueden provocar problemas de absorción cuando se forman alrededor del intestino delgado) y en la dermis de la piel, así como por la rigidez de las articulaciones y el debilitamiento muscular. Contraindicado en las fases inflamatorias.

d) Espondilitis anquilosante: Una inflamación de los tejidos alrededor de la columna vertebral provoca la solidificación de los tejidos conjuntivos del sacro y la columna. No trabajes las zonas doloridas e inflamadas en los episodios agudos.

Enfermedades cardíacas. Normalmente se puede trabajar con clientes que padecen enfermedades cardíacas siempre y cuando no se les haya prohibido hacer ejercicio (si las uñas se ponen moradas o azules, déjalo).

Enfermedades del tejido conjuntivo. Comprende enfermedades como la osteomielitis, el lupus y la esclerodermia. No conviene realizar trabajos intensos.

Enfermedades nasales especiales. El trabajo nasal debe realizarse con cuidado en consumidores habituales de cocaína y en los casos de pólipos nasales y cirugías de reconstrucción nasal.

Enfermedades neurológicas. Este trabajo está contraindicado en cualquier enfermedad inflamatoria sistémica del sistema nervioso como la polineuropatía desmielinizante inflamatoria crónica (PDIC). *Medicación para el dolor.* Ten cuidado con la pérdida de sensación y el aumento de las posibilidades de lesionar tejidos o nervios (igual con las parestesias).

Epilepsia. Evita la hiperventilación. No realices este trabajo si le han prohibido al cliente hacer ejercicio.

Focos sépticos. Evita trabajar con clientes con esta afección debido al riesgo de que se extienda la infección.

Hemangioma. Es un tumor benigno congénito formado a partir de vasos sanguíneos nuevos. Existen distintas clases, normalmente en la piel, aunque a veces también aparecen en el cerebro y las vísceras. No realices manipulaciones profundas en la zona abdominal en los casos de tipos viscerales conocidos (p. ej., hemangioma hepático), ya que existe un alto riesgo de provocar una hemorragia interna.

Herpes. No toques las zonas afectadas. Esto también se aplica a otras posibles infecciones cutáneas, incluidas las verrugas.

Hipertensión (extrema). No realices trabajos que obliguen a los clientes a contener la respiración. La manipulación intensa en clientes con hipertensión no controlada debería realizarse bajo supervisión médica (la manipulación manual intensa suele elevar la presión arterial).

Latigazos cervicales. Si la zona afectada está inflamada, la dolencia puede empeorar con la manipulación miofascial.

Menstruación. Si la cliente suele tener síntomas menstruales intensos y grandes pérdidas de sangre, cualquier manipulación profunda del tejido o incluso el masaje en las zonas de la pelvis, el abdomen y las ingles –si se realiza en los días del período– en ocasiones puede aumentar el flujo sanguíneo y, en consecuencia, la gravedad de la menstruación. Propón a la cliente anular la sesión si la fecha coincide con un período menstrual fuerte o realizar únicamente una sesión de movimientos suaves que no aumenten la circulación en la zona pélvica.

Parálisis cerebral. Un estudio sobre la parálisis cerebral y Rolfing® demostró que, en casos moderados y leves, la técnica Rolfing® (una forma de trabajo de inducción miofascial) resulta útil; en los casos graves, la función podría empeorar. Según estudios científicos más recientes, las restricciones del tejido conjuntivo en clientes con parálisis cerebral constituyen un factor más importante de lo que se pensaba en un principio (por ejemplo, el acortamiento del tejido en el tríceps sural suele limitar la capacidad para andar debido a una flexión dorsal y una movilidad del pie limitadas).

Problemas de disco intervertebral. En los casos leves evita los movimientos bruscos y las flexiones extremas. No rompas la estabilidad. En los casos graves, aunque el trabajo manual ayuda a crear espacio para el repliegue del tejido y a resolver algunas de las compensaciones secundarias, ten mucho cuidado y no trabajes en el segmento afectado de forma aislada, ya que los espasmos del músculo localizado pueden haberse desarrollado ahí como protección para el disco debilitado o herniado. La liberación de este grupo muscular también podría suponer un peligro para el cliente.

Trastorno bipolar (maniacodepresivo). En un episodio maníaco, el trabajo manual intenso debería estar contraindicado, ya que podría agravar los cambios extremos del estado de ánimo.

Trastorno límite de la personalidad *(borderline)*. Ten cuidado con clientes en el límite de la neurosis y la psicosis. Se han registrado (muy) pocos casos en los que el trabajo intenso haya desencadenado brotes psicóticos. La psicosis es una contraindicación en la mayoría de los casos y, por supuesto, debe tratarse con supervisión de un psiquiatra.

Varices. Evita manipular las venas afectadas.

No realices trabajos profundos si existen:

- **Afecciones inflamatorias como tendinitis y bursitis.** Están contraindicados en los casos graves; el trabajo en la zona periférica de la afección es posible cuando la inflamación ha bajado.
- **Aneurisma.**
- **Enfermedad de Hodgkin** (cáncer del sistema linfático).
- **Enfermedades infecciosas.** Con algunas excepciones como el VIH: bajo supervisión médica.
- **Fiebre.**
- **Flebitis.** Los riesgos son los mismos que los del embolismo y la trombosis (ver antes).
- **Fracturas óseas o lesiones graves del tejido laxo.** Espera a que estén totalmente curadas; suele llevar de seis semanas a tres meses.
- **Hemofilia.**
- **Leucemia.**
- **Osteoporosis.** La padecen normalmente las mujeres posmenopáusicas.
- **Síndrome del intestino permeable.**
- **Tejido con cicatrices recientes (incluidas las cirugías comunes o plásticas).** No realices trabajos en esas zonas hasta que haya terminado el proceso de cicatrización (normalmente al menos seis semanas después de la operación).
- **Tratamientos con cortisona.** Espera de dos a tres meses.

Advertencias

Salvo que estés legalmente facultado para practicar la medicina:

1. No recetes ni siquiera vitamina C.
2. Nunca etiquetes ni identifiques ninguna enfermedad. No emitas diagnósticos (aunque puedes hacer referencia a diagnósticos previos de un médico).
3. Ten cuidado con los clientes que acuden a psicoterapia o que están bajo supervisión médica (su psicoterapeuta o médico deben tener conocimiento de que están recibiendo sesiones de trabajo manual).

En general

Pregunta a tu cliente por su historia médica (y su medicación) antes de empezar. Si tienes alguna duda, busca supervisión.

Bibliografía

Acland, R.D.: 1196. *Atlas of Human Anatomy (DVD)*. Lippincott, Williams & Wilkins, Baltimore

Agur, A.M.R. & Dalley, A.F.: 2004. *Grant's Atlas of Anatomy*. Lippincott Williams & Wilkins, Baltimore [Agur, A.M.R.: 1994. *Gran atlas de anatomía*. Médica Panamericana, Madrid]

Albinus, B.S., Hale B.R. & Coyle, T.: 1989. *Albinus on Anatomy*. Dover Publications, New York

Alexander, F. M.: 2001. *The Use of the Self*. Orion, London [Alexander, F.M.: 1995. *El uso de sí* mismo. Urano. Barcelona]

Alexander R. M.: 2010. *The Human Machine*. Columbia University Press, New York

Aston, J.: 1998. *Aston Postural Assessment Workbook: Skills for Observing and Evaluating Body Patterns*. The Psychological Corporation, San Antonio

Aston, J.: 2006. Lecure Notes [Notas de conferencia]

Barlow, W.: 1973. *The Alexander Technique*. Alfred A. Knopf, New York

Barnes, J.F.: 1990. *Myofascial Release: A Comprehensive Evaluatory and Treatment Approach*. Myofascial Release Seminars, Paoli [Seminario de inducción miofascial, Paoli]

Barral, J-P. & Mercier, P.: 2000. *Visceral Manipulation, Revised Edition*. Eastland Press, Seattle [Barral, J-P.: 2009. *Manipulaciones viscerales*. Elsevier Masson, Barcelona]

Barral J-P: 2001. *Manual Thermal Diagnosis*. Eastland Press, Seattle

Becker, R.O. & Selden, G.: 1998. *The Body Electric*. Quill, New York

Beil, A.: 1997. *Trail Guide to the Body*. Books of Discovery, Boulder

Berman, M.: 1990. *Coming to Our Senses: Body and Spirit in the Hidden History of the West*. Bantam Books. New York

Bogduk.: 1992. From Bogduk et el Anatomy and biomechanics of psoas major. *Clinical Biomechanics*; 7:109-119

Bond, M.: 1997. *Balancing the Body: Self-help Approach to Rolfing Movement*. Inner Traditions, Rochester

Bonner, J.T.: 1990. *On Development: Biology of Form*. Harvard University Press, Cambridge, MA

Busquet, L.: 1992. *Les Chaines Musculaire, Tome 1-1V, Freres, Mairlot, Maitres et Cles de la Posture* [Busquet,L.: 1994-1996. *Las cadenas musculares, tomo 1-IV, Freres, Mairlot, Maestros y claves de la postura*]

Cailliet, R. & Fechner, L.G: 1996. *Soft Tissue Pain and Disability*. F.A. Davis Company, Philadelphia [Caillet, R.: 1979. *Incapacidad y dolor de tejidos blandos*. El Manual Moderno, México]

Calais-Germain, B.: 1993. *Anatomy of Movement*. Eastland Press, Seattle [Calais-Germain, B.: 1991-1994. *Anatomía para el movimiento*. La Liebre de Marzo, Barcelona]

Chaitow, L.: 1980. *Soft Tissue Manipulation*. Thorsons, Wellingborough

Chaitow, L.: 1996. *Palpatory Skills*. Churchill Livingstone, Edinburgh Chaitow, L. & Fritz, S.: 2006. *A Massage Therapist's Guide to Understanding, Locating and Treating Myofascial Trigger Points*. Churchill Livingstone, Edimburgh [Chaitow, L.: 2008. *Cómo conocer, localizar y tratar los puntos gatillo miofasciales*. Elsevier, Barcelona]

Clemente, C.: 1987. *Anatomy: A Regional Atlas of the Human Body*, 3e. Lea & Febiger, PA

Cohen, B.B.: 1993. *Sensing, Feeling and Action*. North Atlantic Books, Berkeley

Cottingham, J.T. & Brown, M.: 1989. *Healing Through Touch: A History and a Review of the Physiological Evidence*. Rolf Institute, Boulder

Dart, R.: 1950. Voluntary musculature in the human body: the double-spiral arrangement. *British Journal of Physical Medicine*, 13 (12NS): 265-268

Darwin, C.: 1965. *The Expression of the Emotions in Man and Animals*. University of Chicago Press, Chicago [Darwin, C.: 1984. *La expresión de las emociones en los animales y en el hombre*. Alianza Editorial, Madrid]

Dawkins, R.: 1990. *The Selfish Gene*. Oxford University Press, Oxford [Dawkins, R.: 1994. *El gen egoísta*. Salvat, DL., Barcelona]

Dawkins, R.: 2006. *The Blind Watchmaker*. W.B. Norton, New York [Dawkins, R.: 2004. *El relojero ciego*. RBA, Barcelona]

Dawkins, R.: 2006. *Climbing Mount Improbable*. W.B Norton, New York [Dawkins, R. 1998. *Escalando el monte improbable*. Tusquets, Barcelona]

Ellenberger, W, et al.: 1966. *An Atlas of Animal Anatomy for Artists*. Dover Publications, New York

Fast, J.: 1970. *Body Language: The Essential Secrets of Non Verbal Communication*. MJF Books, New York

Feitis, R. (ed): 1985. *Ida Rolf Talks About Rolfing and Physical Reality*. Rolf Institute, Boulder

Feitis R. & Schultz, L.R. (eds): 1996. *Remembering Ida Rolf*. North Atlantic Books, Berkeley

Feldenkrais, M.: 1994. *Body Awareness as Healing Therapy: The Case of Nora*. Harper & Row, New York

Feldenkrais, M.: 1991. *Awareness Through Movement: Easy-to-do Exercises to Improve Your Posture, Vision, Imagination and Personal Awareness*. Harper Collins, New York [Feldenkrais, M.: 2008. *Autoconciencia por el movimiento: ejercicios fáciles para mejorar tu postura, visión, imaginación y desarrollo personal*. Paidós, Barcelona]

Feldenkrais, M.: 2005. *Body & Mature Behavior: a Study of Anxiety, Sex, Gravitation and Learning*. North Atlantic Books, Berkeley

Fuller, R.B. & Applewhite, E.: 1982. *Synergetics: Exploration in the Geometry of Thinking*. Prentice Hall, New York

Fuller, B. & Marks, R.: 1973. *The Dymaxion World of Buckminster Fuller*. Anchor Books, New York

Gellhorn, E.: 1970. The emotions and the ergotropic and trophotropic systems. *Psychologische Forschicht*, 34: 48-94

Gershon, M.D.: 2001. *The Second Brain*. Harper Collins, New York

Gorman, D.: 2002. *The Body Moveable*. Ampersand Press, Toronto

Gray et al.: 1995. *Gray's Anatomy* 38e. Churchill Livingstone, Edinburgh [Gray et al.: 1998. *Anatomía de Gray: bases anatómicas de la medicina y la cirugía*. Harcourt Brace de España, D.L., Madrid]

Grey, A., Wilber, K & McCormack, C.: 1990. *Sacred Mirrors*. Inner Traditions, Rochester, VT

Grundy, J.H.: 1982. *Human Structure and Shape*. Noble Books, Chilbolton, Hampshire

Hanna, T.: 1968. *Somatics: Reawakening the Mind's Control of Flexibility, Movement and Health*. Perseus Books, Jackson

Hanna, T.: 1993. *Body of Life: Creating New Pathways for Sensory Awareness and Fluid Movement*. Healing Art Press, Rochester, VT

Hatch, F. & Maietta, L.: 1991. Role of kinesthesia in pre- and perinatal bonding. *Pre- & Peri-Natal Psychology*, 5(3), Spring 1991. Info: Touch in Parenting, Rt 9, Box 86HM, Santa Fe, NM 87505

Hildebrand, M. & Goslow, G.: 2001. *Analysis of Vertebrate Structure*, 5e. John Wiley & Sons, New York

Horwitz, A.: 1999. Integrins and health. *Scientific American*, January 52-59

Huijing, P.A.: 2009. Epimuscular myofascial force transmission between antagonistic and synergistic muscles can explain movement limitation in spastic paresis: artículo en *Fascia Research II: Basic Science and Implications for Comventional and Complementary Health Care*. Elsevier, Munich

Hungerford, M.: 1999. Lecture Notes [Notas de conferencia]

Ingber, D.: 1998. *The Architecture of Life*. Scientific American, January 48-57

Iyengar, B.K.S.: 2001. *Light on Yoga*. Thorsons, London [Iyengar, B.K.S.: 2005. *Luz sobre el yoga*. Kairós, Barcelona]

Johnson, D.: 1977. *The Protean Body: a Rolfer's View of Human Flexibility*. Harper Collins, New York

Kapandji, I.: 1982. *The Physiology of Joints, 5e, Vol. 1-3*. Churchill Livingstone, Edinburgh [Kapandji, I.: 1997-1998. *Fisiología articular 5ª ed. Vol. 1-3*. Médica Panamericana, Madrid]

Kendall, F. & McCreary, E.: 1983. *Muscles, Testing and Function, 3e*. Lipincott, Williams & Wilkins, Baltimore [Kendall, F. & McCreary, E.: 1999. *Músculos: pruebas, funciones y dolor postural*. Marbán, Madrid]

Kessel, R.G. & Kardon, R.H.: 1979. *Tissues and Organs: Text Atlas of Scanning Electron Microscopy*. W.H. Freeman, San Francisco

Kurtz, R.: 1990. *Body Centered Psychotherapy: the Hakomy Method*. Liferhythms, Mendocino, CS

Juhan, D.: 1987. *Job's Body*. Station Hill Press, Tarrytown, New York

Latey, P: 1979. *The Muscular Manifesto*. Private edition [edición privada], UK

Latey, P.: 1997. Themes for therapists series. *J. of Bodywork and Movement Therapies*, 1: 44-52, 107-116, 163-172, 222-230, 270-279

Leonard, C.: 1998. *The Neuroscience of Human Movement*. Mosby, St Louis, MO

Levine, P.: 1997. *Waking the Tiger: Healing Trauma – the Innate Capacity to Transform Overwhelming Experiences*. North Atlantic Books, Berkeley [Levine, P.: 1999. *Curar el trauma: descubriendo nuestra capacidad innata para superar experiencias negativas*. Urano, Barcelona]

Lockhart, R.: 1970. *Living Anatomy: a Photographic Atlas of Muscles in Action*. Faber & Faber, London

Lowen, A.: 2006. *The Language of the Body: Physical Dynamics of Character Structure*. Bioenergetics Press, Alachua [Lowen, A.: 2005. *El lenguaje del cuerpo: dinámica física de la estructura del carácter*. Herder, Barcelona]

Maitland, J.: 1995. *Spacious Body*. North Atlantic Books, Berkeley

Mann, F.: 1974. *Acupuncture: the Ancient Art of Chinese Healing*. Random House, New York

Margules, L. & Sagan, D.: 1995. *What is Life?* Simon & Schuster, New York [Margulis, L. Y Sagan D.: 2009. *¿Qué es la vida?* Tusquets, Barcelona] Apellido mal escrito, ¿se corrige?

Masters, R. & Houston, J.: 1978. *Listening to the Body: the Psychophysical Way to Health and Awareness*. Delacorte Press, New York

Maupin, E.: 2005. *A Dynamic Relation to Gravity Volume 1: the Elements of Structural Integration*. Dawn Eve Press.

McMinn, R.M.H., Hutchings, R.T., Pegington, J. & Abrahams, P.H.: 1993. *Color Atlas of Human Anatomy, 3e*. Mosby-Year Book, St Louis [McMinn, R.M.H. y Hutchings, R.T.: 1996. *Atlas de anatomía humana*. Océano, Barcelona]

Milne, H.: 1998. *The Heart of Listening: Visionary Approach to Craniosacral Work, Volume 1*. North Atlantic Books, Berkeley

Mollier, S.: 1938. *Plastiche Anatomie*. J.F. Bergman, Munchen

Montagu, A.: 1987. *Touching: Human Significance of the Skin*. 3e. Harper & Row, New York [Montagu, A.: 2004. *El tacto: la importancia de la piel en las relaciones humanas*. Paidós Ibérica, Barcelona]

Morgan, E.: 1994. *The Descent of the Child: Human Evolution from a New Perspective*. OUP, Oxford

Morgan, E.: 1994. *Scars of Evolution: What Our Bodies Tell Us About Human Origins*. OUP, Oxford

Myers, T: 2009. *Anatomy Trains, 2e*. Churchill Livingston, Edinburgh [Myers, T.: 2010. *Vías Anatómicas*. Masson, Barcelona]

Myers, T: 1999. *Body to the Third Power*. Self.published

Myers, T: 1998-99. Kinesthetic dystonia. *J. of Bodywork and Movement Therapies*, 1998, 2(2) 101-114, 2(4), 231-247, y 1999, 3(1) 36-43, 3(2) 107-116

Myers, T: 1997. The Anatomy trains. *J. of Bodywork and Movement Therapies*, 1(2) & 1(3)

Nelson-Jones R.: 2005. *Theory and Practice of Counselling* 4e. Sage, London

Netter, F.H.: 1989. *Atlas of Human Anatomy, 2e*. Icon Learning Systems, New Jersey [Netter, F.H.: 2006. *Atlas de anatomía humana*. Masson, Barcelona]

Noble, E.: 1993. *Primal Connections*. Simon & Schuster, New York

Oschman, J.L.: 1997. *Readings in the Scientific Basis of Bodywork*. NORA, Dover, NH

Oschman, J.L.: 2000. *Energy Medicine: the Scientific Basis*. Churchill Livingstone, Edinburgh [Oschman, J.L.: 2004. *Medicina energética: la base científica*. Uriel Satori] Lo he encontrado en Google y no aparece el lugar

Pedrelli, A., Stecco, C. & Day, J. A. 2009. Treating Patellar tendinopathy with Fascial Manipulation. *J. of Bodywork and Movement Therapies*, Vol. 13, Issue 1, Pages 73-80, Elsevier Edinburgh

Pert, C.: 1997. *Molecules of Emotion: Why You Feel the Way You Feel*. Prentice Hall, New York

Platzer, W.: 1986. *Color Atlas and Textbook of Human Anatomy 3e Revised, Volume 1*. Georg Thieme Verlag, Stuttgart [Platzer W.: 1994-1998. *Atlas de anatomía para estudiantes y médicos*. Omega, Barcelona]

Polhemus, T. (ed): 1978. *The Body Reader: Social Aspects of the Human Body*. Pantheon Books, New York

Preece *et al.*: 2008. Variation in pelvic morphology may prevent the identification of anterior pelvic tilt. *J. of Manual & Manipulative Therapy*, 16(2): 113-117, Maney Publishing

Radinsky, L.B.: 1987. *The Evolution of Vertebrate Design*. Chicago University Press. Chicago

Reich, W.: 1949. *Character Analysis*. Simon & Schuster, New York [Reich, W.: 2005. *Análisis del carácter*. Paidós Ibérica, Barcelona]

Rolf, I.P.: 1977. *Rolfing*. Healing Arts Press, Rochester VT [Rolf, I.P.: 1994. *Rolfing: integración de las estructuras del cuerpo humano*. Urano, Barcelona]

Rolf, I.P.: 1978. *Ida Rolf Talks About Rolfing and Physical Reality*. Rolf Institute, Boulder, CO

Romer, A. & Parsons T.S.: 1986. *The Vertebrate Body, 6e*. Thomson Learning, New York

Schleip, R.: 1992. *Talking to Fascia, Changing the Brain*. Rolf Institute, Boulder, CO

Schleip, R.: 2003. Fascial plasticity – a new neurbiological explanation: parts 1 & 2. *J. of Bodywork and Movement Therapies*, Jan, 7 (1) 11-19 and Apr, 7(2) 104 – 116, Elsevier, Edinburgh

Schultz, L. & Feitis, R.: 1996. *The Endless Web*. North Atlantic Book, Berkeley

Schwind, P.: 2006. *Fascial and Membrane Technique: A Manual for Comprehensive Treatment of the Connective Tissue System*. Churchill Livingstone, Edinburgh

Simons, D., Travell, J. & Simons, L.: 1998. *Myofascial Pain and Dysfunction: the Trigger Point Manual, Vol 1*. Lippincott, William & Wilkins, Baltimore [Simons, D., Travell, J. y Simons, L.: 2007-2010. *Dolor y disfunción miofascial: el manual de los puntos gatillo*. Médica Panamericana, Madrid]

Singer, C.: 1957. *A Short History of Anatomy & Physiology From the Greeks to Harvey*. Dover, New York

Smith, F.F.: 1989. *Inner Bridges: A Guide to Energy Movement and Body Structure*. Humanics New Age, Atlanta, GA [Smith, F.F.: 2010. *Puentes internos: guía del movimiento energético en las estructuras corporales*. Cultiva, Madrid]

Smith, J.: 1998. *Shaping Life*. Yale University Press, New Haven, CT [Smith, J.: 2000. *La construcción de la vida: genes, embriones y evolución*. Crítica, Barcelona] Aquí la peña quita y pone cosas en el título por joder

Schneider, G.: 1975. *Fasciae: Applied Anatomy & Physiology*. Kirksville College of Osteopathy, Kirksville, MO

Stecco, C. *et al*.: 2008. Histological study of the deep fasciae of the limbs. *J. of Bodywork and Movement Therapues, Vol. 12*, Issue 3, Pages 225 – 230. Elsevier, Edinburgh

Still, A.T.: 1910. *Osteopathy: Research and Practice*. The Journal Printing Co., Kirksville, MO

Stirk, J.: 1988. *Structural Fitness*. Elm Tree Books, London

Sultan, J.: 1986. *Toward a structural logic – the internal-external model notes on structural integration*, 86:12 – 18 (disponible a través del Dr. Hans Flury, Badenerstr 21, 8004 Zurich CH)

Sweigard, L.: 1998. *Human Ideokinetic Function*. University Press of America, New York

Talbot, M.: 1996. *The Holographic Universe*. Harper Collins, New York [Talbot, M.: 2007. *El universo holográfico*. Palmyra, Madrid]

Thompson, D.W.: 2009. *On Growth and Form: the Complete Revised Edition*. Dover Publications, New York [Thompson, D.W.: 2011. *Sobre el crecimiento y la forma*. Akal, D.L., Tres Cantos, Madrid]

Todd, M.E.: 1937. *The Thinking Body: Study of the Balancing Forces of Dynamic Man*. Princeton Book Co., New York

Travell, J.G. & Simons D.G.: 1999. *Myofascial Pain and Dysfunction: The Trigger Point Manual, Vol. 1: Upper Half of Body, 2e*. Williams & Wilkins, Baltimore, USA [Travell, J.G y Simons D.G.: 2007-2010. *Dolor y Disfunción miofascial: el manual de los puntos gatillo, Vol. 1: mitad superior del cuerpo*. Médica Panamericana, D.L., Madrid]

Travell, J.G. & Simons D.G.: 1999. *Myofascial Pain and Dysfunction: The Trigger Point Manual, Vol. 2: the Lower Extremities*. Williams & Wilkins, Baltimore, USA [Travell, J.G y Simons D.G.: 2007-2010. *Dolor y Disfunción miofascial: el manual de los puntos gatillo, Vol. 2: extremidades inferiores*. Médica Panamericana, D.L., Madrid]

Van der Wal, J.: 2009. The Architecture of the connective tissue in the musculoskeletal system – an often overlooked functional parameter as to proprioception in the locomotor apparatus. *International Journal of Therapeutic Massage & Bodywork: Research, Education & Practice, Vol. 2, No.4*. American Massage Therapy Association

Vander, A. *et al*.: 1990. *Human Physiology, 5e*. McGraw-Hill, New York

Varela, F. & Frenk, S.: 1987. The Organ of shape. *J. of Social Biological Structure*, 10:73 – 83

Werner, R.: 2008. *A Massage Therapist's Guide to Pathology, 4e*. Lippincott, Williams & Wilkins, Baltimore

Whitfield, P.: 1995. *From So Simple a Beginning: the Book of Evolution*. Mcmillan, New York

Fuentes

Existen numerosos recursos disponibles en Kinesis para complementar y agilizar tu aprendizaje, algunos de los cuales citamos a continuación y pueden solicitarse en línea. También hay talleres en todo el mundo que exploran la anatomía miofascial, las vías anatómicas, la lectura corporal y las técnicas de inducción miofascial. Si desea aplicar toda esta información en un contexto mayor, también puede acceder a nuestro Programa de Integración Estructural (Integración Miofascial Kinesis), que combina los trabajos del Dr. Rolf y Thomas Myer sobre las líneas de las vías anatómicas dentro del marco de trabajo de la medicina espacial.

Más información de todos estos cursos, talleres y productos en las páginas web indicadas al final.

Libro de las vías anatómicas

El texto traza la anatomía miofascial "longitudinal", indicando las series en las que se unen los músculos a través de la red miofascial. La segunda edición incluye numerosas actualizaciones, tales como nuevos descubrimientos importantes en la investigación miofascial, fotografías de meridianos miofasciales de las vías anatómicas diseccionados, nuevos apéndices sobre los protocolos de integración estructural en base al concepto de las vías anatómicas, y una comparación entre los meridianos miofasciales y los meridianos de acupuntura.

BodyReading 101™

Un set de 3 DVD que puede servir como un cuaderno de ejercicios e incluye lecciones y casos prácticos. Con más de 30 casos prácticos en posición levantada y 12 para el análisis de la manera de caminar, así como secciones de evaluación de la respiración y la posición sentada, estos 3 DVD le permiten progresar antes de recibir la opinión experta del especialista Thomas Myer.

Anatomy Trains Revealed: Dissecting the Myofascial Meridians

Un set de 3 DVD con fotografías y vídeos de lecciones en tiempo real que presentan de primera mano un viaje por las terapias manuales y de movimiento –un enfoque único del siglo XXI de la anatomía miofascial en la terapia manual y de movimiento inexplorada desde las primeras disecciones en el Renacimiento hasta hoy.

DVD de vías anatómicas (Anatomy Trains DVDs)

Un set de 10 DVD que muestra tanto la teoría y la anatomía de las líneas como clases técnicas. Las técnicas de plano miofascial e inducción miofascial se presentan como una serie integrada para cada una de las líneas de vías anatómicas. Actualmente, hay ocho DVD sobre la técnica, que ilustran del capítulo 3 al 9 del libro respectivamente. Los otros dos DVD contienen una introducción de la tensegridad de la fascia y una visión general de la anatomía de las líneas. Cada DVD dura 1 hora 25 minutos y está avalado con la categoría A por la Junta de Certificación Nacional para Masaje Terapéutico y Manipulación Corporal (NCBTMB, por sus siglas en inglés). Tom expone las técnicas en clases reducidas, a modo de tutoría, con preguntas de estudiantes, correcciones de Tom y características del cliente con el fin de que sea capaz de aplicar dichas técnicas cómodamente y con confianza.

Anatomist's Corner

Una colección de artículos de Tom Myers publicados en *Massage and Bodywork* entre 2000 y 2005. Este libro de 204 páginas encuadernado en espiral contiene numerosas ilustraciones en color y 29 artículos sobre temas como **Historia de conceptos anatómicos, La célula y la fascia, El trabajo manual estructural, Anatomía desatada, Las series de psoas y La anatomía de la energía.**

Éstos y muchos más recursos están disponibles en www.anatomytrains.co.uk (pedidos europeos) o www.anatomytrains.com (resto del mundo)

Cera para la liberación fascial

Una fórmula especial que penetra en los tejidos y aporta una pequeña lubricación para realizar las técnicas disponible en www.songbirdnaturals.co.uk.

Otras fuentes de utilidad

www.somatics.de
Una lista útil de artículos de investigación y generales sobre la fascia para terapeutas y otras personas interesadas.

www.deeptissuemasagemanual.com
Es la página principal de Art Riggs, un gran terapeuta y profesor. Aporta fuentes de información sobre la técnica de inducción miofascial y varios aspectos de este campo, así como boletines de noticias mensuales muy interesantes.

www.fasciaresearch.de
Manténgase al día con el Proyecto de investigación de la fascia por la Universidad de Ulm, Alemania, a cargo del Dr. Robert Schleip y un equipo de otros pioneros de este campo.

www.theiasi.org
La Asociación Internacional de Integradores Estructurales (International Association of Structural Integrators®) ofrece varias listas de otros cursos de formación, formaciones en integración estructural y terapeutas.

Índice alfabético

Índice de músculos